AF240696

MALADIES

DE

L'APPAREIL RESPIRATOIRE

PARIS. — TYPOGRAPHIE A. HENNUYER, RUE DARCET, 7.

MALADIES

DE

L'APPAREIL RESPIRATOIRE

TUBERCULOSE ET AUSCULTATION

PAR

J. GRANCHER

PROFESSEUR A LA FACULTÉ DE MÉDECINE DE PARIS
MÉDECIN DE L'HOPITAL DES ENFANTS

LEÇONS CLINIQUES RECUEILLIES PAR LE DOCTEUR L. FAISANS

MÉDECIN DES HÔPITAUX

ET REVUES PAR LE PROFESSEUR

Avec figures dans le texte et deux planches en couleur hors texte

PARIS

OCTAVE DOIN, ÉDITEUR

8, PLACE DE L'ODÉON, 8

1890

PRÉFACE

Quand on a fait un livre, il est d'usage d'écrire une préface pour l'expliquer et le présenter aux lecteurs; celui-ci recommande tel chapitre à l'attention, à l'admiration même de la postérité; celui-là, plus modestement, plaide les circonstances atténuantes.

Ma préface est un plaidoyer; car je dois des excuses à mes confrères à qui je présente, en 1890, un livre dont la première partie a été écrite, imprimée et tirée en 1883. Cette première partie, fort heureusement, est relative à l'anatomie normale et à l'embryogénie qui n'ont pas été sensiblement modifiées par les travaux de ces dernières années. Les livres ont leur destin... et celui-ci a rencontré sur sa route bien des obstacles, au grand regret de mon cher éditeur.

Le premier fut la découverte du bacille tuberculeux.

Après un court mouvement d'incrédulité, de négation même, le fameux mémoire de Koch fut accueilli avec une foi, une confiance universelles, et provoqua des espérances et des illusions enthousiastes. Le bacille suffisait à tout. A peine quelques voix timides osaient dire que l'auscultation pouvait encore servir au diagnostic de la tuberculose; que l'anatomie pathologique était toujours nécessaire à la connaissance des processus cellulaires curateurs ou destructeurs; que la thérapeutique n'était guère avancée par la nouvelle découverte, et que le remède de la phtisie était encore bien éloigné...

Ces voix parlaient dans le désert.

On commence à les écouter de nouveau, et l'heure est plus propice aujourd'hui qu'il y a six ou huit ans pour la publication d'un livre de *médecine pratique* comme est celui-ci.

Non pas que la découverte de R. Koch y soit niée et n'y tienne sa grande et légitime place, mais elle ne remplace pas, elle ne supprime pas tout le reste; car la tuberculose est, après comme avant, la maladie terrible que les efforts de la médecine traditionnelle et de la médecine microbienne n'ont pas terrassée.

Toutefois, la découverte de R. Koch m'imposait le devoir d'apprendre cette science nouvelle qui nous promettait tant de fruits. Car, dans la période écoulée de 1865 à 1880, les hommes de mon âge ont bien appris la médecine clinique et quelque chose autre : la physiologie des Cl. Bernard et des Vulpian, et l'anatomie pathologique microscopique des Virchow, des Charcot, des Ranvier; il leur manquait l'étude de la pathologie expérimentale.

M. Pasteur avait déjà publié, sur les maladies des vers à soie, sur le choléra des poules et sur le charbon, ses merveilleux travaux, fondements impérissables de la Médecine moderne, mais il fallut le brusque éclair venu de Berlin pour nous éveiller tout à fait.

J'allai donc au laboratoire de M. Pasteur demander une place à côté de MM. Chamberland, Straus et Roux, dans l'intention d'étudier la tuberculose expérimentale. J'eus la bonne fortune de devenir ainsi l'élève, puis bientôt l'ami et le collaborateur du Maître dans l'application à l'homme de ses découvertes sur la vaccination antirabique.

Entre temps, la Faculté m'avait confié la lourde succession du professeur Parrot, et je dus consacrer la plus grande partie de mes forces à mes nouveaux devoirs.

Ces années consacrées à l'enseignement de la clinique infantile, où les maladies contagieuses occupent une si grande place, à l'étude de la microbie et à la vaccination antirabique, n'ont pas été perdues pour moi. Elles m'ont conduit à une sévérité d'observation et de critique que la clinique n'apprend pas au même degré; elles ont surtout orienté mon esprit du côté de l'étiologie des maladies et de leur prophylaxie.

Mais l'intérêt passionnant de ces problèmes qui conduisent à l'hygiène sociale et à la prévention des affections contagieuses ne saurait nous faire oublier la tâche journalière du médecin. Et, jusqu'à ce que nous ayons réussi à enrayer la marche envahissante de la tuberculose, par mesures administratives, et à la chasser de nos demeures, il faudra nous efforcer de la connaître et tenter de la guérir.

C'est cette tâche plus modeste, mais pour bien longtemps encore nécessaire, que j'ai visée dans ces leçons.

Elles m'ont été inspirées par mes premières études, qui remontent à 1872, sur l'anatomie pathologique du tubercule, et par les admirables travaux de Laënnec sur l'auscultation. Je me suis efforcé de glaner quelques épis dans ce champ si largement moissonné par notre grand confrère; trop heureux si je réussis à convaincre les médecins qui me liront de la nécessité absolue de pratiquer l'auscultation selon les règles classiques aujourd'hui trop délaissées.

Pour ces motifs, je place ce livre, quelque insuffisant qu'il soit, sous le patronage de Laënnec.

Pour d'autres raisons, je prie M. Pasteur d'accepter la dédicace de ce modeste ouvrage. Je lui dois tant de reconnaissance pour les marques d'affectueuse estime qu'il m'a prodiguées, et pour la place qu'il a bien voulu me faire à côté de lui, que je voudrais pouvoir lui témoigner plus dignement mon admiration respectueuse et mon dévouement.

J. GRANCHER.

Paris, le 15 novembre 1889.

MALADIES

DE

L'APPAREIL RESPIRATOIRE

PREMIÈRE LEÇON.

STRUCTURE DU POUMON.

Structure du poumon. — Lobules pulmonaires. — Lobule pulmonaire
et lobule hépatique. — Le lobule pulmonaire est variable et réductible.
Acinus pulmonaire. — Structure de l'acinus. — Canaux alvéolaires. —
Infundibula. — Alvéoles. — Vaisseaux de l'acinus. — Capsule de l'acinus.
Structure de l'alvéole ; épithélium pulmonaire. — Transformations progressives de l'épithélium. — Épithélium du poumon de fœtus. — Cellules à mucus du poumon de fœtus humain. — Reviviscence de l'épithélium pulmonaire. — Épithélium et endothélium. — M. Charcot. —
Transformation progressive des tuniques de la bronche. — Anneau
musculaire des bronchioles. — Rôle probable de l'anneau musculaire
des bronchioles.
Membrane alvéolaire. — Distribution des fibres élastiques. — Fibres
d'orifice ; fibres communes ; fibres du sac. — Conséquence de cette disposition des élastiques.

MESSIEURS,

Le poumon est un organe complexe, formé de parties
similaires qui le reproduisent en petit. Connues sous le nom
de *lobules,* ces parties sont l'*unité anatomique* de l'organe
et méritent le nom de *pulmonites* (1) ; leur étude est donc
très importante, puisqu'elle nous permet de surprendre la
plupart des secrets de la texture du poumon.

Structure
du poumon.
Lobules
pulmonaires.

(1) M. Edwards, *Leçons sur la physiologie et l'anatomie comparées.*
Paris, 1870.

1

Les lobules superficiels ou sous-pleuraux ont une forme pyramidale, tandis que les lobules marginaux sont cunéiformes; les lobules profonds prennent les figures les plus variées et échappent à toute description.

Petits chez l'enfant, plus développés chez l'adulte, ils atteignent, dans la vieillesse, leur dimension la plus grande. Ceci tient à deux causes : le développement naturel de la capacité pulmonaire, qui augmente jusqu'à l'âge adulte, et la fusion progressive des lobules primitivement distincts. Il arrive ainsi que, chez l'enfant, les lobules sont en même temps plus petits et mieux circonscrits que chez l'adulte et le vieillard, où la disparition progressive du tissu conjonctif inter-lobulaire et l'atrophie partielle des alvéoles tendent à ramener le poumon à un type de structure uniformément simple, l'ampoule unique et cloisonnée.

Mais, quel que soit son volume et quelle que soit sa forme, le lobule pulmonaire conserve toujours une certaine indépendance, car il est enveloppé d'une capsule qui se confond avec le tissu conjonctif sous-pleural d'une part, et, d'autre part, avec le même tissu qui entoure les bronches et les vaisseaux. L'ensemble constitue le stroma de tout l'organe, mais le lobule a une part distincte et personnelle dans la répartition du tissu conjonctif; l'hydrotomie, la dissection, la dessiccation et aussi l'anatomie pathologique le démontrent surabondamment. Deux lobules voisins peuvent être ainsi séparés et isolés, au moins chez l'enfant, sans autre destruction que celle des espaces lymphatiques disposés entre les deux capsules péri-lobulaires.

Toutefois, cette enveloppe s'amincissant et disparaissant avec l'âge par l'atrophie progressive des faisceaux connectifs, l'indépendance qu'elle donne au lobule n'est que temporaire. Il n'en est pas ainsi de la disposition des bronches et des vaisseaux, disposition permanente qu'il faut considérer comme la cause principale de l'individualité du lobule.

En effet, chaque lobule a une bronche et une artère *ter-*

minales, c'est-à-dire *propres*, et sans anastomoses avec les bronches et les artères des lobules voisins.

Cette notion fondamentale, qui persiste malgré les quelques critiques dont elle a été l'objet, gouverne toute la description du lobule. Je vous prie de ne pas l'oublier, car nous la retrouverons à chaque pas.

Le lobule pulmonaire, formé d'une bronche et d'une artère et limité par une capsule propre, est donc un petit poumon complet ; mais il n'a pas la *fixité* et l'*irréductibilité* du lobule hépatique ; il est, au contraire, *variable* et *réductible*.

Il est *variable*, car, né de la fusion des lobules secondaires ou lobulins, il tend à disparaître à son tour par le même procédé de fusionnement. Il est *réductible*, car il est lui-même composé de parties similaires et relativement indépendantes, dont chacune est au lobule ce que celui-ci est au poumon. Je parle des *acini*.

Nous étudierons successivement l'acinus et le lobule pulmonaires.

Comme le lobule, l'*acinus* a sa bronchiole, ses vaisseaux et sa capsule ; en outre, il est moins variable que le lobule pulmonaire, de sorte que l'étude de sa *structure élémentaire* contient celle du poumon.

D'autre part, la connaissance approfondie de la *texture du lobule*, c'est-à-dire de l'arrangement des acini, du tissu conjonctif, etc., est nécessaire pour comprendre non seulement l'anatomie et la physiologie du poumon, mais aussi et surtout sa pathologie.

Ainsi l'étude séparée et successive de l'acinus et du lobule a sa raison particulière, chacun d'eux représentant à sa façon l'organe tout entier.

L'acinus pulmonaire a de 1 à 2 millimètres de diamètre en tous sens, et la forme d'une pyramide à base périphérique. Une des ramifications de la bronche intra-lobulaire, dite *bronchiole acineuse*, lui forme un pédicule, et c'est l'épanouissement, la transformation de cette bronchiole qui constituent ce que M. Charcot appelle l'*architectonique* de l'acinus.

En effet, l'acinus n'est qu'un *bourgeonnement* et une *dilatation systématiques* de la bronchiole acineuse.

Vestibule.   La première dilatation porte le nom de *vestibule*. Elle succède à un rétrécissement brusque et forme une sorte d'évasement d'où partent les *canaux alvéolaires*, en nombre variable, trois ou six, selon M. Charcot.

Canaux alvéolaires.   Ces canaux, second bourgeonnement de la bronchiole, cylindriques et ramifiés suivant le mode dichotomique, ont leurs parois creusées de renflements alvéolaires séparés les uns des autres par des cloisons perpendiculaires à l'axe du canal, de sorte que leur disposition anatomique rappelle « celle des longs corridors des prisons modernes dans lesquels s'ouvrent les cellules latérales » (1).

Les alvéoles de la paroi des canaux sont décrits sous le nom d'*alvéoles pariétaux ;* ils apparaissent ici pour la première fois dans la structure du poumon, car les parois de la bronchiole et du vestibule en sont dépourvues.

Infundibula.   La troisième dilatation de la bronchiole acineuse fait suite aux canaux alvéolaires et les termine, c'est l'*infundibulum* (Rossignol) (2).

L'infundibulum est formé d'un groupe d'alvéoles dont l'ensemble constitue un cul-de-sac cloisonné. On décrit les infundibula terminaux et les infundibula pariétaux ; les premiers placés dans l'axe des canaux alvéolaires, les seconds perpendiculaires à cet axe et comme greffés sur le conduit.

Alvéoles.   Les *alvéoles*, qui closent tout ce système de canaux et renflements, ont une forme globuleuse, et un diamètre moyen de 15 µ. Leurs dimensions varient suivant la place

(1) Charcot, *Progrès médical*, 1877, p. 525.
(2) Concours des savants étrangers (*Acad. royale de Belgique*, 1847).

qu'ils occupent, ceux des infundibula sont plus grands que ceux des canaux alvéolaires; suivant l'âge de l'individu, ils sont plus grands chez le vieillard, et leurs cloisons tendent à disparaître; enfin suivant l'état sain ou pathologique du poumon.

A l'état sain, les alvéoles ne communiquent pas entre eux, mais s'ouvrent séparément soit dans la cavité de l'infundibulum, soit dans la lumière du conduit alvéolaire.

Ainsi *la bronchiole acineuse se transforme en alvéoles par trois bourgeonnements successifs : le vestibule, les canaux respiratoires et les infundibula.*

Une artériole acineuse accolée à la bronchiole jusqu'au vestibule se divise en capillaires à la surface des canaux et des alvéoles, fournissant un réseau vasculaire capable de couvrir 150 mètres carrés, de contenir 2 litres de sang et de faire équilibre aux vaisseaux de toute l'économie.

Que la bronchiole acineuse soit *terminale*, cela ne fait aucun doute ; mais il est plus difficile de savoir à quoi s'en tenir pour l'artériole. Je crois, conformément à la description de Rindfleisch, que le réseau vasculaire de chaque acinus est *relativement* indépendant. Si la démonstration directe est difficile à fournir, la démonstration indirecte par l'anatomie pathologique semble suffisante ; il existe en effet des lésions limitées à un acinus, en conséquence d'obstruction ou de lésions de l'artériole.

L'acinus possède également une enveloppe conjonctive, mais très rudimentaire, à l'état sain. Pour se convaincre de son existence, il suffit d'étudier des poumons sclérosés, ou plus simplement des poumons qui ont subi pendant longtemps la compression soit d'un grand épanchement pleural, soit d'un pneumothorax. Dans ces organes tout le tissu conjonctif s'est hypertrophié lentement, et la capsule de l'acinus est devenue plus apparente.

Sur des poumons normaux, il est facile de voir, en suivant le bord interne de la capsule lobulaire, des tractus conjonctifs qui en partent çà et là, et qui divisent le lobule en lobulins, et le lobulin en acini.

Structure de la paroi alvéolaire.

Après cette vue d'ensemble, il faut entrer dans les détails de la structure de l'acinus, et étudier les modifications que subissent les éléments anatomiques de la bronchiole pour former l'alvéole pulmonaire.

Épithélium.

Commençons par l'épithélium.

Depuis la démonstration fournie par Elens et Eberth (1) par la méthode des imprégnations, l'épithélium pulmonaire n'est plus niable, et tous les histologistes ont vérifié sur des poumons de chat, de chien ou de cobaye la description des auteurs précités.

Pour l'homme adulte, la preuve de l'existence d'un revêtement épithélial continu est plus difficile à fournir, l'imprégnation n'étant possible que sur les tissus frais. Quand on examine une section de poumon humain coloré au picrocarmin, on trouve sur les fragments d'alvéoles vus de face que la paroi est composée d'une membrane transparente, traversée en tous sens par des réseaux de fibres élastiques, et semée de noyaux d'aspect divers, qui appartiennent soit à l'épithélium de revêtement, soit aux parois des capillaires, soit enfin à la membrane conjonctive elle-même.

Mais la superposition des plans échappe complètement à l'observateur, et l'orientation des noyaux ni leur forme ne permettent de distinguer sûrement l'attribution spéciale de chacun d'eux.

En revanche, le profil d'une section d'alvéole fait voir les cellules, ou mieux les noyaux des cellules qui tapissent la face interne de la paroi. A cette preuve directe de la présence d'un épithélium de revêtement s'ajoutent les preuves indirectes; et, sans parler des probabilités tirées de l'analogie

____

(1) *Beitrage zur norm. und path. Anat. der Lungen*, Dresden, 1862.

de structure du poumon de l'homme et des animaux supérieurs, l'inflammation lente et superficielle des cellules épithéliales rend celles-ci très apparentes. Il est facile de reconnaître alors qu'elles forment à la surface de l'alvéole un revêtement *continu* et *uniforme*.

Il ne sera pas superflu de revenir sur l'étude détaillée de l'épithélium pulmonaire des animaux, préparé par la méthode de Recklinghausen. La coloration du ciment inter-cellulaire par le nitrate d'argent fait apparaître des lignes noires, droites ou courbes, non dentelées, dessinant des figures polygonales ; ce sont les cellules de revêtement. Leurs noyaux qui ne font aucune saillie sur la surface libre de l'alvéole sont logés dans les espaces inter-capillaires, de manière que les vaisseaux ne sont jamais recouverts par le noyau, mais par la membrane cellulaire seulement.

Tantôt le revêtement est *continu* et *uniforme*, c'est-à-dire composé de cellules toutes semblables et toutes pourvues de noyaux ; tantôt, comme chez les reptiles, le revêtement épithélial est *continu* et *polymorphe*, c'est-à-dire composé par places de cellules claires sans noyau qui se fusionnent en plaques formant tache au milieu des cellules à noyau qui les entourent (1).

Ces détails ont peu d'importance et ne s'appliquent pas à l'espèce humaine ; en revanche, il importe de retenir le mode suivant lequel l'épithélium bronchique se transforme progressivement en épithélium alvéolaire.

Vous n'ignorez pas que l'épithélium des bronches chez l'homme adulte appartient à la variété cylindrique, et qu'il est muni de cils vibratiles dans les gros canaux bronchiques. Ces cils disparaissent peu à peu, et l'épithélium devient cubique dans les petites bronches sus et intra-lobulaires, et pavimenteux dans la bronchiole acineuse. Enfin les cellules de l'alvéole sont encore plus larges et plus plates, véritables

Transformations progressives de l'épithélium.

(1) Charcot, *Progrès médical*, 1877.

cellules de revêtement, presque semblables aux endothéliums des membranes séreuses :

Ainsi, dans toute la longueur des canaux bronchiques, l'épithélium se modifie selon la surface qu'il doit recouvrir, et, à mesure que cette surface s'étend, il s'étale et s'amincit.

Dans l'acinus, les dimensions en surface des cellules épithéliales croissent dans la proportion suivante indiquée par M. Küttner et vérifiée par M. Charcot (1) :

Épithélium des bronchioles terminales....... 0,009 μ.
—   des replis des parois alvéolaires.. 0,013
—   du fond de l'alvéole........... . 0,050

La raison de ces changements dans la forme des cellules épithéliales semble d'ordre purement mécanique, comme le prouve l'examen des poumon de fœtus, et la transformation régressive ou de *reviviscence* (Charcot) de cet épithélium dans certains états pathologiques.

Épithélium et poumons de fœtus. — L'étude des poumons de fœtus aux divers âges de la vie intra-utérine est intéressante, et mes recherches sur ce sujet me permettent d'ajouter quelques petits détails aux choses déjà connues.

Il est de notion vulgaire que l'épithélium du poumon de fœtus est *cubique,* c'est-à-dire aussi haut que large, mais le fait n'est vrai qu'*à un certain âge de la vie intra-utérine.* Déjà M. Charcot avait reconnu que sur un fœtus de trois mois la bordure des canaux bronchiques est composée de cellules cylindriques. On peut aller plus loin et dire qu'aux diverses périodes de la vie intra-utérine correspond une forme différente des cellules de revêtement. Cylindriques chez le fœtus de deux à trois mois, et superposées, ces cellules deviennent cubiques et ne forment qu'une seule

(1) *Progrès médical,* 1877, p. 680.

couche vers le sixième ou le septième mois; elles sont pavimenteuses, c'est-à-dire un peu plus larges que hautes, à la
fin de la vie fœtale. Enfin quelques heures de vie extra-uté-
rine suffisent pour achever leur transformation en cellules
plates.

Ces mutations de l'épithélium, progressives et subor-
données au développement de la surface des canaux bronchiques pendant la vie intra-utérine, se continuent brus-

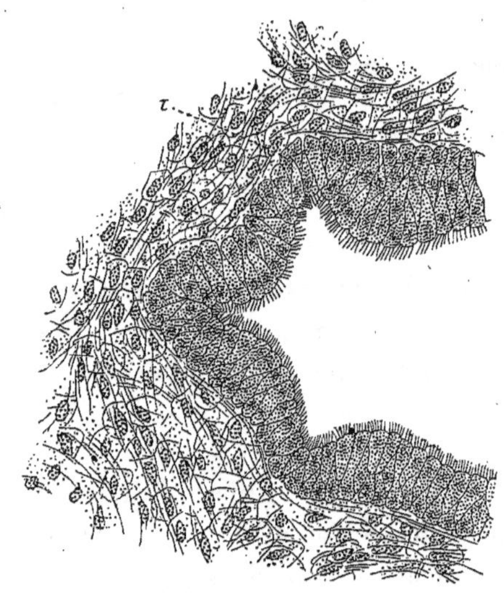

Fig. 1. — Épithélium d'une grosse bronche d'un poumon de fœtus humain, âgé de six
mois. — 1, Cellules cylindriques munies de cils vibratils et disposées en deux ou
trois couches.

quement et dans le même sens, au moment de la naissance,
par le fait de la respiration, c'est-à-dire par l'expansion
mécanique des canaux et espaces respiratoires.

La connaissance de ces faits permet de conclure que
l'épithélium de l'alvéole et celui de la bronche, chez
l'homme adulte, sont une *même cellule modifiée et adaptée
à une surface, à une fonction différentes.* (Fig. 1 et 2.)

L'expérience de M. Küttner (1) qui produit l'aplatissement
des cellules du poumon de fœtus par une injection à la

(1) *Arch. Reichert und Dubois-Raymond*, 1863.

gélatine est donc superflue, s'il s'agit de démontrer que
la transformation de l'épithélium de revêtement est due à
une double influence mécanique : le développement progressif en surface des canaux respiratoires et la pression
de l'air atmosphérique.

Cela dit, j'appelle votre attention sur un fait intéressant
qui a passé à peu près inaperçu. Je ne l'ai vu mentionné que dans un travail de Gegenbaur (1) sur le poumon des am-phibies, où cet histo-logiste a constaté la présence de cellules mu-queuses à côté des cel-lules vibratiles.

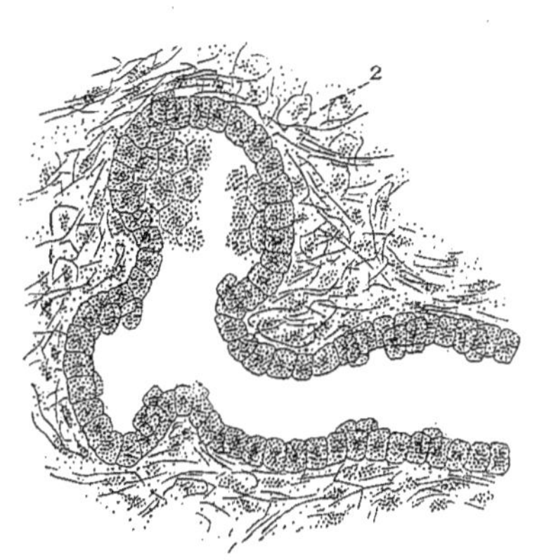

Fig. 2. — Épithélium d'une bronchiole d'un poumon de fœtus humain âgé de six mois. — 2, les
cellules sont cubiques et granuleuses.

Colberg, en 1866, a remarqué, chez un em-bryon humain de trente-deux semaines, qu'un
grand nombre d'alvéoles renfermaient des granulations d'un
jaune pâle, réfringentes, plus ou moins adhérentes à la
paroi, ou libres. Ce sont, dit-il, des granulations de mu-
cine, résultat d'une sécrétion cellulaire et confirmatives de
ce que Gegenbaur a décrit sur le poumon des batraciens ; et
Colberg ajoute que la sécrétion de mucus est surtout abondante au moment qui précède et suit la naissance.

Nous savons, d'autre part, que sur le poumon humain
d'adulte, à côté des cellules vibratiles des grosses bronches,
existent des cellules à mucus, glandes uni-cellulaires,
décrites par Schultze (3) et par Charcot (4).

(1) *Deutsche Archiv. f. Klinische Medicin*, 1866.
(2) *Schultze's Archiv.*, B. II.
(3) Charcot, *loc. cit.*, p. 605.

Voilà des documents précis. En revanche j'ai vainement consulté sur ce point les mémoires de Eberth (1), de Hertz (2), d'Arnold (3), de Weber (4) et de Bakody (5) dans les *Archives* de Virchow, celui de Wagner (6) et l'article de M. Duval (7).

Ces cellules à mucus, vues par Schultze sur le poumon de l'homme adulte, et par Gegenbaur sur le poumon des batraciens, existent-elles dans le poumon du fœtus? Colberg a bien vu les granulations sécrétées, mais il ne décrit pas la glande.

Cellules à mucus du poumon de fœtus humain.

Or ces glandes uni-cellulaires m'ont paru nombreuses, au moins pendant les der-niers mois de la vie fœtale. Au moment où les cellules de revêtement deviennent cu-biques, on peut constater la présence, dans l'épithélium continu, de nombreuses cel-lules claires qui rompent l'uniformité du revêtement; ce sont des cellules à mucus. La partie la plus superficielle de ces cellules est seule *dif-férenciée* et remplie de mu-cine, la partie plus profonde contient le noyau refoulé et

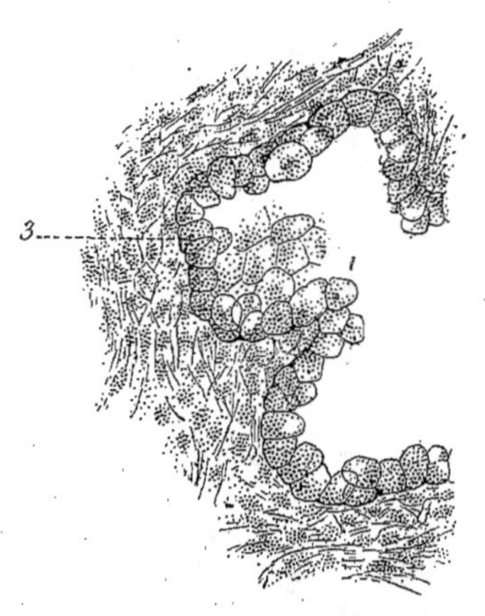

Fig. 3. — Épithélium d'un cul-de-sac alvéo-laire d'un poumon de fœtus humain âgé de six mois. — 3, Les cellules sont glo-buleuses et beaucoup contiennent une ou deux gouttelettes de mucus.

les granulations protoplasmiques, ce qui prouve qu'il ne saurait être question d'une dégénérescence épithéliale, mais bien d'une fonction.

Il est probable, en effet, que ces cellules ont pour objet

(1) Eberth, *Virchow's Archiv.*, 1862.
(2) Hertz, *id.*, 1863.
(3) Arnold, *id.*, 1863.
(4) Weber, *id.*, 1863.
(5) Bakody, *id.*, 1865.
(6) Wagner, in *Archiv. für Heilkunde*, 1862.
(7) M. Duval, *Dict. de méd. prat.*

de maintenir béants les canaux respiratoires jusqu'au moment de la naissance ; il se peut aussi que la sécrétion muqueuse favorise le déplissement et la dilatation alvéolaires que produisent les premières respirations.

Quoi qu'il en soit, le fait anatomique est certain, et vous pouvez vous en convaincre en jetant les yeux sur la figure 3, qui reproduit fidèlement une de mes préparations.

Je suis moins sûr de la présence d'un épithélium polymorphe dans les alvéoles des poumons du nouveau-né, et peut-être ne s'agit-il, dans les descriptions des auteurs, que de cellules brillantes à contenu muqueux et vues de face. Dans ces conditions, la présence du noyau refoulé dans le fond de la cellule est difficile à constater, et l'on peut prendre pour une plaque cellulaire sans noyau une cellule *différenciée* pour une fonction.

Reviviscence de l'épithélium pulmonaire. Nous arrivons à l'exposé très sommaire de ces faits intéressants de *reviviscence* sur lesquels M. Charcot insiste avec raison. Il est, en effet, curieux de constater que l'irritation *simple* et *lente* des cellules épithéliales tend à les ramener à leurs formes primitives et fœtales, en même temps que la paroi de l'alvéole subit la même régression, c'est-à-dire revient à l'état embryonnaire par l'infiltration de jeunes cellules. C'est du reste une loi de pathologie générale sur laquelle il ne convient pas d'insister ici, et dont vous trouverez l'exposition magistrale [dans les leçons de M. Charcot.

J'ajouterai que le retour à l'état cubique de l'épithélium alvéolaire s'accompagne parallèlement d'un retour à l'état muqueux de quelques cellules, et dans la broncho-pneumonie des tuberculeux, par exemple, on peut voir cette reviviscence muco-cellulaire, compagne de la reviviscence cubique.

Ainsi l'état pathologique fait renaître les formes anatomiques primitives avant d'aboutir aux néoformations. Ces dernières, qui conduisent si souvent soit à la fusion de cellules isolées, pour former une variété de cellules géantes, soit à la multiplication indéfinie de cellules indépendantes, ont fourni à M. Charcot le sujet d'une critique des idées un peu trop absolues de His et Waldeyer sur le rôle respectif des épithéliums et des endothéliums.

Malgré son apparence d'endothélium, la cellule de l'alvéole pulmonaire est toujours de nature épithéliale. A la raison tirée de son origine du feuillet interne s'ajoute celle de la transformation progressive que nous avons suivie pas à pas, transformation réglée par la nécessité d'adaptation à une surface et à une fonction particulières. Enfin le contour polygonal du revêtement cellulaire de l'alvéole rappelle bien l'endothélium type des séreuses, mais non l'endothélium festonné et découpé en jeu de patience des lymphatiques ou des vaisseaux sanguins ; de sorte que, dans leur configuration même, il y a des différences à relever entre l'épithélium pulmonaire et les endothéliums.

Toutefois nulle part l'hypoblaste et le mésoblaste ne sont plus intimement, plus directement unis que dans la paroi de l'alvéole pulmonaire. Cette membrane, dont l'épaisseur, quand les capillaires sont vides, atteint à peine 0,002 μ, contient l'hypoblaste, représenté par la couche de revêtement épithélial, et le mésoblaste, c'est-à-dire les vaisseaux, la membrane conjonctive et élastique, enfin les lymphatiques. Chacun de ces éléments reste soumis aux lois particulières qui ont présidé à son développement et qui gouvernent sa pathologie. Les uns et les autres peuvent proliférer sans se confondre, et la question n'est pas tant de savoir si une cellule originellement épithéliale peut donner naissance, dans l'état pathologique, à une cellule conjonctive, mais si l'irritation *nutritive* et *formative* agit sur elles dans le même sens général : gonflement, tuméfaction, trouble et prolifération. Or le fait ne semble pas douteux.

Pour les cellules venues de l'hypoblaste comme pour celles issues du mésoblaste, une irritation simple et lente détermine la reviviscence ; une irritation plus prolongée ou plus aiguë provoque la néoformation ; une irritation spécifique provoque enfin des transformations diverses ou des dégénérescences, mais en passant par les procédés communs de la reviviscence ou de la néoformation.

Transformations progressives des tuniques de la bronche. Vous savez, messieurs, que les grosses bronches sont formées par une *membrane fibreuse externe* contenant dans son épaisseur les segments cartilagineux; par une couche musculaire circulaire; par une *membrane fibro-élastique*

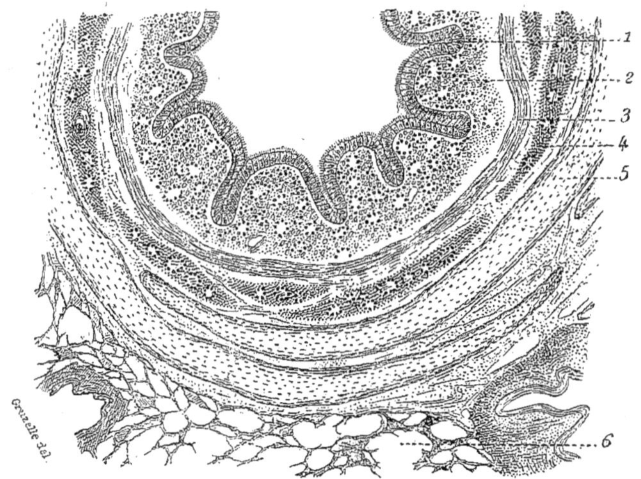

Fig. 4. — Coupe transversale d'une bronche de poumon de porc. Un millimètre de diamètre.— 1, épithélium ; 2, couche fibro-élastique et glandulaire; 3, anneau musculaire; 4, couche glandulaire ; 5, cartilages et membrane fibreuse externe; 6, poumon.

interne condensée sous l'épithélium; enfin par un épithélium cylindrique à cils vibratiles mêlé de quelques cellules caliciformes.

Les cartilages disparaissent bientôt, et les bronchioles de 1/2 millimètre de diamètre, les bronches lobulaires et sus-lobulaires n'en contiennent presque plus. Les deux membranes fibreuses, qui seraient mieux nommées fibro-élastiques, s'amincissent et bientôt se fusionnent par places, lorsque la couche musculaire qui les sépare cesse d'être continue. Dans les bronches lobulaires, en effet, si l'on en croit les descriptions de Rindfleisch citées et adoptées par M. Charcot, il n'existe plus que des *sphincters* contractiles disposés çà et là, jusqu'au point où la bronchiole acineuse s'ouvre dans les conduits alvéolaires.

Sur ces conduits, à la base des infundibula, et au niveau des orifices de l'alvéole, on rencontre encore quelques cellules musculaires isolées, mêlées aux fibres élastiques et reconnaissables à la longueur de leur noyau fusiforme. C'est le dernier vestige de la membrane musculaire des bronches.

Avant d'aller plus loin, permettez-moi de vous soumettre le résultat de quelques recherches personnelles sur cette couche musculaire bronchique. Mes observations ont été faites sur des poumons de porc et de bœuf et vérifiées sur le poumon humain.

Sur la section transversale d'une bronche faite à diverses hauteurs on constate facilement sous la couche fibro-élastique interne la présence de l'anneau musculaire, segment de la membrane contractile. Cet anneau diminue naturellement d'épaisseur à mesure que le calibre de la bronche diminue lui-même, mais cet amoindrissement de la force musculaire de la bronche est-il *proportionnel* au calibre du conduit? Il n'en est rien, et sur les bronches de 1 millimètre de diamètre l'anneau musculaire est relativement plus épais et plus puissant que l'anneau musculaire des grosses bronches.

Voici la mesure comparée de l'épaisseur du muscle et de la capacité de la bronche, prises sur des sections transversales.

Sur une bronche de 10 millimètres de diamètre le faisceau contractile atteint une épaisseur moyenne de $0^{mm},2$, et, sur une bronche de 1 millimètre de diamètre, il conserve encore $0^{mm},1$. La puissance musculaire d'une bronchiole est donc comparativement cinq fois plus grande que celle des grosses bronches. En outre, les fibres élastiques, beaucoup moins abondantes, sont dispersées sous l'épithélium des petites bronches, tandis que dans les gros canaux le chorion sous-épithélial, très épais et très riche en fibres élastiques, écarte l'anneau musculaire de l'axe médian et diminue d'autant son action sur le calibre de la bronche. (Voir fig. 4 et 5.)

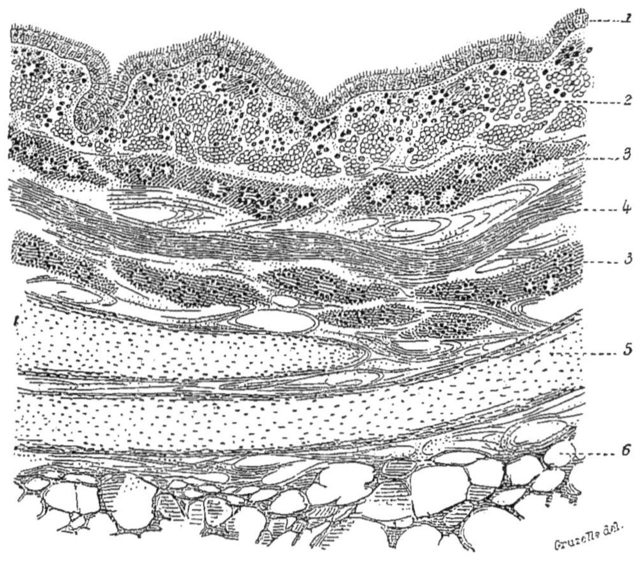

Fig. 5. — Segment de bronche de 1 centimètre de diamètre d'un poumon de porc. — 1, épithélium ; 2, couche fibro-élastique très puissante ; 3, glandes ; anneau musculaire ; 5, cartilages ; 6, poumon.

Rôle probable de l'anneau musculaire. La tunique musculaire, en résumé, est plus puissante et plus superficielle dans la bronchiole, la tunique élastique, au contraire, est réduite au minimum.

Sans vouloir pousser trop loin l'analogie, ne vous semble-t-il pas, messieurs, que ce fait permet quelque comparaison entre le système vasculaire et le système bronchique ? Vous n'ignorez pas que les fibres musculaires de l'artériole sont beaucoup plus nombreuses et plus puissantes que celles des grosses artères, et que les artérioles doivent à cette particularité de structure de jouer un rôle prépondérant dans la distribution du sang aux capillaires.

N'existe-t-il pas quelque chose de semblable dans la répartition de l'air atmosphérique aux divers lobules d'un lobe pulmonaire? Les bronchioles pourvues d'un anneau musculaire comparativement plus fort que celui des bronches n'ont-elles pas un rôle spécial de *direction* et de *mesure* du courant aérien?

Je me contente de vous soumettre ces questions qui ont déjà préoccupé un de mes collègues, M. Cadiat, et qui ont été résolues par lui dans le sens de l'affirmative. M. Cadiat dit que « les fibres musculaires des bronches servent à régler l'entrée de l'air dans les lobules », que « sans elles, dans l'inspiration, il y aurait des lobules complètement pleins, alors que d'autres seraient vides » (1).

Ces propositions ne peuvent que gagner, je crois, à être appuyées de preuves directes. « Quand l'innervation de ces fibres est troublée par la section du pneumogastrique et par l'asthme, dit M. Cadiat, on trouve de l'emphysème pulmonaire. » La chose est vraie, mais les lésions consécutives à la section du pneumogastrique sont complexes. Dans les expériences de Friedlander, dans celles de Dreschfeld, dans celles d'Otto Frey, citées par M. Charcot (2), après la section des récurrents ou d'un pneumogastrique, une bronchopneumonie subaiguë ou même aiguë se développe rapidement dès les premières heures de l'opération.

Les expériences bien antérieures de Cl. Bernard avaient déjà montré que des hémorrhagies et de l'œdème pulmonaire sont la conséquence immédiate de la section du pneumogastrique, de sorte que l'emphysème concomitant a peut-être une pathogénie complexe.

Dans l'asthme enfin, l'emphysème est général ou réparti

(1) Cadiat, *Du rapport entre le développement du poumon et sa structure (Journ. de l'anat. et de la phys.,* 1877), et *Soc. de Biologie,* 1877.

(2) *Progrès médical,* 1877, p. 863.

dans les régions du poumon les moins soutenues par la cage thoracique. Dans l'un et dans l'autre cas, le rôle répartiteur des fibres musculaires n'est pas très apparent.

Malgré tout, l'opinion de M. Cadiat est légitime, et l'étude des anneaux musculaires lui donne indirectement, et par analogie avec ce que nous savons du système vasculaire, une grande vraisemblance.

Membrane alvéolaire. Il est temps de revenir à l'étude de l'acinus et d'achever la description de l'alvéole.

Une membrane conjonctive semée de noyaux ovalaires et parcourue par un réseau d'élastiques en forme la paroi.

Cette membrane, dernier vestige des couches fibreuses externe et interne, et de la membrane anhiste des bronches, est homogène et claire; sa minceur est extrême, sa souplesse et son élasticité merveilleuses. Les cellules qu'elle contient se gonflent et se multiplient rapidement dans les processus morbides, et son épaisseur augmente, de sorte que, si sa qualité de membrane conjonctive n'était pas suffisamment démontrée par son origine, elle le serait sans conteste par sa pathologie.

Distribution des fibres élastiques. J'appelle votre attention sur la distribution des élastiques dans la paroi de l'alvéole.

Nous savons déjà que les orifices des infundibula sont *circonscrits* et *fixés* par un faisceau de fibres élastiques, et que les orifices des alvéoles sont également pourvus d'un anneau des mêmes fibres. Nous savons enfin que les élastiques qui vont se ramifier dans la paroi conjonctive partent de ces anneaux (1), dont l'épaisseur est proportionnelle à la grandeur et à l'importance de l'orifice circonscrit; que, par exemple, l'ouverture d'un infundibulum est bordée par un groupe d'élastiques plus fort que celui d'un alvéole.

(1) Schultze, cité par Charcot, *loc. cit.*

Toutes ces notions seront utilement complétées par les remarques suivantes. Non seulement l'épaisseur de l'anneau élastique est proportionnelle à son importance, mais les fibres qui le composent sont plus ou moins fortes. A l'orifice des infundibula, elles sont plus volumineuses que celles des fibres de l'orifice alvéolaire, qui sont elles-mêmes plus grosses que la plupart des fibres irradiées dans la membrane conjonctive. On voit très facilement, dans le champ même de la paroi alvéolaire, les fibres élastiques se diviser et se subdviser pour compléter leurs réseaux par des ramifications de plus en plus ténues.

Autre observation : les anneaux d'orifices sont formés de trois variétés de fibres disposées en général sur trois plans successifs. Le plus interne, qui circonscrit l'ouverture alvéolaire ou infundibulaire, est composé de deux ou de plusieurs fibres *continues*, *accolées* et *parallèles*, qu'on pourrait appeler, à cause de leur rôle évident, *fibres d'orifice*. Elles ont pour usage de limiter exactement le contour de l'entrée des sacs respiratoires. *[Fibres d'orifice.]*

Sous ces fibres, on en voit d'autres, tangentielles aux divers segments de la circonférence, et fuyant dans toutes les directions. Ce sont des *fibres communes*, destinées à relier entre eux les orifices d'alvéole et ceux-ci à l'ouverture de l'infundibulum. *[Fibres communes]*

Enfin un troisième groupe est formé de quelques élastiques entrelacées, émanations des fibres communes. On les voit çà et là se détacher de l'anneau, s'infléchir, puis se diviser et se résoudre en fibrilles extrêmement fines dans la membrane conjonctive du sac alvéolaire. Nous les appellerons, si vous voulez, *fibres du sac* (fig. 6). *[Fibres du sac.]*

L'alvéole est donc formé d'une charpente ou trame élastique en forme de panier à salade ou de corbeille; il en résulte que le réseau du sac a une tendance naturelle à revenir sur lui-même, c'est-à-dire à rejoindre les fibres de l'anneau dont il émane. Vous comprenez sans peine que le vide *[Conséquences de cette disposition des fibres élastiques.]*

pleural, d'une part, l'air atmosphérique, d'autre part, sont nécessaires pour conserver à cette membrane élastique la forme
d'une ampoule. Cette forme est en quelque sorte artificielle
et répond plus à la fonction de l'organe qu'à sa structure
anatomique.

Il arrive en effet que, la fonction une fois supprimée et
la plèvre ouverte, le poumon perd subitement les trois quarts
de son volume et se réduit en une masse molle et élastique,
mais à peine aérée. Cependant comme les bronchioles et

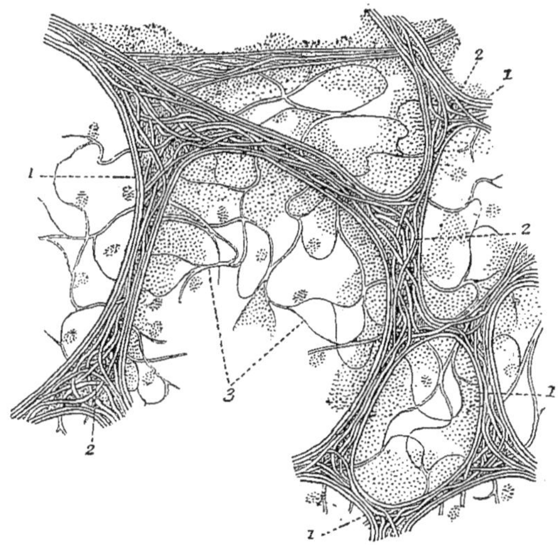

Fig. 6. Dessin schématique montrant la disposition des fibres élastiques dans l'acinus
pulmonaire. Au centre, on voit une section de l'ouverture d'un infundibulum, et laté-
ralement, à droite, des ouvertures d'alvéole. — 1, fibres d'orifice ; 2, fibres communes ;
3, fibres du sac.

les orifices des infundibula et des alvéoles sont munis de
fibres élastiques plus puissantes que celles de la paroi même
du sac, une certaine quantité d'air se trouve emprisonnée
dans l'ampoule alvéolaire par la rétraction plus prompte des
anneaux. Cet air, qu'on peut chasser d'alvéole en alvéole
par la malaxation, crépite sous le doigt et témoigne de l'intégrité relative du parenchyme pulmonaire.

Vous pouvez étendre cette vue de structure au poumon

tout entier et schématiquement représenter le système de fibres élastiques qui le compose par une fibre [élastique unique maintenue fixe à ses deux extrémités et tendue par le milieu en forme d'arceau. Quand la force de tension disparaît, la fibre reprend sa direction rectiligne.

L'élasticité est donc la première et la plus importante qualité physique du poumon, et l'activité propre de l'organe s'exerce dans le temps de l'expiration ; ainsi, le mouvement d'expiration ou de retrait est une véritable *systole*, au sens grammatical de ce mot, tandis que l'inspiration est une *diastole*, c'est-à-dire un état de dilatation passive.

DEUXIÈME LEÇON.

STRUCTURE DU POUMON (SUITE).

MESSIEURS,

Nous venons de voir par quelle série de transformations passent les éléments anatomiques des bronches pour devenir ceux de l'acinus. L'épithélium, les fibres musculaires et élastiques, la membrane conjonctive nous sont connus. Nous savons également que les modifications qui surviennent dans la forme et dans le mode de groupement des éléments anatomiques s'accompagnent de changements dans l'aspect et dans les dimensions des conduits aériens, et que l'acinus semble l'épanouissement floral de la bronchiole.

Il nous reste à grouper ces acini pour reconstituer le lobule, que nous ne saurions perdre de vue plus longtemps. Dans la suite, vous trouverez les détails relatifs à la circulation de l'acinus, qui complète sa description anatomique et ne peuvent être mieux placés que dans le chapitre de la circulation du lobule.

Vous savez le beau parti que M. Charcot a tiré de ce qu'il appelle l'*anatomie médicale de structure*, véritable *anatomie topographique*, dont l'objet est l'étude, à l'aide de coupes microscopiques, des rapports qu'affectent entre elles les parties constituantes d'un organe. C'est ainsi qu'il a décrit le lobule hépatique, le lobule rénal et le lobule pulmonaire; et si Kiernan l'a devancé dans cette nouvelle voie, on peut dire que M. Charcot a élevé ce procédé à la hauteur d'une méthode. Sa description du lobule pulmonaire est classique; permettez-moi de vous la rappeler brièvement.

Sur une coupe perpendiculaire à son axe, le lobule apparaît sous la figure d'un polygone où l'on peut distinguer un centre, une périphérie et une région intermédiaire. Au centre, la coupe transversale de la bronche, de l'artère qui l'accompagne, du tissu conjonctif qui les engaine, constitue ce que M. Charcot appelle l'*espace intra-lobulaire*. A la périphérie se trouve la capsule conjonctive qui enveloppe le lobule et contient les veines et troncs lymphatiques; la section de deux lobules adossés montre, sous forme d'une travée assez épaisse, cette région excentrique du lobule qui porte le nom d'*espace péri-lobulaire*. Entre ces deux zones extrêmes se tient la région moyenne, qui n'a pas reçu de nom particulier, et qui est occupée par les acini, ou mieux par les alvéoles pulmonaires. On pourrait lui donner le nom d'*espace alvéolaire*.

Ces données fondamentales, aussitôt acquises, ont servi de

guide dans l'étude de toutes les lésions pulmonaires, bronchopneumonies et scléroses, hémorrhagies et tuberculisation; les thèses de M. Balzer (1), de M. Joffroy (2), de M. Lalesque (3), les articles des dictionnaires et les mémoires originaux publiés depuis cette description magistrale, y cherchent l'orientation si nécessaire et si difficile dans l'étude des lésions d'un parenchyme complexe, où toutes choses, au premier abord, semblent confondues.

Si vous êtes convaincus, comme je le suis moi-même, de la haute importance de cette topographie anatomique, vous me permettrez de vous exposer le résultat de quelques recherches que j'ai faites sur ce point et de compléter la description de M. Charcot.

La correction que je propose vise surtout la disposition de la bronche intra-lobulaire telle que M. Rindfleisch l'a montrée dans un dessin reproduit par M. Charcot, et, en conséquence, la comparaison de cette bronche avec la nervure centrale d'une feuille.

Dans le schème de Rindfleisch, on voit la bronche intra-lobulaire traverser *la plus grande partie* du lobule, dans son grand axe, avant de se diviser en deux rameaux qui se subdivisent bientôt eux-mêmes. Ceci n'est pas tout à fait exact, ainsi que vous le verrez, et la comparaison avec la nervure centrale d'une feuille est tout à fait mauvaise, car la bronche centrale se divise beaucoup plus tôt que ne le dit Rindfleisch, et surtout elle ne parcourt pas le lobule dans toute sa longueur.

Rien n'est moins exact que cette comparaison, bien faite pour tromper le lecteur sur la disposition et le mode de distribution de la bronchiole intra-lobulaire. On a conclu en

(1) Balzer, *Contribution à l'étude de la bronchopn.* (Thèse de Paris, 1878).

(2) Joffroy, *Des différentes formes de la bronchopn.* (Thèse d'agrégation, 1880).

(3) F. Lalesque, *Étude sur la circul. pulm.* (Thèse de Paris, 1881).

effet que la bronchiole intra-lobulaire ne donnait, sauf ses divisions ultimes, que des branches collatérales, et la description de M. Charcot a été, contrairement à l'exactitude, appliquée à toutes les parties du lobule. M. Charcot avait parlé cependant d'espaces secondaires, et M. Joffroy avait fait cette observation que l'espace intra-lobulaire central ne reste pas longtemps unique (1).

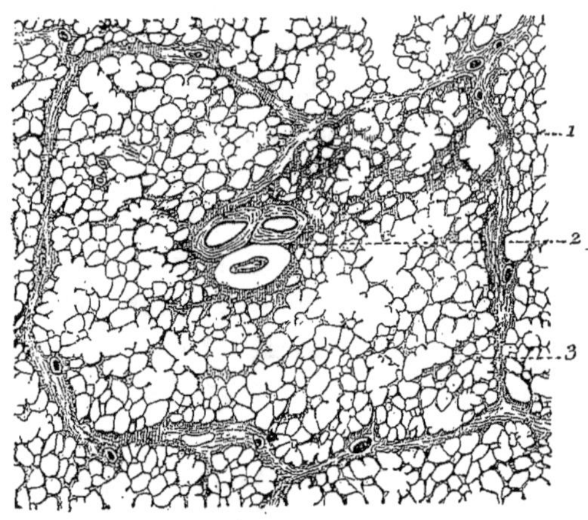

Fig. 7. — Lobule cortical du poumon. Section transversale faite au voisinage du pédicule. — 1, espace péri-lobulaire ; 2, espace intra-lobulaire ; 3, espace alvéolaire.

Pour se convaincre de la sagesse de cette restriction, il faut procéder de la façon suivante : un lobule sous-pleural bien formé, bien développé, étant choisi, on introduit un brin de balai dans la bronche qui le supporte, et on le découpe dans le tissu pulmonaire en laissant autour de lui un peu des lobules voisins. On fait ensuite, en allant de la base au sommet, une série de coupes méthodiques, perpendiculaires à l'axe du lobule. Les coupes, recueillies dans leur ordre et numérotées, sont étudiées successivement et permettent de feuilleter ainsi le lobule plan par plan, étage par étage.

(1) Joffroy, *loc. cit.*

Les figures 7, 8, 9, rigoureusement conformes aux préparations, se rapportent aux principaux étages du lobule ; vous pouvez y voir que la description classique n'est *littéralement* vraie que pour une partie du lobule pulmonaire, celle qui touche au pédicule. Là, dans un quart ou un tiers

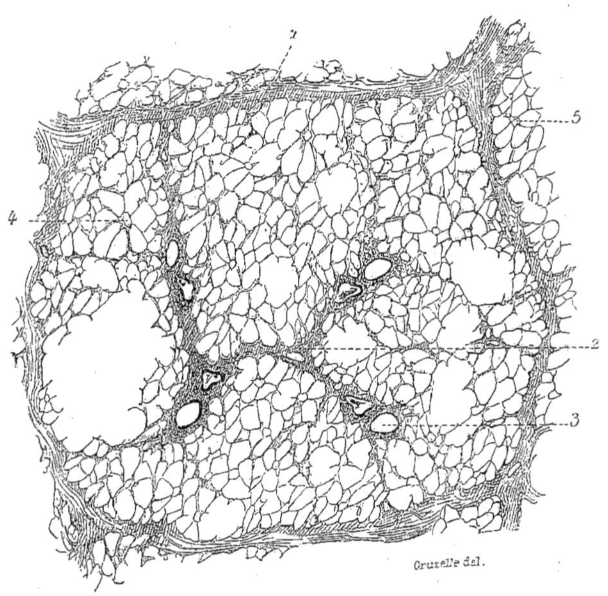

Fig. 8. — Coupe transversale du même lobule cortical du poumon. — 1, espace périlobulaire ; 2, tractus central, trace de la division de l'espace intra-alvéolaire unique en deux espaces ; disposition de passage ; 3, l'un des quatre espaces intra-alvéolaires ; 4, 5, coupe d'une bronchiole acineuse, on voit les fins tractus qui rayonnent de la bronchiole dans tous les sens, et dessinent vaguement le pétale d'une fleur d'églantier ; le pourtour irrégulier est assez résistant pour que sur la partie droite du dessin il ait résisté en plusieurs points, le centre, bronchiole et alvéoles, ayant été emporté par le rasoir, il en résulte çà et là des lacunes irrégulières correspondant à la place vide d'un acinus.

environ de la hauteur du lobule, l'espace intra-lobulaire est unique, et les lignes topographiques fixées par M. Charcot n'ont pas besoin de retouche.

Déjà, dans la figure 8, représentant une coupe choisie parmi celles que j'ai pratiquées vers le milieu du lobule, vous observez un changement considérable. L'espace intralobulaire central n'existe plus, et il est remplacé par quelques tractus conjonctifs et des alvéoles pulmonaires. En re-

vanche, on trouve quatre nouveaux espaces intra-lobulaires
assez régulièrement disposés aux quatres angles d'un carré.
Ces nouveaux espaces, représentés par quatre divisions bronchiques et artérielles du premier espace central, se retrouvent dans un grand nombre de préparations successives,

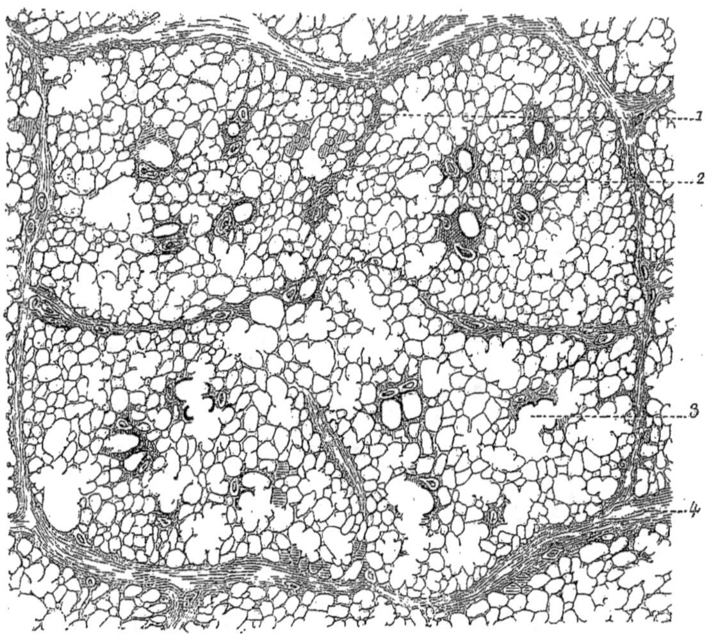

Fig. 9. — Section transversale du même lobule cortical du poumon au voisinage de la
base. — 1, tractus conjonctifs tendant à diviser le lobule en quatre lobulins; 2, espaces
intra-lobulaires au nombre de quatre pour chaque lobulin, seize pour le lobule;
3, mêmes espaces dont la bronche a été un peu déchirée par la coupe; 4, espaces péri-
lobulaires.

ils occupent en conséquence une assez grande étendue du
lobule, un quart de la hauteur environ. Au contraire, les
coupes de transition où l'on voit deux espaces succéder à
l'espace unique et central sont peu nombreuses, et l'on
peut considérer cette disposition comme tout à fait passagère.

Sur une troisième série de coupes, ce n'est plus quatre,
mais seize centres intra-lobulaires que vous pourrez compter.

Ainsi les quatre divisions de premier ordre ont donné naissance chacune à quatre divisions nouvelles de second ordre. Celles-ci, comme les premières, se retrouvent dans une série de coupes, cependant moins nombreuses que celles des divisions de premier ordre. Elles prennent une moindre hauteur du lobule, tandis que les coupes de transition entre le type de quatre centres et le type de seize sont assez nombreuses.

Ajoutons enfin, pour terminer, que les sections faites à la base même du lobule ne contiennent que des alvéoles ou des infundibula, sans aucun centre intra-lobulaire.

Les trois étages du lobule. Il convient donc de diviser le lobule en trois étages principaux : le premier, correspondant à la description de M. Charcot, occupe environ le tiers du lobule, vers le pédicule ; l'espace intra-lobulaire est unique et central. Le second occupe le deuxième tiers et se rapporte aux divisions du faisceau broncho-vasculaire en deux, puis quatre subdivisions. Dans la plus grande partie de cet étage moyen, on trouve quatre espaces intra-lobulaires disposés en carré. Le troisième étage enfin est encore moins fixe ; il occupe le dernier tiers du lobule ; on y rencontre des espaces intra-lobulaires de plus en plus nombreux, mais correspondant toujours à des divisions dichotomiques de la bronche et de l'artère, jusqu'à ce que, dans les dernières coupes, les espaces intra-lobulaires ayant disparu, le tissu cloisonné des alvéoles occupe seul toute la surface du lobule. La figure 10 représente un schème de la division et subdivision de la bronche lobulaire, aux divers étages du lobule.

Ces changements d'aspect ne sont pas les seuls, car les espaces *péri-lobulaires* n'ont pas tout à fait la même physionomie aux diverses hauteurs du lobule.

Dans l'étage du pédicule, cet espace est formé d'un tissu conjonctif mince contenant deux troncs lymphatiques et veineux à son centre, c'est-à-dire entre les deux capsules des lobules voisins.

A mesure que les coupes se rapprochent de la base, l'espace péri-lobulaire s'élargit pour contenir les grandes lacunes lymphatiques. En outre, de nombreuses expansions con- jonctives, émanées de cette même face interne, tendent à subdiviser le lobule en lobulins, et ceux-ci en acini. Nous avons déjà vu le même fait se produire au centre du lobule, lorsque l'espace intra-lobulaire unique s'est subdivisé.

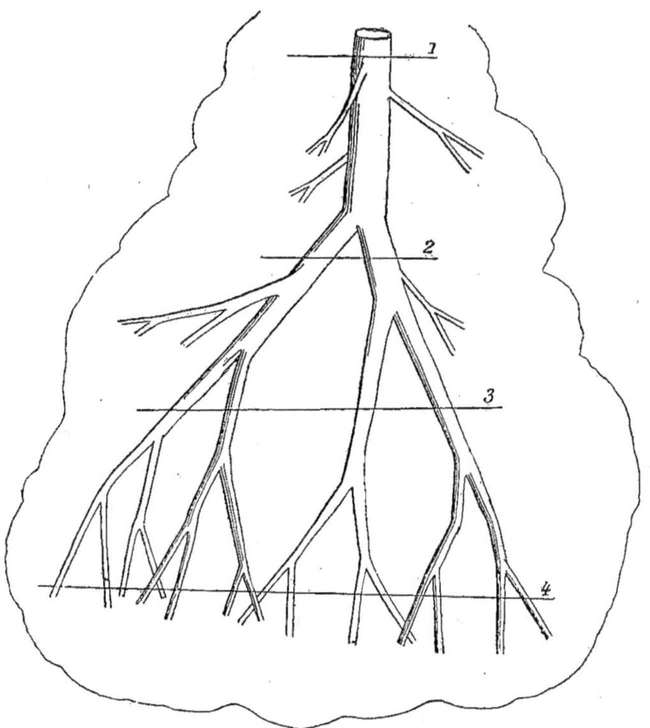

Fig. 10. — Schème des ramifications de la bronche lobulaire conforme à la description. Les traits 1, 2, 3, représentent les trois principaux étages du lobule. Le trait 2 indique la division transitoire de l'espace intra-alvéolaire en deux espaces.

Enfin les coupes sous-jacentes à la plèvre ne rencontrent qu'un segment de la base du lobule, légèrement convexe, et les espaces péri-lobulaires, représentés ici par l'intersection de deux lobules, sont occupés par les gros troncs des lymphatiques sous-pleuraux.

Cette étude, un peu longue et un peu minutieuse, mais nécessaire, vous aura convaincus, je pense, de l'infinie variété d'aspects que peut présenter le lobule pulmonaire, selon que les hasards de la préparation microscopique vous le montreront à telle ou telle hauteur. Et je ne vous parle ni des coupes obliques ni des coupes longitudinales! et je ne vous parle que de l'état sain! Et je ne vous parle certainement pas pour tous les lobules pulmonaires!

Ma description s'applique, en effet, aux grands lobules sous-pleuraux de forme pyramidale. Elle est beaucoup moins rigoureuse pour les lobules polyédriques du centre de l'organe, et pour les lobules marginaux. Je ne réponds même pas qu'elle s'applique à tous les lobules sous-pleuraux. Aussi ne faut-il en retenir que les détails d'une application générale.

Résumé. Il faut retenir que la bronche intra-lobulaire ne parcourt pas toute la longueur des grands lobules *comme la nervure d'une feuille*, mais qu'elle se divise, au contraire, assez rapidement.

Il faut retenir que ces divisions et subdivisions ne se font pas toujours selon le mode alternant, mais souvent selon le mode dichotomique.

Il faut retenir enfin que, pour s'orienter dans une coupe du tissu pulmonaire, il est superflu, souvent inutile de chercher l'espace *central* intra-lobulaire. L'espace péri-lobulaire est un meilleur guide; mais il faut, pour le trouver, faire des coupes systématiquement parallèles à la plèvre, et d'une grande surface, car il tend à disparaître, et disparaît réellement pour les petits lobules, avec les progrès de l'âge.

A défaut de l'espace intra-lobulaire central, et de l'espace péri-lobulaire, vous prendrez pour point de départ de votre orientation un espace intra-lobulaire *quelconque*, et vous y serez conduit naturellement par les processus pathologiques, qui souvent se développent de préférence à leur niveau.

C'est en cela que la description de M. Charcot reste vraie, quelque schématique qu'elle soit, si l'on veut l'appliquer à toute la hauteur du lobule. L'important, dans l'espèce, n'était pas de décrire toute la série des espaces intra-lobulaires, mais de partir de là pour étudier le lobule à l'état sain et à l'état pathologique.

Il convient maintenant de compléter l'étude du lobule pulmonaire par l'examen de l'*espace alvéolaire*, c'est-à-dire de toute cette zone comprise entre le centre et la périphérie. Quel que soit le point de section, cette partie du lobule se présente toujours, vue au microscope, sous l'apparence d'une surface criblée de lacunes à contours généralement arrondis, mais si variées de forme et de grandeur que toute description semble impossible, et de fait, les auteurs la passent sous silence. Cependant il est possible de trouver dans ce fouillis d'alvéoles certaines dispositions anatomiques fixes qui serviront de point de départ à une nouvelle orientation pour l'étude des lésions pathologiques.

Un premier examen permet déjà de reconnaître que, parmi ces lacunes, les unes sont simples, petites, régulièrement arrondies, et représentent la section d'un seul alvéole ; d'autres, plus nombreuses, sont composées, larges, et pourvues à leur face interne d'éperons saillants qui correspondent à autant de cloisons inter-alvéolaires. Ces lacunes sont la place d'un acinus. (Voir fig. 7, 8, 9.)

En outre, et j'appelle votre attention sur ce fait, on peut observer dans le champ de cet espace alvéolaire plusieurs figures qui méritent une description spéciale.

Imaginez une petite lacune circulaire, régulièrement entourée de cinq ou six lacunes ovalaires beaucoup plus grandes ; supposez, en outre, que les parois de la petite lacune servent de point d'attache aux parois des grandes lacunes, de manière à présenter l'aspect d'un espace central et d'espaces rayonnants; supposez enfin que l'ensemble de ce petit système soit assez nettement limité et séparé de tout ce qui l'entoure par une sorte d'enveloppe conjonctive; et vous aurez alors la notion assez exacte de ce que je crois être la section du pédicule d'un acinus. (Fig. 7.)

L'ensemble rappelle une corolle de fleur d'églantier, chaque pétale correspondant à la section d'un conduit alvéolaire, et le centre de la fleur étant représenté par la coupe d'une bronchiole. (Fig. 7.)

Vous ne rencontrerez pas toujours cette petite figure anatomique; cependant sur la surface d'un lobulin, vous avez chance d'en voir généralement deux, trois ou plus, si vous usez d'un très faible grossissement, le 00 de Werick, par exemple. Elles ne seront pas toutes aussi régulières que ma description pourrait vous le faire supposer, soit que la coupe ait rencontré obliquement l'acinus, soit que les tiraillements de la préparation aient rompu quelques parois d'alvéoles. Mais vous reconnaîtrez désormais cette petite figure, fût-elle déformée ou incomplète.

La membrane limitante est extrêmement mince; elle existe toutefois, et résiste souvent mieux que le centre aux aiguilles et au rasoir, de sorte que, si celui-ci a disparu, vous avez sous les yeux une grande lacune limitée par une membrane mince d'où partent en dedans les débris des cloisons alvéolaires, et qui donne attache en dehors aux parois alvéolaires des systèmes voisins. (Fig. 7, 8, 9.)

A l'état pathologique cette membrane d'enveloppe s'épaissit, et les vaisseaux qu'elle porte s'hypertrophient, de sorte que membrane et vaisseaux deviennent beaucoup plus apparents.

Vous trouverez dans une autre leçon une figure représentant le squelette ou mieux la capsule de ce petit système, avec ses vaisseaux, sur un poumon dont tous les éléments ont été hypertrophiés par une longue compression.

Telles sont, messieurs, les conquêtes de l'anatomie topographique qui nous arme pour l'étude des lésions, en nous permettant de mieux saisir la place exacte qu'elles occupent. Chacune des parties fondamentales du lobule, l'espace central intra-lobulaire et ses subdivisions, l'espace péri-lobulaire, l'espace alvéolaire même, réalise une certaine *figure* dont nous connaissons désormais la valeur.

Passons à l'étude de la circulation sanguine et lymphatique du lobule pulmonaire.

Circulation du lobule pulmonaire.

Déjà nous en connaissons les points principaux ; toutefois, malgré de nombreuses recherches, les auteurs sont divisés sur certaines questions importantes, et vous me permettrez de vous dire sommairement où nous en sommes aujourd'hui.

L'artère lobulaire suit la ramification de la bronche dans le lobule jusqu'à la bronchiole acineuse, et là se divise en capillaires, qui se ramifient à la surface des alvéoles. Voilà qui est admis, et aussitôt deux questions diversement résolues viennent se poser :

1° La circulation capillaire de chaque acinus est-elle indépendante de celle des acini du voisinage ?

2° La circulation de chaque lobule est-elle indépendante de celle des lobules qui l'entourent, est-elle indépendante de la circulation pleurale et bronchique ?

A la première question, M. Sappey répond par la négative, et dit que les réseaux des acini communiquent tous entre eux par de larges anastomoses. Rindfleisch affirme, au contraire, que la circulation de chaque acinus est assurée par une artériole *terminale*. La vérité est peut-être entre ces deux opinions, car l'acinus a des vaisseaux *propres,* tels qu'il convient à un petit organe complet; mais, d'autre part, les anastomoses entre les acini voisins ne manquent pas, ne fût-ce que par les veinules qui se rencontrent avec

Vaisseaux de l'acinus.

les artérioles dans leur capsule. En effet, toute la circulation des conduits alvéolaires se fait par la périphérie, et dans la description du petit système qui rappelle la fleur d'églantier, on ne trouve pas de vaisseau accolé au conduit alvéolaire central, mais seulement dans l'enveloppe conjonctive circonférentielle.

Rapport des circulations bronchique et pulmonaire. La seconde question soulève un problème plus complexe. Existe-t-il des anastomoses entre les deux systèmes artériels du poumon, bronchique et pulmonaire ?

Chacun de ces deux systèmes a une fonction différente : le premier est chargé de la nutrition de l'organe et le second de l'hématose ; en outre, chacun d'eux a son système veineux propre. Voilà bien des raisons en faveur de *Cohnheim et Litten.* leur indépendance absolue, et Cohnheim et Litten (1) y ajoutent une preuve expérimentale. Ils introduisent des globules de parafine dans la veine jugulaire d'un chien et produisent ainsi dans le poumon des embolies ; cela fait, ils poussent dans la saphène une injection colorée et constatent que le liquide a pénétré partout, sauf dans les rameaux oblitérés ; d'où cette première conclusion : *Les artérioles pulmonaires ne s'anastomosent pas ; chacune d'elles est terminale.*

Dans une seconde expérience, ils lient fortement une artère pulmonaire et injectent ensuite dans le bout périphérique de la fémorale, une solution colorée au bleu d'aniline ; à l'autopsie, tous les tissus sont teintés en bleu, sauf le poumon dont on a lié l'artère. Une seconde conclusion se dégage de cette expérience : *Il n'y a pas d'anastomoses entre les artères pulmonaires et les artères bronchiques.*

Frank et Lalesque, Küttner. MM. Frank et Lalesque (2) ont repris ces expériences et ont obtenu exactement les mêmes résultats.

Au contraire, Küttner, qui a suivi la même méthode, a vu,

(1) *Arch. für Path. Anat. and Phys.*, t. LXV, p. 99.
(2) Lalesque, *Etude sur la circul. pulmonaire* (Thèse de Paris, 1881, p. 30.)

après ligature préalable de l'artère pulmonaire, la matière colorante pénétrer dans quelques points du poumon et même dans les ramifications de l'artère liée. Il admet donc des anastomoses entre les deux systèmes bronchique et pulmonaire, et refuse, en conséquence, à l'artère lobulaire la qualité et le nom d'artère terminale (1).

Sans entrer dans la critique de ces expériences et de ces résultats discordants, je crois qu'il convient d'admettre, pour l'artère lobulaire, la conclusion de M. Joffroy (2) : l'artère lobulaire est terminale en ce sens qu'il n'existe pas d'anastomoses directes entre elle et les artères des lobules voisins ; toutefois les capillaires du poumon sont si volumineux que des connexions vasculaires importantes peuvent s'établir entre les capillaires des divers systèmes.

La circulation de chaque lobule se rattache donc par les capillaires aux lobules voisins, à la plèvre, aux petites bronches. C'est dire que le pédicule du lobule, ses parois et sa base sont reliées par les voies circulatoires à son centre, à sa masse. Or l'artère bronchique arrose les bronchioles sus-lobulaires et, peut-être même, quelques acini au niveau du pédicule du lobule (Küttner); les artères médiastines et pleurales se répandent dans le tissu conjonctif interlobulaire et sous-pleural. Il existe donc entre tous ces systèmes quelques anastomoses, ce qui ne détruit pas la conception de Cohnheim et Litten, dont il faut garder l'*esprit*, et non la *lettre*.

Si des discussions ont pu s'élever à propos du système artériel du lobule, il n'en est pas de même du système veineux. Tous les auteurs sont d'accord pour reconnaître que les troncs veineux des lobules voisins, et à plus forte raison ceux des acini, se fusionnent rapidement, soit au niveau du pédicule, soit dans les espaces interlobulaires. De

(1) Un travail récent de Zuckerkandl (*Fortschritte der Medicin*, 1er décembre 1883) confirme les recherches de Küttner.

(2) Joffroy, *loc. cit.*

même les veines pulmonaires prennent quelques rameaux
d'origine à la plèvre (veines pleuro-pulmonaires de Le Fort),
et aux bronchioles (veines broncho-pulmonaires de Le Fort).

Celles-ci reçoivent des veines bronchiques de larges
anastomoses, véritables *branches de dérivation* (Le Fort)
qui portent *directement* à la veine pulmonaire le sang
hématosé dans la paroi des petites bronches, au contact de
l'air atmosphérique.

Abordons maintenant la circulation lymphatique. (Voir
planches I, II, III.)

Circulation
lymphatique.

Vous trouverez, dans un mémoire de MM. Renaut et
Pierret, professeurs de la Faculté de Lyon (1), l'historique et l'analyse des travaux publiés sur ce sujet dans
les vingt dernières années. Vous y verrez comment l'é-
tude des lymphatiques pulmonaires a suivi pas à pas les
études et les opinions du moment sur le tissu conjonctif :
Wivodzoff (2) ayant été inspiré par Virchow, Sikorsky (3)
et Klein (4) par Recklinghausen, tandis que mes recherches, celles de MM. Renaut et Pierret ont eu pour point de
départ et pour guide les travaux de M. Ranvier.

Mon étude (5), que M. Charcot a bien voulu citer hono-
rablement dans son cours (6) et que MM. Renaut et
Pierret apprécient avec une grande bienveillance, a inspiré
à ces savants anatomistes la recherche des rapports qui
peuvent exister entre le tissu conjonctif et les vaisseaux ou
lacs lymphatiques dans le poumon. Ils sont parvenus à démontrer directement, par l'imprégnation argentée du ciment
épithélial, la proposition à laquelle j'étais arrivé par des
procédés moins précis, à savoir que *les vaisseaux lympha-*

____

(1) *Arch. de Physiol.*, 1881, n° 5.
(2) *Wiener Medicin. Jarhbüch*, t. XI, 1866.
(3) Sikorsky, *Centralblatt f. Medicin*, 1870, n° 50.
(4) E. Klein, *The Anatomy of Lymph. septem.*, London, 1875.
(5) *Gaz. méd. et Soc. de biol.*, 1877.
(6) Faculté de Paris, 1877.

*tiques du poumon font partie intime du tissu conjonctif de
cet organe.*

Tels que nous les connaissons aujourd'hui, les lymphatiques pulmonaires enveloppent de toutes parts : 1° le système aérien, c'est-à-dire le lobule pulmonaire ; 2° le système vasculaire, artères et veines.

Autour du lobule pulmonaire ils forment un riche réseau
lacunaire, recouvrant le lobule sur toutes ses faces, se mou-
lant sur lui et suivant fidèlement le plan de sa structure.

Sous la plèvre, où cette disposition se voit très bien,
le pourtour de chaque lobule est circonscrit par le *réseau
péri-lobulaire* qui contient des réseaux de second ordre,
réseaux péri-acineux, lesquels contiennent enfin les
réseaux péri-alvéolaires, de sorte que chaque lobule et
chacun de ses segments sont entourés d'un lac lymphatique.

Les artères et les veines, les artérioles et les veinules
sont de même entourées de vastes lymphatiques dont la
configuration variée échappe à toute description, et qui se
retrouvent jusqu'au point où naissent les capillaires. Cette
disposition reproduit celle que MM. Robin et His ont constatée autour des vaisseaux de l'encéphale, et Henle autour
des nerfs. Les capillaires de l'hématose en sont dépourvus,
ou du moins ni MM. Renaut et Pierret ni moi ne les avons
poursuivis jusque-là. M. Klein, qui dit les avoir vus sur des
poumons de cobayes, me paraît avoir commis une erreur
d'interprétation.

Ces deux systèmes lymphatiques péri-aérien et péri-vas-
culaire communiquent largement ensemble, au point qu'il
est impossible de les injecter séparément, quand l'injection
réussit bien. Quand on pique le poumon à sa face externe,
par exemple, non seulement les réseaux péri-lobulaires
s'injectent rapidement, mais encore les parties profondes
du poumon et sa face interne se colorent aussitôt.

Le liquide, poussé dans un lymphatique sous-pleural,

pénètre rapidement dans un grand nombre de réseaux péri-lobulaires avant de rentrer dans les cercles concentriques, péri-acineux et péri-alvéolaires. Retenez ce détail : nous le retrouverons avec beaucoup d'autres faits d'anatomie quand nous aborderons la pathologie.

Richesse des anastomoses lymphatiques.

Vous retiendrez donc ceci, que les anastomoses des veines pulmonaires, si riches qu'elles soient, sont peu importantes, comparées aux communications des divers systèmes lymphatiques entre eux. En ce qui concerne les lobules, non seulement ces systèmes lymphatiques établissent des relations entre des lobules éloignés, mais ils fusionnent tous les lobules d'une même région dans une circulation commune, de sorte qu'un processus pathologique qui suit cette voie a de grandes chances d'envahir rapidement une assez grande étendue du poumon.

Épithélium des lymphatiques.

Tous ces lacs lymphatiques sont revêtus d'une couche continue d'endothélium semblable à celui des canaux séreux, c'est-à-dire à bords nets, découpés en jeu de patience, de sorte que la face externe de la paroi d'un alvéole est une face lymphatique, la face interne étant épithéliale et sanguine (Renaut et Pierret).

Oxygénation de la lymphe dans le poumon.

A ce propos, MM. Renaut et Pierret se posent une question qui m'avait déjà préoccupé. Frappé du voisinage des cellules de la lymphe et de l'air atmosphérique, soit autour des petits vaisseaux, soit autour de l'alvéole, j'écrivais : « Les phénomènes de l'hématose s'exercent-ils à la fois sur le sang et sur la lymphe ? » MM. Renaut et Pierret répondent : « Il est très vraisemblable que la lymphe des voies péri-lobulaires en contact exact avec la surface respiratoire subit sur ce point un commencement d'oxygénation. » (1) Vous comprendrez, sans qu'il soit utile d'insister, l'intérêt qui s'attache à la solution certaine de ce problème de physiologie.

Messieurs, il serait injuste de terminer cette description

(1) Renaut et Pierret, *loc. cit.*, p. 692.

très sommaire des lymphatiques du poumon, sans vous rappeler les beaux travaux des Jarjavay, Sappey et Cruveilhier sur le même objet. Tout ce qui est relatif à l'anatomie descriptive a été fidèlement observé par eux, et M. Sappey a même écrit cette phrase, que j'ai prise pour épigraphe de mon mémoire : « Les altérations dont les vaisseaux lymphatiques sont le siège prennent une part des plus importantes à la plupart des maladies du poumon, et leur étude mériterait de fixer toute l'attention des anatomo-pathologistes et des médecins. »

La description du poumon adulte une fois achevée, nous devons chercher si l'étude du développement de cet organe ne nous apprendra pas quelques faits utiles à consigner.

Les auteurs sont fort sobres sur ce point, et, sauf l'épithélium dont les transformations successives ont été bien décrites, sauf la constatation du lieu d'origine du bourgeon pulmonaire issu du bourgeon pharyngien, c'est-à-dire du feuillet interne, nous ignorons presque tout le reste. Vous trouverez cependant, dans le *Journal d'anat. et de phys.* (1878), un bon travail de M. Cadiat sur ce sujet.

Les poumons du fœtus, nés d'un bourgeonnement de la cavité pharyngienne, sont formés, au deuxième mois de la vie intra-utérine par deux petites masses molles logées dans la cavité pleurale.

Sur une section transversale, cette masse paraît formée : 1° d'un système de canaux ramifiés très peu nombreux, et tapissés d'un épithélium cylindrique ; 2° d'un stroma qui représente la plus grande partie du bourgeon, et qui se compose d'une substance jaunâtre, granuleuse, dans laquelle on trouve très peu de cellules.

Le durcissement dans l'alcool ayant déterminé la condensation et la rétraction de ce tissu, vous pouvez voir sur

la figure 11, qui reproduit fidèlement la section histologique d'un poumon de fœtus de deux mois, les deux plèvres
séparées par un grand espace artificiel, la cavité pleurale ;
et déjà, vous pouvez faire cette remarque que la plèvre
pariétale est nettement distincte de la paroi costale d'une
part, de la masse pulmonaire d'autre part. Elle est composée de cellules allongées, aplaties et revêtues d'un épithélium pavimenteux, le tout formant une membrane par-

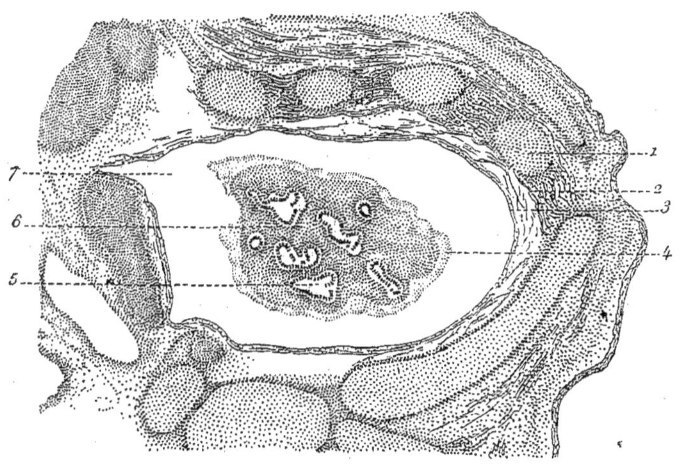

Fig. 11. — Poumon de fœtus humain, âgé de deux mois; section transversale. — 1, paroi
thoracique, côtes ; 2, tissu sous-pleural ; 3, plèvre pariétale formée de celles épithéliales pavimenteuses; 4, plèvre viscérale ; 5, ramifications bronchiques revêtues d'épithélium cylindrique ; 6, stroma du poumon ; 7, cavité pleurale artificielle produite par
le ratatinement du parenchyme pulmonaire.

faitement indépendante et très nettement adaptée à sa
fonction.

Il n'en est pas de même de la plèvre viscérale qui n'existe
pas, ou, pour être plus exact, qui se continue avec le stroma
du poumon.

**Poumon
de fœtus
au 4ᵉ mois.** A quatre mois, l'aspect change (voir fig. 12). Les canaux
bronchiques ont bourgeonné dans toutes les directions; ils
sont nombreux et toujours revêtus d'épithéliun cylindrique,
moins haut toutefois que celui des deux premiers mois de la

vie fœtale. Le stroma granuleux est devenu un tissu embryonnaire très riche en petites cellules arrondies, qui commencent

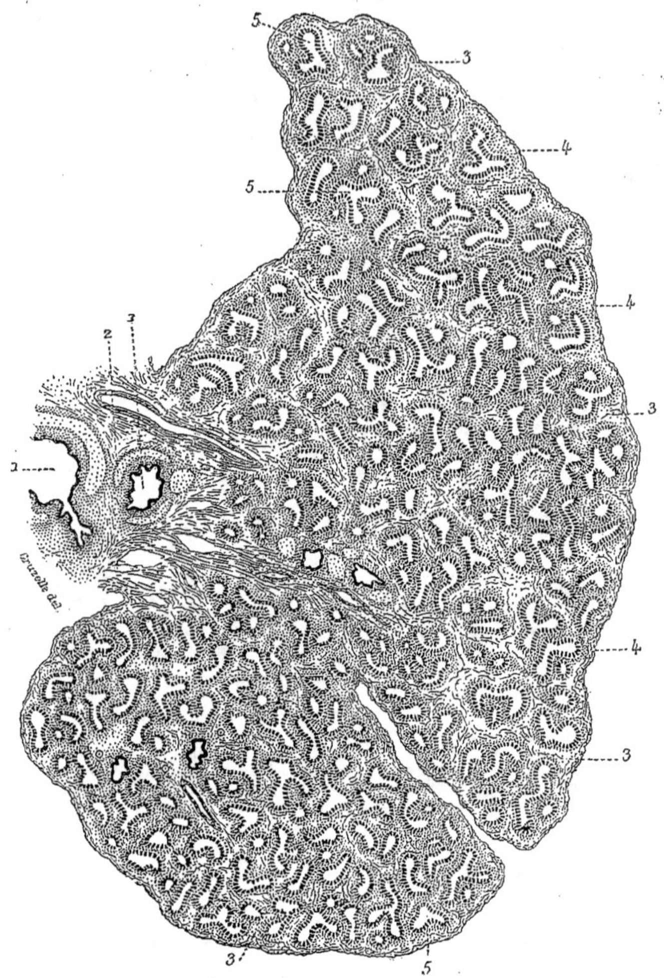

Fig. 12. — Poumon d'un fœtus humain, âgé de quatre mois (section transversale d'un
lobe). — 1 et 2, pédicule du poumon, grosses bronches entourées de leurs cartilages
et de tissu conjonctif; 3 et 4, feuillet superficiel de la plèvre viscérale (épithélium)
qui se confond insensiblement avec la couche profonde ou lame sous-pleurale et avec
le stroma conjonctif du poumon; 5, canaux bronchiques revêtus d'épithélium cylindrique.

à se grouper et à s'aplatir autour des canaux, auxquels elles
forment comme un rudiment de paroi. Sur la limite circon-

férentielle du poumon, plusieurs couches de ces cellules tendent à former une lame condensée, feuillet superficiel de la plèvre viscérale. Au-dessous de cette lame, le tissu sous-pleural constitue une seconde enveloppe qui se continue et se confond avec le stroma inter-canaliculaire.

Le pédicule du poumon est déjà formé, les grosses bronches sont pourvues de leurs cartilages et plongées dans un tissu conjonctif fort abondant et plus développé que celui du reste de l'organe, mais il n'existe encore aucune apparence du lobule pulmonaire et l'on ne distingue aucun vaisseau.

Poumon de fœtus au 6ᵉ mois. Quand le fœtus a atteint le sixième mois, l'aspect d'une coupe de son poumon est déjà bien différente. (Fig. 13).

La plèvre viscérale apparaît avec ses deux couches ; l'une, revêtement superficiel composé de cellules aplaties, l'autre profonde, qui a le caractère du tissu conjonctif embryonnaire, et se prolonge entre les ramifications des canaux aériens.

Ces ramifications se sont considérablement multipliées. Elles sont maintenant pourvues d'un épithélium cubique, tandis que les grosses bronches du hile gardent leur revêtement de cellules cylindriques. Nous savons déjà que cet épithélium à protoplasma granuleux est, par places, caliciforme ou sphérique et muqueux. J'ajoute que l'on voit pour la première fois les canaux les plus petits se grouper, de façon à esquisser un commencement de lobulation encore bien incertaine.

Le stroma, qui a beaucoup diminué à mesure que se développaient les surfaces canaliculaires, a désormais l'aspect du tissu conjonctif, et forme autour des canaux une paroi assez distincte, en même temps qu'il s'étend dans leur intervalle en travées de plus en plus allongées, de plus en plus fasciculées.

Les vaisseaux sont très apparents, et composent, avec

un canal bronchique, le centre de ces lobules rudimentaires dont je viens de parler.

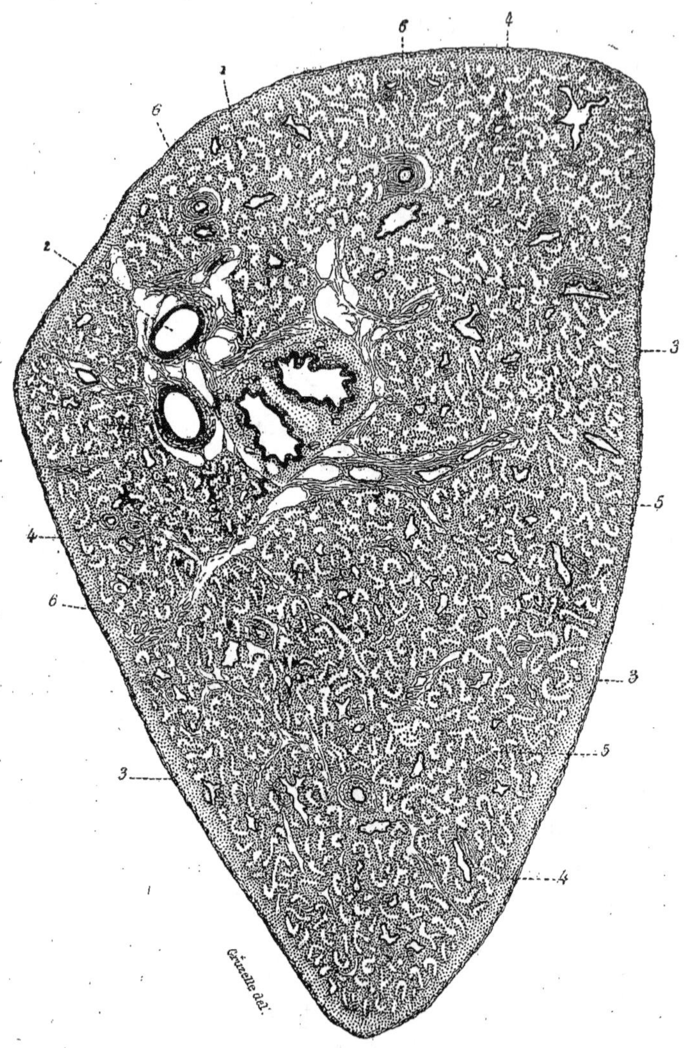

Fig. 13. — Poumon de fœtus humain, âgé de six mois (section transversale d'un lobe). — 1 et 2, pédicule du poumon : 1, grosses bronches, et 2, artères plongés dans du tissu conjonctif fasciculé ; 3, épithélium de la plèvre viscérale ; 4, seconde couche de la plèvre viscérale ; 5, canaux aériens ramifiés et pourvus d'épithélium cubique, cellules muqueuses ; 6, vaisseaux entourés d'une paroi fort épaisse de tissu conjonctif et souvent accompagnés d'une bronchiole, centres des futurs lobules.

Le perfectionnement progressif du poumon se poursuit

Modifications
brusques
à la naissance. jusqu'à la naissance, mais le changement le plus brusque, le plus complet dans l'aspect de l'organe se produit certainement dans les premiers moments de la vie de l'enfant, et par le fait même de la respiration. L'entrée de l'air dans ces canaux y provoque un changement magique. L'acinus qui n'avait, on peut dire, qu'une existence virtuelle, se développe non pas avec toute la perfection qu'il atteindra plus tard, mais assez bien pour que l'hématose se produise immédiatement. (Fig. 14.)

Vous savez déjà que l'aplatissement de l'épithélium cubique est la conséquence immédiate de la pénétration dans les canaux de l'air atmosphérique ; mais ce n'est pas assez dire, car la formation de l'alvéole même est subordonnée à la respiration. Les changements qui se passent dans le stroma sont en effet au moins aussi grands que les modifications survenues dans l'épithélium. La lobulation rudimentaire se dessine et s'accentue presque tout d'un coup par l'apparition de longs tractus de tissu conjonctif, invisibles quelques jours auparavant.

Enfin la circulation sanguine commence, car elle avait été jusqu'ici nulle ou à peu près. Notons que les espaces lymphatiques interlobulaires sont très considérables.

De sorte que les canaux aériens prolongent leurs ramifications et que leur épithélium s'aplatit, pour tapisser l'alvéole, en même temps qu'apparaissent la membrane de l'alvéole et la circulation capillaire. C'est comme un changement à vue.

Perfection-
nement
du lobule
pulmonaire
après
la naissance. Toutefois le développement et le perfectionnement du poumon se continueront pendant de longues années encore, et toujours par le même procédé : bourgeonnement des conduits respiratoires, extension du réseau capillaire et lobulation de plus en plus parfaite.

Chez l'enfant de dix à quinze ans, la lobulation semble atteindre sa perfection, en même temps que le système lymphatique son summum de développement. Plus tard le

poumon continue à croître en surface et en volume, mais
plutôt par l'agrandissement des cavités déjà existantes, la

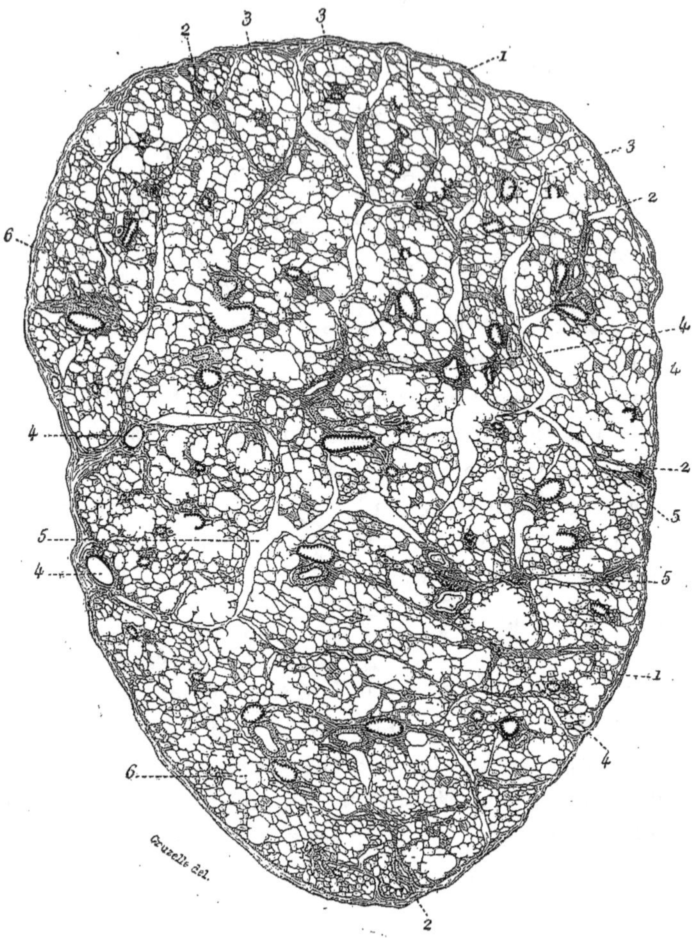

Fig. 14. — Poumon d'un fœtus humain de sept mois ayant respiré (coupe transversale
d'un lobe) (oc. 1, obj. o, Verick). — 1, 2, épithélium et couche profonde de la plèvre
viscérale ; 3, bronches et artères accolées, l'épithélium de la bronche est marqué par
un trait plus noir, et par de légères dentelures, l'artère est à côté d'elle, entourée
d'un manchon commun de tissu conjonctif ; centre du lobule. 4, veines portées par de
grands tractus de tissu conjonctif, où l'on voit aussi de grands espaces lymphatiques
étoilés ; 5, espaces lymphatiques ; 6, infundibula.

disparition graduelle des espaces inter-lobulaires et la fusion
des lobules, que par un bourgeonnement continu et progressif des canaux aériens.

Résumé.

En résumé, cette étude nous montre que la formation du lobule pulmonaire, commencée vers le sixième mois de la vie fœtale seulement, se poursuit dans les dix ou quinze premières années qui suivent la naissance, pour atteindre à ce moment sa perfection. Plus tard, le lobule tend à disparaître.

Nous savons en outre quel rôle capital joue la respiration, c'est-à-dire sa fonction sur la structure anatomique de l'organe, les changements les plus considérables dans la forme et dans la disposition des éléments du poumon coïncidant avec la première respiration du nouveau-né.

Plèvre viscérale et pariétale.

Mais il faut revenir sur un point qui mérite, par son importance en anatomie générale et en pratique médicale, de nous arrêter un instant, je veux parler de l'étude comparative des plèvres viscérale et pariétale.

J'étais préoccupé depuis longtemps de la manière souvent bien différente dont se comportent les deux plèvres dans les processus pathologiques; comme tous les médecins, je savais que les lésions de la plèvre viscérale étaient le plus souvent liées aux lésions du poumon, et je cherchais s'il n'existait pas des raisons d'ordre embryogénique capables d'expliquer ces différences. Mon collègue de la Faculté M. Mathias Duval est venu à mon aide et a bien voulu me prêter ses préparations, où s'est trouvée la confirmation éclatante de mes vues. Je suis donc très heureux de pouvoir le remercier ici publiquement.

Sur des embryons de poulet, à la fin du troisième jour de l'incubation, la cavité pleuro-péritonéale apparaît comme une fente à doubles parois circonscrivant de toutes parts, sauf sur son pédicule, le bourgeon bronchique déjà formé, de chaque côté du bourgeon pharyngien. Ce bourgeon bronchique est constitué par un canal central volumineux tapissé de plusieurs couches de cellules cylindriques, par une masse

de cellules embryonnaires ou stroma, et par une enveloppe,
la splanchnopleure ou plèvre viscérale. La splanchnopleure
se continue directement, après un prolongement en cul-de-
sac, avec la somatopleure ou plèvre pariétale.

Or, dès ce moment, c'est-à-dire tout à fait au commencement de la vie fœtale, il existe des différences profondes
entre la somatopleure et la splanchnopleure.

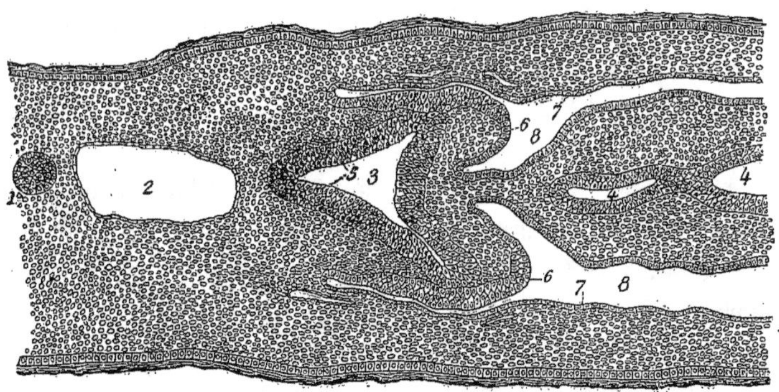

Fig. 15. — Coupe oblique (se rapprochant de la direction longitudinale) de la partie
supérieure du tronc d'un embryon de poulet à la fin du troisième jour; 1, corde dorsale ; 2, aorte ; 3, bifurcation du bourgeon bronchique; 5, son épithélium ; 4, 4, tube
intestinal ; 8, cavité pleuro-péritoniale; 6, épithélium de la future plèvre pulmonaire;
7, épithélium de la future plèvre pariétale (épithélium de la somatopleure).

La première est composée de *cellules pavimenteuses* formant un *revêtement continu* appliqué sur le feuillet externe
du blastoderme et lui constituant comme une doublure parfaitement distincte. Avec les progrès du développement, les
muscles, les cartilages et les os, le tissu conjonctif, éléments
de la paroi thoracique, émanation du feuillet moyen, se
développeront et s'insinueront entre le feuillet externe et
la somatopleure ; mais déjà la plèvre pariétale a une existence
propre, elle est membrane épithéliale ; c'est un endothélium indépendant. Sa structure est rudimentaire, mais déjà
fixée.

Au contraire, *la plèvre viscérale est formée de plusieurs*

couches de cellules cylindriques superposées, accolées aux cellules du stroma pulmonaire.

L'opposition entre les deux membranes est donc complète. Les cellules de la plèvre viscérale, en effet, semblent former partie constituante du bourgeon bronchique; elles sont autre chose qu'un simple revêtement. On voit ces cellules cylindriques passer peu à peu, au niveau du cul-de-sac de jonction, à la forme de cellules cubiques, lesquelles deviennent pavimenteuses de l'autre côté de la fente, c'est-à-dire sur la plèvre pariétale. Cette transition insensible entre les deux espèces de cellules est très évidente et très facile à constater.

Mais la différence de structure des deux plèvres n'est pas longtemps aussi prononcée; car, dès le quatrième jour, l'épithélium cylindrique à plusieurs couches de la splanchnopleure est devenu cubique et forme une seule couche limitante, en face de l'épithélium toujours pavimenteux de la somatopleure. (Fig. 16.)

Nous avons déjà reconnu sur nos préparations de fœtus humain des faits qui viennent à l'appui de ceux que je viens de vous exposer. Nous avons vu, en effet, que la plèvre viscérale est constamment confondue avec le stroma du bourgeon pulmonaire, et qu'elle ne prend une existence propre, indépendante, que dans les derniers mois de la vie intra-utérine, tandis que la plèvre pariétale, individualisée dès l'origine, se développe isolément, sans le secours des tissus sous-jacents.

Le fait capital qui ressort de cette étude parallèle de l'embryon du poulet et du fœtus humain est la part que la plèvre viscérale prend à la constitution du bourgeon pulmonaire. Elle n'intervient pas, cela est certain, dans la formation des canaux respiratoires, mais elle joue un rôle important dans la constitution du stroma ; tissu conjonctif, canaux sanguins et lymphatiques. Son existence d'abord et, par conséquent, sa pathologie sont donc et resteront intimement liées au développement et à la pathologie du stroma pulmonaire. Entre eux n'existent pas seulement des rapports de connexité ou de contiguïté, mais des rapports beaucoup plus étroits d'identité d'origine et de structure.

Les deux feuillets pleuraux dont la destinée semble si dif-

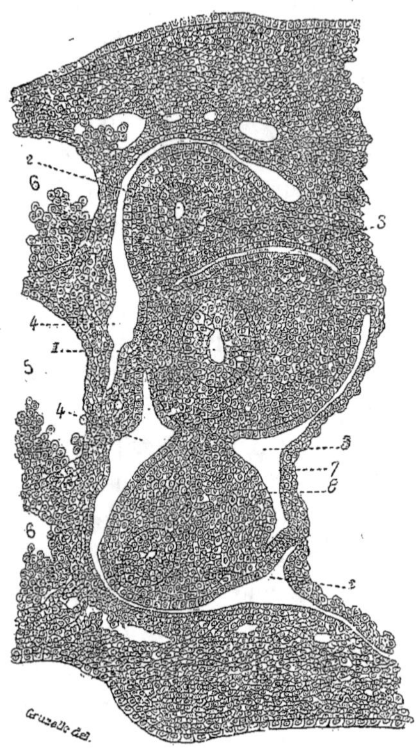

Fig. 16. — Coupe au niveau du thorax d'un embryon de poulet à la fin du quatrième jour. — 1, œsophage; 2, 2, poumon (extrémité des bourgeons bronchiques); 3, 3, 4, cavité pleurale (régions supérieures de la grande cavité pleuro-péritonéale); 5, aorte; 6, 6, veines; 7, plèvre pariétale; 8, plèvre viscérale.

férente sont cependant l'un et l'autre une production du feuillet moyen; ils sont en continuité directe, leurs différences anatomiques s'établissent par transition insensible, ils sont enfin également nécessaires à la cavité pleuro-péritonéale qu'ils limitent chacun de leur côté. Mais la splanchnopleure, directement adossée au bourgeon bronchique, est chargée par une évolution spéciale de déterminer le développement de son tissu conjonctif et de ses vaisseaux. C'est ainsi qu'elle devient solidaire du poumon et perd une partie de son indépendance.

Je n'ai pas besoin, sans doute, d'insister longuement sur l'importance des faits que je viens de vous faire connaître ; vous verrez plus tard qu'ils trouvent à chaque pas leur application dans la pathologie.

Il convient, du reste, de vous dire que la remarque faite sur les préparations de M. Duval, à propos de la plèvre viscérale et de son rôle essentiel dans la formation de l'organe sous-jacent, s'applique également aux autres organes développés au voisinage de la cavité pleuro-péritonéale. Ainsi le feuillet viscéral du péricarde se comporte sur le cœur comme la plèvre viscérale sur le poumon. Nous sommes en présence d'une loi générale de structure que M. Duval dégagera certainement de ses préparations, quand il publiera l'atlas d'embryogénie qu'il prépare.

La plèvre chez l'homme adulte. Sur l'homme adulte, la structure des deux feuillets pleuraux vous est suffisamment connue pour que je n'aie pas besoin d'y insister.

Vous savez que la plèvre pariétale, recouverte d'un épithélium continu à cellules polygonales, est formée d'un tissu conjonctif et élastique assez dense, pourvu de vaisseaux et de nerfs, et qu'elle adhère peu aux tissus sousjacents. Vous savez enfin que tous les auteurs décrivent à la plèvre viscérale deux couches ; une superficielle, tapissée du même épithélium polygonal qui revêt le feuillet opposé, une profonde qui contient les vaisseaux lymphatiques souspleuraux et se continue avec les espaces interlobulaires. C'est la confirmation de ce que je vous disais tout à l'heure.

J'ajoute que les stomates décrits par Dibkosky, Klein, etc., dans les deux feuillets de la plèvre du cobaye, à l'intersection

de plusieurs cellules polygonales, stomates qui feraient communiquer les canaux lymphatiques et la cavité séreuse,
existent également chez l'homme. Je les ai vus pour ma
part sur la plèvre viscérale d'un enfant chez lequel l'épithélium pleural était encore intact et s'imprégnait par la solution argentée vingt-quatre heures après la mort.

Messieurs, nous sommes désormais en possession des
documents nécessaires à la série des études cliniques que je
me propose de poursuivre avec vous.

TROISIÈME LEÇON.

RESPIRATION NORMALE.

Direction actuelle des études médicales. — Abandon de l'auscultation. — L'étude de la respiration physiologique est négligée ; elle est cependant nécessaire.

Respiration physiologique. — Opposition des mouvements et des bruits respiratoires; durée comparative de l'inspiration et de l'expiration. — Causes du bruit respiratoire : Laënnec, Chomel et Beau, Spittal, Barth et Roger, · Chauveau et Bondet, Woillez. — Conditions nécessaires; la production du bruit respiratoire. — Éducation préalable du malade. — Siège principal du bruit inspiratoire. — Siège principal du bruit expiratoire.

Diverses méthodes d'auscultation. — Auscultation isolée et successive de chaque temps. — Avantages et inconvénients de cette méthode.

Variations de force du murmure inspiratoire selon les régions.

Caractères du murmure physiologique. — Le murmure respiratoire est léger, moelleux, continu, musical. — Moyens à employer pour percevoir ces sensations.

Avantages et inconvénients du stéthoscope pour l'auscultation.

Messieurs,

Direction
actuelle
des études
médicales.

L'auscultation est chose délicate, difficile et quelquefois ennuyeuse, je le reconnais ; mais comme, sous peine de n'être pas médecins, vous ne pouvez pas l'ignorer, mieux vaut en prendre votre parti et tâcher d'acquérir sur ce point, dès le début de vos études, les connaissances nécessaires.

Il faut pour cela vous aider un peu vous-mêmes, car, depuis le grand effort qui a suivi la découverte de Laënnec dans toutes les directions où l'auscultation pouvait s'exercer, depuis cette vigoureuse poussée de travaux où se sont signalés les Andral, les Louis, les Bouillaud, les Skoda, les Grisolle, depuis le traité classique de MM. Barth et Roger, une sorte de lassitude s'est produite, et, laissant dormir ce sujet qui semblait épuisé, l'esprit médical s'est engagé dans une autre voie.

C'est l'anatomie pathologique et la physiologie, les maladies du système nerveux, c'est enfin la pathologie expérimentale qui se sont tour à tour partagé l'attention du monde savant, sous l'impulsion de maîtres nouveaux et de découvertes nouvelles. Aujourd'hui, l'auscultation est un peu délaissée. Nous savons toujours utiliser les connaissances classiques pour le diagnostic des grosses lésions, mais les finesses et les délicatesses de l'auscultation ne nous préoccupent pas autant que nos devanciers, soit que nous reculions devant la difficulté de leur recherche, soit que nous les jugions infidèles ou superflues.

J'ai la conviction cependant que de nouveaux progrès sont nécessaires si nous voulons éclairer le diagnostic, le pronostic et le traitement d'un grand nombre de maladies de l'appareil respiratoire fréquentes et graves. Je crois qu'il convient de provoquer, de solliciter de nouvelles recherches, car il me semble possible, en partant des connaissances actuelles, d'en acquérir de nouvelles.

Deux conditions sont nécessaires : la première est la notion exacte des choses dites classiques, la seconde est l'étude attentive et méthodique de tous les faits d'auscultation, si petits qu'ils soient.

Je suppose que vous remplissez la première de ces conditions; il faut, pour remplir également la seconde que vous connaissiez au préalable les *signes de l'état physiologique des poumons*. Or, cette respiration physiologique, point de départ nécessaire de l'étude de la pathologie, vous la connaissez assez mal, en général.

Et où l'auriez-vous apprise ? A l'hôpital ? mais la population qui remplit nos salles se compose de pauvres gens qui atteignent rarement l'âge adulte sans avoir subi quelque lésion de l'appareil respiratoire. Si les bronchites passagères, pour ne citer que l'affection la plus commune, ne laissaient aucune trace, vous trouveriez, sans doute, beaucoup de nos malades ayant un *type physiologique* de respiration ; mais il n'en est rien, et je vous ai montré bien souvent, chez des hommes ou des femmes qui déclaraient n'avoir jamais toussé, qui se souvenaient seulement d'une petite bronchite, d'un petit rhume de quinze jours, remontant à six mois, un an et plus, les traces encore très apparentes à l'auscultation de cette courte maladie depuis longtemps disparue.

Si encore vous auscultiez minutieusement les régions restées saines du poumon de ces malades, pour bien vous pénétrer de toutes les qualités physiques de l'inspiration et de l'expiration, de leurs rapports aux divers points du thorax, et de leur mode d'association avec le son et les vibrations vocales, vous arriveriez à connaître suffisamment *l'état normal;* mais vous profitez peu de ces rencontres de poumons presque sains pour faire l'éducation de votre oreille et fixer définitivement dans votre esprit les sensations si délicates et si spéciales du murmure respiratoire.

Vous auscultez ces malades pour en compléter l'examen, pour ne pas laisser échapper quelque grosse lésion, mais non pour en faire une *étude systématique*, base indispensable cependant de toute recherche de l'état pathologique. En un mot, vous êtes amenés à juger les divers états pathologiques, par comparaison entre eux, plutôt que par comparaison avec l'état sain ; méthode suffisante, en somme, pour la perception des gros signes, mais tout à fait défectueuse pour les finesses de l'auscultation.

Or, messieurs, les gros signes ne décèlent que les grosses lésions, et vous savez combien il importe de reconnaître la tuberculose, par exemple, avant que ces dernières se soient produites.

Ce qui est vrai pour l'auscultation l'est encore plus pour la percussion et la palpation. Bien peu parmi vous, je m'en

assure souvent quand je vous fais examiner des malades,
savent percuter et palper comme il convient ; bien peu
connaissent les résultats de ces procédés d'exploration sur
un homme bien portant.

C'est pourquoi il m'a semblé utile de consacrer une de
ces leçons à vous exposer les *signes physiques* de l'*état
physiologique*.

Auscultation. — Vous savez, Messieurs, qu'une respiration complète se compose de deux mouvements et de deux bruits distincts, un pour l'inspiration, un pour l'expiration. Le premier bruit donne à l'oreille une sensation plus forte et plus prolongée que le second, dans la proportion de cinq à un, d'après M. Fournet, de trois à un, d'après MM. Barth et Roger, cette dernière évaluation me paraît

Inspiration et expiration physiologiques.

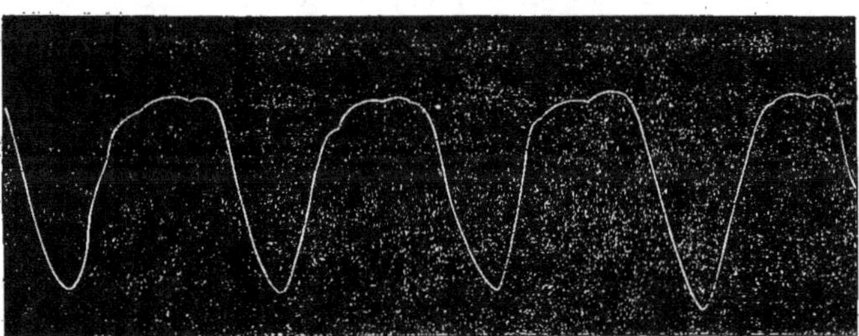

Fig. 17. — Tracé normal du mouvement respiratoire chez l'homme (d'après Marey).

plus exacte. Mais vous auriez tort d'en conclure que l'inspiration est plus longue que l'expiration, la durée du mouvement expiratoire enregistrée par le pneumographe de M. Marey dépasse, au contraire, sensiblement celle du mouvement inspiratoire (1) ; il existe donc une opposition très curieuse entre la durée des temps respiratoires proprement dits et la durée des bruits qui leur correspondent.

Opposition des mouvements et des bruits respiratoires.

(1) Sur le tracé, la ligne descendante correspond à l'inspiration,
et la ligne ascendante à l'expiration.

La colonne d'air qui pénètre dans le poumon à chaque inspiration circule plus rapidement dans les bronches et dans les lobules que la colonne qui en sort par l'expiration. Un simple coup d'œil jeté sur la figure 17 vous en convaincra facilement. Vous y voyez que la ligne qui, dans le tracé pneumographique, correspond au temps de l'expiration, est plus oblique et plus longue que celle de l'inspiration.

La constatation de ce fait, due à M. Marey, éclaire un autre fait sur lequel j'aurai l'occasion de revenir souvent, à savoir la différence de tonalité entre le bruit de l'inspiration et celui de l'expiration.

La note musicale d'une colonne d'air en vibration dépend, en effet, de beaucoup de causes, et, entre autres, de la rapidité du mouvement de cette colonne. Or la vitesse de l'air expiré est moindre que celle de l'air inspiré, d'où sa tonalité plus basse.

Cet accord des deux procédés d'étude, le pneumographe et l'oreille, le premier fixant un *mouvement* et le second donnant une *sensation* et les expliquant l'un par l'autre, ne se rencontre malheureusement pas assez souvent dans les problèmes que nous aurons à soulever, et vous verrez bien des hypothèses combattues ou renversées par d'autres hypothèses. Sans aller plus loin, la cause de la production du bruit de l'inspiration, le siège de ce bruit, la cause du bruit de l'expiration et son siège ne nous sont pas encore bien connus.

Le murmure vésiculaire. Sa cause. Laënnec se contentait de dire que le murmure respiratoire se passe dans la profondeur du poumon, et qu'il est dû aux vibrations des diverses parties de l'arbre aérien; cela lui avait suffi pour faire les découvertes que vous savez; mais on se montra bientôt plus exigeant.

Laënnec, Chomel et Beau. Chomel (1) et plus tard Beau (2) supposèrent que le bruit respiratoire n'était que le retentissement du passage

(1) Chomel, *Dict. de méd.*, 1828.
(2) Beau, *Arch. gén. de méd.*, août 1834.

de l'air dans l'arrière-gorge, mais Spittal (3) ayant invoqué la propagation jusqu'à l'oreille des bruits glottiques, Beau abandonna sa première théorie et se rallia à celle de Spittal. Or l'une et l'autre tombent devant l'expérience la plus simple. Si sur un cadavre on fait une section transversale de la trachée au-dessous du larynx, qu'on y fixe la tubulure d'un soufflet et qu'on insuffle doucement le poumon, le bruit respiratoire continue à se faire entendre. Par conséquent, si le larynx et l'arrière-gorge jouent un rôle dans la production du bruit, ce rôle est, en tout cas, secondaire.

MM. Barth et Roger avaient déjà vu la chose sur des enfants opérés de la trachéotomie, et sur un chien dont ils avaient coupé la trachée transversalement.

MM. Chauveau et Bondet ont refait la même expérience sur le cheval et ont également perçu le murmure respiratoire après section de la trachée; de même, enfin, MM. Bergeon et Trasbot et beaucoup d'autres.

Le fait est donc certain : le bruit de la respiration, de l'inspiration, tout au moins, se passe dans la profondeur du parenchyme pulmonaire, dans les lobules.

Mais l'oreille appliquée sur le thorax ne perçoit pas toujours un bruit *unique*, et MM. Barth et Roger ont fait cette juste remarque, qu'il est souvent possible de distinguer un bruit vésiculaire immédiatement sous-jacent à l'oreille et d'autres bruits lointains, trachéaux et laryngés.

Il se produit en effet des veines fluides sonores dans toutes les hauteurs de l'arbre aérien, et l'oreille peut souvent les percevoir ; en ce sens, les bruits respiratoires sont d'*origine multiple* et non *unique;* mais il est également sûr que, parmi ces bruits, celui qui caractérise l'inspiration et qu'on nomme *murmure vésiculaire* se passe dans le parenchyme pulmonaire, c'est-à-dire dans les lobules ; tout le

(3) Spittal, *Edinburgh Med. and Surg. Journ.*, t. XLI, p. 99, 1839.

prouve, l'observation des malades et l'expérimentation.

MM. Chauveau et Bondet disent même avoir réussi à isoler l'un de l'autre dans leurs expériences les deux bruits, trachéal et pulmonaire. Après la trachéotomie, le murmure vésiculaire existe seul; après la section des pneumogastriques, au contraire, le bruit trachéal persiste et le murmure vésiculaire disparaît (1).

Mais dans quelle partie du lobule, et par quel mécanisme se produit ce murmure?

Laissons de côté la question de savoir s'il s'agit des vibrations des parois, ou de la veine fluide, et acceptons que les vibrations de la colonne d'air sont vraiment et uniquement la cause première de ce bruit. Encore faut-il tâcher de préciser le *point* où se produisent ces vibrations, et les *conditions* physiques qui les font naître.

MM. Chauveau, Bondet, Niemeyer pensent que le siège exact de ces bruits est le vestibule de l'acinus, et que la raison en est dans les alternatives de rétrécissement et de dilatation des voies aériennes en ce point.

Woillez. Pour Woillez (2) le frottement de l'air contre les parois des bronches, sur les éperons bronchiques et dans le vestibule concourt à produire le bruit respiratoire, mais il faut, en outre, que ce bruit vienne se renforcer dans l'alvéole, en se réfléchissant contre ses parois en cul-de-sac.

Enfin MM. Barth et Roger (3) invoquent « le déplissement des vésicules du poumon et le passage de l'air de la partie rétrécie des radicules bronchiques dans les ampoules terminales ».

Ainsi, messieurs, nous rencontrons trois théories différentes sur la question de savoir le siège exact du murmure respiratoire. C'est le vestibule pour MM. Bondet et Chauveau,

(1) *Gazette hebdomadaire*, 1863.
(2) Woillez, *Traité de percuss. et d'auscult.*, Paris, 1879, p. 161.
(3) *Traité d'auscultation*, 4ᵉ édition, p. 51.

c'est le fond du cul-de-sac pour Woillez, c'est l'acinus tout entier pour MM. Barth et Roger.

Vous n'espérez pas qu'à mon tour je vous donne une opinion, le défaut commun de toutes ces hypothèses étant l'impossibilité de les démontrer.

Je me contenterai de vous dire que deux conditions fondamentales sont nécessaires pour la production dans le lobule pulmonaire du murmure de l'inspiration : l'*intégrité du lobule et une certaine vitesse du courant aérien;* et que l'une ou l'autre de ces deux conditions venant à manquer le murmure de la respiration est altéré.

Si, par exemple, les alvéoles ont perdu une partie de leur élasticité physiologique et restent anormalement distendus, le bruit respiratoire est affaibli, ce qui confirme l'opinion de MM. Barth et Roger sur la nécessité du *déplissement* du lobule pour la production du bruit. Si tout ou partie des acini d'un lobule est rempli d'exsudats, les crépitations remplacent en tout ou en partie le murmure vésiculaire. Si, enfin, les parois de la bronche acineuse ou des conduits alvéolaires sont épaissies, enflammées ou même simplement congestionnées, le murmure respiratoire s'entend encore, mais altéré, moins doux, moins moelleux, et souvent plus grave.

Quant aux modifications produites par la vitesse du courant aérien, il suffit, pour les apprécier, que le sujet ausculté respire très lentement et très doucement, et le murmure disparaît, ou très vite et très fort, et le bruit de la respiration s'exagère presque jusqu'à la rudesse. D'où cette conclusion qu'il faut apprendre à respirer aux malades soumis à votre examen.

Et ne croyez pas que la chose soit toujours très facile !

Quand, ayant découvert la poitrine d'un patient, vous le priez de respirer largement, il est rare qu'il comprenne du premier coup ce que vous demandez, c'est-à-dire une respiration naturelle, ample, régulière et silencieuse. Tel respire bruyamment et par saccades, tel autre inspire fortement, mais oublie l'expiration et reste immobile, la poitrine dilatée, de sorte que les nouvelles inspirations qui se succèdent sont affaiblies ou presque nulles. Un autre, enfin, saisi d'émotion, ou croyant qu'on lui demande quelque chose d'extraordinaire, fait de tels efforts et si incohérents que le murmure vésiculaire est obscurci par le bruit rotatoire des muscles thoraciques contractés.

Vous ferez donc l'éducation de chacun de vos malades, et leur apprendrez à fournir des inspirations profondes et régulières suivies d'expirations complètes ; le tout sans bruit, naturellement, et de manière à exagérer simplement un peu la respiration physiologique. Quand vous vous serez assurés, en les regardant respirer quelques instants, qu'ils vous ont bien compris, alors, mais alors seulement vous appliquerez votre oreille sur la poitrine et vous pratiquerez l'auscultation.

Il va de soi que ces préceptes, toujours bons, trouvent surtout leur application quand il s'agit d'une auscultation délicate; car la perception des gros signes physiques, tels que souffle ou râles crépitants, n'exige en somme qu'une respiration large, le rythme et la douceur étant ici beaucoup moins nécessaires.

J'ai insisté, vous venez de le voir, sur la nécessité d'apprendre à vos malades l'inspiration et l'expiration. C'est que, si les deux temps peuvent être modifiés et altérés ensemble par des mouvements vicieux des muscles thoraciques, ils peuvent aussi l'être séparément. Rien n'est plus aisé que de produire artificiellement soit une inspiration, soit une expiration puérile, presque rude, il suffit, dans les deux cas, d'inspirer ou d'expirer fort et brusquement, et les deux mouvements ne sont pas solidaires. Or vous n'ignorez pas l'importance attachée généralement à ce qu'on nomme l'expiration prolongée ; elle est, pour beaucoup d'auteurs, le premier signe de la tuberculose pulmonaire, l'avant-coureur du souffle.

Vous ne serez donc pas surpris qu'après vous avoir entretenus assez longuement de l'inspiration, je vous dise quelques mots de l'expiration, de ses conditions physiologiqnes et pathologiques.

La colonne d'air inspiré produit successivement un bruit laryngé, trachéal, bronchique et vésiculaire (Barth et Roger), mais l'oreille du médecin qui ausculte ne perçoit que ce dernier, cause fondamentale, sinon unique, de ce qu'on nomme le murmure respiratoire. Le bruit d'expiration est, on le sait, beaucoup moins fort et moins prolongé que le bruit d'inspiration. Où se produit-il ?

Siège principal du bruit inspiratoire.

Ce simple fait que certains bruits pathologiques, les râles crépitants, par exemple, ne s'entendent jamais dans l'expiration, semble prouver que le siège du bruit d'expiration est hors des lobules ou du moins hors des alvéoles et conduits alvéolaires.

D'autre part, certains autres bruits nés dans le système bronchique, tels que les râles ronflants et sibilants prédominent à l'expiration, et cette remarque que j'ai faite bien souvent, comme tout le monde, vous la ferez vous-mêmes, surtout au début de la bronchite quand ces bruits anormaux ne sont pas encore très confluents. A ce moment, ils n'occupent qu'un temps de la respiration, et c'est le second, ou si déjà vous les entendez aux deux temps, vous les trouverez prédominants dans l'expiration.

Enfin, messieurs, vous pouvez en faire l'expérience facilement, la modification du *type expiratoire* influe presque autant sur le murmure de l'expiration, que le fait sur l'inspiration la modification du *type inspiratoire*. Vous pouvez presque à volonté produire une expiration *prolongée ;* il suffit d'expirer fortement et bruyamment.

Le système bronchique et la glotte sont donc la source du bruit d'expiration.

Le murmure expiratoire doux et moelleux que l'on entend

Siège
principal
du bruit
expiratoire.

dans l'état physiologique se passe dans les bronchioles, où siège également le bruit pathologique connu sous le nom de râle muqueux. Quand l'expiration est douce et méthodique on n'entend que ce bruit, mais l'exagération de vitesse du courant expiratoire rend aussitôt perceptibles les bruits supérieurs bronchiques, trachéaux et laryngés.

Il faut tirer de ces faits une double déduction : La première, c'est que si l'étude de l'inspiration nous donne des renseignements directs et précis sur l'état des canaux alvéolaires et du lobule, l'étude de l'expiration nous apprend surtout l'état des canaux bronchiques ; je ne parle, cela va de soi, que des altérations légères et de surface. La seconde, c'est que si le médecin doit recommander au malade de respirer silencieusement, il doit surtout veiller à ce que le second temps de la respiration ne soit pas bruyant. Les *expirations prolongées* sont souvent artificiellement produites par le bruit glottique et buccal, et il suffit de faire respirer le malade plus doucement pour voir disparaître ce qu'on avait d'abord considéré comme un phénomène pathologique.

Cette remarque s'applique à toutes les régions de la poitrine, mais elle est surtout vraie pour la fosse sus-épineuse, où les deux bruits *voisin* et *lointain* de l'expiration se superposent facilement. La suppression du bruit buccal fait immédiatement percevoir le vrai murmure expiratoire primitivement masqué par un bruit plus fort.

Diverses
méthodes
d'auscultation.

Pourvus de ces connaissances et prévenus de ces écueils, vous procéderez à l'auscultation des malades selon certaines règles que je vais vous soumettre.

La méthode ordinaire d'auscultation consiste à appliquer successivement l'oreille sur les diverses régions du thorax, en y écoutant dans chaque point, et plusieurs fois de suite, les deux temps de la respiration ; puis, après avoir exploré alternativement l'un et l'autre côté de la poitrine, à les comparer et à noter les différences qu'ils présentent.

Cette méthode est bonne, en ce sens qu'elle suffit à la plupart des cas ; vous remarquerez cependant que, pour le seul examen de deux points symétriques du thorax, elle nécessite la comparaison de facteurs très nombreux, d'abord les deux temps de la respiration de chaque côté, puis les bruits pathologiques qui sont souvent complexes.

La méthode que j'emploie du moins dans les cas difficiles, et que je vous recommande, diffère un peu de la précédente.

Elle consiste à simplifier le problème en séparant les deux temps de la respiration et en les auscultant l'un après l'autre.

Par exemple, vous appliquez l'oreille dans la fosse sous-claviculaire droite, et vous y écoutez *une série d'inspirations ;* puis vous profitez d'un temps d'expiration pour déplacer vivement votre oreille et pour la porter sur la fosse sous-claviculaire gauche où vous écoutez encore *une série d'inspirations*, et rien autre chose. Si ce premier examen ne suffit pas, vous revenez de gauche à droite, puis enfin de droite à gauche, et de l'examen successif de ces *inspirations* en deux points symétriques, vous concluez à l'intégrité ou à l'altération du murmure *inspiratoire*.

Vous faites de même pour les *expirations*, en circonscrivant toujours votre examen aux deux régions limitées et homologues des sommets. Le même procédé s'applique à la partie moyenne du poumon et à la base.

Cette méthode a l'inconvénient de demander plus de temps et de soins que la méthode ordinaire, mais elle lui est supérieure en ce qu'elle permet de comparer plus rigoureusement les divers éléments dont se compose une respiration normale ou pathologique.

Dans certaines circonstances, et particulièrement pour le diagnostic des légers troubles respiratoires que l'on observe tout à fait au début de la tuberculose pulmonaire, elle est seule capable de vous donner des sensations précises.

Quand on manque d'habitude, on éprouve d'abord quelque embarras à limiter son examen à l'inspiration par exemple, car, pour ausculter une série d'inspirations, il faut naturellement faire abstraction mentale des expirations interposées ; mais on arrive très rapidement à ce résultat par la seule concentration de l'ouïe dans l'analyse des diverses qualités du murmure vésiculaire de l'inspiration.

Car, même en simplifiant le problème au maximum, c'est-à-dire en limitant l'examen à l'inspiration, il faut encore apprécier plusieurs facteurs, tous nécessaires pour une respiration physiologique : *la force, la douceur, le rythme, la tonalité*, et j'élimine les bruits adventices qui viennent si souvent compliquer les choses.

Vous voyez que votre esprit trouvera un exercice suffisant dans la perception et l'analyse de sensations si délicates, et dans leur comparaison soit avec l'état sain, soit avec l'état pathologique.

Cette méthode a un autre avantage, celui de vous permettre de chercher le rapport normal ou pathologique de l'inspiration et de l'expiration aux divers points du thorax *du même côté*. Je m'explique.

Force variable du murmure inspiratoire selon les régions. Vous n'ignorez pas qu'à l'état physiologique le bruit de l'inspiration (pour ne parler que de lui) n'a pas la même force dans les diverses régions de la poitrine, base, partie moyenne ou sommet. C'est surtout en arrière, de la fosse susépineuse aux dernières côtes, que cette différence de force est très appréciable. L'inspiration augmente régulièrement de haut en bas, ou, si vous aimez mieux, diminue de bas en haut dans une *certaine proportion* qui constitue l'état physiologique.

Or ces *variations* dans la force du murmure respiratoire ne sauraient être bien appréciées que par une auscultation rapide et successive des diverses régions que je viens d'indiquer. Dans ce but, il faut promener l'oreille de bas en haut, en se contentant de percevoir *une seule inspiration à chaque fois*, et l'on obtient cinq ou six sensations voisines et presque superposées, par conséquent très aisément comparables. Je vous ai rendus souvent témoins de l'utilité de ce procédé pour l'appréciation exacte de phénomènes pathologiques qui vous avaient primitivement échappé.

Il va de soi que vous agirez de même pour l'étude de l'expiration dont le sens des variations de haut en bas, pour le dire en passant, est physiologiquement inverse de celui de l'inspiration.

Étudions maintenant les caractères du bruit respiratoire normal.

C'est un murmure *léger*, *moelleux*, *continu*, *musical*, assez comparable à celui que produit une personne dormant d'un sommeil paisible. *(Caractère du murmure physiologique.)*

La *force*, la *douceur*, le *rythme* et la *tonalité* sont les éléments simples qui constituent ce bruit complexe, et comme chacun d'eux peut s'altérer isolément ou conjointement ave les autres, il importe de les étudier à part.

Le murmure respiratoire est *léger*, mais d'une perception facile, pour peu que les mouvements d'expansion thoracique aient une ampleur suffisante. La force de ce murmure est, en effet, réglée, toutes choses égales d'ailleurs, par la force même des muscles inspirateurs et expirateurs, et nous savons déjà que l'exagération et la brusquerie des mouvements thoraciques peuvent développer, presque jusqu'à la rudesse, l'intensité du bruit vésiculaire. C'est là une condition variable et personnelle de la force de ce bruit ; il en est une autre fixe et générale ; je veux parler de l'épaisseur des couches costo-musculaires aux divers points de la paroi thoracique. *(Le murmure respiratoire est léger.)*

Vous comprenez de reste que l'intensité maxima des bruits respiratoires doit se rencontrer dans les régions où le poumon est voisin de l'oreille, sous la clavicule, par exemple, et sous l'aisselle, et qu'inversement, dans la fosse sus-épineuse, le murmure est relativement beaucoup plus

5

faible. La région inféro-postérieure, la base des poumons donne une sensation moyenne entre ces deux extrêmes.

Il est difficile de fixer par des chiffres ces divers degrés de force; le rapport est, du reste, un peu variable selon l'âge, le sexe, l'embonpoint des individus; cependant, pour vous donner une idée de la grande différence des sensations perçues, je crois pouvoir dire qu'en arrière, de la base au sommet, le murmure vésiculaire m'a paru le plus souvent diminuer progressivement dans la proportion de 5 à 1. Je fais toutefois abstraction du bruit perçu vers la racine du poumon, plus fort et plus prolongé, surtout à l'expiration, que celui de la base. C'est là une région spéciale qui échappe à la règle que je viens d'énoncer pour les autres points du thorax.

L'intensité du murmure vésiculaire est donc chose mobile et subordonnée à des conditions diverses. Vous pouvez, en réglant d'une manière convenable la respiration des malades, supprimer quelques-unes de ces conditions, sources d'erreurs; mais les autres vous échappent, et c'est l'éducation de votre oreille, d'une part, et l'appréciation que vous en ferez individuellement pour chaque malade d'autre part, qui vous serviront de guide et vous permettront de décider pour chaque cas particulier.

Le murmure respiratoire est doux. Il n'en est pas tout à fait de même de la seconde qualité du murmure normal, la *douceur*, élément beaucoup plus fixe et plus impersonnel que la *force*.

Le bruit physiologique de la respiration, aux deux temps, est *doux*, *moelleux* et *pur*. La perception en est agréable, caressante à l'oreille.

Sans doute une inspiration exagérée tend à diminuer la douceur du bruit vésiculaire, en multipliant la sensation perçue; mais je ne parle ici que des inspirations moyennes; d'ailleurs les respirations, même forcées, ne font jamais, d'un murmure physiologique, une respiration vraiment *rude*, mais seulement *puérile*, ce qui n'est pas la même chose.

Soyez très difficiles, très exigeants, messieurs, sur la *douceur*, la *souplesse*, la *pureté* du murmure inspiratoire ! C'est
une qualité fondamentale, mais très fragile, et, par cela
même, très précieuse à bien connaître, et vous verrez plus
tard quel rôle pathologique considérable appartient à ce
qu'on nomme l'*inspiration rude.*

Le murmure respiratoire est *continu.*

Ceci veut dire que le bruit vésiculaire une fois commencé
doit se poursuivre et s'achever sans aucune interruption, et
d'un mouvement uniforme. Diverses circonstances accidentelles, telles que l'émotion, troublent le rythme régulier de
la respiration et, conséquemment, rompent la continuité du
murmure ; diverses circonstances pathologiques agissent de
même, nous les apprécierons plus tard.

Enfin le bruit vésiculaire est *musical*, c'est-à-dire qu'il
possède une certaine tonalité fixe appréciable à l'oreille et
susceptible d'être notée.

Si je ne me trompe, c'est le docteur Flint (1) qui a, le
premier, signalé cette qualité du bruit respiratoire ; mais
quoiqu'il ait reconnu que l'élévation de cette tonalité appartient d'une manière générale aux indurations pulmonaires,
et qu'au contraire les cavernes s'accompagnent d'un abaissement de ton, il ne semble pas qu'il ait tiré tout le parti
possible de sa découverte.

Après lui, M. Prat (2) constata que les rapports musicaux
des deux temps de la respiration sont les mêmes que ceux
des deux tables supérieure et inférieure du violon, et il conclut que l'inspiration donnait le *ré* de la corde libre du violon, et l'expiration le *do* au-dessous. Cette différence d'un
ton entre les deux temps de la respiration est, d'ordinaire,
très sensible, et, sans me porter garant des affirmations mu-

Le murmure
respiratoire
est continu.

Le murmure
respiratoire
est musical.

(1) *Résumé de recherches cliniques*, Paris, 1854. — *Explor. phys. et
diagn. des mal. des org. respir.*, Philadelphie, 1856.
(2) Prat, *Gaz. méd. de Paris*, 1869.

sicales de M. Prat, je puis vous assurer qu'il est facile de reconnaître l'écart de la tonalité qui sépare les deux mouvements respiratoires. Quand la respiration est très pure, bien rythmée et légère, une auscultation attentive ne laisse pas persister le moindre doute.

Or cette qualité du murmure vésiculaire, la tonalité, est, comme la douceur, un élément très fragile, que la plus petite lésion vient altérer. Pour nos études, c'est-à-dire pour la recherche des modifications du murmure respiratoire, il faut que nous ne perdions jamais de vue cette proposition, et vous verrez que nous tirons parti des plus légers changements de tonalité du murmure vésiculaire.

La chose semble assez difficile au premier abord, et, de fait, les travaux les plus récents, le livre de Woillez (1), la brochure de Lasègue (2) ne contiennent presque rien sur cet intéressant sujet. Eh bien, messieurs, pour cette sensation auditive, comme pour toutes les autres, une première, une seule perception suffit et reste désormais inoubliable. Vous êtes, presque chaque jour, témoins de l'épreuve que je fais sur les oreilles les moins musicales, et vous avez pu voir qu'il s'en rencontre peu de récalcitrantes.

Mais comment arriver à l'appréciation exacte d'une sensation si spéciale, si fugitive, et si fragile, que la plus minime altération du parenchyme pulmonaire détruit? Par l'exercice, messieurs, et aussi par l'attention soutenue dans cette direction.

Afin de percevoir et de fixer plus vite, plus sûrement ces sensations dans votre esprit (et sans elles il n'y a pas d'auscultation), vous ne sauriez trop vous entourer de silence, vous ne sauriez trop vous recueillir et tendre votre esprit, et je ne pense pas sur ce point comme Laënnec. Pour répondre aux objections soulevées contre sa découverte,

(1) Woillez, *loc. cit.*
(2) Lasègue, *Technique de l'auscultation*, Paris, 1881.

objections qui tendaient à démontrer que la perception des bruits morbides était chose trop difficile, impossible même pour l'oreille, Laënnec disait qu'au contraire il auscultait sûrement, au milieu du brouhaha d'un service d'hôpital, allées et venues des gens de service ou des élèves, conversations, plaintes et toux des malades, etc. ; soit, quand il s'agit du râle crépitant ou de la pectoriloquie, mais non pas s'il est question d'apprécier le degré de douceur ou de tonalité de la respiration.

Pour cela, je reconnais que l'hôpital est un assez mauvais milieu, mais avec de la patience et quelques recommandations adressées autour de vous, vous obtiendrez toujours un silence suffisant et suffisamment prolongé pour l'étude dont il s'agit.

Je ne crois pas qu'il convienne d'insister longuement, messieurs, sur le degré d'utilité du stéthoscope pour l'auscultation du poumon. En pareille matière, il n'y a pas de règle qui tienne contre les habitudes antérieurement prises. Toutefois, outre l'inconvénient de compliquer les choses, l'emploi du stéthoscope simple ou muni de ventouse (1), s'il a ses avantages, me paraît avoir quelques inconvénients.

Avantages et inconvénients du stéthoscope.

Le stéthoscope simple affaiblit les bruits pulmonaires et les circonscrit étroitement. Ceci est quelquefois bon, quelquefois mauvais. Le stéthoscope à ventouse renforce beaucoup le bruit, et ce n'est pas toujours un avantage, car la douceur et la tonalité du murmure respiratoire semblent moins sensibles, et leurs altérations moins appréciables. Je vous en parle au moins d'après mes sensations, mais je ne suis peut-être pas un juge impartial, pour cette raison qu'ayant l'habitude d'ausculter avec l'oreille seule, je suis conduit naturellement à lui donner la préférence.

(1) C. Paul, *Bull. de l'Acad. de méd.*

QUATRIÈME LEÇON.

PERCUSSION ET PALPATION.

Historique, méthodes de percussion. — Théories.
Valeur comparée de la percussion et de l'auscultation. — Procédés et règles de percussion.
Éléments du son de percussion thoracique; *quantité, tonalité, timbre.* — Intensité du son. — Zones de transition; rapports du poumon et du foie. — Rapports du poumon et de l'estomac; espace semi-lunaire de Traube; rapports du poumon et du cœur. — Phénomène de consonance.
La percussion thoracique donne un son; tonalité du son; élévation de la tonalité du son.
Timbre du son de percussion.
Historique de la palpation. — Méthode. — Éléments des vibrations thoraciques. — Topographie régionale des vibrations. — Côté droit et côté gauche. — Influence de la tonalité de la voix sur les vibrations. — Mobilité des foyers maximum et minimum des vibrations. — Recherches du maximum des vibrations, son importance. — Vibrations supplémentaires. — Vibrations en retour ou vibrations indirectes. — Propagation voisine ou éloignée des vibrations.
Méthode et procédés pour l'étude des vibrations.
Contrôle réciproque de la percussion, palpation et auscultation.

Messieurs,

Historique de la percussion et méthode.

La percussion immédiate, découverte en 1784 (*inventum novum*) par Avenbrugger, était près de tomber dans l'oubli, quand, en 1828, Piorry (1) la remit en honneur en la perfectionnant, et, en dépit des exagérations qu'il ne sut pas éviter, l'éleva à la hauteur d'une méthode d'observation clinique. Il nous apprit, avant tout, que la percussion médiate, c'est-à-dire pratiquée soit avec les doigts sur un doigt, soit avec un marteau sur le plessimètre, était un procédé

(1) *De la percussion médiate*, 1828, et *Traité de plessimétrie*, 1860.

supérieur à celui d'Avenbrugger, parce qu'il donnait des sensations plus précises et plus limitées.

Skoda (1) et quelques autres médecins soulevèrent des questions de physique acoustique, et cherchèrent à connaître le mode de production de ces bruits et leur véritable cause. Non satisfaits de savoir que les bruits de percussion sont le résultat des vibrations de la colonne d'air intra-pulmonaire mise en mouvement par le choc, ils édifièrent théorie sur théorie. Wintrich fit intervenir les vibrations du parenchyme pulmonaire, Williams invoqua les ondulations de la paroi thoracique, et Guttmann deux causes réunies, la vibration de l'air intra-pulmonaire et la vibration de la paroi. Mais si, pour Guttmann (2), ces dernières ondulations sont accessoires et complémentaires, elles jouent, pour Mazonn (3) et Hope (4), le rôle principal, et les vibrations de l'air contenu dans le poumon sont reléguées au second plan. Théorie.

Je ne nie pas l'utilité et la valeur de ce genre de recherches, mais il n'entre pas dans ma pensée de vous conduire sur ce terrain très ardu et très encombré d'expériences peu probantes et contradictoires. L'exemple que j'ai choisi suffit, j'espère, pour vous convaincre de la difficulté d'adaptation actuelle des lois de physique acoustique à la percussion du thorax. Car, outre que nous connaissons assez mal ces lois, leur application n'est possible qu'à un petit nombre de faits ; la plupart des expériences tentées pour rendre la démonstration facile et donner la preuve, sont tout au plus comparatives et manquent de rigueur scientifique.

J'en prends à témoin le professeur Friedreich, d'Heidel-

(1) Skoda, *Abhandlung uber Percussion and Auscultation*, Vienne, 1839.

(2) Guttmann, *Traité du diagn. des malad. des organes thoraciques*, trad. Hahn, 1877.

(3) *Die Theorie der Percussion* (*Prager Vierteljahrschrift*, IX, 1852).

(4) *Zur Theorie der Percussion* (*Virchow Arch.*, VI, 1854).

berg, qui combat toutes les opinions exclusives et en montre l'inanité dans un passage d'un mémoire que je ne puis résister au plaisir de vous citer. Après avoir rapporté et discuté les travaux de Winthrich, Gerhardt, Hoppe, Zeitz-Zamminer, ceux de Skoda, Baces, Rosembach, Stern, etc., le savant professeur conclut et dit (1) :

Opinion de Friedreich.

« Il est évident que le bruit de percussion, à l'état normal et pathologique, est le produit d'une série de facteurs, et que beaucoup de circonstances peuvent le modifier. L'architecture générale du thorax, l'élasticité, la flexibilité et le degré de dilatation de la paroi, l'épaisseur des parties molles, la tension de la plèvre et du poumon, et j'entends par là non seulement les alvéoles, mais aussi le tissu cellulaire interposé, l'état des vaisseaux et de la circulation intra-pulmonaire, ainsi que la quantité d'air contenue dans les alvéoles, peuvent faire varier le son du thorax dans des sens différents. »

On ne saurait mieux dire, et la conséquence de cette juste critique est le retour à la méthode de Laënnec, moins rigoureuse en apparence, mais plus féconde. Elle consiste essentiellement dans l'observation du malade d'une part, et d'autre part, du cadavre, c'est-à-dire des lésions correspondant aux signes. Cela suffit, jusqu'à ce que nous soyons en mesure de donner à tous ces problèmes de clinique une solution vraiment scientifique.

Toutefois, si l'école allemande s'est quelquefois égarée à la poursuite d'explications prématurées, elle a aussi fourni son contingent de faits utiles et précis. Nous devons à Skoda la connaissance du tympanisme sous-claviculaire et de sa valeur diagnostique dans la pleurésie ; Traube a étudié la tonalité du son de percussion, et, plus récemment, Wintrich, Gerhardt et Friedreich nous ont fait connaître les modifications du son thoracique aux divers mou-

____

(1) Friedreich, *Ueber die respiratorischen Anderungen des Percussionsschales am Thorax.* Leipzig, 1880, p. 17.

vements de la respiration, et dans les diverses positions du
malade, soit à l'état sain, soit à l'état pathologique. Stern
nous a fait voir, mieux que personne, le rôle des vibrations
de la paroi thoracique dans la production du son physiologique (1).

Avant tout, messieurs, il importe de ne pas demander à
la percussion plus qu'elle ne peut donner. C'est, en somme,
un procédé un peu grossier, duquel on ne doit attendre que
des renseignements sommaires et simples. Tant de causes
peuvent, en effet, modifier la sonorité de percussion, la position du doigt percuté, le mode et la force de la percussion,
le moment de la respiration et la position même du malade,
que, si dans la pratique nous voulions nous préoccuper des
nuances, nous ferions une chose futile et vaine. Ajoutez à ces
raisons que souvent un état pathologique grave du poumon
ne produit aucun changement appréciable de la sonorité
normale, et vous serez convaincus de la grande infériorité
de la percussion sur l'auscultation.

Valeur
comparée
de la
percussion
et de
l'auscultation.

Toutefois il est telle circonstance où les résultats de la
percussion priment ceux de l'auscultation pour la solution
du problème clinique, et cela suffit pour que vous preniez
toujours le soin de contrôler l'auscultation par la percussion
méthodique du thorax.

Cet examen exige de votre part une éducation spéciale
préalable et une grande habitude, car la pratique de la percussion ne comporte ni guide ni contrôle instrumental. Tout
se réduit, comme pour les deux autres procédés, auscultation et palpation, à des sensations perçues et à la comparaison de ces sensations entre elles. La chaleur du corps se
mesure, le pouls se compte et s'enregistre, mais nous ne
pouvons ni mesurer ni figurer graphiquement la quantité

(1) Le lecteur trouvera tous ces sujets exposés dans le mémoire de
Friedreich cité plus haut, dans le livre d'Adolphe Weil (*Handbuch
und Atlas der topographischen Percussion*, Leipzig, 1880), et dans la
quatrième édition du livre de Guttmann (Berlin, 1881).

de son obtenu, ni la quantité de vibrations et d'élasticité perçues.

Habituez-vous donc de bonne heure à percuter selon les règles que vous trouvez exposées dans vos manuels, percutez sur vos doigts avec vos doigts, toujours doucement et sans brutalité. Rappelez-vous que le malade ne doit point souffrir de votre examen et qu'une percussion légère, superficielle, comme on dit, est presque toujours suffisante. En thèse générale, elle est supérieure à la percussion dite profonde qui ébranle d'épaisses couches du poumon, et qui oblige à comparer entre elles des sensations auditives trop fortes pour que les petites différences soient sensibles; elle est supérieure, enfin, parce qu'elle donne beaucoup mieux la notion de *tonalité*.

Trois éléments composent le son de percussion et vous devez faire en sorte de les percevoir et de les comparer, comme je vous ai montré à percevoir et à comparer les éléments constituants du murmure vésiculaire normal.

Ce sont la *quantité*, la *tonalité* et le *timbre*.

Le son pulmonaire ou pulmonal (Piorry) n'a pas une égale intensité dans toutes les régions de la poitrine, et il n'est pas sans intérêt de remarquer que la répartition est à peu près la même que celle de l'inspiration; il est au maximum dans la région sous-claviculaire et axillaire, au minimum dans la fosse sus-épineuse; la base donne un son moyen.

La quantité de son fournie par la percussion est en raison inverse de l'épaisseur de la couche graisseuse sous-cutanée, des masses musculaires et des os. Elle varie aussi suivant que le thorax est fixé dans l'inspiration ou dans l'expiration *forcée,* il y a hyper-sonorité dans le premier cas, et hypo-sonorité dans le second, mais le bruit physiologique ne subit pas de modification appréciable aux deux temps de la respiration *normale*.

Il faut donc prendre soin de percuter les points symétriques de la poitrine en dehors de tout mouvement excessif des muscles respirateurs.

Il n'existe pas de différence sensible, quoi qu'on en ait dit, entre le côté droit et le côté gauche, à l'état physiologique, au moins dans la région des sommets. Dans la région des bases, au contraire, les points symétriques de chaque côté donnent une sonorité bien différente, ce qui tient à la présence de l'estomac à gauche, du foie à droite.

N'oubliez pas, en effet, que vous rencontrerez, sur la limite du poumon et des organes du voisinage, ce qu'on peut appeler des *zones de transition*, dans lesquelles le son pulmonal est plus ou moins altéré par l'empiétement du son cardiaque, stomacal, hépatique.

Le bord inférieur du poumon droit suit, d'avant en arrière, une ligne oblique étendue de la cinquième côte à la dixième; mais ce bord est mobile et remonte dans l'expiration pour redescendre dans l'inspiration suivante, surtout dans la gouttière costo-vertébrale. Eh bien, au contact de ce bord pulmonaire et du foie, se rencontre une zone de transition, mélange de sonorité pulmonaire et de matité hépatique, dont on peut étudier la hauteur dans les expirations et les inspirations forcées. On reconnaît ainsi que cette surface de superposition des deux organes, surface submate, atteint en arrière 5 ou 6 centimètres de hauteur, et seulement 2 ou 3 centimètres en avant.

La ligne de sonorité du bord inférieur du poumon droit ne se confond donc pas avec sa ligne anatomique, elle ne lui est même pas rigoureusement parallèle.

A gauche, l'estomac vient ajouter sa sonorité tympanique à la sonorité pulmonaire dans une étendue encore plus variable qu'à droite, la dilatation ou le resserrement de cet organe étant très différents selon les individus, ou même selon la période de la digestion, et le poumon se laissant refouler facilement.

Traube a tiré parti des rapports du poumon gauche, du

cœur et de l'estomac dans la région sterno-costale inférieure gauche, et a décrit un *espace semi-lunaire* occupé par la sonorité tympanique de l'estomac, sur la limite du cœur et du poumon, derrière les fausses côtes, près de l'appendice xiphoïde. Cet espace est circonscrit en dedans par la partie inférieure du bord gauche du sternum, en haut et en dehors par une ligne oblique à concavité inférieure, commençant vers le sixième cartilage costal et descendant jusqu'au rebord des fausses côtes. La courbure de cette ligne supéro-externe, et conséquemment l'étendue de l'espace semi-lunaire, s'agrandit dans les dilatations stomacales, se rétrécit au contraire jusqu'à la disparition totale de la sonorité, dans les épanchements pleuraux abondants.

De ces faits, Traube a déduit d'importantes et légitimes conséquences sur la valeur sémiologique des modifications de forme et de grandeur de l'espace semi-lunaire.

Retenez cependant que si, d'habitude, la sonorité tympanique de l'estomac se distingue facilement de la sonorité pulmonaire, quelquefois, et cela dépend sans doute du degré de tension stomacale, les deux sonorités se superposent dans une certaine étendue, de telle sorte qu'une circonscription rigoureuse des deux organes devient difficile.

Mais nulle part les zones de transition ne sont aussi étendues qu'aux confins du cœur et du poumon. Le cœur, à moins qu'il ne soit très volumineux, ne donne jamais une véritable matité, mais seulement une submatité vaguement circonscrite. Entre le bord gauche du sternum et le mamelon, là où le cœur est en contact direct avec la paroi thoracique, dans une surface de quelques centimètres carrés, la submatité est généralement très nette. De ce point, elle subit dans toutes les directions une dégradation insensible, et se confond peu à peu soit avec la sonorité pulmonaire, soit avec la matité hépatique.

Assez souvent, même quand il n'existe qu'un emphysème modéré, même si le cœur n'est pas recouvert entièrement, toute la région cardiaque est cependant sonore par *réso-nance de voisinage*. La colonne d'air intra-pulmonaire mise en vibration par la percussion du thorax produit un son qui couvre tout.

Je ne connais pas d'exemple meilleur pour vous faire comprendre l'importance des zones de transition qui peuvent voiler un organe volumineux et en gêner l'étude par la percussion.

Je ne connais pas non plus de meilleure preuve à vous donner de l'imperfection relative de ce procédé d'examen qu'on appelle la *percussion médiate*.

C'est également par résonance de voisinage que la poi-gnée du sternum donne un son peu différent de celui des régions sous-claviculaires, car les bords antérieurs du pou-mon n'atteignent pas la ligne médiane derrière le sternum, et cependant ils résonnent, par ébranlement indirect, à la percussion sternale.

Les phénomènes de *consonance* sont autres. Il ne s'agit plus ici de l'ébranlement d'un organe voisin de l'organe per-cuté, mais d'ondulations sonores produites *à distance* dans un organe qui vibre *à l'unisson* avec lui. Or ces phénomènes sont d'autant plus fréquents dans la percussion forte d'un poumon que les principales régions du thorax donnent, d'après mes recherches, la même note à une échelle diffé-rente.

Ceci nous conduit à la seconde qualité du son pulmonal, la tonalité.

C'est une question qui ne semble pas encore résolue, de savoir si la percussion du thorax, même dans les régions les plus sonores, sous-claviculaires ou axillaires, donne un *bruit* ou un *son*. Pour la plupart des auteurs, il ne saurait être question que d'un bruit non musical, impossible à classer dans la gamme des tons.

Pratiquement, la question n'a pas grande importance.

Théoriquement, et à titre de curiosité scientifique, j'ai cherché, en appelant à mon aide une oreille de technicien, à fixer la note des bruits de percussion dans les principales régions du thorax.

Il résulte de ces recherches que la note de percussion s'élèverait de la base au sommet du poumon d'une octave, en passant par les notes intermédiaires. On obtiendrait le *do* de la quatrième octave à la base, et le *do* de la cinquième octave au sommet, chez tous les adultes, hommes ou femmes, à l'état physiologique.

Tonalité physiologique du son thoracique. La *tonalité* du son est donc assez fixe aux diverses hauteurs du poumon. Elle n'est pas intimement liée à la *quantité* du son, puisque en arrière, la sonorité diminue rapidement de la base au sommet, et qu'il n'en est pas tout à fait de même en avant, quoique la clavicule, qui donne, comme la fosse sus-épineuse, le *do* de la cinquième octave, soit moins sonore que le quatrième espace intercostal. Nous en conclurons que si la *quantité* du son et sa *tonalité* ne se modifient pas toujours parallèlement, cependant elles sont associées dans un certain rapport, l'élévation de la tonalité correspondant d'ordinaire avec une diminution de sonorité.

Il en est de même à l'état pathologique. Lorsque, par exemple, dans le sommet d'un poumon se produit une induration néoplasique ou autre, la quantité d'air diminue et avec elle l'amplitude des vibrations, d'où la diminution du son. En même temps, la colonne d'air étant plus petite donne, à choc égal, un plus grand nombre de vibrations dans l'unité de temps, d'où l'élévation de la tonalité, connexe de la submatité.

Toutefois il peut arriver que l'élévation de la tonalité s'accompagne d'une sonorité normale ou même exagérée, ainsi que nous le verrons plus tard dans certaines variétés de tympanisme sous-claviculaire.

Dès maintenant, vous comprenez, messieurs, l'importance de cette notion de tonalité. Elle est restée longtemps méconnue, et c'est aux travaux de Woillez (1) et de M. N. Guéneau de Mussy (2) en France, de Wintrich (3) et de Traube (4) en Allemagne, que nous devons d'en connaître aujourd'hui toute la valeur.

Il me reste à vous dire, en quelques mots, ce que nous savons du troisième élément, le *timbre* du son.

Timbre du son thoracique.

Malheureusement il est bien difficile de dire où commence et où finit le timbre d'un son de percussion thoracique. Quelques-uns étendent cette notion à presque tous les bruits retentissants, à toutes les sonorités caverneuses ; Woillez la circonscrit au bruit de pot fêlé et aux sons amphoriques ; M. Guttmann appelle bruits timbrés tous ceux qui sont tympaniques.

Mais ce dernier caractère est extrêmement vague, tour à tour très restreint ou très étendu selon le sens que lui donnent les auteurs ; il commence à l'hyper-sonorité pour finir aux sons amphoriques dans l'acception la plus large du mot ; il désigne uniquement une sonorité aiguë et métallique dans son étroite signification.

Nous nous retrouverons souvent en face de cette troisième qualité du son, le *timbre*, nous étudierons les tympanismes sous-claviculaires pour rechercher leur valeur diagnostique et pronostique ; pour l'instant, je m'arrête et vous renvoie, pour plus amples renseignements, aux traités de la percussion, parmi lesquels ceux de Woillez (5), de Guttmann (6), de A. Weil (7) sont les meilleurs et les plus complets. Vous pourrez aussi consulter le petit manuel que j'ai

(1) Woillez, *Arch. gén. de méd.*, 1855.
(2) Guéneau de Mussy, *Clinique médicale.* Paris, 1874.
(3) *Virchow's Handbuch der spec. Path. und Therap.* Erlangen, 1854.
(4) *In Dissertation von Hermann Atlas,* 1857, et *Gesammelte Beitrage zur Path. und Phys.* Berlin, 1871.
(5) *Loc. cit.*
(6) *Lehrbuch der klinischen Untersuchungen Methode.* Berlin, 1881.
(7) *Handbuch und Atlas der topographischen Percussion.* Leipzig, 1880.

eu l'honneur de signer avec mon cher et vénéré maître Lasègue (1).

Historique.

Palpation. — Laënnec connaissait la palpation et s'en servait ; mais il ne lui accordait qu'une faible importance : « Lorsqu'un homme sain parle ou chante, dit-il, sa voix re- « tentit dans l'intérieur de sa poitrine, et produit dans les « parois de cette cavité un léger frémissement que l'on peut « distinguer par l'application de la main. Ce phénomène « n'existe plus lorsque, par l'effet d'une maladie quelconque, « le poumon a cessé d'être perméable à l'air ou se trouve « séparé des parois thoraciques par un liquide épanché.

« Ce signe, au reste, est d'une médiocre valeur, parce « qu'un grand nombre de causes font varier l'intensité du « frémissement, ou le font même disparaître (2). »

C'est à Monneret (3) que l'on doit la première étude sérieuse sur la palpation. Après son mémoire, on ne trouve guère à citer que la thèse de son élève Levavasseur (4), le travail de Walshe (5), les leçons cliniques du professeur Laboulbène (6) et la thèse de son élève M. Jozan (7), où vous trouverez l'historique complet de la question qui nous occupe.

Méthodes.

La palpation consiste, comme vous savez, à appliquer la main sur la poitrine d'une personne qui parle et à percevoir les vibrations vocales transmises par la paroi thoracique.

Éléments des vibrations thoraciques.

D'une manière générale, étudier des vibrations de quelque nature qu'elles soient, c'est étudier ces trois éléments physiques : *amplitude, vitesse* et *forme.* Telle est la marche que l'on devrait adopter, tel est l'objet que l'on devrait poursui-

(1) *Technique de la palpation et de la percussion.* Paris, 1882.
(2) Laënnec, *De l'auscultation médicale.* Paris, 1819.
(3) Monneret, *Mémoire sur l'ondulation pectorale* (*Revue médico-chirurgicale,* 1868).
(4) Levavasseur, Thèse Paris, 1845.
(5) Walshe, *Traité clinique des maladies de poitrine.* Paris, 1870.
(6) Laboulbène, *France médicale,* 1879.
(7) Jozan, Thèse Paris, 1879.

vre dans une étude scientifique complète des vibrations vocales. Il ne saurait être question d'aller plus loin, et de rechercher les éléments des *vibrations sonores*, c'est-à-dire la quantité, la tonalité et le timbre, car les ondulations thoraciques ne s'accompagnent d'aucune sensation auditive.

Mais si les éléments sensoriels du fremitus vocal n'existent pas, les éléments physiques qui leur correspondent persistent en dehors de toute production du son.

Et cependant ils nous échappent! car il n'existe aucun appareil assez sensible pour décomposer les vibrations du thorax en ses qualités fondamentales. La main recueille en bloc l'impression produite par ces trois facteurs, et, bien que chacun d'eux ait une part d'influence sur la sensation perçue, cette part ne peut pas être isolée. Suivant que l'impression a été plus ou moins forte, l'observateur se borne à dire que les vibrations sont augmentées ou diminuées, par comparaison avec l'état physiologique.

A ces trois éléments, *amplitude*, *vitesse* et *forme* des vibrations, correspondent trois facteurs la *force*, la *tonalité* et le *timbre* de la voix humaine, qui modifient le fremitus thoracique et la sensation que la main nous permet de recueillir. L'appréciation détaillée de chacun de ces éléments est aussi impossible que celles des qualités physiques des vibrations, et nous en sommes réduits à juger *grosso modo* l'influence de la voix sur le frémissement thoracique, pour chaque cas particulier.

Quelles sont normalement la force et la répartition du fremitus thoracique chez l'homme, la femme et l'enfant? Telle est la première question qui se pose.

Monneret avait fixé avec une grande précision la topographie des vibrations vocales dans tous les points où ces vibrations se font sentir, même en dehors des parois de la poitrine; le maximum se perçoit au niveau du larynx et de la trachée, puis viennent, dans un ordre décroissant, les dernières vertèbres cervicales, la région sous-claviculaire,

6

l'espace scapulo-vertébral, les régions postérieure et latérale
du thorax, le sternum, la fosse sus-épineuse, la région pré-
cordiale, les deux hypocondres, la colonne dorsale et même
la région des vertèbres lombaires jusqu'à la troisième, enfin
le crâne.

Côté droit
et côté gauche.

Cette distribution une fois fixée, Monneret établit, comme
une règle de la plus haute importance, que le côté droit
vibre plus fortement que le côté gauche dans le rapport
de 3 à 2 ; ce qui tient, dit-il, à trois conditions : 1° la
membrane vibrante est plus étendue, le poumon droit
étant plus volumineux que le poumon gauche ; 2° le corps
solide conducteur est plus volumineux, car la bronche
droite et ses divisions ont un diamètre supérieur à celui
des canaux respiratoires du poumon gauche ; 3° la con-
nexion entre le poumon et la paroi thoracique est plus parfaite ; la bronche droite, en effet, est plus rapprochée de la
paroi thoracique antérieure, et le poumon est plus intimement appliqué à la paroi, à cause de son volume plus
grand et de la présence du cœur à gauche.

Si les notions qui précèdent sont d'ordre général et s'appliquent, sans restriction de sexe et d'âge, à tous les
individus, il existe des notions complémentaires et personnelles aussi utiles à connaître. L'*état* physiologique obéit
ainsi à des règles *générales* et *particulières* que vous devez connaître.

Que le fremitus vocal varie en plus ou moins selon le
volume et la force de la voix, voilà un fait sur lequel je
n'insisterai pas. C'est en effet la première condition individuelle dont vous devrez tenir compte.

Influence
de la voix
sur
les vibrations.

Mais il est une autre modalité de la voix dont l'influence sur les vibrations thoraciques est plus utile encore à étudier, car non seulement elle agit sur la quantité
de ces vibrations, mais elle modifie profondément leur
répartition géographique, en déplaçant les *maxima* et
les *minima*, de sorte que celui qui néglige cette notion

est assuré de se tromper. Je veux parler de la *tonalité* de la voix.

Les femmes et les enfants ont une voix de tête, et, conséquemment, des vibrations thoraciques moins fortes, mais, en outre, le foyer maximum de ces vibrations occupe le sommet du thorax, régions sus-épineuse et sous-clavière, tandis que chez l'homme doué d'une voix forte et grave le foyer maximum est à la base du poumon. Entre ces deux extrêmes, tous les types de transition se rencontrent, en rapport avec la tonalité de la voix, et rien n'est plus facile que de s'en convaincre, en faisant passer successivement par tous les tons de la gamme la voix d'un homme exercé. A mesure que la *tonalité* s'élève, le foyer maximum des vibrations monte de la base à la partie moyenne et de celle-ci au sommet. Quand la voix de poitrine se transforme en voix de tête, les vibrations de la base disparaissent presque complètement, et le fremitus se réfugie dans les fosses sus-épineuse et sous-clavière.

Foyers de vibration; leur mobilité.

Chez la plupart des femmes, le fremitus vocal n'est perceptible qu'au sommet; il faut les faire chanter ou crier pour sentir les vibrations dans tout le thorax.

La notion de quantité, en matière de vibrations vocales, n'est donc pas suffisante pour l'appréciation de l'état physiologique ou pathologique, il convient d'y ajouter l'étude des foyers, maxima et minima, et de leurs déplacements.

Car le médecin doit savoir, au préalable, dans quelle région, supérieure, moyenne ou inférieure, il trouvera le foyer maximum du fremitus, correspondant à telle *qualité de la voix*, et dans quel sens, dans quelle direction les vibrations vocales iront en s'affaiblissant.

Voilà pourquoi vous m'entendez souvent répéter qu'il ne suffit pas de comparer, comme on le fait presque toujours, les régions symétriques des deux côtés; il faut aussi étudier les zones d'un même côté et chercher si les foyers maxima et minima correspondent aux prévisions, c'est-à-dire à l'état physiologique.

Recherche du foyer maximum.

Je vais prendre un exemple pour mieux faire saisir ma pensée : un homme d'une corpulence moyenne, doué d'une voix grave bien timbrée, se présente avec des phénomènes rationnels de tuberculose pulmonaire. Toutefois, ni la percussion ni l'auscultation ne donnent des signes suffisants, et vous recherchez dans les deux fosses sus-épineuses l'état des vibrations vocales. Vous constatez que leur rapport normal persiste, qu'elles sont au sommet droit un peu plus fortes qu'à gauche, et vous restez hésitants, ce mode d'examen ne vous apprenant rien de plus que la percussion ou l'auscultation.

Eh bien, étudiez chez ce malade le *rapport physiologique* des vibrations de haut en bas, et vous constaterez, par exemple, que la fosse sus-épineuse donne une sensation de frémissement égale à celle de la partie moyenne ou de la base. Ceci n'est pas normal, et vous pouvez conclure à une induration pulmonaire, cause de l'augmentation relative des vibrations de la partie supérieure du poumon.

Cette augmentation *relative*, vous la trouvez en comparant le sommet à la base ; elle n'existait pas dans la comparaison des deux sommets que je suppose également atteints, et dont le rapport physiologique n'a pas varié.

Commencez donc toujours l'examen des vibrations vocales par la recherche de leurs rapports aux diverses hauteurs du thorax du même côté, et comparez ensuite les régions similaires des deux côtés. Vous serez alors en possession de la double notion indispensable à la solution du problème.

Quelque précis et certains que soient les faits dont je viens de vous entretenir, ils sont loin d'être classiques, et cependant N. Guéneau de Mussy, dans une lecture faite à l'Académie de médecine (1), note l'influence de la tonalité de la voix sur le siège des vibrations vocales.

Vous voyez quel parti en peut tirer de cette étude dans la pathologie pulmonaire, pour confirmer ou pour contrôler les données de l'auscultation.

(1) 22 juillet 1879.

Ce que je viens de dire s'applique mieux aux enfants qu'aux vieillards. Les premiers se rapprochent de la femme, les seconds, quand ils ont atteint l'extrême vieillesse, échappent aux règles qui conviennent aux adultes. D'une part, leur voix a faibli et le fremitus vocal en est amoindri ; d'autre part, la raréfaction du parenchyme pulmonaire diminue la conductibilité du poumon : il en résulte un affaiblissement considérable des vibrations physiologiques, et, peut-être aussi, une répartition différente de celle que vous devez considérer désormais comme normale.

Une autre circonstance, pathologique il est vrai, déplace le maximum et le minimum du frémissement vocal, c'est la présence en un point quelconque du poumon ou de la plèvre d'une importante lésion. Il arrive alors qu'indépendamment des modifications locales propres au foyer du mal et à la nature de ce mal, pleurésie, pneumonie, etc., dans les points restés sains du même poumon, et dans le poumon opposé, des vibrations *supplémentaires* s'établissent, associées à la respiration puérile.

Par exemple, au-dessus d'un épanchement pleurétique limité à la base, les vibrations sont ordinairement renforcées, en sorte que le sommet du poumon, accessible à la main, vibre plus qu'à l'état physiologique. Si l'épanchement est abondant, cette augmentation des vibrations vocales se fait également sentir dans toute l'étendue du poumon du côté sain. Il en résulte soit des modifications locales, soit des changements d'ensemble qu'il faut savoir attribuer à leur véritable cause et non à un état pathologique du poumon sous-jacent.

Cette augmentation *supplémentaire* du fremitus vocal est quelquefois telle que les vibrations peuvent se transmettre par la paroi, d'une région à l'autre.

Je vous ai donné la démonstration de ce fait sur un homme de nos salles, atteint de tuberculose pulmonaire compliquée d'un pneumothorax généralisé du côté droit. Dans les régions antérieures, latérales et postérieures de ce côté, dans les points où la sonorité tympanique et le souffle amphorique se faisaient entendre, on percevait, contrairement à la règle, des vibrations thoraciques faibles, il est vrai, mais cependant très nettes. Je vous fis alors remarquer que le côté gauche vibrait *en suppléance*, et que le fremitus, très exagéré dans cette moitié du thorax, se propageait jusque sur le côté droit. En effet, à mesure qu'on s'éloignait du sternum pour se rapprocher de l'aisselle droite, le frémissement vocal diminuait proportionnellement à la distance.

Donc l'ébranlement du larynx communiqué par les bronches et le poumon à la paroi thoracique gauche se propageait à droite jusqu'à l'aisselle, par la continuité du sternum et des côtes.

Ces vibrations, qui peuvent être une source d'erreur, mériteraient, à cause de leur mode de production, d'être nommées *vibrations indirectes*.

Chez un autre malade, également atteint de pneumothorax, les vibrations perçues à la base, au foyer même du pneumothorax, venaient, non plus de la base du côté opposé, mais du sommet du même côté. Là, existait une induration pulmonaire de nature tuberculeuse, avec adhérences pleurales, et les vibrations non seulement y persistaient, mais y étaient fortement accrues. De ce point elles s'étendaient progressivement jusqu'en bas.

Il faut tirer un enseignement de ces faits, et ne pas trop s'étonner lorsque, dans un grand épanchement pleurétique ou dans un pneumothorax, les vibrations, contrairement à toutes les règles, sont conservées au foyer même du mal. Deux circonstances peuvent se rencontrer qui expliquent le phénomène : la présence d'adhérences pleuro-pulmonaires qui maintiennent la contiguïté du thorax et du poumon sur un point, ou la propagation des vibrations soit dans le même côté, soit d'un côté à l'autre.

Pour que cette propagation *indirecte*, voisine ou éloignée, Propagation des vibrations. se produise, il faut certaines conditions qui ne sont pas toujours réalisées ; d'abord, la qualité de la voix du malade qui est le facteur principal, puis, l'abondance de l'épanchement gazeux ou liquide, enfin, un certain état des parois thoraciques.

Si la voix du malade est grave et forte, si la pleurésie est abondante ou le pneumothorax très étendu, c'est-à-dire si les vibrations normales du larynx passent toutes par le poumon sain pour ébranler fortement la paroi thoracique de ce côté, si enfin le thorax est amaigri et rigide, les vibrations supplémentaires du côté sain se propageront au côté malade avec la plus grande facilité.

N'allez pas commettre une erreur d'un autre genre, et prendre cet excès de vibrations supplémentaires du poumon pour l'indice d'un état pathologique ! Vous êtes prévenus, et cela suffit. Toutefois rappelez-vous que, la suppléance s'exerçant également dans toutes les régions du poumon normal, les vibrations sont partout accrues de la même quantité, et que leur topographie n'est pas sensiblement modifiée.

J'ai dû insister sur ces faits que je crois assez peu connus, et qu'il importe cependant de bien apprécier, sous peine d'erreur ; je reviens maintenant aux procédés d'examen qu'il convient de mettre en usage pour l'étude des vibrations vocales.

L'application directe de la main sur le thorax, pendant Procédés d'étude des vibrations. que le malade compte à haute voix, soit en prononçant des nombres successifs, soit en prononçant toujours le même, *trente-trois* par exemple, comme le recommandait, avec raison, le professeur Lasègue, tel est le procédé. Mais il faut que vous sachiez le modifier et le perfectionner suivant les cas.

L'ébranlement du larynx se propage, par le poumon,

à la paroi thoracique, des couches profondes aux couches superficielles. Quand la voix est forte et grave, quand les parois du thorax ne sont pas trop épaisses, les côtes, les muscles intercostaux, le tissu cellulaire sous-cutané et la peau même entrent en vibration, de sorte que l'application de toute la surface de la main donne une sensation forte, somme de toutes ces sensations accumulées et condensées.

Il en résulte que la comparaison rigoureuse des points symétriques est difficile, la perception de petites différences entre deux sensations fortes étant chose délicate. Il y a tout avantage, en cas pareil, à diminuer la quantité du fremitus vocal, et vous y arriverez en recueillant ces vibrations avec la pulpe de deux ou trois doigts appliqués légèrement sur le thorax. Vous ne percevez alors que les vibrations des couches superficielles, tissu cellulaire et peau, et votre jugement devient beaucoup plus facile par la suppression des vibrations profondes qui compliquent inutilement le problème.

Vous procéderez tout autrement si la voix est faible et si les parois thoraciques sont épaisses. Alors, vous appliquerez la main tout entière, en exerçant une large pression, de manière à recueillir une somme de vibrations suffisante pour donner une sensation nette. Dans ces cas, les vibrations siègent dans les couches profondes et seulement dans les parties les plus denses de la cage thoracique, os et cartilages ; la peau ni le tissu cellulaire ne donnent aucune sensation de frémissement.

Bref, tantôt vous réduirez la sensation du frémissement thoracique à son minimum, en localisant cette sensation à une petite surface et aux couches les plus superficielles, tantôt vous recueillerez, par l'application de toute la surface de la main, qui fera l'office d'un condensateur, le frémissement léger et profond d'une grande étendue du thorax.

Dans l'un et l'autre cas vous vous servirez *successivement* de la *même main*, et suivant le *même mode*, aux points symétriques de chaque côté, l'application simultanée des deux mains à droite et à gauche rendant la comparaison beaucoup plus difficile par la confusion et le mélange des deux perceptions.

Je terminerai, messieurs, cette étude sommaire sur les procédés d'exploration de la poitrine en vous répétant le conseil de ne jamais négliger aucun d'eux, mais de les employer concurremment, et en les contrôlant l'un par l'autre. J'aurai souvent l'occasion de vous montrer que ni l'auscultation, ni la percussion, ni la palpation pratiquées isolément, ne sont capables de vous éclairer comme il convient. Leur valeur respective varie si bien, en effet, que dans tel cas l'élément principal du diagnostic vous sera fourni par l'auscultation, et, dans tel autre cas, par la percussion ou la palpation.

Le rapprochement, la superposition de ces trois facteurs donne pour chaque cas particulier un certain rapport schématique de signes physiques, un *schème*, qu'il faut posséder pour formuler le diagnostic physique des maladies du poumon et de la plèvre.

Rapport des signes physiques, schèmes.

CINQUIÈME LEÇON.

RESPIRATIONS ANOMALES.

MESSIEURS,

Schèmes physio-logiques.

L'état physiologique du poumon se révèle à nous par un certain nombre de signes physiques : la sonorité, le murmure vésiculaire avec ses qualités normales, les vibrations vocales perçues par la main.

Plusieurs conditions peuvent influer sur ces signes, modifier leur valeur réciproque ou leur groupement, les atténuer ou les exagérer sans sortir de l'état normal.

Même en face de toutes ces différences de types ou d'individus, il convient de dire que ces signes restent unis dans un *rapport* constant que l'on peut appeler un *schème physiologique*.

A l'état pathologique, le son, la respiration, le fremitus se modifient d'ordinaire, simultanément, et, pour une même lésion simple, toujours de la même façon. Par exemple, les signes de la pneumonie lobaire classique peuvent être représentés d'une façon idéale par le schème ci-dessous : Schèmes pathologiques.

> Son, —
> Vibrations, +
> Respiration : souffle tubaire.

Les signes — et + indiquent le rapport de l'état pathologique à l'état normal. De même, les signes de la pleurésie peuvent être formulés de la façon suivante :

> Son — ou O
> Vibrations — ou O
> Respiration : souffle pleurétique.

L'ensemble de ces signes constitue un *schème pathologique*.

Beaucoup d'autres maladies donnent lieu à des modifications variées des trois facteurs, c'est-à-dire se manifestent par des signes physiques relevant à la fois de l'auscultation, de la percussion et de la palpation.

Mais ces altérations des trois éléments du schème indiquent déjà de grosses lésions, et il est du plus haut intérêt de ne pas les attendre pour faire le diagnostic, quand la chose est possible. Or il arrive assez souvent que, pendant une longue période, les lésions physiques encore rudimentaires ne modifient que la respiration, c'est-à-dire le *murmure vésiculaire*, les vibrations et la sonorité restant physiologiques. Altération isolée de la respiration.

Ces modifications peuvent être très légères et frapper isolément telle ou telle qualité de la respiration normale : l'intensité, le rythme, le timbre, la tonalité ou plusieurs de ces qualités à la fois. Elles peuvent surtout, je le répète, exister indépendamment de toute altération du son ou des vibrations vocales, en dehors de tout bruit adventice, et constituer le seul signe physique sur lequel le diagnostic puisse s'appuyer. En cet état, la respiration, quoique altérée, est cependant assez voisine de l'état physiologique pour que la modification survenue puisse exister sans lésion grave du poumon ou en conséquence d'une lésion très légère.

En un mot, il s'agit d'étudier aujourd'hui le *murmure respiratoire altéré et modifié, mais non détruit*. C'est toujours le bruit vésiculaire que l'on perçoit, mais il a subi quelque atteinte et la respiration est devenue *anomale*.

Définition des respirations anomales.
Cette définition est un peu plus circonscrite que celle de Woillez, qui décrit, parmi les *respirations anomales*, les respirations soufflante, ronflante et sibilante (1). Pour nous, les respirations anomales consistent en une simple modification d'une ou de plusieurs des qualités du murmure normal : *force, douceur, rythme, tonalité*. Ces nuances, quelquefois à peine perceptibles, exigent, pour être appréciées, une grande habitude de l'auscultation ; mais quand il s'agit d'un diagnostic aussi capital que celui de la tuberculose au début, par exemple, il n'y a pas de nuance qui soit à dédaigner.

En stricte analyse, il est permis de douter que ces respirations anomales puissent exister *isolément*, et qu'une lésion soit capable de toucher au murmure vésiculaire sans altérer le moins du monde la sonorité et les vibrations thoraciques.

Si nos sens étaient des instruments parfaits, il est probable qu'ils nous feraient percevoir en même temps quelque anomalie dans les résultats de la percussion et de la palpation ; mais, dans la pratique, la réponse n'est pas dou-

____

(1) Woillez, *loc. cit.*, p. 188.

teuse : *il est certain qu'il existe des altérations du murmure vésiculaire sans modification sensible des autres signes physiques.*

Avant d'aborder l'étude des respirations anomales, il est bon que vous sachiez que les anomalies de l'*inspiration* ont une valeur prépondérante. L'expiration mérite, elle aussi, grande considération, mais ses altérations ne se montrent le plus souvent qu'à une époque relativement avancée du processus pathologique, et, pendant longtemps, le seul signe que l'on puisse percevoir est une modification du bruit *inspiratoire*. Je ne saurais trop vous recommander, quand vous rencontrerez des cas difficiles et douteux, de concentrer toute votre attention sur cette première partie du murmure vésiculaire et de faire mentalement abstraction de l'expiration, selon le précepte et la méthode que j'ai formulés dans une précédente leçon.

A. *Anomalies de force.* — La respiration est plus forte ou plus faible qu'à l'état normal.

Si la respiration est plus forte *sans rudesse*, elle mérite le nom de *respiration puérile* ou *supplémentaire* et sa présence indique une lésion voisine ou éloignée du point où on la perçoit. Elle concourt ainsi, quoique indirectement, au diagnostic, soit en le confirmant, soit en le faisant soupçonner.

Le poumon droit est naturellement supplémentaire du poumon gauche, et inversement ; le sommet est aussi naturellement supplémentaire de la base, et réciproquement ; ce sont les cas les plus communs ; mais on peut dire, d'une manière plus générale, que toute partie d'organe restée saine supplée la partie malade dans la proportion de ses forces et selon les besoins de l'hématose.

Cette partie de l'organe qui fonctionne avec une activité exagérée reçoit à la fois plus d'air et de sang, ainsi que le prouvent la congestion et l'emphysème qu'on trouve à l'autopsie, quand, la limite de cette suppléance physiologique ayant été dépassée, l'asphyxie ordinairement lente et progressive, quelquefois rapide et presque brusque, est survenue. L'exagération de la respiration et du son, ainsi que l'augmentation des vibrations vocales qui accompagnent toute respiration supplémentaire, sont autant de preuves du même fait, et, sur ce point, je ne saurais partager l'opinion de Woillez, qui attribue à la diminution de béance des voies aériennes l'augmentation de la force du bruit respiratoire ; proposition contestable à coup sûr et dont la preuve n'est pas faite suffisamment (1).

J'aime mieux l'explication de Laënnec qui admet l'intervention simultanée de trois conditions : l'abord d'une quantité d'air plus considérable, une plus grande vitesse du courant aérien et une pénétration plus complète du poumon dont tous les lobules fonctionnent au maximum. Quoi qu'il en soit, la signification *clinique* de la respiration supplémentaire est acceptée d'un commun accord, et c'est l'important.

Respiration supplémentaire douce ou rude. Vous devrez, dans la constatation de cette variété de respiration anomale, tenir grand compte de la *rudesse* ou de la *douceur* du murmure exagéré. Si, malgré sa force, le murmure reste doux et moelleux, concluez hardiment à l'intégrité du parenchyme pulmonaire qui a conservé toutes ses qualités d'élasticité et de souplesse. Mais, quand la respiration est *exagérée et rude* en même temps, ce qui arrive souvent dès l'origine, et quelquefois tardivement, quand le poumon commence à se fatiguer de son rôle de suppléant, vous interpréterez la coexistence de cette double anomalie dans le sens d'une congestion pulmonaire plus forte que la congestion supplémentaire.

Et, de fait, vous ne tarderez pas à voir subvenir les bruits adventices râles sibilants ou sous-crépitants, preuve irrécusable d'une congestion devenue pathologique.

L'étude attentive de ces nuances vous sera d'un grand

(1) Woillez, *loc. cit.*, p. 202.

secours pour le pronostic et la thérapeutique de certaines affections. Quand il existe une pleurésie abondante, par exemple, ou une pneumonie unilatérale très étendue, l'examen du poumon resté sain vous apprendra dans quelle mesure l'asphyxie mécanique menace le malade, et la respiration à la fois supplémentaire et rude sera le premier signe d'une hypérémie dangereuse.

La seconde anomalie de la force du murmure vésiculaire est la *faiblesse*.

Respiration
faible.

Je n'ai pas le dessein de vous faire la complète séméiologie de ce qu'on nomme la *respiration faible*, vous la trouverez, de même que celle de la *respiration forte*, dans vos classiques. J'appellerai seulement votre attention sur quelques points.

La respiration faible se montre dans une foule de circonstances, et il appartient au médecin d'en trouver la signification dans chaque cas particulier.

Il faut d'abord établir si cette respiration anomale dépend d'une maladie de la plèvre, du poumon ou des bronches, et spécifier ensuite quelle maladie est en question; le problème n'est pas toujours facile.

Recherche
de sa cause
dans
la plèvre,
le poumon
et
les bronches.

Je supprime, c'est convenu, tous les cas où quelque modification pathologique du son et des vibrations viendrait s'ajouter à l'anomalie respiratoire, et je suppose celle-ci complètement isolée et formant le seul signe physique perceptible; cette restriction élimine le plus grand nombre des lésions importantes de l'appareil respiratoire où la respiration faible se trouve liée d'ordinaire à un changement en plus ou en moins du frémissement thoracique et du son. Ainsi la pleurésie avec épanchement, les congestions, les pneumonies, les œdèmes, les pneumopathies diverses, l'emphysème pulmonaire sont mis hors de cause. Toutefois certaines altérations du parenchyme pulmonaire ou de la plèvre ne se trahissent que par une respiration anomale *faible*.

Quand il existe une symphyse pleurale partielle ou totale, sans épaississement de la plèvre, la respiration est souvent affaiblie dans toute l'étendue de la symphyse sans que ni le son ni les vibrations soient modifiées et sans qu'aucun bruit adventice se fasse entendre. C'est un point de diagnostic délicat que je me propose de traiter plus longuement dans une leçon spéciale.

Si le poumon est légèrement congestionné, ou s'il est le siège d'un processus pathologique à son début, la respiration est souvent affaiblie longtemps avant l'apparition des bruits adventices et de la submatité. Ainsi, les phlegmasies franches ou les infiltrations tuberculeuses discrètes, comptent dans leurs premiers symptômes l'affaiblissement du murmure respiratoire.

Enfin certaines oblitérations ou compressions des bronches ne se révèlent pour un temps que par la faiblesse du bruit vésiculaire.

Cette respiration anomale est donc fort importante à bien connaître et fort difficile quelquefois à bien apprécier. Quand elle dépend d'une lésion du parenchyme pulmonaire, elle ne reste pas longtemps isolée, et, très vite, les changements de son et de vibration viennent lui faire cortège; au contraire, la symphyse pleuro-pulmonaire ou la compression bronchique ne se révèlent souvent que par ce symptôme.

Que cette remarque vous serve de point de départ dans le jugement des cas particuliers, mais qu'elle soit rapprochée par vous des nombreuses circonstances spéciales d'où découle tout diagnostic !

Fréquence de la respiration faible.

Souvenez-vous enfin que la respiration faible, par cela même qu'elle est peut-être la plus fréquente des respirations anomales et qu'elle se rencontre dans une foule d'états pathologiques différents, n'a pas une grande valeur de définition. Elle pose un problème, voilà tout.

Il n'en est pas tout à fait ainsi de certaines variétés de respiration anomale, moins fréquentes peut-être, mais d'une valeur plus précise et plus rigoureuse. Les modifications de la seconde qualité du murmure vésiculaire, *la douceur*, qui sont, à proprement parler, des modifications de timbre, appartiennent à cette catégorie.

B. *Anomalies de douceur.* — La respiration, au lieu d'être douce et moelleuse, peut être *rude*. C'est un terme générique qui comprend plusieurs variétés d'anomalies respiratoires. Ainsi, les respirations *sèches*, *granuleuses*, *dures*, *râpeuses* ont à peu près la même valeur et se rapportent toutes au même phénomène, la perte de la douceur. Elles impliquent seulement tantôt une idée de plus ou de moins, tantôt la préférence toute personnelle de Hirtz (R. râpeuse) ou de Woillez (R. granuleuse).

Peut-être serait-il convenable d'accepter une nomenclature et de considérer les respirations *sèches*, *granuleuses*, *dures*, *râpeuses*, comme les termes d'une série ascendante de la respiration *rude*.

La respiration *rude* est fréquente, moins peut-être que la respiration faible, mais elle survient dans des cas pathologiques beaucoup moins nombreux et moins variés.

Elle n'appartient en propre à aucune des lésions de la plèvre ou des grosses bronches, car, dans la pleurésie avec épanchement, le murmure vésiculaire est modifié profondément et de plusieurs façons à la fois quand il n'est pas supprimé, et, dans la compression des bronches, le bruit vésiculaire est remplacé par un souffle trachéo-bronchique, ou, s'il persiste, il est affaibli; enfin les sibilances et ronflements appartiennent aux bronchites.

Il y a donc une assez étroite corrélation entre les lésions du parenchyme pulmonaire, d'une part, et la respiration *rude*, d'autre part, ce qui tend à circonscrire et à préciser la valeur de cette variété de respiration anomale.

La rudesse du murmure respiratoire peut s'observer aux deux temps, mais souvent, pendant une assez longue période, à l'*inspiration* seulement; elle peut s'étendre à toute la surface des deux poumons ou se limiter à une région ; elle peut aussi, enfin, être passagère ou fixe.

Le degré dans la rudesse du bruit vésiculaire mérite également considération, car il vous arrivera de laisser échapper des sensations très nettes, mais légères en somme et qui ne sont bien perçues que par l'effort d'une attention soutenue et par la comparaison avec la région homologue restée tout à fait saine. Ici, la recommandation déjà faite d'ausculter isolément les deux temps de la respiration trouve son emploi, car cette méthode facilite la comparaison des états physiologiques et pathologiques, par la superposition de sensations simples.

Quand la respiration rude est bien isolée de tout autre signe physique, elle indique généralement une congestion légère du poumon, ou mieux encore du système des dernières ramifications bronchiques. L'oreille a la sensation d'une colonne d'air qui glisse avec frottement sur une surface inégale et rétrécie, et cette sensation exprime assez bien la réalité.

Reste à déterminer la cause de cet état pathologique du poumon, et c'est l'office des circonstances ou des autres phénomènes morbides qui précèdent ou accompagnent la respiration rude.

Respiration rude dans la bronchite. Pour prendre un exemple entre mille, et le plus simple peut-être, une bronchite légère qui a duré quinze ou vingt jours et qui a guéri, laisse presque toujours derrière elle, à la base du poumon, une respiration rude, avec ou sans bruit adventice, aux deux temps, surtout à l'inspiration. Vous trouverez cette trace de la congestion et de l'épaississement de la muqueuse bronchique plusieurs mois, un an après l'inflammation aiguë des bronches. Le malade ne tousse plus, ne se plaint d'aucune douleur et d'aucune dyspnée, il ne crache pas, et il a oublié complètement ce léger rhume dont il porte encore la marque.

Ce fait, qui n'est peut-être pas assez connu, a une grande importance à mes yeux. Il prouve, d'une part, que l'inflamflammation des petites ramifications bronchiques modifie pour un long temps la surface et l'épaisseur de la muqueuse, et, d'autre part, que le murmure respiratoire, surtout à l'inspiration, s'altère facilement pour une petite lésion.

Dans l'exemple que j'ai choisi, la lésion persistante est un épaississement léger, conséquence d'un processus depuis longtemps achevé, d'une maladie depuis longtemps guérie ; mais dans d'autres cas, c'est l'inverse, et la respiration rude est le premier et le seul signe d'un processus pathologique à son début, d'une maladie qui commence son évolution. L'altération de la muqueuse bronchique est la condition physique de la respiration rude dans les deux cas, mais quelle différence dans la cause et, par conséquent, dans le pronostic et la thérapeutique !

Je fais, en effet, allusion à certaines tuberculoses pulmonaires dont souvent et pendant longtemps le seul signe est une respiration anomale et particulièrement l'*inspiration rude*.

Respiration rude au début de la tuberculisation pulmonaire.

Dans ce cas, et conformément aux recherches de Rindfleisch, vérifiées par Charcot, le tubercule se développe d'abord dans le vestibule, c'est-à-dire dans cette petite dilatation de la bronchiole acineuse d'où partent les canaux alvéolaires. La présence d'un néoplasme même microscopique, outre qu'elle rétrécit le conduit, provoque autour d'elle dans le système bronchique et alvéolaire un état congestif qui se traduit par le gonflement inflammatoire des endothéliums, c'est-à-dire par un rétrécissement du conduit aérien. Voilà, ce me semble, la cause probable de la respiration rude au début de certaines formes de tuberculose pulmonaire.

Mais la congestion simple et diffuse du parenchyme pulmonaire telle qu'on l'observe, par exemple, dans le cours de la fièvre typhoïde, se trahit également à son extrême début par la respiration rude, de sorte que chaque cas par-

Respiration rude dans la congestion pulmonaire.

ticulier devra provoquer, de même que pour la respiration faible, une enquête sérieuse de toutes les circonstances propres à éclairer le diagnostic.

Retenez toutefois, et je termine ce que je voulais vous dire de la respiration *rude*, que cette anomalie respiratoire a une valeur plus fixe et plus précise que la respiration faible, car elle implique presque toujours l'existence d'une lésion superficielle des petits conduits aériens, tandis que la respiration faible a une pathogénie très complexe.

Respiration saccadée.

C. *Anomalies de continuité.* — Les modifications du murmure vésiculaire dans la continuité de son mouvement, c'est-à-dire les altérations de *rythme*, sont peut-être de toutes les respirations anomales celles que nous connaissons le mieux. Elles se présentent sous la forme de saccades, qui furent signalées pour la première fois, si je ne me trompe, par Raciborsky (1837). Plus tard, Bourgade en fit l'objet d'une étude approfondie (1). Hérard et Cornil, Pidoux, N. Gueneau de Mussy, etc., s'accordent à reconnaître que la respiration saccadée constitue un des bons signes du début de la tuberculose, et Peter va jusqu'à dire qu'elle est le plus important de tous. Potain est moins affirmatif en raison surtout de la pathogénie très complexe de la respiration saccadée (2).

Causes multiples de la respiration saccadée.

Bien des causes, en effet, peuvent la produire ; et, sans parler des intermittences du murmure respiratoire dues à des mouvements successifs et irréguliers des muscles respirateurs, comme il arrive chez beaucoup de gens nerveux ou dans certaines affections du centre cérébro-spinal, la plèvre, le poumon, les bronches et même le cœur peuvent engendrer cette anomalie respiratoire.

Respiration saccadée d'origine pleurale.

La pleurésie sèche, quand il se produit une symphyse partielle, avant que cette symphyse ne soit réalisée complète-

(1) *Arch. de méd.*, 1858.
(2) *Revue de médecine*, 1877, p. 81.

ment, gêne les glissements du poumon et détermine aux deux temps de la respiration des secousses de déplissement, une sorte de frottement doux et étalé facile à confondre avec une respiration saccadée véritable. Telle serait, d'après Colin, la cause la plus commune des saccades respiratoires. Tous les auteurs partagent dans une mesure plus ou moins large cette opinion, et je la crois, pour ma part, justifiée dans un grand nombre de cas.

Il n'est pas moins vrai toutefois que la présence de tubercules disséminés dans le parenchyme du poumon suffit à produire la respiration saccadée, et l'autopsie qu'a rapportée Bourgade semble à elle seule tout à fait démonstrative. Il s'agissait d'un phthisique atteint de tuberculose pulmonaire bilatérale : caverne avec ses signes classiques au sommet gauche et respiration saccadée au sommet droit. En ce dernier point, il n'existait aucune adhérence pleurale, aucune trace de pleurésie récente ou ancienne, et le poumon contenait de nombreux tubercules, qui furent accusés à bon droit de l'anomalie respiratoire constatée pendant la vie.

Je viens de citer l'opinion des hommes les plus autorisés en la matière, et Potain admet avec eux que certaines respirations saccadées ont la valeur d'un signe pour le diagnostic d'une tuberculose pulmonaire peu avancée. Il ne diffère d'opinion avec Hérard et Cornil et avec Peter, qu'en ce sens que beaucoup de respirations saccadées lui paraissent d'origine cardiaque. Les battements du cœur sont, en effet, une source nouvelle de saccades respiratoires à gauche et peut-être, mais rarement, à droite. Il s'agit ici d'une de ces variétés de bruits extra-cardiaques très étudiés dans ces dernières années, sous l'impulsion de Potain, et depuis la thèse de Choyau (1), qui a ouvert la

___

(1) *Des bruits pleuraux et pulmonaires dus aux mouvements du cœur*, Choyau (Paris, 1869).

série des recherches dans cette direction. Toutes sortes de bruits, râles, frottements, saccades ou souffles sont la conséquence, dans certaines circonstances encore assez mal connues du reste, du voisinage et du contact du poumon et du cœur dans leurs mouvements réciproques.

Il semble, d'après le professeur Potain, que les saccades respiratoires, d'origine cardiaque, pour ne parler que de cette variété de bruits extra-cardiaques, se produisent surtout quand, les contractions du cœur étant accélérées et fortes, les mouvements inspiratoires sont ralentis (1).

Ces saccades respiratoires d'origine cardiaque se distinguent, avec un peu d'habitude et de soin, des saccades d'origine pulmonaire, car elles sont rythmées par le cœur et se produisent surtout dans l'inspiration, quand la lame pulmonaire vient au contact des gros vaisseaux et de la base du cœur.

Une oblitération partielle et passagère d'un groupe de bronchioles peut aussi rompre le mouvement continu de l'inspiration et le transformer en un mouvement saccadé. L'oreille surprend alors plusieurs inspirations successives et inégales dans le seul temps d'une inspiration normale. C'est moins une inspiration saccadée qu'une inspiration entrecoupée, mais les deux sensations sont assez voisines pour qu'on puisse s'y tromper et qu'il soit utile de prévenir. Les secousses de la toux provoquée ou volontaire font souvent varier ou disparaître le phénomène.

Vous voyez donc, messieurs, qu'il ne suffit pas de constater les saccades respiratoires pour conclure à une lésion du poumon. Il faudra d'abord vous efforcer de reconnaître la cause de ces saccades, et tâcher de distinguer la saccade-frottement d'origine pleurale d'avec les saccades cardiaques et pulmonaires, et celles-ci enfin d'avec la respiration successive et entrecoupée d'origine bronchique.

____

(1) Potain, *loc. cit.*

Vous le pourrez faire quelquefois en vous aidant des réflexions qui précèdent, et en vous rappelant aussi que la *respiration saccadée vraie* d'origine pulmonaire est rarement pure, c'est-à-dire que le murmure vésiculaire est d'ordinaire affaibli, sec, rude en même temps qu'il est discontinu, tandis qu'il reste assez fort et moelleux dans les saccades d'origine cardiaque et bronchique.

D. *Anomalies de tonalité*. — Le ton du murmure vésiculaire tel que vous le connaissez à l'état physiologique, plus haut à l'inspiration qu'à l'expiration, peut se modifier en s'élevant ou en s'abaissant, et ce changement dans la tonalité donne naissance à une nouvelle variété de respiration anomale : respiration *hauté* ou *basse*, *aiguë* ou *gravë*.

L'*inspiration*, dans les altérations légères du parenchyme subit ordinairement la première atteinte et presque toujours dans le même sens, elle devient plus grave et donne la même note que l'expiration. D'après mon expérience, cette modification correspond à une lésion superficielle du poumon ou des bronchioles, et, le plus souvent, l'abaissement de tonalité coïncide avec la rudesse du murmure vésiculaire. Il en prend ainsi la signification pathologique et la confirme.

Ce que vous savez déjà de la vitesse comparée des deux colonnes d'air inspiré et expiré vous permet de comprendre facilement comment la même condition physique qui produit la rudesse du murmure vésiculaire, c'est-à-dire le gonflement de la membrane limitante du conduit aérien produit aussi la diminution de tonalité. En effet, la colonne d'air *glisse avec frottement* en même temps que son *mouvement est retardé* par la même cause. L'abaissement de tonalité serait ainsi la conséquence du ralentissement du courant inspiratoire. Peut-être aussi se produit-il au niveau de la surface rugueuse des bronchioles, des vibrations interférentes dont le résultat est d'assourdir le bruit physiologique. Mais, quelle que soit la raison physique invoquée, vous comprendrez, sans qu'il soit besoin d'insister davantage, l'union presque constante des deux respirations anomales *rude* et *grave*. L'une ou l'autre qualité peut cependant l'emporter à ce point que le murmure respiratoire est surtout rude ou surtout grave.

En face de l'abaissement du ton, il faut placer immédiatement le phénomène inverse, l'élévation, qu'on observe bien fréquemment aussi et qui marque le passage des respirations anomales au souffle.

Tandis que la note de l'*inspiration* tend à s'abaisser, la note de l'*expiration* s'élève d'ordinaire, de façon à atteindre et à dépasser la note de l'inspiration ; les rapports de tonalité des deux temps du murmure sont ainsi renversés. Les rapports de durée le sont également, et l'expiration *haute* est en même temps prolongée ; elle sera bientôt soufflante, rentrant ainsi peu à peu dans les bruits pathologiques qui suppriment et remplacent le murmure vésiculaire.

Les modifications progressives de l'expiration qui devient successivement haute, prolongée et soufflante s'accompagnent parallèlement de changements dans le même sens du bruit inspiratoire. D'abord grave et bas celui-ci revient bientôt à sa note physiologique, puis la dépasse d'un, de deux ou plusieurs tons de manière à atteindre et quelquefois même à surmonter de nouveau la note de l'expiration. Les deux bruits sont alors de beaucoup au-dessus de l'échelle normale, et, que leurs rapports soient ou conservés ou intervertis, ce qui est le cas le plus commun, la *respiration anomale* a disparu ; le souffle existe.

En même temps et dès les premiers moments de cette élévation progressive des deux temps qui a commencé d'ordinaire par l'expiration, les autres phénomènes physiques interviennent, la submatité et l'augmentation du frémitus vocal apparaissent et s'accentuent.

Ainsi, les altérations du murmure vésiculaire se succèdent et se remplacent par transition insensible, de l'inspiration basse jusqu'au souffle. Celui-ci correspond à une induration du parenchyme pulmonaire qui supprime une partie de la surface respiratoire et raccourcit d'autant la colonne d'air vibrante.

Telle est la cause probable de l'élévation de tonalité du bruit pathologique, élévation qui coïncide avec celle de la percussion et avec l'augmentation des vibrations vocales.

Il me resterait, pour terminer ce chapitre des respirations anomales, à vous entretenir de quelques sous-variétés, les respirations *bréves* par exemple, qui se rencontrent assez souvent associées à la respiration faible, la respiration ronflante ou rauque, qu'il faut rattacher à la respiration rude, etc...., mais je crois qu'il convient de ne pas compliquer outre mesure une description déjà si encombrée, et je vous prie de retenir, comme autant de types fondamentaux, les quatre variétés que je viens de décrire, et qui sont la conséquence d'une simple modification des qualités primordiales du murmure physiologique.

Le seul point qui mérite d'être souligné est l'association fréquente de deux ou plusieurs de ces respirations anomales dans un certain ordre préféré.

Ainsi la respiration faible est assez souvent saccadée en même temps, de même que la respiration rude est presque toujours grave. Vous entendrez encore quelquefois sur un seul point la respiration en même temps rude, grave et faible, et aussi saccadée. De sorte que, si chaque respiration anomale est assez facile à reconnaître à l'état isolé, l'examen le plus attentif seul permet de reconnaître les diverses qualités pathologiques d'une respiration *anomale composée.*

SIXIÈME LEÇON.

BRUITS ADVENTICES ET SOUFFLES.

Questions à résoudre par l'auscultation ; signes pathognomoniques ; signes propres à la plèvre, aux poumons et aux bronches. — Râles ronflants. — Crépitations ; siège variable des crépitations. — Variétés du
râle crépitant dans le cours de l'inspiration. — Crépitations sous-pleurales.
Recherches expérimentales. Production artificielle d'une variété de crépitations, bruit de déplissement. — Crépitations de la pneumonie. —
Causes du râle crépitant pneumonique. — Conclusions.
Râles muqueux. — Craquements ; rapport des craquements avec l'inspiration et l'expiration ; caractère des craquements confluents. — Frottements ; rapport des frottements avec l'inspiration et l'expiration.
Synthèse des bruits adventices. — Diagnostic anatomique, diagnostic cli-
nique ; topographie des bruits adventices. — Fixité ou mobilité des
bruits adventices. — Respirations sous-jacentes.
Multiplicité des notions utiles au diagnostic anatomique.
Les souffles. — Valeur du timbre des souffles pour leur classification.
Rôle des bronches, du parenchyme pulmonaire et de la plèvre dans la
production et la qualité des souffles. — Définition des souffles par la
percussion et la palpation. — Tonalité des souffles.
Pectoriloquie et égophonie.
Auscultation plessimétrique.

Messieurs,

Les problèmes soulevés par la pathologie des organes
respiratoires sont d'une solution quelquefois si difficile
que toutes les ressources de l'examen physique sont insuffisantes. Nous devons du moins nous efforcer de connaître à
fond ces ressources, et, dans les dernières leçons, je vous
ai fait l'histoire des altérations légères du murmure respiratoire qui sont d'ordinaire les premiers signes physiques
de la lésion pulmonaire, bronchique ou pleurale.

Chaque fois que vous appliquez l'oreille sur la poitrine

d'un malade, vous devez vous poser trois questions : Quel est l'état de la plèvre? Quel est l'état du poumon? Quel est l'état des bronches?

Or, s'il existe des signes propres aux maladies de la plèvre, à celles du poumon, à celles des bronches, souvent ces signes sont difficiles à déterminer ou se trouvent mêlés et confondus avec d'autres signes. Déjà vous avez pu vous convaincre par l'étude des respirations anomales, que leur présence est souvent insuffisante pour faire reconnaître le siège du mal, plèvre, bronche ou poumon. Cependant la constatation de ces bruits anomaux est le point de départ d'un classement que vient confirmer ou infirmer l'étude des autres signes physiques. Aussi la recherche des signes spéciaux et pathognomoniques est vraiment légitime et nécessaire, à la condition de ne pas leur demander le diagnostic d'une *maladie*, mais seulement d'un état morbide de telle ou telle partie de l'appareil respiratoire. Dans ce sens, mais dans ce sens seulement, ils existent, et leur présence simplifie les choses en donnant à l'examen physique un degré de certitude et de sécurité que nous ne trouvons que plus difficilement dans l'étude des *schèmes.*

Certains bruits pathologiques d'auscultation sont évidemment d'origine pleurale, d'autres d'origine pulmonaire, d'autres enfin d'origine bronchique, si bien que leur perception isolée répond nettement à cette première question : quel est le point malade?

Les ronflements et sibilances appartiennent en propre au système bronchique, de même, les crépitations inspiratoires au parenchyme pulmonaire et les frottements à la plèvre.

Je n'ai rien à dire des râles ronflants et sibilants qui ne soit déjà dit dans vos traités classiques. Ce sont des bruits dont l'intensité et le timbre varient beaucoup, qu'on entend aux deux temps de la respiration, de préférence toutefois à l'expiration. Vous les rencontrerez surtout au second temps, tout à fait au début des bronchites ou vers la fin, quand le processus inflammatoire commence à s'éteindre, tandis que dans le cours de la maladie vous les entendrez également à l'inspiration. Toutefois, il arrive que dans certaines bronchites compliquées d'emphysème l'inspiration est surtout affaiblie et difficile, humée comme on dit, tandis que l'expiration très allongée fait entendre du ronflement et des sibilances. Dans ce cas, l'altération du murmure inspiratoire tient au parenchyme pulmonaire même, et l'altération du murmure expiratoire à la modification de la muqueuse des canaux bronchiques ; chacun des deux temps de la respiration vous donne ainsi sa part d'enseignement.

Les *crépitations* comprennent plusieurs bruits adventices, les râles crépitants et sous-crépitants, les craquements secs et humides ; leur signification pathologique est fort variable.

Ce sujet mérite, à cause de son importance, une étude un peu plus détaillée et vous me permettrez de rappeler d'abord l'opinion de vos maîtres sur ces points.

Le râle crépitant de la pneumonie est composé de petits bruits secs et nombreux éclatant ensemble et par bouffées sous l'oreille, dans le cours de l'inspiration seulement. Si vous avez perçu cette sensation une seule fois, vous la reconnaîtrez toujours, mais vous devez savoir distinguer des variétés dans cette crépitation type. Souvent, les râles crépitants occupent toute la durée de l'inspiration, ils sont alors très nombreux, assez inégaux et humides ; d'autres fois on ne les entend que dans la seconde moitié de l'inspiration, et ils sont plus fins, plus réguliers et plus secs ; enfin, vous ne les percevrez quelquefois que dans les derniers moments de l'expansion lobulaire et sous la forme de bruits extrêmement fins, secs et égaux, éclatant ensemble en une seule bouffée et cessant brusquement avec l'inspiration elle-même.

Cette division des crépitations *vésiculaires* serait puérile si elle ne comportait certaines déductions intéressantes. Pour bien en saisir la valeur, il faut se souvenir que le murmure vésiculaire normal qui se produit, comme nous le savons, dans le lobule, est un composé de sensations voisines et éloignées de l'oreille fournies par les lobules sous-pleuraux et les lobules plus profondément situés. On peut s'en convaincre en auscultant un homme sain respirant lentement et fortement ; le bruit respiratoire commence doucement, se développe, atteint son summum et le garde jusqu'à ce qu'il cesse brusquement.

Eh bien, les crépitations qui occupent tout le temps de l'inspiration signifient que la lésion pulmonaire prend une certaine épaisseur du parenchyme, 1, 2 centimètres par exemple, et que, dans cette zone, tout le lobule est atteint de son pédicule à sa base. L'inégalité de volume et de sécheresse des bruits perçus le prouve également, puisqu'il a fallu pour la produire l'intervention d'espaces ou de canaux de forme et de volume différents.

Au contraire, à mesure que la crépitation se réfugie dans les derniers moments de l'inspiration et que les bruits deviennent plus fins et plus secs, cela dénote que les parties de ces lobules immédiatement sous-jacents à la plèvre sont seules atteintes par la lésion, cause première du râle crépitant.

Bouillaud appelait avec raison cette dernière variété de râles qu'on entend à la fin de l'inspiration : *crépitation sous-pleurale*. Cette dénomination traduit et exprime un fait utile à connaître, parce que souvent on pourrait croire à un processus pneumonique là où il n'existe en somme qu'une congestion pulmonaire superficielle et passagère.

Cette congestion peut être propre, limitée au parenchyme du poumon, et constituer à elle seule une maladie assez commune en somme ; ou plus souvent elle accompagne une inflammation de la plèvre et précède des adhérences pleuro-pulmonaires ou même un épanchement. C'est surtout chez les tuberculeux, au moment où les symphyses partielles se produisent, que vous rencontrerez cette variété de crépitation sous-pleurale qui souvent ne dure que quelques jours et disparaît dès que les adhérences sont établies ; ou bien vous la percevrez encore chez des gens atteints de « pleuro-dynie » ou de bronchite avec douleur subite au côté.

Sachez donc établir des différences entre les crépitations vésiculaires *selon le moment de l'inspiration* où elles se produisent et selon le volume, l'égalité et la sécheresse des bruits perçus.

Recherches
expérimen-
tales.

Pour étudier le mode de production de ces bruits, j'ai fait, avec mon maître et ami M. Cornil, en 1873, une série de recherches que je désire vous exposer très brièvement ; vous verrez que, si nous avons abouti à la confirmation de beaucoup de notions déjà vulgaires, nous avons aussi fait connaître quelques faits nouveaux.

Pour pratiquer l'*auscultation post mortem*, afin d'arriver à l'analyse des bruits respiratoires normaux et patholo-giques, nous avons successivement expérimenté sur des poumons sains et sur des poumons malades. Sur les pre-miers, nous cherchions à produire artificiellement les bruits morbides de la pneumonie, de la pleurésie, etc. Sur les seconds, nous constations la présence *sous nos yeux* des lésions, cause immédiate du bruit que nous venions de per-cevoir. Il s'agissait donc, dans les deux cas, de produire la respiration artificielle sur un cadavre en laissant le poumon dans la cage thoracique et en le découvrant par l'ablation des côtes ; opération délicate, car il fallait au préalable dé-coller soigneusement de la face interne des côtes la plèvre pariétale que nous devions respecter.

Le poumon mis ainsi sous nos yeux dans l'étendue de deux ou trois côtes et d'autant d'espaces intercostaux, nous coupions la trachée transversalement au-dessous du larynx

pour y faire pénétrer la canule métallique d'un soufflet de
3 ou 4 litres de capacité. Une fois la trachée soigneusement
liée sur la canule nous insufflions doucement 1 demi à
2 tiers de litre dans le poumon et nous laissions le soufflet
revenir sur lui-même, en provoquant ainsi des mouvements
alternatifs de dilatation et de retrait du poumon, que nous
cherchions à rendre, autant que possible, conformes à l'inspiration et à l'expiration normales.

Alors, pendant que l'un de nous pratiquait cette insufflation méthodique, l'autre auscultait le poumon recouvert
d'un linge fin. Nous percevions ainsi très nettement le bruit
de la respiration artificielle tout à fait semblable au murmure de la respiration naturelle, sauf l'intensité. L'auscultation *directe* du poumon nous faisait entendre, en effet, un
bruit plus fort que l'auscultation *médiate* à travers la paroi
thoracique. Dans notre expérience, il suffisait pour retrouver
le bruit physiologique, de recouvrir le poumon des parties
molles primitivement enlevées.

Sur ce poumon ainsi préparé, dont nous suivions les
mouvements et dont nous entendions les bruits, nous
pouvions produire aussi très facilement les crépitations
vésiculaires. Il suffisait de comprimer sur un point les
lobules superficiels soit avec le stéthoscope qui nous servait
à ausculter, soit avec un corps étranger déposé à la surface
du poumon pour entendre pendant l'inspiration et surtout
à la fin de l'inspiration « un pétillement analogue à celui
que fait la bière mousseuse dont les bulles crèvent dans
un verre (1). »

La même crépitation se produit sur le poumon extrait de
la cage thoracique ou encore sur le poumon laissé en place,
mais retracté par l'ouverture de la plèvre. Alors les alvéoles
revenus sur eux-mêmes et presque privés d'air produisent
à la première inspiration et dans leur mouvement d'expan-

_Production
artificielle
d'une variété
de
crépitation._

_Bruit
de
déplissement._

(1) Cornil, *Progrès médical*, Paris, 1874.

sion un bruit de crépitation sèche et fine, que Brouardel a justement nommé *bruit de déplissement* (1).

Si la surface du poumon est desséchée, cette circonstance favorise encore la production du bruit de crépitation.

Avec le dessein de nous placer dans des conditions plus comparables à celles de la pneumonie ou de l'apoplexie pulmonaire, nous avons injecté, dans le poumon sain d'un cadavre, du suif coloré, de manière à produire sur un point une masse assez semblable physiquement au bloc de fibrine qui remplit les lobules dans la pneumonie. Or, dans cette expérience, le bruit de crépitation s'est fait entendre tout autour de l'injection, dans toute la zone des alvéoles comprimés par le coagulum.

De ces faits, il faut conclure qu'il existe une variété de râles crépitants due soit à la compression d'alvéoles qui se dilatent dans l'inspiration, soit à l'état de vacuité d'alvéoles qui se déploient brusquement et crépitent à la première inspiration. Il s'agit, en somme, dans les deux cas, d'un déplissement bruyant d'alvéoles comprimés ou vides mais *sains*.

Crépitations de la pneumonie. En regard de ce râle crépitant dont le mode de formation est évident et dont l'existence n'est pas niable, comme le démontrent nos expériences, et aussi les premières inspirations de l'enfant nouveau-né ou plus simplement celles qui succèdent à un long décubitus dorsal, il convient de placer et d'étudier les crépitations de la pneumonie. Celles-ci sont plus grosses, plus humides, moins serrées que les crépitations que nous avons provoquées expérimentalement, et je ne doute pas que les crépitations de la pneumonie aient une cause plus complexe. M. Cornil, qui attribue une grande importance à la variété des râles que nous avons provoquée et étudiée ensemble, ne l'assimile cependant pas tout à fait aux crépitations de la pneumonie, et dans plu-

(1) Brouardel, *Leçons cliniques de la Charité*, Paris, 1874.

sieurs passages de sa brochure, il prend soin de distinguer ces deux sortes de bruit.

A mon sens, les râles de déplissement n'ont rien à voir dans la congestion pulmonaire simple ni dans la pneumonie. Mais on les rencontre, quelquefois persistants, sous les plaques de pleurésie sèche, ou peut-être même autour de certaines indurations chroniques du poumon.

Le râle crépitant pneumonique serait dû, d'après Laënnec, à l'éclatement de bulles d'air dans les alvéoles remplis d'exsudat. Cette explication traduit assez bien la sensation perçue, mais elle a été vivement critiquée par Parrot (1). Pour qu'une bulle d'air éclate, il faut, dit-il, qu'elle passe d'un liquide dans une cavité contenant de l'air à moindre tension, et les culs-de-sac alvéolaires enflammés ne s'y prêtent guère. Ils sont à demi pleins de mucus visqueux qui agglutine et lubréfie leurs parois, de sorte que l'air affluant pendant l'inspiration sépare brusquement les surfaces adhérentes et produit une sorte de bruit de décollement. Cette explication, suggérée également par Wintrich, est adoptée par beaucoup de cliniciens. Toutefois, Barth et Roger inclinent plutôt vers l'opinion de Laënnec.

Cause
des
crépitations
pneumoniques.

Ne nous arrêtons pas aux explications un peu différentes de Beau et de Grisolle, qui n'ont qu'un intérêt historique, et concluons que, quel que soit le mécanisme de sa production, la crépitation pneumonique ou congestive est subordonnée à la présence des exsudats intra-alvéolaires, ce qui suffit, outre ses caractères propres, à la différencier des bruits de déplissement dont la première condition est l'état d'intégrité de l'alvéole.

Quand l'exsudat fibrineux se dissocie, et que, dans la défervescence, apparaissent les crépitations dites de retour, plus grosses, plus humides et inégales, voisines du râle

(1) Parrot, *Propositions de médecine*, Paris, 1857.

muqueux, le rôle des liquides qui emplissent à demi les canaux alvéolaires et les bronchioles n'est plus discuté. Il s'agit d'une autre variété de crépitation bien distincte de la crépitation du début de la pneumonie.

Conclusion.   Et nous voici presque arrivés où je voulais vous conduire, c'est-à-dire à cette conclusion : qu'il ne suffit pas de constater la présence d'un râle crépitant, mais qu'il faut encore dire à quelle variété il appartient.

La qualité, le nombre et la sécheresse de ses bulles, ainsi que le moment de l'inspiration où vous l'entendrez, sont les éléments du diagnostic différentiel d'où découle souvent non seulement la connaissance de la profondeur de la lésion, mais aussi de sa nature. La pneumonie n'a pas les mêmes crépitations à ses diverses périodes ; la congestion pulmonaire superficielle, qui accompagne la pleurésie sèche, ne donne pas toujours le même râle crépitant que l'hypérémie passive ; enfin les crépitations de déplissement, remarquables par leur finesse et leur fixité ou au contraire par leur fugacité, devront désormais entrer en ligne de compte dans vos appréciations.

Retenez surtout qu'il existe, entre la *qualité* des bulles et le *moment* de leur production, un rapport constant. Les crépitations qui ne sont entendues que dans la seconde partie de l'inspiration sont petites, sèches, nombreuses ; elles appartiennent soit à la congestion superficielle du poumon, soit au déplissement alvéolaire.

Râle muqueux.   Les râles sous-crépitants ou muqueux se font entendre aux deux temps de la respiration; ils sont composés de bulles humides, inégales et volumineuses. Leur signification et leur valeur sont chose classique, et je ne m'arrêterais pas plus longtemps à les étudier si les craquements humides plus discrets, moins égaux ne rentraient dans cette espèce de bruits adventices.

Craquements.   Vous savez toute l'importance de ces craquements con-

statés dans le sommet du poumon, au cours d'une tuberculose pulmonaire. D'abord secs, fins, sous-pleuraux et très
dispersés, ils deviennent peu à peu plus nombreux, plus
gros, plus humides, plus profonds et atteignent bientôt
un tel volume, un tel éclat, qu'un nom spécial a été créé
pour eux : on les appelle alors des gargouillements.

Je ne veux faire qu'une remarque à propos des craquements secs perçus à l'origine, lorsque les tubercules pulmonaires sont encore discrets. Ces craquements sont
alors si fins, si rares et si fugitifs, que votre oreille ne
saisira dans une série d'inspirations successives que deux ou
trois de ces bruits adventices. Un observateur qui auscultera
après vous ne les entendra plus, et, telle est leur importance cependant, que cette seule différence dans les deux
perceptions peut amener de grands écarts de diagnostic.

Eh bien, messieurs, cette variété de craquement est
tantôt un frottement pleural, tantôt un bruit de déplissement, tantôt un râle crépitant vrai, et vous pourrez quelquefois distinguer ces trois variétés. Si le bruit de craquement s'est fait entendre tout à la fois à la fin de l'inspiration
et dans l'expiration, si surtout il s'est produit entre les
deux temps et a éclaté subitement et isolément en dehors
de tout mouvement respiratoire, vous pourrez judicieuse-
ment le rapporter à la plèvre. Les bruits de déplissement
se font entendre uniquement à la fin de l'inspiration, ils
sont *liés* aux mouvements d'expansion pulmonaire et sont
d'ordinaire discrets et fugitifs. De même, les râles crépitants vrais ne sont perçus que pendant l'inspiration, mais
ils sont plus nombreux et plus humides que les râles de
déplissement.

Chacun de ces bruits que vous vous efforcerez de distinguer l'un de l'autre n'a pas, comme vous le comprenez, la
même valeur, car tandis que les grosses crépitations indiquent le ramollissement du tubercule, le bruit de déplissement ne fait que trahir la présence de masses dures dans

le poumon, et, le frottement, l'existence d'une pleurésie partielle.

Craquements
confluents. J'accorde que le diagnostic fondamental n'est pas changé, mais au moins l'état exact de la lésion peut être mieux défini par la différenciation des bruits perçus.

Cette analyse des variétés de craquement n'est pas possible dans un grand nombre de cas où elles se trouvent toutes réunies et forment « un composé de bruits inégaux et dissemblables » (1), caractère propre des craquements confluents et qu'il convient d'opposer à la régularité, à l'uniformité des crépitations pneumoniques.

Mais la multiplicité d'origine et de qualité des bruits qui composent le craquement, tel que Lasègue les définit, vous en fait encore mieux comprendre la mobilité *dans le temps*.

Vous venez de voir que le bruit de craquement d'origine pleurale se fait quelquefois entendre après l'inspiration et avant l'expiration, dans ce court intervalle qui sépare les deux temps du mouvement respiratoire Vous le percevez alors sous la forme d'une petite détonation brusque et sèche, donnant la sensation d'une seule bulle ou mieux d'un seul bruit survenu comme au hasard et renaissant avec le même caractère dans la respiration suivante, ou se déplaçant, ou même disparaissant.

Ce bruit n'a donc pas le caractère de fixité attribué par tous les auteurs aux bruits de frottement comme un signe distinctif et caractéristique.

Frottements. S'il est vrai que certains frottements parmi les plus nets et les plus évidents soient fixes et ne se modifient ni par une série d'inspirations, ni par la toux, et que ce fait ait une véritable valeur de définition, il est moins certain qu'il en soit toujours ainsi.

Souvent il est très difficile de dire si le bruit perçu est un

---

(1) Lasègue, *Technique d'auscultation*, Paris, 1881.

frottement ou un râle et, pour tourner là difficulté, Trousseau appelait les crépitations incertaines des *frottements-râles*. Vous pourrez souvent, en vous aidant de la remarque que je vais vous soumettre, classer des bruits que le caractère de superficialité ou de fixité ne vous aurait permis de définir.

Quand un bruit semblable à un craquement humide ou à un râle sous-crépitant se produit à la fin de l'inspiration seulement, et se continue dans l'expiration, vous pourrez raisonnablement l'attribuer à la plèvre, car les grosses cré- pitations d'origine pulmonaire ou bronchique existent dès le commencement de l'inspiration.

Rapport des frottements avec l'inspiration et l'expiration.

C'est, du reste, un caractère commun à presque tous les frottements *légers* de ne commencer que dans la seconde partie de l'inspiration, pour se continuer pendant l'expiration, de sorte que l'oreille perçoit cette sensation paradoxale de bruits assez semblables aux râles muqueux, développés longtemps après le passage de l'air dans les bronchioles.

Les deux feuillets pleuraux, qui se touchent constamment, entrent en contact plus intime à la fin de l'inspiration, au moment même où le poumon atteint son volume maximum, aussi, beaucoup de bruits de frottement souvent humides et très semblables à des crépitations muqueuses se font entendre à ce moment et non pas au commencement de l'inspiration.

Aux autres caractères connus du frottement *plus superficiel*, *plus fixe* que le râle muqueux, vous ajouterez donc qu'il est également *plus tardif*.

Tout ce qui précède ne s'applique pas aux grands frottements secs, qu'il est impossible de confondre avec une autre sensation et qui du reste occupent souvent toute l'inspiration et toute l'expiration, mais seulement aux frottements humides et discrets, aux frottements-râles de Trousseau.

Messieurs, l'étude analytique des bruits adventices, râles,

Synthèse
des bruits
adventices.

crépitations, craquements et frottements, que nous venons de faire ne saurait suffire et je vous renvoie pour le surplus à vos ouvrages classiques. Mais ce qu'elle ajoutera à vos connaissances serait encore insuffisant, si vous ne faisiez la synthèse de ces bruits, en les plaçant dans leur milieu, et en les étudiant non plus isolés, mais groupés, non plus indépendants, mais associés aux troubles respiratoires.

Diagnostic
anatomique.

La perception nette, incontestée d'un frottement, d'un râle crépitant, ou d'un râle ronflant met aussitôt en scène la plèvre, le poumon, les bronches, et, dans ce sens, chacun de ces bruits a une valeur de définition. Il est pathognomonique, du siège qu'il occupe, du point où il s'est formé, mais non pas de la maladie qui l'a fait naître. Le râle crépitant, par exemple, signifie lésion du lobule, mais quelle lésion? Pneumonie, congestion, apoplexie, œdème?

Diagnostic
clinique.
Topographie
des bruits
adventices.

Ce second diagnostic, le vrai, relève des circonstances qui ont présidé au développement de la crépitation, mais souvent aussi il est aidé par l'étude de la topographie, du groupement des signes adventices, et des altérations de la respiration sous-jacente. La considération du lieu a une si haute importance qu'elle dicte quelquefois à elle seule le diagnostic de la nature de la lésion, son pronostic et sa thérapeutique.

Fixité,
mobilité,
des bruits
adventices.

Il faut toutefois, pour qu'elle atteigne cette valeur de définition, que les notions de fixité ou de mobilité viennent la renforcer ou la diminuer. Celle-ci est même quelquefois prépondérante, ainsi que le dit Lasègue, puisqu'elle peut caractériser toute une classe de bronchites. « La seule mobilité des râles sous-crépitants suffit pour faire reconnaître une albuminurie latente au même titre que les troubles oculaires ou que les œdèmes partiels (1). » Il en est de même des bronchites diabétiques ou goutteuses.

____

(1) Lasègue, *Technique de l'auscultation*, p. 43.

Quand la qualité du râle est fixée, quand sa topographie et son mode sont connus, on est en présence d'éléments précieux dans tous les cas, décisifs dans quelques-uns. Mais il faut toujours y ajouter, quand la chose est possible, la notion de la respiration *sous-jacente*. Cette expression empruntée à Lasègue désigne suffisamment ce dont il est question.

Or, il n'est pas toujours possible de définir les qualités de cette respiration, soit qu'elle ait subi une atténuation telle que l'oreille peut à peine la saisir, soit surtout que les bruits adventices la couvrent presque complètement. Les râles ronflants et sibilants, par exemple, étendent leur sonorité sur tous les autres murmures et quelquefois même sur les souffles les plus puissants, de sorte que leur présence rend, on peut dire, toute auscultation difficile, impossible même. Dans ces cas bien fréquents, l'épiphénomène banal et sans importance voile tel mode respiratoire, tel bruit adventice, phénomène de premier ordre. Quand ni les secousses de la toux volontaire, ni le temps nécessaire à des examens réitérés n'ont fait disparaître cette cause perturbante, il vaut mieux renoncer à l'auscultation et chercher le diagnostic dans d'autres voies, ou surseoir.

Sauf ce cas, l'examen de la respiration sous-jacente est toujours possible et doit toujours être fait. Tantôt, un souffle lointain doux et voilé, ou fort et bien timbré double la sensation perçue des râles et frottements, tantôt l'une de ces respirations anomales que vous connaissez se perçoit simultanément, tantôt enfin le murmure respiratoire a disparu sous les bruits adventices. Dans ce dernier cas, les râles ne couvrent pas comme le font les ronflements ou sibilances le murmure respiratoire, ils le remplacent, comme il arrive par exemple si les râles crépitants sont confluents et très pressés.

Ainsi, cette double sensation superposée des râles et de la respiration sous-jacente est presque toujours nécessaire pour le diagnostic exact de l'état du poumon, et, sans vouloir trop préciser, on peut dire qu'en thèse générale la présence d'un souffle léger ou d'une respiration anomale est d'un pronostic plus favorable que la suppression totale du murmure vésiculaire, car il faut un engouement bien profond pour que toutes les couches du parenchyme qui participent à la production du murmure respiratoire cessent de fonctionner.

Enfin, messieurs, et vous vous attendiez sans doute à cette dernière exigence, il faut que toutes les sensations auditives soient appuyées et contrôlées par la percussion et la palpation.

Multiplicité des notions utiles au diagnostic anatomique.

De sorte que, pour nous résumer, la perception d'un bruit adventice, quand il est bien défini et quand il est isolé, peut nous servir à préciser le point malade, c'est déjà quelque chose ; quand les bruits sont confus et complexes, quand vous entendez à la fois des frottements, des râles et des sibilances, la notion d'une lésion complexe de la plèvre du poumon et des bronches en découle ; mais cela ne suffit pas. La topographie, l'extension en surface ou en profondeur, la fixité ou la mobilité sont autant de données complémentaires indispensables. Viennent ensuite l'étude de la respiration sous-jacente et les résultats de la palpation méthodique et de la percussion.

Ainsi présenté, le problème semble sinon insoluble, du moins difficile et fastidieux, mais, dans la pratique, plusieurs de ces notions sont acquises simultanément et je n'entends pas dire qu'il faille réserver un examen spécial pour chacune d'elles. Ni les médecins ni les malades ne se prêteraient à une besogne aussi pénible pour les deux. Je veux simplement, par cette étude d'analyse et de synthèse successives, vous faire toucher du doigt la complexité du problème que l'habitude nous apprend à résoudre en quelques minutes, mais dont vous devez connaître tous les termes, si vous voulez arriver à une solution satisfaisante.

L'étude du souffle pourrait prêter à de longs développements, si je voulais entrer pour chacun d'eux dans le chemin que j'ai suivi pour la recherche et la distinction des râles et des frottements, mais je ne crois pas qu'il soit utile de le faire.

Qu'un souffle soit pleurétique, tubaire ou caverneux, il remplit toujours l'oreille d'une sensation si considérable, qu'on est invinciblement tenté de négliger tout le reste pour le mettre au premier plan.

On aurait tort ou raison, selon le cas.

Ce qui fait la valeur du souffle, comme celle du râle crépitant, c'est moins sa qualité propre, que le milieu dans lequel on le trouve et dans lequel il faut toujours le placer pour en apprécier la minime ou l'extrême importance.

Là encore, les notions de topographie, de fixité ou de mobilité doivent compléter celles de force et de tonalité. Toutefois, ces dernières semblent prédominantes et seront établies tout d'abord, car les souffles pleurétiques, pneumoniques et caverneux se différencient mieux par leur tonalité que par leur force et leur lieu d'origine.

Il est vrai qu'il est impossible de faire ici, comme pour les frottements et les râles, le départ rigoureux des bruits propres à la plèvre, aux bronches et aux poumons, car le souffle pleurétique, c'est-à-dire aigü et doux, peut se rencontrer dans une variété de pneumonie, de même que le souffle dit *caverneux* peut exister dans une pleurésie sans aucune excavation. Et c'est ainsi que la valeur propre du souffle pour la définition du point lésé est moindre que celle d'un bruit cependant beaucoup moins solennel, un râle, un frottement. Toutes les classifications sont donc défectueuses. Nous savons toutefois que trois circonstances concourent à la production des souffles et leur donnent leurs qualités : 1° les canaux bronchiques béants ou oblitérés ; 2° le poumon plus ou moins dense ; 3° la plèvre saine, pleine de liquide ou pleine d'air.

L'intensité du souffle dépend, entre autres choses, du lieu où il se produit; les grosses bronches du hile, ou leurs rameaux plus petits, ne donnent pas le même souffle. Puissant et caverneux dans le premier cas, il s'adoucit et se voile dans le second.

Si, dans les diverses formes de pneumonie, le souffle n'a pas toujours le même caractère, cela tient souvent à la nature même de la pneumonie. Quand les alvéoles sont pleins d'un exsudat fibrineux, dense, qui les transforme en blocs solides, le maximum de transmission est atteint et le souffle garde toutes ses qualités de souffle tubaire ou bronchique. Mais si la fibrine est peu abondante et mélangée de mucus, si elle remplit mal les alvéoles, la faible densité du parenchyme pulmonaire en fait un corps moins bon conducteur et le souffle en est atténué d'autant. Il arrive à l'oreille adouci et confus, assez semblable au souffle pleurétique.

L'existence d'un pneumothorax tend à renforcer le souffle bronchique jusqu'à l'amphorisme; au contraire, l'existence d'un épanchement pleural éteint le même souffle et lui donne ce timbre aigu propre aux souffles pleurétiques. De sorte que la qualité d'un souffle dépend de deux choses : son lieu d'origine et son mode de transmission.

Le problème est souvent très difficile à résoudre, il serait même impossible, si l'exploration par les autres procédés physiques ne venait en aide à l'oreille. Réduite à elle-même, la perception d'un souffle bronchique n'enseigne en effet qu'une seule chose, le foyer d'origine; c'est-à-dire, dans l'espèce, les grosses bronches. Il reste à connaître deux autres conditions : l'état du parenchyme pulmonaire et de la cavité pleurale qui le transmet, en le renforçant ou en l'atténuant. C'est ici que la palpation et la percussion interviennent pour nous apprendre, par exemple, s'il existe ou non du liquide dans la plèvre. Cette notion dégage l'une des deux inconnues et nous donne indirectement la troisième, c'est-à-dire l'état du poumon. Dans le cas choisi d'un souffle bronchique, la présence d'une submatité et d'une augmentation des vibrations vocales permet de conclure à une pneumonie par élimination de l'épanchement pleurétique.

Mais il arrive assez souvent que nous restons dans l'embarras malgré l'application et le contrôle réciproque de tous les moyens d'exploration, et que ce problème si simple et si grossier en apparence : existe-t-il une pneumonie ou une pleurésie? ne peut être résolu. Je vous dirai plus tard dans quelles circonstances surviennent ces difficultés et comment vous devez les tourner.

Le timbre, ordinairement confondu avec la tonalité du souffle, est une notion plus précieuse que l'intensité, car les souffles caverneux, amphoriques ou pleurétiques, *quand ils sont types,* ont une signification presque absolue. Toutefois, les uns et les autres peuvent être la conséquence d'un épanchement liquide intra-thoracique; il convient donc de soumettre les sensations auditives au contrôle des autres modes d'examen.

La division des souffles correspondant aux voyelles A, E, I, O, U, OU que propose Lasègue vise surtout la tonalité de ces bruits, notion fort importante et qui suffit quelquefois à distinguer un souffle de pneumonie d'avec un souffle de pleurésie.

La tonalité du souffle est généralement plus haute que la tonalité du murmure respiratoire, sauf pour certains souffles caverneux graves. C'est au début des indurations pulmonaires, qui se produisent lentement, qu'on peut saisir les transitions qui séparent le murmure physiologique du souffle.

Tantôt les souffles inspirateurs et expirateurs sont semblables, ont la même force et le même ton; tantôt, et plus souvent, le souffle expirateur reste plus aigu et plus intense; plus rarement enfin le souffle inspirateur l'emporte en puissance et en tonalité.

Laënnec a beaucoup étudié les modifications que subit la voix du malade à travers les lésions pleurales ou pulmonaires. La pectoriloquie et l'égophonie, entre autres, étaient pour lui, le signe pathognomonique de la caverne et de la pleurésie. Il faut être un peu plus réservé, car ces sensations ne sont pas toujours franches et nettes et telle égophonie moins pure peut-être que celle dont parlait Laënnec, mais très évidente cependant, se rencontre dans la congestion pulmonaire et certaines pneumonies, aussi bien que dans la pleurésie.

Je ferai les mêmes réserves pour la pectoriloquie et la bronchophonie sonores ou aphones.

Quant au signe de Bacelli pour l'appréciation de la qualité des épanchements pleurétiques, il est précieux et trouve son application fréquemment. Cependant certaines phlegmasies du parenchyme pulmonaire donnent une pectoriloquie aphone très nette; vous savez, en outre, que beaucoup de bons observateurs, entre autres N. Gueneau de Mussy et Tripier, ont fait voir que la pectoriloquie aphone peut manquer dans les épanchements séreux, et, inversement, persister dans les épanchements séro-purulents.

L'auscultation plessimétrique, sur laquelle N. Gueneau de Mussy a attiré l'attention, est un signe à ajouter à ceux que nous avons en nos mains pour le diagnostic des indurations pulmonaires. Mes recherches sur ce point ne m'ont pas conduit à lui accorder une grande confiance, et il m'a semblé que le métallisme physiologique, transmis à l'oreille par la percussion, ne subit des altérations évidentes que si l'induration pulmonaire pneumonique ou autre est déjà très appréciable. Je n'oserai donc pas me fier complètement à cette sensation pour le diagnostic toujours très difficile des petites indurations profondes.

Mais c'est en somme un nouveau et bon moyen de contrôle.

SEPTIÈME LEÇON.

DÉBUT DE LA TUBERCULOSE PULMONAIRE.
SES PÉRIODES ET DEGRÉS.

MᴇssɪᴇᴜRs,

Que faut-il entendre par premier degré de la phtisie
pulmonaire ?

C'est un point que nous chercherons à préciser, et sur
lequel on discute. Je ne fais allusion, bien entendu, qu'à
la forme chronique de la phtisie, laissant complètement

Division ancienne de la phtisie en trois périodes.

de côté, pour aujourd'hui, ce qui se rapporte à la phtisie aiguë ou à la phtisie pneumonique.

Vous connaissez la division classique de la tuberculose en trois périodes ou degrés. Il importe assez peu de savoir à quelle époque et par qui cette division a été établie; mais elle existait déjà au commencement de ce siècle.

Phtisie occulte de Bayle. En 1810, Bayle crut devoir la modifier, et, tout en acceptant les trois périodes décrites avant lui, il proposa d'admettre une quatrième période de *phtisie occulte* ou *en germe*.

Il va de soi que, l'auscultation étant inconnue à cette époque, la symptomatologie de ces quatre périodes ne reposait que sur l'existence de troubles fonctionnels et sur l'aggravation progressive de l'état général. La première période de Bayle, caractérisée par la formation dans le poumon de tubercules enkystés ou non, de granulations miliaires plus ou moins nombreuses, mais en général discrètes, ne donnait lieu à aucun symptôme. Aussi, Bayle ne l'admettait que parce que ses nombreuses autopsies lui en avaient révélé l'existence. La deuxième période, *phtisie commençante*, qui correspondait au ramollissement des tubercules, se traduisait par de la toux, du malaise, de la fièvre. Dans la troisième période, *phtisie confirmée,* le ramollissement avait fait des progrès, et le poumon s'était creusé de petites cavernes; on observait alors une toux plus fréquente, un amaigrissement rapide, de la dyspnée et de la fièvre hectique. Enfin, la quatrième période, ou période de généralisation tuberculeuse, correspondant au troisième degré, déjà classique, était marquée par une expectoration abondante de pus, et par les signes de cachexie confirmée, sueurs nocturnes, diarrhée, etc., aboutissant au marasme et à la mort.

Je crois utile de reproduire ici le texte de Bayle, concernent la phtisie occulte;

« On a admis trois degrés dans la phtisie pulmonaire :

la phtisie commençante, la phtisie confirmée et la phtisie du troisième degré. La phtisie commençante ne date que de l'époque où le malade éprouve de la toux, de la gêne pectorale, des mouvements fébriles..., je crois qu'on devrait admettre, avant cette époque, un temps où cette maladie serait désignée sous le nom de *phtisie occulte* ou de *germe de la phtisie,* car dans plusieurs espèces, avant l'instant où se manifestent les premiers symptômes, il est un intervalle pendant lequel le malade qui a déjà le poumon profondément lésé paraît encore jouir de la meilleure santé. (Obs. I, II, etc.)

« Nous diviserons ainsi la durée de la phtisie en quatre périodes et nous exposerons l'état du poumon des phtisiques à chaque période. »

Voici l'état du poumon dans la première période ou période occulte :

« Les poumons renferment des tubercules enkystés ou non enkystés. Ils peuvent aussi contenir des granulations miliaires et transparentes ou bien quelque autre dégénérescence qui ne gêne pas encore d'une manière notable l'exercice des fonctions de cet important viscère. La substance parenchymateuse est saine ou légèrement indurée autour de l'altération survenue dans le poumon. Quelquefois les tubercules ne sont pas plus grands que des grains de millet, des lentilles ou des petits pois ; mais, d'autres fois, il y a des dégénérescences tuberculeuses presque aussi grosses que des noix. Le centre du corps tuberculeux n'est point encore ramolli. Les tubercules et les granulations miliaires peuvent être en très petit nombre, mais quelquefois le poumon en est rempli. »

« *Symptômes.* — Rien ne décèle encore la lésion, et aucun symptôme ne fait craindre la phtisie (1). »

1. Bayle, *Phtisie pulmonaire*, Paris, 1810.

Laënnec vient après Bayle et rétablit l'ancienne division de la phtisie sur une base anatomique; son unique préoccupation, ou du moins sa préoccupation dominante étant de trouver, pour chacune des périodes, un signe pathognomonique. Ainsi, l'accumulation de tubercules miliaires crus est caractérisée par une *bronchophonie* diffuse, laquelle est accompagnée ordinairement de *submatité*. Le ramollissement des tubercules est indiqué par le *gargouillement* avec *pectoriloquie imparfaite* et le *souffle*. La caverne a, comme signe pathognomonique, la *pectoriloquie parfaite* et les *râles caverneux*. Mais Laënnec, plus exact que ses devanciers, n'ignorait pas que les tubercules existaient longtemps avant qu'il pût les reconnaître, aussi ne parle-t-il ni de degrés ni de périodes et décrit-il simplement les signes physiques :

1° *De l'accumulation des tubercules crus et miliaires ;*

2° *Du ramollissement des tubercules ;*

3° *De l'évacuation complète de la matière tuberculeuse.*

Cette division anatomique et précise que nous accepterions volontiers, terme pour terme, fut bientôt transformée en une description *par degrés,* et les médecins revenant aux anciennes divisions en périodes s'habituèrent à considérer comme appartenant au premier degré de la tuberculose les signes que Laënnec avait donnés à l'accumulation (nous disons, nous, conglomération) des tubercules crus et miliaires. Mais ce n'est pas du tout la même chose, et les mots sont loin d'être synonymes.

Donc, si Laënnec ne décrivait pas la phtisie occulte de Bayle, c'est-à-dire les symptômes des tubercules crus isolés, il n'en méconnaissait pas l'existence, car il commençait sa description physique en disant qu'on ne peut pas les reconnaître à l'auscultation (1). Quant à la phase clinique correspondante, il en parle souvent :

(1) *Loc. cit.*, p. 427.

« Il nous paraît plus que probable, dit-il, que presque aucun phtisique ne succombe à la première attaque de l'affection tuberculeuse. »

Et ailleurs : « Ces symptômes (l'amaigrissement et la fièvre hectique) ne surviennent guère qu'à l'époque du ramollissement des tubercules, qui, dans la plupart des cas, ne donnent des signes généraux de leur présence que longtemps après l'époque de leur formation, ainsi que l'a démontré Bayle. »

Et encore : « La tuberculose confirmée est précédée de divers accidents comme un rhume de courte durée et qui passe inaperçu. »

Soit qu'il n'ait pas cherché, soit qu'il n'ait pas trouvé les signes qui lui appartiennent, Laënnec ne décrivit pas la phase de germination qui perdit sa place dans les descriptions symptomatiques et bientôt dans la mémoire des médecins.

Les éditions successives de l'ouvrage de Laënnec (1819, 1826, 1837, 1843, 1879) reproduisirent sa division sans la modifier ; mais il est intéressant de lire les notes dont Andral enrichit l'édition de 1837.

Première étude des respirations anomales. Andral.

On y trouve, pour la première fois, une étude attentive du bruit respiratoire et de ses altérations pathologiques. Trois cas peuvent se présenter, dit Andral : « Premier cas : Le bruit respiratoire a conservé *toute sa pureté, tout son moelleux et toute sa force*. Il en est ainsi, lorsque les tubercules, bien qu'assez nombreux, sont encore d'un petit volume et séparés les uns des autres par de grands intervalles dans lesquels le tissu du poumon a conservé toute sa perméabilité.

« Deuxième cas : Le bruit respiratoire est devenu beaucoup *plus faible* du côté où se sont produits les tubercules, soit qu'en même temps le son des parois thoraciques ait pris plus d'obscurité, *soit qu'il ne se soit pas modifié*, ce qui est loin d'être rare, soit enfin qu'il soit devenu plus clair (ce qui ne peut avoir lieu que s'il y a coïncidence d'emphysème).

« Cette diminution de l'intensité du bruit respiratoire se lie à l'existence de tubercules plus nombreux que sa conservation.

« Troisième cas : Le bruit respiratoire vient à se décomposer en deux bruits. L'un correspond au temps pendant lequel l'air pénètre dans les bronches. C'est le seul bruit qui doive s'entendre dans l'état normal ; il peut être encore assez fort, *mais il a perdu de son moelleux et de sa douceur accoutumés ;* il peut aussi être devenu très faible, avoir, par exemple, une intensité deux ou trois fois moindre que le bruit qui, de l'autre côté, accompagne la respiration. Un second bruit suit celui-là, tantôt peu prononcé, et perceptible seulement lorsqu'on recommande au malade de respirer profondément ; tantôt très fort, ressemblant à une sorte de souffle et masquant presque entièrement le bruit qui le précède. Ce second bruit a lieu pendant le temps de l'expiration... Ce bruit d'expiration indique l'existence de tubercules déjà assez volumineux et qui ont oblitéré plusieurs tuyaux bronchiques. On peut l'entendre, soit dans les régions sous-claviculaires, soit dans les fosses sus et sous-épineuses. »

Malheureusement, cette étude sommaire des respirations anomales ne donna pas tous les fruits qu'on pouvait espérer, et la notion des trois périodes confondues avec les trois étapes anatomiques de Laënnec persista, sans adjonction d'un chapitre complémentaire relatif au diagnostic des *tubercules naissants*, par les altérations isolées du murmure respiratoire.

Retour à la division de Laënnec Barth et Roger

Vous retrouverez, messieurs, dans un livre que vous avez tous entre les mains, le *Traité pratique d'auscultation*, de Barth et Roger, le classement de la phtisie en trois degrés.

Les auteurs étudient, avec une grande autorité, la valeur séméiologique de tous les signes stéthoscopiques que l'on peut observer dans chacun d'eux.

Ainsi, ils acceptent comme appartenant à la première période, aux tubercules crus, la respiration *faible* (p. 64), l'expiration *prolongée* (p. 84), la respiration *rude* (p. 88). Mais ils se montrent très méfiants et n'attachent à ces signes qu'une faible valeur, quand ils sont isolés.

Voici, par exemple, ce qu'ils disent de la respiration rude (p. 90) :

« Est-elle accompagnée d'un bruit d'expiration prolongée, avec retentissement de la voix et son obscur à la percussion, on diagnostiquera des tubercules crus, et si plus tard il survient des craquements secs ou humides, on saura que le ramollissement de ces tubercules commence ». Pour Barth et Roger, comme pour Laënnec, les deux autres périodes de la phtisie ont aussi leurs signes ; le second degré est caractérisé par les craquements humides et le souffle bronchique ; le troisième, par la respiration amphorique et le souffle caverneux.

En somme, l'idée maîtresse de ces auteurs se résume en ceci : l'évolution tuberculeuse présente trois degrés distincts, correspondant au tubercule cru, au tubercule ramolli et à la caverne ; chacun des stades de cette évolution est accompagné d'un ensemble de signes qui suffit à le caractériser, et, pour le premier degré, ces signes sont un trouble de la respiration accompagné de bronchophonie et de submatité.

Rien n'est plus exact, messieurs, s'il s'agit de diagnostiquer des *tubercules agglomérés*, et la description de Barth et Roger confirme celle de Laënnec. Mais cela suffit-il aujourd'hui que nous connaissons mieux les phases l'évolution microscopique du tubercule, et que nous savons qu'une longue période de mois et d'années peut s'écouler avant la *conglomération?*

Louis s'est détaché de l'opinion généralement acceptée et a divisé la phtisie en deux périodes, entraînant dans cette voie ses élèves, Grisolle et Woillez. La première période s'étend, pour eux, depuis la formation des tubercules jusqu'à leur ramollissement ; la seconde correspond à la phase de ramollissement et de cavernes. Il résulte de cette division que la première période de Louis comprend un bien plus grand nombre de signes que celle de Laënnec. Indépendamment des troubles fonctionnels auxquels Louis attache une grande importance, tels que la toux, les crachats, les douleurs, les hémoptysies, la fièvre, on peut observer, dans cette période dite de *début*, les signes physiques les plus divers, comme une respiration faible, ou, au contraire, dure, de l'expiration prolongée, des craquements, de la bronchophonie, de la submatité. D'ailleurs une citation empruntée au livre même de Louis nous donnera une idée des signes qu'il croyait nécessaires au début de la tuberculose :

« L'existence simultanée au sommet du poumon gauche d'une expiration un peu prolongée et un peu dure, d'un peu de bronchophonie, de quelques craquements, dans un cas où les symptômes fonctionnels laisseraient un peu d'incertitude, lèverait tous les doutes ; et une altération légère de la sonorité de la poitrine dans le point correspondant les dissiperait complètement (1). »

Woillez va encore plus loin que Louis. Pour lui, dans la première période de la tuberculose, la percussion peut donner les signes suivants : diminution d'élasticité, élévation de tonalité du son ; quelquefois bruit de pot fêlé. Par l'auscultation, on peut constater toutes les anomalies possibles de la respiration : respiration forte, faible, rude, râpeuse, saccadée, respiration prolongée ; on peut entendre encore, toujours au premier degré, des râles humides de

____

(1) *Recherches sur la phtisie*, Paris, 1843, p. 533.

catarrhe bronchique, des frottements, de la bronchophonie. Il faut avouer que, pour une maladie dont le début est réputé insidieux, voilà une richesse de signes bien faits pour faciliter le diagnostic ! Mais il faut ajouter aussitôt à la décharge de Grisolle et de Woillez que la première période de Louis contient en somme l'évolution tout entière du néoplasme tuberculeux, puisque le ramollissement est un des modes de terminaison de ce processus.

Il vaut donc peut-être mieux ne pas décrire de périodes qu'en décrire seulement deux, cette division étant tout à fait insuffisante.

Les auteurs allemands l'ont pensé. Niemeyer, Guttmann, Traube, Gerhardt (1), S. Stern (2), etc., ne s'occupent même pas d'une division de la phtisie en périodes. Ils passent en revue les divers signes fournis par chacun de nos procédés d'exploration physique, ils les étudient isolément sans indiquer leur groupement chronologique, c'est-à-dire le rapport qu'ils affectent entre eux aux diverses étapes de la phtisie.

Le professeur Jaccoud procède de la même manière, et sa description est une énumération successive de tous les signes physiques de la tuberculose pulmonaire et de leurs rapports avec les phénomènes fonctionnels et généraux.

En Angleterre, William et Walshe se rallient à l'école française ; le premier (3) décrit les différentes formes cliniques du début de la tuberculose ; le second (4) fait une étude approfondie des altérations respiratoires à cette même phase de la maladie ; mais tous deux acceptent comme base de leurs descriptions la division classique.

(1) *Lehrbuch der Auscultation und Percussion* (Tübingen, 1876).
(2) *Diagnostik der Brustkrankeiten* (Wienn, 1877).
(3) *Pulmonary Consomption*, 1871.
(4) *Loc. cit.*

C'est une question de savoir s'il vaut mieux décrire des périodes, ou non. On peut en effet soutenir que si la tuberculose pulmonaire commune a des signes différents aux divers temps de son évolution, ces signes se succèdent par transitions insensibles parallèlement aux phénomènes généraux, de sorte que leur marche graduelle et continue ne comporte guère une coupure artificielle en deux, trois ou quatre périodes.

D'un autre côté, cette division a de réels avantages. Outre qu'elle est entrée depuis longtemps dans les habitudes et la pratique des médecins, et qu'elle résume ainsi d'un mot tout un ensemble de signes, elle tend à simplifier par un classement méthodique la foule des bruits anomaux ou adventices qu'on rencontre dans le cours de la tuberculose ; enfin, elle consacre la haute et capitale signification de deux faits, l'apparition des craquements humides pour la deuxième période, et du souffle caverneux pour la troisième.

Mais je reproche à la division classique, et à plus forte raison à celle de Louis, de négliger cette période de phtisie occulte dont parle Bayle, période où le malade paraît encore jouir de sa pleine santé, où se forment et se développent cependant les tubercules, où la thérapeutique pourrait souvent arrêter leur développement.

Messieurs, quand on accepte que le premier degré de la phtisie est caractérisé par un ensemble de signes allant depuis la plus petite altération du murmure vésiculaire jusqu'aux craquements secs avec bronchophonie et diminution de la sonorité, on confond la *formation* des tubercules avec leur *conglomération*.

Or, cette division de la phtisie en deux ou trois degrés n'est pas du tout en rapport avec l'évolution anatomique du tubercule.

En outre, le médecin qui attend, pour affirmer le diagnostic, l'apparition de ces signes, laisse à la maladie le temps de produire des lésions irréparables ou tout au moins très difficiles à guérir.

Nous pouvons conserver les divisions de la phtisie en périodes, mais à la condition d'en ajouter une autre qui sera, si vous voulez, la période de *germination* dont nous nous efforcerons d'établir les signes et le diagnostic.

Rien n'est plus conforme aux enseignements de la clinique et de l'anatomie pathologique.

Laissez-moi vous rappeler la séparation si judicieuse que le professeur Peter établit entre le tuberculeux et le phtisique. Tout porteur de tubercules est loin d'être un phymique! Il y a des gens tuberculeux toute une longue vie et qui mourront d'autre chose que de phtisie. Quel que soit le moment de leur évolution, fussent-ils ramollis, les tubercules ne constituent pas à eux seuls la phtisie, et il y faut autre chose, un certain état de l'organisme qui s'affaisse et s'effondre lentement ou brusquement (1).

Eh bien, quand les tubercules sont à l'état naissant, il ne saurait être question de phtisie ou de phtisiques. Bayle vous l'a dit déjà : les malades atteints de *phtisie occulte*, c'est-à-dire porteurs de tubercules, peuvent avoir une bonne et parfaite santé, au moins en apparence. Il semble superflu, du reste, d'accumuler ici les preuves ; tous les médecins s'accordent pour accepter que les tubercules peuvent exister et se développer silencieusement pendant des semaines, des mois, des années. Voilà ce que nous apprend l'observation clinique ; les leçons de l'anatomie pathologique sont tout aussi précises.

Le tubercule miliaire, corpuscule arrondi, de 1 millimètre de diamètre, était considéré par Laënnec et par les auteurs qui l'ont suivi, comme l'expression la plus réduite du processus tuberculeux. Or nous savons que ce tubercule miliaire est le résultat de la fusion d'un petit nombre de

(1) Peter, *Leçons de clinique médicale*, Paris, 1879.

tubercules microscopiques qu'on appelle des *follicules tu-*
berculeux. Le follicule tuberculeux est lui-même composé
d'éléments que l'on peut retrouver à l'état isolé avant leur
groupement et leur fusion : cellules géantes et cellules
embryonnaires.

Il y a donc, depuis l'apparition dans le parenchyme du
poumon de la première cellule embryonnaire jusqu'à la production du tubercule miliaire adulte toute une série d'étapes
dont l'ensemble constitue, à proprement parler, une *période*
de formation ou de *germination.* Si, dans le cours de cette
période, on pratiquait une coupe sur le sommet du poumon,
on y rencontrerait des tubercules à l'état de follicules, et
d'autres, moins avancés encore, peu nombreux, dispersés
dans quelques lobules, le poumon étant, autour d'eux, sain
ou légèrement congestionné. Rapprochons maintenant les
données cliniques et anatomiques, et vous verrez qu'elles se
superposent exactement.

Chez un individu suspect ou non de tuberculose, quelques tubercules commencent à se développer lentement ;
cellules embryonnaires et cellules géantes se forment et se
groupent pour constituer le follicule tuberculeux ; cela dure
longtemps et se passe en silence, car rien ne semble changé
dans la santé de cet homme voué à la phtisie. Quelquefois
cependant un peu d'anémie ou de fatigue, une petite toux,
un peu de gêne respiratoire, c'est tout.

Voilà, messieurs, l'esquisse, à grands traits, de la période
de germination.

La première période de Laënnec, période de conglomération ou d'accumulation, vient ensuite.

Anatomiquement, il se produit ici quelque chose de tout
à fait semblable à ce que nous avons vu dans la phase précédente ; mais, tandis que nous assistions au groupement
d'éléments cellulaires microscopiques, nous voyons se faire
maintenant la conglomération des follicules qui s'unissent

et qui se fusionnent pour former le tubercule adulte.

Ce sera tantôt un tubercule miliaire jaune ou blanc, tantôt une granulation grise et dure, tantôt un tubercule géant irrégulier et mou, mais toujours un tubercule construit suivant les mêmes règles générales de texture.

Dans l'hypothèse d'une tuberculose commune à marche lente, ce sera un tubercule miliaire.

A leur tour, ces tubercules de 1 à 2 millimètres de diamètre, disposés çà et là dans les lobules, se fusionnent avec leurs voisins pour former des masses compactes plus ou moins cohérentes, et suffisantes désormais pour que la palpation et la percussion puissent en révéler la présence.

Le parenchyme pulmonaire, d'abord assez patient, s'irrite et s'enflamme, participant ainsi, dans une mesure variable, au processus spécifique ; souvent il survient des hémoptysies.

Mais déjà le malade a maigri et pâli, il tousse et se plaint de douleurs pectorales, en outre, l'examen direct fait entendre à l'auscultation un murmure anomal affaibli ou saccadé, ou prolongé, avec bronchophonie, tandis que le doigt constate à la percussion une légère submatité, et que la main perçoit une augmentation du frémitus vocal.

Ainsi se trouvent réunis tous les signes que les auteurs considèrent comme ceux de la première période de la phtisie.

Première période de la phtisie, soit, mais pas de la tuberculose !

Quand on considère quelle accumulation de tubercules il faut pour produire une modification sensible du son et des vibrations vocales au sommet du poumon, soit en avant, soit en arrière, quand on songe quel temps a dû s'écouler depuis le début du processus jusqu'à la formation de ces masses compactes, on reste convaincu de la nécessité de faire un effort pour reporter le diagnostic à une autre date plus rapprochée de la naissance du néoplasme.

Le ramollissement survient peu après. C'est la seconde période de Laënnec; mais, en fait, c'est la dernière période de l'évolution tuberculeuse. Sans doute, le ramollissement, c'est-à-dire la fonte des tubercules et des tissus qui les portent, est suivi d'une excavation, mais celle-ci est la conséquence physique d'une destruction locale et non pas une période d'évolution.

Les crépitations humides, la matité, le souffle, la fièvre, les sueurs et très souvent l'affaiblissement et la déchéance générale sont les signes et le cortège de cette période justement nommée *période de ramollissement.*

Les cavernes petites ou grandes une fois formées, la dernière période est atteinte, période d'excavation. La justification de cette période se trouve dans un certain ensemble de signes physiques et dans l'intervention d'un gros phénomène d'auscultation, le souffle caverneux ; mais elle est en dehors du processus et témoigne simplement du passage destructeur du tubercule. On peut toutefois, sans inconvénient, lui conserver son autonomie, quoiqu'il soit opportun de faire remarquer que la phtisie retarde souvent sur la tuberculose, et que tel porteur de cavernes, paradoxe ambulant, conserve encore toute sa force et presque toute sa santé.

Généralement, la fièvre hectique et les complications viscérales suivent de près la formation des cavernes, et le malade ne tarde pas à succomber.

J'espère, messieurs, que cette étude sommaire du processus anatomique de la tuberculose pulmonaire et des phénomènes généraux ou rationnels qui l'accompagnent, aura porté la conviction dans vos esprits et que vous reconnaîtrez avec moi la nécessité d'étudier les tubercules à leur origine et de les diagnostiquer avant leur conglomération.

Les réflexions suivantes vous y aideront encore.

Vous m'accorderez sans peine ce qui est, hélas ! l'évidence même, c'est-à-dire l'insuffisance de la thérapeutique devant la phtisie confirmée. Sans partager le fatalisme de Laënnec, il faut bien reconnaître que nous sommes presque toujours impuissants à guérir les tuberculeux devenus phtisiques. Chaque médecin compte, en somme, ses cas de guérison, et jamais exceptions n'ont mieux confirmé la règle.

D'autre part, messieurs, et, comme par une opposition flagrante avec cette première proposition, rien n'est plus commun que de reconnaître à l'autopsie de vieillards ou d'adultes morts soit accidentellement, soit de maladie aiguë, des tubercules guéris. Déjà Laënnec lui-même l'avait remarqué, et les études subséquentes ont apporté chaque jour des preuves nouvelles.

Je ne parlerai pas des observations de Cruveilhier et des médecins attachés aux asiles de vieillards; pour eux, la chose est banale ; mais je citerai l'expérience et l'opinion du professeur Brouardel, que sa qualité de médecin légiste oblige à faire de nombreuses autopsies de gens ayant succombé à des morts violentes.

Eh bien, Brouardel dit que chez l'adulte au-dessus de trente ans, les tubercules guéris, crétacés, fibreux ou cicatrisés au sommet du poumon se rencontrent chez les individus qu'il autopsie dans la proportion de 60 pour 100. Or, ces individus sont morts de tout autre chose que de tuberculose !

Voilà, sans doute, une proposition un peu inattendue et qui dépasse l'opinion moyenne. Or, elle émane d'un homme si autorisé, et dont les examens nécroscopiques sont nécessairement si rigoureux, que nous devons y tenir. Elle ne fait, du reste, que confirmer et développer notre opinion première.

Ainsi, deux propositions en apparence inconciliables sont en présence : selon la première, le tubercule est incurable, et selon la seconde, le tubercule guérit très souvent.

Mais veuillez réfléchir, messieurs, que les faits de curabilité spontanée dont parlent Laënnec, Cruveilhier et Brouardel se rapportent tous ou presque tous à des tubercules discrets et peu volumineux, incapables dans l'état où on les trouve réduits, ainsi que dans le cours de leur développement, de modifier ni la sonorité ni les vibrations vocales. Ce sont généralement de petites masses de la grosseur d'un pois, occupant l'extrême sommet du poumon dans la fosse sus-épineuse ou sous-claviculaire, et plongées dans un tissu sain et crépitant ; ou encore, ce sont des tubercules isolés et fibreux disséminés en petit nombre au milieu du poumon.

Au contraire, les malades convaincus de tuberculose à la première période, d'après la classification de Laënnec, ont déjà la moitié du lobe supérieur du poumon envahi par des tubercules dont la masse totale, réunie virtuellement, équivaut au volume d'un œuf de poule !

Rappelez-vous aussi que le développement des tubercules se fait, sauf exception, très lentement et par poussées séparées par de longues périodes d'immobilité et de calme, et vous conclurez que les tubercules de la première période guérissen facilement, qu'au contraire des éclosions successives conduisent directement à la phtisie, c'est-à-dire à la mort.

C'est, sous une autre forme, la proposition de Laënnec que j'ai citée plus haut, où il est dit qu'on ne meurt pas d'une première atteinte de tuberculose.

Nécessité de faire un diagnostic précoce.

Et maintenant, que doit faire le médecin ? Doit-il s'acharner à guérir les phtisiques arrivés à la période de conglomération, de ramollissement et d'excavation ? Oui, sans doute ! puisque quelquefois ses efforts seront heureux. Mais il peut et doit surtout faire un *diagnostic précoce*, reconnaître la présence des tubercules pendant leur période de germination, ou du moins quand ils sont encore discrets, à peine conglomérés, et appliquer enfin toutes les ressources de la thérapeutique à favoriser la *tendance curative naturelle* de la première poussée tuberculeuse.

La solution du problème est là et non ailleurs.

Vous vous étonnez, sans doute, messieurs, qu'une voie aussi féconde et aussi naturelle, puisqu'elle nous est tracée par la guérison spontanée des premiers tubercules, n'ait pas déjà été fouillée, parcourue en tous sens, mais vous allez comprendre pourquoi nos connaissances se sont accrues lentement sur ce point.

La classification de Bayle a échoué parce que, de son propre aveu, il n'existe aucun phénomène rationnel ou général capable de faire diagnostiquer ou même soupçonner la *phtisie occulte*. Je suis convaincu que Bayle n'y a pas toujours regardé d'assez près, et qu'il a pris l'affirmation des malades pour la réalité. Beaucoup de gens disent et croient qu'ils se portent bien, chez lesquels une interrogation attentive révèle certains troubles de la santé qu'ils avaient méconnus. Sur ce point, je fais donc des réserves.

Laënnec a partagé le même sentiment, et l'auscultation ne lui a rien appris : « Des tubercules petits, séparés les uns des autres par un tissu pulmonaire sain, ne peuvent être reconnus ; mais, le plus souvent alors, la santé est encore parfaite, et bien rarement, à cette époque, la toux qu'occasionne l'affection de poitrine engage le malade à consulter le médecin (1). » Voilà ce que dit Laënnec, et il passe à l'étude des *signes d'accumulation des tubercules crus ou miliaires*, ou première période.

On conçoit que, manquant à la fois des phénomènes généraux et locaux, Laënnec n'ait pas maintenu dans son cadre la *phtisie occulte* de Bayle et qu'il l'ait supprimée de la symptomatologie.

Car il a décrit les respirations puériles, bronchiques, caverneuses et soufflantes, phénomènes grossiers et considérables qui n'ont rien de commun avec les altérations légères

(1) Laënnec, *loc. cit.*, 1879, p. 427.

du murmure respiratoire ; il a décrit les bruits adventices et les modifications de la toux et de la voix avec une grande netteté et une grande exactitude; mais il n'a pas eu le temps de compléter son œuvre, et les choses fines, délicates de l'auscultation lui ont échappé.

Andral, dans les notes de l'édition de 1837, que j'ai citée, constate, le premier, ces légères modifications du bruit phy-siologique, au début de la tuberculose, et remarque en pas-sant le parti qu'on en peut tirer. Presque en même temps, Raciborski, puis Bourgade et Colin nous font connnaître la respiration saccadée que Hérard et Cornil et Peter étudient plus complètement. Fournet insiste sur l'expiration prolon-gée et cherche à la mettre au premier plan ; Hirtz décrit la respiration râpeuse, et Woillez la respiration granuleuse, variétés de la respiration rude.

Progrès parallèles de l'auscultation et de l'anatomie pathologique.

Bref, le chapitre des respirations anomales se constitue çà et là par fragments, et Woillez, enfin, a le mérite de grouper toutes ces altérations du murmure vésiculaire dans un faisceau commun, et sous le nom que j'ai adopté.

Vous avez pu voir, dans la leçon consacrée à ces respi-rations anomales, que j'ai supprimé la respiration bron-chique, à laquelle Woïllez donne une place, et ajouté les altérations de tonalité : respirations graves, aiguës, qui n'étaient pas décrites. C'est ainsi que l'étude des qualités élémentaires du murmure a conduit à l'étude de leurs alté-rations isolées, sous le nom de respirations anomales.

Si la connaissance de ces diverses modifications du mur-mure physiologique était nécessaire pour le diagnostic de la tuberculose naissante, il fallait aussi la connaissance plus complète du processus histologique du tubercule.

Or, dans cette longue suite de travaux éclos depuis Laënnec, l'intervention prématurée du microscope, qui ne possédait encore ni sa technique ni sa méthode, a souvent brouillé les cartes. Les notions simples et claires qu'il nous avait léguées étaient obscurcies et confondues ; sa doctrine était presque renversée ; des divisions s'élevaient de tous côtés sans profit et sans issue.

Dans ces dernières années seulement, le microscope a dissipé les nuages qu'il avait accumulés. Il a tout à la fois confirmé l'idée de Laënnec et complété nos connaissances sur l'évolution et les tendances naturelles du tubercule. Aujourd'hui, nous sommes en possession des deux moyens ; nous connaissons les respirations anomales et le développement anatomo-microscopique du tubercule ; et nous pouvons essayer de reconstituer la *phtisie occulte* de Bayle avec l'espoir légitime de réussir là où il avait échoué.

HUITIÈME LEÇON.

PÉRIODE DE GERMINATION DE LA PHTISIE PULMONAIRE.

Incertitude du diagnostic à la première période classique de la !phtisie
pulmonaire. — Le diagnostic des tubercules à la période de germination est-il possible ?

Observations de phtisie pulmonaire reconnue à la période de germination : Mme Leu..., Mme O..., Mme L... — Histoire d'une femme surmenée et rhumatisante. — Diagnostic précoce. — Histoire de trois
chlorotiques.

Autopsie tendant à démontrer que la respiration rude peut être le seul
signe d'une tuberculose pulmonaire.

Observation avec autopsie d'un malade de.N. Gueneau de Mussy.

Quels sont les tubercules qui donnent naissance à la respiration rude ? —
La respiration rude n'est pas un signe pathognomonique de la tuberculose pulmonaire.

Respiration rude, *localisée*. — Respiration rude, *fixe*. — Prédilection du
sommet gauche.

État des forces, sa valeur diagnostique. — Les chloro-anémies persistantes sont toujours suspectes. — Arrêt fréquent de l'évolution tuberculeuse.

Respiration saccadée. — Elle est moins commune et moins caractéristique
que l'inspiration rude. — Elle est moins précoce.

Respiration faible. — Respiration haute.

Résumé.

Messieurs,

Peut-on diagnostiquer les tubercules en voie de formation ? Oui.

Si vous m'avez bien compris, vous connaissez déjà la question que je vais poser, la voici :

L'une quelconque des respirations anomales, respiration rude, respiration grave, respiration saccadée, respiration faible, suffit-elle, dans certaines circonstances, sans accompagnement de bronchophonie, de matité, de craquements, pour faire le diagnostic de la tuberculose pulmonaire ?

A cette question, je n'hésite pas à répondre par l'affirmative.

La chose est, à mon sens, d'autant plus importante que
le luxe des signes physiques exigé par les auteurs laisse
régner dans la pratique une grande incertitude sur le moment où le diagnostic de la tuberculose pulmonaire peut
être posé. La jurisprudence médicale est tellement confuse
sur ce point qu'il n'est pas de jour où deux ou trois médecins consultés par un malade ne se trouvent en désaccord
formel sur la signification de tel ou tel signe d'auscultation.
Le premier affirme la tuberculose, le deuxième la nie, le
troisième reste hésitant, et le malade, ballotté entre des
opinions diverses, perd un temps précieux.

La lumière n'est faite pour tous qu'à l'apparition des craquements, et encore ! beaucoup de médecins les attendent et
les guettent, l'arme au pied, pendant des semaines et des
mois. Il est bien temps, en vérité, de commencer le traitement !

Ici se placent deux objections que j'entends venir :

1° Si le diagnostic de la tuberculose pulmonaire est si   Objections
difficile, malgré les nombreux signes classiques, n'allez-
vous pas augmenter ces difficultés en reportant le diagnostic
à une époque très antérieure, alors qu'il n'existe encore
qu'une anomalie respiratoire ?

2° Ces sensations délicates, la rudesse ou la faiblesse du
murmure, le changement de tonalité, ne risquent-elles pas
d'être méconnues quand elles existent, ou reconnues quand
elles n'existent pas ? Et ne créez-vous pas ainsi un nouveau
danger, celui d'un diagnostic trop précoce, trop incertain,
qui peut avoir pour le malade et la famille de grands inconvénients ?

Sans méconnaître la valeur de ces objections, je puis répondre à la première en vous rappelant le texte déjà cité
des auteurs, d'où il ressort pour moi que la hiérarchie des
signes étant insuffisamment fixée, l'embarras du médecin
découle de leur accumulation même. Un signe précis vaut
toujours mieux que plusieurs signes confus, et peut-être

10

n'est-ce pas toujours *malgré*, mais *à cause* du grand nombre des signes invoqués que l'incertitude règne sur ce point.

Mais je vais plus loin, je crois, chose invraisemblable, mais vraie, que le diagnostic de la tuberculose naissante est souvent plus facile que celui des tubercules conglomérés ! Je vous en dirai bientôt la raison.

La connaissance des respirations *anomales* et leur appréciation sont choses délicates et difficiles ! sans doute, et d'autant plus qu'on les étudie moins. Je ne vois pas qu'on s'en occupe beaucoup actuellement, et trop peu de médecins partagent l'opinion de Peter, qu'en auscultation il n'y a que les sensations fines qui comptent.

Or, quand on connaît bien la respiration physiologique, il n'est pas difficile d'en reconnaître les altérations, même légères. C'est affaire de travail et de soin.

Quant aux inconvénients d'un diagnostic trop précoce, quels sont-ils? Pour le malade, ceux d'une thérapeutique qui se résumera le plus souvent en une bonne hygiène, une forte alimentation et quelques révulsifs. Ce n'est pas un grand malheur ! Pour la famille, mais pourquoi l'alarmer, pourquoi prononcer le nom de phtisie ou même de tubercules? Il y a plutôt lieu de la rassurer, si le médecin et son malade sont convaincus de la nécessité d'un traitement immédiat et prolongé.

Veut-on, en définitive, attendre le moment où le diagnostic est *certain* pour commencer la thérapeutique? c'est là toute la question; alors il convient d'attendre la présence des bacilles dans les crachats, car ils sont le seul signe de certitude. Mais ces bacilles n'apparaissent dans les produits d'expectoration que si les tubercules sont ramollis et en communication avec les bronches, c'est-à-dire s'il y a excavation. Faut-il donc attendre la fin d'un processus pour chercher à l'arrêter?

Pense-t-on, au contraire, qu'un diagnostic de *probabilité* suffit pour autoriser l'intervention thérapeutique? Alors, messieurs, il ne faut attendre ni les craquements, ni la submatité, ni la bronchophonie. Une altération fixe, localisée au sommet, du murmure respiratoire, quand elle s'accompagne de symptômes rationnels, autorise, mieux encore, impose votre intervention.

Les gros signes physiques de la période de complications et même de ramollissement augmentent la *probabilité* du diagnostic, et rien de plus. Il faut la devancer ou bien attendre le seul signe infaillible, le bacille. Enfermé dans ce dilemme, quel médecin pourrait hésiter?

Abordons maintenant les faits.

Vous vous souvenez sans doute d'une jeune femme entrée dans mon service en octobre 1881, pour une inflammation péri-utérine, consécutive à une fausse couche. Elle ne présentait aucun des symptômes qui peuvent faire soupçonner l'existence de la tuberculose pulmonaire. Elle n'avait jamais toussé ni craché, et l'on ne trouvait rien de suspect dans ses antécédents héréditaires. Cependant, en auscultant sa poitrine, je constatai sous la clavicule gauche une *inspiration rude et grave,* sans aucune modification du son ni des vibrations vocales, sans bronchophonie, sans bruit adventice. A la base du même côté et en arrière, la respiration était également rude à l'inspiration et comme ronflante. Partout ailleurs, le murmure vésiculaire était normal, léger, continu et moelleux.

Les jours suivants, je retrouvai les mêmes signes, et j'affirmai bientôt devant vous l'existence d'une tuberculose au début. Quand la malade quitta l'hôpital, elle était à peu près rétablie de l'accident pour lequel elle était entrée, mais les caractères de la respiration sous la clavicule et à la base gauches ne s'étaient pas modifiés.

Six mois après, cette jeune femme nous revenait pour une toux persistante dont elle était atteinte depuis plusieurs semaines ; elle avait eu une hémoptysie assez abondante et plusieurs petits crachements de sang, elle avait maigri .

et perdu ses forces, de petits accès de fièvre survenaient tous les soirs, bref, l'état général était assez alarmant, et cependant on ne trouvait pas d'autres signes que ceux que mon interne, M. Faisans, et moi avions constatés six mois auparavant; la rudesse inspiratoire était peut-être un peu plus marquée, mais il n'y avait encore ni submatité ni augmentation des vibrations vocales.

Au bout de quelques jours, la malade, simplement reposée, se crut guérie et nous quitta de nouveau, mais vous l'avez vue reprendre son lit avant-hier, et, cette fois, le diagnostic n'est que trop évident pour tout le monde, car il existe sous la clavicule gauche, avec de la submatité, une exagération manifeste des vibrations thoraciques, une respiration presque soufflante et des craquements secs. De plus, le sommet droit est atteint à son tour, et cette jeune femme est entrée dans le cadre classique des tuberculeux à lésions symétriques.

Voilà, je pense, un fait net, simple et probant. Le diagnostic a été fait avec un seul signe local, sans troubles fonctionnels et généraux, chez une malade qui disait n'avoir jamais toussé, et huit mois avant l'apparition de la bronchophonie et de la submatité.

Depuis combien de temps cette malade était-elle porteuse d'une respiration anomale? Je l'ignore, mais on peut bien affirmer que cette altération s'était développée lentement et insidieusement, car la marche ultérieure a été lente, et, aujourd'hui même, l'aspect général n'est pas très mauvais. Mme L... est encore dans le groupe des malades qu'une active thérapeutique pourrait utilement servir; malheureusement cette jeune femme n'a pas suivi nos conseils : elle est douce, mais indolente et incapable de comprendre et de faire l'effort nécessaire pour résister à sa tuberculose.

Sur notre expresse recommandation, elle a bien voulu nous donner la préférence, et, chaque fois qu'elle désire rentrer à l'hôpital, venir demander un lit chez nous; mais nous ne sommes pas toujours aussi favorisés, et beaucoup de malades, sortis de nos salles, n'y reviennent plus assez régulièrement pour nous permettre de suivre pas à pas l'évolution de leur maladie.

Dans la pratique civile, cette étude est plus facile, et les conditions d'observation sont meilleures. Nous pouvons voir les malades pendant une longue période de temps, assister à la marche progressive des signes. Il est vrai que les heureux effets du traitement viennent souvent immobiliser ou atténuer signes et lésions, et suppriment ainsi la confirmation du diagnostic qui résulterait de l'aggravation du mal, mais il est assez fréquent de trouver des malades chez lesquels ce contrôle est facile, soit qu'ils résistent aux efforts de la thérapeutique, soit qu'ils n'aient pas suivi le traitement avec toute la rigueur nécessaire.

J'ai soigné l'année dernière et je soigne encore une dame O..., chez laquelle, à l'inverse de ce que vous avez vu jusqu'ici, les phénomènes fonctionnels étaient tellement marqués qu'ils mettaient, à eux seuls, sur la voie du diagnostic. Elle toussait depuis longtemps, elle avait perdu l'appétit et avait un peu maigri, ses règles s'étaient supprimées; mais, en dépit de ces symptômes inquiétants, on ne pouvait constater dans sa poitrine rien autre chose qu'une inspiration rude sous la clavicule gauche. Cela me parut suffisant pour établir le diagnostic de tuberculose, et je fis comprendre à la malade la nécessité de suivre pendant longtemps un régime spécial d'alimentation. Je conseillai, en outre, l'emploi de la créosote à l'intérieur et l'application sur le sommet gauche d'une série de petits vésicatoires.

Grâce à ce traitement, tous les symptômes qui avaient effrayé la malade disparurent rapidement, et au bout de trois mois l'amélioration était telle que Mme O..., se croyant guérie, renonça à son traitement. Mais elle ne tarda pas à s'en repentir, car elle eut bien vite perdu tout le terrain qu'elle avait gagné.

Quand elle revint me consulter, elle se trouvait presque

aussi souffrante qu'à sa première visite, et je reconnus sous la clavicule gauche les mêmes signes que j'y avais précédemment constatés.

La reprise du régime fut suivie d'une nouvelle amélioration, et je suis convaincu que la malade arrivera à se guérir complètement si elle est assez docile pour suivre mes prescriptions pendant deux ou trois ans. Quoi qu'il arrive, cette observation vient à l'appui de ma thèse, car le traitement a été la pierre de touche qui ne permet pas d'élever des doutes sur la justesse du diagnostic.

Je pourrais vous lire un grand nombre d'observations semblables à la précédente et tirées de ma pratique, mais cela n'offrirait pas un bien grand intérêt, car vous seriez obligés de me croire sur parole. Je me contenterai de vous citer encore la femme d'un de nos confrères, Mme L..., que je soigne depuis trois ans, et chez laquelle je constate toujours la même respiration anomale, bien que son état général soit devenu des plus florissants, et qu'il n'existe plus depuis longtemps chez elle le moindre trouble fonctionnel en rapport avec l'altération du poumon.

La persistance quelquefois indéfinie de ce signe physique est un de ses traits les plus importants et les plus caractéristiques, car elle trahit la présence d'une lésion chronique qui est, dans l'espèce, de nature tuberculeuse. Cette lésion est momentanément immobilisée dans sa marche, mais elle persiste et, avec elle, la modification respiratoire à laquelle elle a donné naissance.

Mais revenons à nos malades de l'hôpital.

Observations.   J'examinais récemment devant vous et devant un médecin distingué de Cannes, le docteur Gimbert, une femme qui était entrée, la veille, salle Sainte-Thérèse. Cette femme n'avait jamais été malade, n'avait jamais toussé, avait les meilleurs antécédents héréditaires et personnels, et, sauf un certain degré d'anémie qu'il était légitime de rattacher au rhumatisme dont elle souffrait, rien chez elle ne pouvait faire soupçonner *a priori* l'affection grave dont elle était atteinte. Depuis quatorze mois, elle était domestique chez un de nos confrères, et se relevait souvent la nuit après une journée de travail qui avait duré de six heures du matin à onze heures du soir. Elle s'était ainsi surmenée, et depuis six mois environ, se sentait fatiguée moins ardente à la besogne, en même temps qu'elle maigrissait un peu, pâlissait et perdait l'appétit.

Enfin, quinze jours avant d'entrer dans nos salles, elle prit un rhumatisme subaigu pour lequel elle venait nous demander nos soins. Je l'auscultai, et, séance tenante, je pus faire constater à mon confrère l'existence d'une inspiration rude et grave sous la clavicule gauche. M. Gimbert, pour le dire en passant, saisit cette respiration anomale dès que je l'eus signalée, et reconnut qu'il n'était pas nécessaire d'une longue étude et d'une application extraordinaire pour percevoir cette sensation.

Une attention sérieuse et une bonne méthode d'examen suffisent.

Comme je voyais la malade pour la première fois et que je n'étais pas renseigné sur le degré de fixité de ce signe, je n'osai pas me prononcer; mais, en raison de sa localisation très exacte sous la clavicule, je gardai par devers moi la conviction qu'il s'agissait encore là d'un début de tuberculose. Il va sans dire que les résultats de la percussion et de la palpation étaient purement négatifs, et qu'il n'existait rien d'anomal dans les autres régions de la poitrine, hormis à la base gauche où la respiration offrait les mêmes caractères que sous la clavicule : c'est une particularité que l'on observe assez souvent dans ces cas, et sur laquelle je me réserve d'insister ultérieurement.

Une quinzaine de jours plus tard, j'eus l'occasion de montrer de nouveau la malade à M. Gimbert. Dans cet intervalle, la situation s'était aggravée, la malade toussait et crachait, alors que rien de pareil n'existait la première fois que nous l'avions examinée. M. Gimbert reconnut avec moi que la rudesse de l'inspiration était devenue plus marquée, et, s'il avait d'abord conservé des doutes sur la valeur diagnostique de ce signe, la seconde exploration qu'il pratiqua sur cette femme lui fit partager ma conviction. La malade a d'ailleurs quitté l'hôpital après la disparition de ses douleurs articulaires, et il est possible que je n'aie pas l'occasion de l'examiner à nouveau ; mais il n'est pas douteux pour moi qu'elle entre dans la voie dont la malade que je vous rappelais tout à l'heure a franchi la première étape.

Nous avons reçu le même jour, dans la même salle, trois jeunes filles qui présentaient tous les caractères extérieurs de la chloro-anémie, et qui se plaignaient toutes trois des symptômes que l'on a l'habitude de considérer comme caractéristiques de cette maladie. Or il était assez curieux de constater chez ces trois jeunes filles trois états différents, je dirai même trois étapes successives de l'évolution tuberculeuse.

Chez l'une, on trouvait simplement sous la clavicule gauche une inspiration rude et grave : elle était, selon moi, à la période de germination.

L'autre était arrivée à la phase de conglomération, celle qui constitue le premier degré des classiques, car on trouvait sous la clavicule gauche un peu de submatité, avec exagération des vibrations vocales, une inspiration rude et prolongée.

La troisième était comme à cheval entre la période de germination et celle de conglomération. On constatait, en effet, sous la clavicule gauche, une inspiration rude et basse, mais le son y présentait déjà une certaine élévation de la tonalité voisine de la submatité.

Remarquez qu'aucune de ces trois malades ne toussait : je crois d'ailleurs que fréquemment, dans tout le cours de la période de germination, les symptômes fonctionnels font complètement défaut ou sont tellement insignifiants qu'ils passent inaperçus. Tous ces faits, un peu différents, mais que j'ai choisis tels à dessein, parce qu'ils se complètent l'un l'autre, ont chacun sa valeur propre, et tendent tous à la même démonstration de la haute importance de la respiration rude et grave au début de la tuberculose pulmonaire.

Nous suivons, chez la femme L..., la série des transformations des signes physiques dans les deux périodes de germination et de conglomération, et nous retrouvons cette même série chez trois femmes chlorotiques qui entrent par hasard le même jour dans nos salles, et dont chacune reproduit une des étapes successivement parcourues par notre première malade.

La cuisinière que j'observais avec M. Gimbert, femme vigoureuse, mais surmenée, commençait par les mêmes signes physiques une éclosion de tubercules qui sera peut-être, à cause du terrain et de la cause déterminante, plus brutale et plus rapide.

Enfin les deux observations de ma clientèle sur deux personnes, l'une lymphatique, l'autre nettement scrofuleuse, prouvent également la valeur de définition de la respiration rude sous-claviculaire. Ici, la preuve se tire de la persistance même des signes, malgré le relèvement des forces. Vous devez y voir autre chose, l'action très heureuse du traitement.

Autres faits :

M. Queyrat, interne du service de M. Blachez, nous a communiqué l'observation d'une famille qu'il examine depuis plusieurs mois à la consultation de l'hôpital, et qui me semble fort instructive.

La sœur aînée, scrofuleuse, atteinte de coxalgie dans son enfance, a sous la clavicule gauche tous les signes classiques de la tuberculose au premier degré, y compris la submatité et les craquements secs. Deux sœurs plus jeunes, également scrofuleuses, et un jeune frère, ont une tuberculose moins avancée, avec une altération localisée du murmure respiratoire (inspiration très rude) sous une clavicule.

La santé de toutes ces personnes est chancelante, leur mine est mauvaise, leur aspect chétif, et la sœur aînée se rappelle avoir été longtemps, comme ses sœurs, pâle et fatiguée avant de tousser et de tomber tout à fait malade.

Cependant le traitement énergique auquel tous les membres de cette famille ont été soumis a porté ses fruits. Tous ont été améliorés ; la bonne mine, les forces ont reparu, et chez la sœur aînée les craquements ont disparu, la submatité s'est atténuée. Chez les autres, la respiration a perdu un peu de sa rudesse ; mais elle reste toujours anomale.

Observations. J'ignore l'avenir réservé à cette famille de tuberculeux ; mais, si la thérapeutique est continuée très longtemps, elle peut échapper au sort qui la menace (1).

Mon collègue et ami M. Rigal vous contait récemment l'histoire édifiante que voici : « M. X... s'est présenté à ma consultation vers le mois de décembre 1882. Agé de vingt-sept ans, d'une complexion assez robuste, il me raconta qu'une hémoptysie médiocrement abondante était survenue six semaines auparavant ; cette hémorragie avait été promptement arrêtée, elle n'avait laissé à sa suite aucun malaise appréciable, mais elle lui avait causé néanmoins des appréhensions d'autant plus vives qu'étant à la veille de

(1) M. Queyrat me communique, à la fin de 1884, les renseignements complémentaires suivants :

La jeune sœur, le jeune frère ont continué leur traitement, et vont très bien, ils engraissent, etc.

Au contraire, les sœurs aînée et cadette ont cessé de se soigner depuis quatre mois. La première vient d'être prise d'hémoptysies très abondantes, la seconde a pâli et maigri. M. Blachez lui a conseillé une saison d'Eaux-Bonnes.

De sorte que la confirmation du diagnostic et de la haute influence du traitement à cette date de l'évolution tuberculeuse, ressort à merveille de ces observations.

contracter un mariage, il se demandait s'il pouvait honnê-
tement aller plus loin, et si son état de santé n'était pas un
obstacle à cette union; il venait me prier de le tirer de
cette situation perplexe et de lui faire connaître mon opinion
en toute franchise.

« J'interrogeai ce jeune homme sur ses antécédents personnels et héréditaires, et je n'appris rien qui pût m'éclairer ;
sa santé avait toujours été bonne, et il ne connaissait dans
sa famille personne ayant présenté des phénomènes d'une
tuberculose. Je procédai à un examen très attentif de la poitrine, et je ne pus constater que les deux symptômes suivants : au niveau de la fosse susépineuse gauche, une
diminution de l'expansion pulmonaire se traduisant par une
inspiration un peu plus courte et un peu plus faible ; sous la
clavicule gauche, une rudesse de l'inspiration peu accentuée,
mais bien manifeste, surtout par comparaison avec le timbre
de la respiration du côté opposé.

« Ces phénomènes d'auscultation constituaient avec l'hémoptysie antérieure les seules bases du diagnostic. Je n'en
restai pas moins convaincu que j'étais en présence d'une
tuberculisation pulmonaire au début.

« Tout en rassurant mon malade, je l'engageai à différer
son mariage et à confier au besoin aux parents de sa fiancée
ses préoccupations et ma manière de voir.

« Trois semaines après, M. X... reparut dans mon cabinet.
Il avait suivi mes conseils, il avait voulu renvoyer son mariage à plusieurs mois, et avait fait connaître à sa fiancée et
à ses parents les motifs de son désir ; on avait ri de ses
craintes, mais cependant, par mesure de précaution grande
et pour lui enlever toute hésitation, on l'avait conduit chez
un médecin des hôpitaux expérimenté, afin que mon diagnostic fût contrôlé. Ce diagnostic était, du reste, inscrit en
tête de mon ordonnance sous cette forme : Hémoptysie, faiblesse inspiratoire dans la fosse susépineuse, rudesse inspiratoire sous-claviculaire gauche. Mon distingué collègue

examina la poitrine à plusieurs reprises, lut et relut mon ordonnance, manifesta son étonnement et termina en disant : « Je ne comprends pas ce qu'a pu trouver M. Rigal, « pour moi vous n'avez rien ; ce crachement de sang aurait « de la valeur si je découvrais quelque chose dans votre « poitrine, mais tout me paraît absolument sain ; je ne vois « donc aucun obstacle à votre mariage, vous pouvez vous « marier quand vous voudrez. »

« M. X... me fit ce récit d'un air tout joyeux et me demanda si je persistais dans mon opinion. Je répondis que je ne demandais pas mieux que d'en changer, mais qu'auparavant je voulais pratiquer un second examen. Ce second examen fut absolument confirmatif du premier, la fixité du signe donnant encore plus de force à mon diagnostic, j'exprimai au malade mes regrets de ne pouvoir me ranger à l'avis de mon collègue, et voyant que son mariage était irrévocablement décidé, je lui donnai les conseils les plus utiles pour prévenir l'extension de la tuberculose.

« Le mariage eut lieu. Je ne revis plus M. X... ; mais, quelques mois après, j'appris par des amis communs que de nouvelles hémoptysies s'étaient produites, que les phénomènes d'une phtisie pulmonaire s'étaient montrés, et que M. X... était allé dans le Midi.

« Au mois d'avril dernier, j'ai reçu la nouvelle certaine de sa mort; il avait succombé aux progrès de la phtisie. »

Je m'arrête ici, messieurs, mais je pourrais continuer longtemps cette énumération de faits qui parlent tous dans le même sens, et qui prouvent, chacun à sa façon, que si les altérations du murmure vésiculaire précèdent tous les autres signes, elles passent souvent inaperçues, pour le plus grand dommage des malades, car M. Rigal et M. Queyrat ont formé leur conviction près de nous.

Que manque-t-il, néanmoins, à toutes ces observations (et j'aurais pu les multiplier) pour la démonstration complète du rapport étroit entre le signe et la lésion, entre la respiration rude et la présence des tubercules ? Il y manque le contrôle de l'autopsie. Il eût fallu, par exemple, que la cuisinière que nous avons examinée avec M. Gimbert, et que je considère comme un type de début, vînt à mourir subitement et nous livrât ainsi son secret.

Sans doute, la femme L... nous a permis de suivre pas à pas la transformation des signes, et, arrivée au point où elle est aujourd'hui, la phtisie ne laisse place à aucun doute sur la valeur de notre premier diagnostic ; mais la preuve anatomique manque, et vous comprenez que le hasard seul nous mettra quelque jour en présence de ce désideratum : une autopsie à la période de germination.

En attendant, nous trouverons facilement la preuve que nous cherchons dans l'autopsie de malades atteints de pneumonie tuberculeuse à marche rapide. Ici, les lésions grossières sont souvent unilatérales, et il arrive que, dans le côté opposé à la pneumonie, se rencontrent quelques tubercules disséminés qui ne trahissent leur présence que par la *rudesse* du murmure respiratoire.

Le 28 mai 1877, je faisais la nécropsie de la femme L. P..., morte à l'hôpital Laënnec (hôpital temporaire à cette époque), salle Saint-Vincent, n° 7, des suites d'une pneumonie tuberculeuse droite. Des lésions considérables avec excavation occupaient tout le poumon droit ; le poumon gauche était à peu près sain, je relevai seulement la présence de quelques tubercules disséminés au sommet. Or, sur la feuille d'observation, je trouve la mention d'une respiration un peu rude au sommet gauche.

Le 27 avril 1877, j'observais au même hôpital un cas tout à fait semblable chez la femme Aug. L..., salle Saint-Vincent, n° 5. Les lésions, très étendues à gauche, étaient extrêmement limitées à droite, et la respiration un peu rude avec quelques ronflements était le seul signe physique noté dans l'observation.

Plus récemment, le 15 janvier 1881, le nommé Nav...
(Joseph) entrait à l'hôpital Necker, salle Saint-Louis, n° 10,
pour une pneumonie tuberculeuse. Il mourut deux mois
après. Les lésions étaient extrêmement étendues à gauche
et très limitées à droite. Or j'avais dicté à M. Florand, externe du service, les signes physiques suivants : sous la clavicule et dans la fosse susépineuse droite, respiration un
peu rude ; et j'avais conclu que le poumon droit, en suppléance, était légèrement touché par la tuberculisation. A
l'autopsie, outre la pneumonie ulcéreuse du côté gauche,
nous trouvâmes à l'extrême sommet du poumon droit une
masse tuberculeuse grosse comme un œuf de pigeon.

Preuves anatomiques. Ouvrons maintenant la clinique de Noël Gueneau de Mussy
et parcourons ensemble l'observation détaillée publiée à la
page 447 (1), et nous y trouverons une nouvelle preuve
anatomique du fait que j'avance.

Cette observation est très intéressante, car vous savez
avec quel soin notre honoré collègue étudie ses malades (et
cette observation le démontre une fois de plus), il faut donc,
pour que son jugement soit resté suspendu ou erroné, une
insuffisance réelle des signes classiques tels qu'on les comprend aujourd'hui.

Il s'agit d'un homme « qui n'avait jamais toussé, qui
n'avait eu ni hémoptysies ni aucune espèce d'expectoration, qui ne présentait à la percussion ou à l'auscultation
aucun signe caractéristique de la tuberculisation pulmonaire », et chez lequel « l'autopsie a montré le poumon criblé
de masses tuberculeuses dont on n'avait pas soupçonné
l'existence ». L'observation détaillée suit ce préambule. La
voici résumée :

Homme de soixante et un ans, rémouleur, se plaint depuis deux mois d'une douleur dans le côté droit. Pas de
toux ni d'expectoration, pas de fièvre, pas de sueurs. Mais

(1) Paris, 1874.

il souffre d'un léger sentiment d'oppression, il a perdu l'appétit, il a maigri, les forces ont baissé, et il offre un aspect caractéristique des plus prononcés qui fait invinciblement penser à un carcinome.

L'examen du type respiratoire révèle d'abord une rétraction du thorax à droite et une immobilité des fausses côtes de ce côté pendant les inspirations ; à gauche, au contraire, les mouvements thoraciques sont bien développés.

La percussion dénote une tonalité un peu aiguë sous la clavicule droite, et en arrière du même côté un son un peu obscur, mais seulement à la percussion profonde.

A gauche, partout le son est un peu tympanique, qualité due sans doute à l'amincissement extrême des parois thoraciques. Les vibrations sont conservées, *et le murmure respiratoire offre un peu de rudesse.*

L'examen de l'abdomen n'apprend rien.

Voici les commentaires de N. Gueneau de Mussy :

« En présence de cet état de cachexie, d'étisie si prononcée et des signes négatifs fournis par les cavités splanchniques, je persistai dans la pensée qu'il y avait sous ce trouble grave de la nutrition une affection cancéreuse ou tuberculeuse : l'examen de la poitrine et du ventre ne me fournit aucune indication qui me permît de m'arrêter à cette dernière hypothèse, j'inclinai vers la première, mais où localiser le processus cancéreux ? »

N. Gueneau de Mussy reste incertain.

Un mois se passe dans des alternatives de mieux et de plus mal, et le malade succombe brusquement à des phénomènes cérébraux d'ordre comateux.

L'autopsie montre une pleurésie adhésive costo-diaphragmatique à droite, et des granulations tuberculeuses grises dans le poumon droit, semées dans un tissu sain, rosé et crépitant. « *Dans le poumon gauche*, les productions morbides occupaient une moindre place ; les granulations étaient surtout localisées dans le sommet et dans la partie moyenne où elles formaient, par leur union, une masse centrale qui avait 3 centimètres de diamètre. *Quelques granulations étaient disséminées dans le reste du poumon; son tissu, dans leur intervalle, paraissait parfaitement sain.* »

Dans le cerveau, au niveau du lobe frontal gauche, était un amas tuberculeux, cause directe de la mort.

Rapport entre la respiration rude et la tuberculose.

Voilà donc, messieurs, une auscultation attentive qui ne révèle rien, sauf un peu de rudesse du murmure respiratoire dans le côté gauche, et à l'autopsie on trouve ce poumon occupé par une masse *centrale* et par des granulations tuberculeuses disséminées.

Est-il rien de plus probant pour la valeur du signe que je vous indique ? Et cette observation de N. Gueneau de Mussy ne vaut-elle pas toutes les miennes ?

À droite, la respiration n'était pas rude, mais faible, ce qui s'explique naturellement par la présence de la pleurésie adhésive et par l'immobilité du diaphragme de ce côté. Mais à gauche, où le poumon se développait à l'aise, la respiration était rude sans aucune autre altération et sans modification du son ni des vibrations vocales, sans bruit adventice.

Dans ses commentaires, N. Gueneau de Mussy fait remarquer que beaucoup de signes de la tuberculisation pulmonaire sont imputables aux altérations du parenchyme qui entoure les tubercules, et que pour son malade, ces altérations manquant, les signes ont fait défaut. Rien n'est plus juste, et je pense comme lui qu'il ne faut chercher alors (et c'est précisément le cas de toute tuberculose naissante) ni la bronchophonie, ni la matité, ni les craquements, mais seulement la rudesse respiratoire qui, *dans certaines conditions*, doit suffire.

L'observation que je viens de citer le montre jusqu'à l'évidence, et cette conclusion qui s'impose a [échappé à N. Gueneau de Mussy parce que son esprit, imbu des notions classiques, cherchait, sans les trouver, le groupe des signes qu'on est convenu d'attribuer au premier degré de la tuberculose. Mais il a entendu et noté la respiration rude, ce qui prouve l'exactitude de son observation et démontre en même temps la bonté de ma thèse.

Deux conditions semblent nécessaires pour que les tubercules puissent engendrer la respiration rude, sans mélange d'aucun autre signe physique. C'est leur petit nombre, d'une part, et, d'autre part, l'intégrité du parenchyme pulmonaire. On comprend ainsi le mutisme de la percussion et de la palpation et l'absence des bruits adventices.

La rudesse du murmure vésiculaire s'explique par le siège qu'occupent les tubercules discrets. Ils se développent de préférence, ainsi que Rindfleisch l'a montré, au niveau du vestibule de la bronchiole acineuse, là où, selon Bondet et Chauveau, se formerait le bruit vésiculaire. Leur présence, même à l'état rudimentaire et discret, déforme et rétrécit sur ce point les canaux respiratoires; de là cette sensation perçue de frottement qui correspond à la respiration rude, et ce ralentissement de la colonne d'air, ces vibrations interférentes qui abaissent la tonalité physiologique.

On comprend facilement que toute altération des conduits respiratoires qui modifiera de même leur surface et leur calibre produira semblablement les respirations rude et grave. C'est, en effet, ce qui se passe, et la simple inflammation sèche des bronchioles, la congestion pulmonaire la moins spécifique donneront les mêmes résultats que des tubercules naissants.

Vous vous souvenez de ce jeune homme couché au numéro 28 de la salle Saint-Louis, atteint d'une affection grave du cœur dont il mourut rapidement, et chez lequel nous avions constaté au sommet du poumon gauche une respiration très rude. Nous nous gardâmes d'en faire un tuberculeux, mais nous affirmâmes la présence, en ce sommet,

soit d'une bronchite, soit d'une congestion pulmonaire localisée. L'autopsie nous montra quelque temps après, une
hyperhémie des deux poumons due à la période agonique,
mais, en surcroît, une congestion beaucoup plus prononcée
du côté gauche. Il n'y avait pas traces de tubercules.

De même, j'ai fait devant vous l'examen du poumon d'une
femme qui, pendant sa vie, avait une respiration rude généralisée, plus prononcée dans le côté gauche, et je vous ai
montré que la rougeur et le gonflement de la muqueuse
bronchique étaient très accusés dans le système bronchique
gauche.

Je suis donc loin de croire que la respiration rude et grave
a la valeur d'un signe *pathognomonique* pour le diagnostic
des tubercules naissants. Elle signifie simplement que la
surface des canalicules respiratoires est rugueuse et que
leur calibre est diminué.

Le diagnostic définitif relève des circonstances dans lesquelles vous observerez ce signe et vous savez qu'il en est
de même pour tout phénomène d'auscultation.

Le signe de *rudesse* une fois perçu, vous devez d'abord
chercher s'il est *localisé* ou *généralisé*.

S'il est généralisé, ou du moins étendu à la plus grande
surface des deux poumons, et s'il survient dans les conditions où nous sommes habitués à rencontrer la congestion
pulmonaire, dans le cours d'une fièvre continue, par exemple,
vous aurez garde de l'interpréter comme symptôme de tuberculose naissante.

L'observez-vous à la fin ou au commencement d'une
bronchite? est-il bilatéral et prédominant aux bases? vous
en ferez un signe de début ou de reliquat de l'inflammation
des bronches.

Mais, si vous constatez la présence d'une respiration rude
et grave en un seul point du poumon et au sommet, la conclusion minima qui en découle, c'est une congestion pul-

monaire ou une bronchite localisée. Vous voilà déjà sur la piste de la tuberculose, car les bronchites ou congestions simples et localisées sont rares.

Supposez maintenant que cette anomalie soit non seulement limitée, mais encore *fixe*, et que vous l'entendiez toujours la même, à deux, trois examens répétés, et pendant quinze jours, trois semaines, un mois. Supposez qu'elle résiste à la toux provoquée, à l'expectoration, aux inspirations profondes et répétées; vous serez en possession du second caractère indispensable à la sécurité de votre diagnostic.

Fixité de la rudesse respiratoire.

Donc la respiration *rude* et *grave* doit être en même temps *localisée* et *fixe*.

Dans le cas dont parle N. Gueneau de Mussy, et que je vous ai cité, la respiration rude s'entendait dans toute l'étendue du poumon gauche, et les tubercules étaient disséminés un peu partout. C'est là un fait particulier, et qui se rapproche beaucoup plus de la phtisie aiguë que de la tuberculisation commune. Dans la phtisie lente, les tubercules naissent et se forment d'abord au sommet du poumon, et *à un seul sommet*.

Plus tard, mais très lentement, ils s'étendront en surface et en profondeur du même côté et gagneront le côté opposé.

Voilà pourquoi *la localisation à un seul sommet* a tant d'importance; elle répond à une règle d'évolution propre à la forme de tuberculisation que j'étudie : la phtisie commune.

Cette localisation à un seul sommet, et plus généralement au sommet gauche, a une autre conséquence, imprévue, quelquefois invraisemblable même, comme je vous le disais au commencement de cette leçon : *elle rend le diagnostic de la tuberculose pulmonaire plus facile que dans une période ultérieure*. Quand les deux sommets sont atteints, la respiration physiologique a disparu des régions supérieures du poumon et souvent aussi des deux bases, de sorte que, les termes de comparaison manquant pour l'auscultation des points symétriques, les altérations légères ont beaucoup plus de chances de passer inaperçues.

Si la respiration est également rude aux deux régions sous-claviculaires, on confond facilement cette modification pathologique avec l'état normal ; il n'en est pas de même quand on peut rapprocher et presque superposer deux sensations, l'une pathologique, l'autre physiologique. Alors l'évidence est telle, que le doute s'évanouit.

 Messieurs, vous réserverez pour votre jugement définitif une grande place à ce que nous appelons l'*état général* qui correspond aux conditions de milieu et de terrain où le signe, avec ses caractères obligatoires, aura été rencontré. Qu'il ne vous suffise pas de constater une anomalie respiratoire, fût-elle *fixe* et *localisée*, préoccupez-vous aussitôt de l'état de la nutrition et des forces et vous les trouverez presque toujours altérées ou chancelantes. Je ne partage pas, sur ce point, l'opinion émise et citée déjà de Bayle, qui, sous le nom de *phtisie occulte*, décrivait une maladie où la santé était tout à fait bonne, malgré la présence des tubercules.

Lisez ses observations et vous verrez qu'il n'en est rien.

Lisez également les nôtres et vous reconnaîtrez des troubles nombreux, fonctionnels ou nutritifs, compagnons presque obligés de la présence des tubercules.

Trois jeunes filles entrent le même jour, elles sont toutes trois chlorotiques, c'est-à-dire pâles, facilement essoufflées et mal réglées. Leur appétit est médiocre, leur système nerveux mal équilibré. Sans doute, elles payent encore de mine, comme on dit, et semblent, à un examen superficiel, bien portantes ; à les entendre, elles ne sont pas malades, mais un peu fatiguées. Du reste, elles ne toussent pas et se souviennent seulement d'un rhume passager de l'an dernier. Comment les supposer tuberculeuses? Eh bien, vous les avez vues toutes trois atteintes à des degrés différents.

Laissez-moi vous dire à ce propos que les chloro-anémies persistantes sont toujours suspectes, et rappelez-vous la chlorotique dont parle Trousseau, qui, loin de guérir par un traitement ferrugineux, devint la proie d'une tuberculose si rapide et si foudroyante, que ce grand clinicien ne put se défendre d'incriminer le médicament, et fit si bien partager son sentiment aux générations qu'il forma, que la terreur du *fer* gouverne encore la thérapeutique de beaucoup de médecins.

Je ne crois guère, pour ma part, à l'influence nocive des préparations ferrugineuses, mais je crois à l'éclosion subite d'une tuberculisation plus ou moins générale, après un long silence de la tuberculisation locale.

En fait, et depuis que j'examine les chlorotiques avec la méthode et les règles d'application que je vous soumets, je trouve bien souvent quelques anomalies respiratoires à l'un ou à l'autre sommet.

Les jeunes filles dites *chloro-anémiques*, que nous venons d'examiner dans le service de mon collègue M. Rigal, et chez qui vous avez constaté avec moi la respiration rude et grave localisée à un sommet, sont en puissance de tuberculose. Elles peuvent garder pendant des mois et des années leur santé fragile, mais suffisante en somme, et aussi leur tare respiratoire. Elles peuvent même bénéficier d'une amélioration réelle de leurs forces, elles peuvent enfin vivre et même vieillir sans cesser d'être tuberculeuses.

Fort heureusement, tout tuberculeux ne devient pas phtisique, comme le prouvent surabondamment les autopsies d'adultes et de vieillards dont je vous ai parlé. Vous pouvez du reste vous rendre un compte assez exact du caprice d'évolution des tubercules en observant ce qui se passe sous vos yeux dans les adénites dites *scrofuleuses* de l'enfance.

Tous ces ganglions sous-maxillaires qui, en conséquence
d'eczéma ou de conjonctivites chroniques, s'enflamment et
restent durs et volumineux, contiennent des tubercules naissants. Or, dans le même groupe de ganglions, celui-ci devient caséeux, et les voisins restent durs ou même reprennent leur volume normal. Ailleurs, l'adénite s'immobilise
pendant des années, et tout d'un coup s'exaspère, les glandes
lymphatiques s'hypertrophient et atteignent la caséification.
Vous savez enfin, messieurs, que, souvent, ces ganglions,
après une longue période d'induration, disparaissent, spontanément quelquefois, ou mieux, sous l'influence heureuse
de la thérapeutique.

Soyez convaincus, messieurs, que les choses se passent
de même dans le poumon, et n'allez pas conclure à l'insi-
gnifiance des respirations anomales, parce qu'elles ne sont
pas toujours suivies de phtisie pulmonaire.

Elles témoignent seulement d'une lésion locale, banale
ou tuberculeuse, selon les cas, mais elles n'impliquent aucune nécessité ni aucun mode spécial de l'évolution du
tubercule.

Parmi les autres malades que je vous ai citées, l'une, la
cuisinière, était surmenée et préparée pour la tuberculose
par un travail excessif et la perte progressive de ses forces
et de son appétit ; une autre, Mme L..., était scrofuleuse, et
vous savez que, quelque opinion qu'on se fasse sur les rapports de la tuberculose et de la scrofule, il faut au moins
accepter une étroite parenté entre les deux états pathologiques.

La jeune femme entrée pour une fausse couche se disait
bien portante, mais vous avez pu juger, par les preuves qu'elle
nous a données dans la suite, du peu de soin qu'elle a de sa
santé. Cette fausse couche survenue sans motif apparent,
car elle est mariée, semble au contraire témoigner d'une
situation peu florissante.

Bref, messieurs, quand vous irez au fond des choses,

vous trouverez presque toujours que la *respiration rude* et *grave*, *fixe* et *localisée* est doublée d'un trouble général de la santé, tel que la chloro-anémie, le surmenage, le lymphatisme, ou d'un état particulièrement favorable à l'éclosion des tubercules, tel que l'adolescence, la grossesse, la convalescence d'une maladie grave, l'hérédité. Il serait superflu d'insister sur la plus-value des signes physiques dans de semblables conditions.

Je ne puis terminer cette leçon, sans vous soumettre quelques réflexions concernant la respiration saccadée et la respiration faible et les rapports de ces anomalies respiratoires avec la germination des tubercules. Il est certain, et nous en avons la preuve dans des autopsies, que la respiration saccadée peut être le signe unique et suffisant de la tuberculose pulmonaire. Je crois donc avec Bourgade, Hérard et Cornil, Peter, que sa présence à un sommet du poumon, quand elle y est fixe et localisée, doit toujours faire soupçonner et chercher la tuberculose. Cependant, cette anomalie respiratoire me paraît moins fréquente, moins précoce et moins fidèle que la respiration rude.

Elle est moins fréquente, c'est affaire d'observation, et vous avez pu vous en convaincre aussi bien que moi. Au reste, Bourgade, qui la recherchait soigneusement, n'en cite qu'un petit nombre de cas (1). De même Bozonet (2) rapporte huit observations, quatre appartenant à Peter et quatre à Vulpian. Ces observations tendent à prouver également que la respiration saccadée est moins précoce que la respiration rude, car dans les quatre observations de Peter, il existait déjà de la submatité ; et dans les quatre observations de Vulpian, l'expiration prolongée a été notée en même temps que la respiration saccadée.

(1) Bourgade, *Archives de médecine*, 1858.
(2) Bozonet, *Thèse de Paris*, 1879.

Ceci est tout à fait conforme à ma propre expérience et
aussi à l'explication probable de cette anomalie respiratoire,
quand elle dépend des tubercules pulmonaires. Ceux-ci doivent être assez nombreux déjà, pour que l'inspiration et
l'expiration se fassent en des temps successifs, et il faut, pour
comprendre ce type respiratoire, admettre une oblitération
incomplète, de certains groupes de bronchioles. Alors,
comme dit Peter « les portions saines du poumon se déplissent les premières, et les parties envahies par les granulations
se déplissent ensuite ». Or, cela ne saurait arriver que si les
granulations sont déjà nombreuses et ont atteint un certain
volume.

La respiration saccadée est aussi moins fidèle, car elle
peut dépendre d'une pleurésie sèche ou des battements cardiaques. Je vous renvoie, pour ce point, à la leçon consacrée
aux respirations anomales.

Respiration
faible. Toutes ces remarques s'appliquent terme pour terme à la
respiration faible, dont je suis loin de nier la signification et
l'importance, mais que je crois inférieure, comme signe, à
la respiration rude et même à la respiration saccadée.

Et maintenant, messieurs, nous pouvons conclure :

Conclusions. Le diagnostic de la tuberculose pulmonaire *commune* peut
et doit être porté longtemps avant la réunion des signes :
bronchophonie, submatité, craquements, que les classiques
considèrent comme ceux de la première période ou premier
degré de la phtisie.

Ce qu'ils appellent première période est, en réalité, le
moment de la conglomération des tubercules et elle retarde
de plusieurs mois, de plusieurs années même, sur la période
de germination.

Celle-ci ne donne ni bronchophonie, ni craquements, ni
matité, mais seulement un trouble, une modification du
murmure respiratoire qui peut rester longtemps le seul signe
physique de la présence des tubercules.

La respiration rude et grave s'entend à l'*inspiration*, qui s'altère la première et pour une lésion minime et circonscrite des canaux respiratoires. Les tubercules naissants et discrets agissent ici comme la bronchite ou la congestion pulmonaire et se trahissent par les mêmes signes.

Pour arriver au diagnostic de tuberculose pulmonaire en germination, il faut donc s'aider des caractères de fixité et de localisation du trouble respiratoire, ainsi que des probabilités tirées de l'examen de la nutrition générale et des forces.

Toute respiration anomale, quand elle est *fixe* et *localisée* au sommet et surtout à un seul sommet, peut suffire à ce diagnostic, mais parmi les altérations du murmure vésiculaire, celle de la douceur, du moelleux physiologiques est la plus précoce et, par conséquent, la plus importante.

Le diagnostic précoce, fait à la période de germination, est d'autant plus utile, qu'à ce moment, la thérapeutique est souvent toute-puissante pour arrêter l'évolution du processus tuberculeux.

NEUVIÈME LEÇON.

DIAGNOSTIC PRÉCOCE DE LA TUBERCULISATION PULMONAIRE COMMUNE.

Découverte de Koch. — Balmer et Fraentzel. — Lichtheim, S. West. — G. Sée. — Valeur comparée de l'auscultation et des bacilles pour le diagnostic de la phtisie commune. — La présence des bacilles tuberculeux dans les crachats est le seul signe de certitude. — L'absence des bacilles dans les produits d'expectoration ne prouve pas qu'il n'y a pas de tubercules pulmonaires.

La recherche des bacilles est surtout utile dans la phtisie douteuse. — Dans la phtisie commune, l'apparition des bacilles dans les crachats est tardive. — Elle est précédée par des signes souvent complets de la première période qui permettent d'affirmer le diagnostic.

Observations à l'appui. — Observation anatomique. — Tentative de diagnostic précis par l'inoculation des crachats.

L'examen physique aidé de l'étude des symptômes rationnels et généraux est le meilleur élément de diagnostic précoce.

La constatation du bacille est quelquefois un signe précoce dans la forme rapide de la phtisie pulmonaire. — Au contraire, dans les formes banales, communes, c'est un signe *tardif*.

MESSIEURS,

Découverte de R. Koch.

La découverte de Koch eut cette bonne fortune de venir à point et d'offrir aux médecins, en même temps qu'une notion étiologique précise, un élément nouveau de diagnostic. Autant il est difficile et long de faire une culture des bacilles tuberculeux, et d'attendre le résultat de ces cultures pour l'inoculation aux animaux, autant il est facile et pratique de dessécher une parcelle de crachats sur une lamelle de verre, de la colorer et d'y trouver les bacilles tuberculeux. Aussi, quelques mois après cette découverte, annoncée à la Société de physiologie de Berlin le

24 mars 1882, Balmer et Fraentzel, qui avaient étudié les
crachats de 120 phtisiques, admettaient comme déjà démontrées les deux propositions suivantes : 1° quand on
trouve des bacilles dans les crachats, il y a tuberculose ;
2° quand les bacilles n'existent pas dans les crachats, il n'y
a pas tuberculose.

Ces deux auteurs allaient plus loin et croyaient à un rapport étroit entre le nombre, la longueur, l'état de sporulation des bacilles et la gravité de la maladie. Des bacilles
nombreux, réunis en groupes ou très longs et chargés de
spores, sont, disent-ils, la preuve d'un processus tuberculeux rapide et aggravent le pronostic. Au contraire, quand
il n'y a pas de fièvre, quand l'évolution de la maladie est
lente, le pronostic relativement bon, les bacilles sont peu
nombreux, isolés, petits, sans spores (1).

Balmer
et
Fraentzel.

Personne n'a suivi jusque dans ces dernières affirmations
Balmer et Fraentzel, et ce dernier a lui-même, six mois
après sa première publication, fait paraître un nouveau travail (2), dans lequel il déclare qu'on peut être phtisique et
ne pas avoir de bacilles dans les crachats, si la communication entre le foyer tuberculeux et les bronches cesse momentanément ; il ajoutait que le pronostic ne saurait utilement s'appuyer sur le nombre et le volume des bacilles.
Reste donc cette proposition : Quand on trouve des bacilles
dans les crachats, il y a tuberculose. Celle-ci est inattaquable, et les négations de Schmidt et Spina, n'ont pas
tenu devant les critiques légitimes et parfois un peu vives
de R. Koch.

Parmi les meilleurs travaux sur ce sujet, je citerai celui
de Watson Cheyne, qui visita les laboratoires de Toussaint
et de Koch, inocula comparativement les cultures de micro-
cocci du premier et de bacilles du second, fit des recherches

(1) *Berlin. Klinisch. Voch.*, 1882, n° 45.
(2) *Deutsche Milit. Zeitschrift*, 1883, H. 8.

personnelles sur la valeur diagnostique des crachats, et conclut hautement en faveur de Koch contre Toussaint (1); celui de Hiller, qui rechercha le bacille dans le sang des hémoptysiques, et l'y trouva avant qu'on pût constater aucun signe physique. Je citerai surtout le travail de Lichtheim (2), que mes propres observations confirment pleinement. Lichtheim reconnaît d'abord que dans tous ou presque tous les cas de phtisie *avérée* on trouve des bacilles ; mais il ajoute qu'il n'en est pas de même dans les phases initiales du processus, et que si, dans quelques cas, il a trouvé des bacilles de très bonne heure, le plus souvent il n'en a pas trouvé.

Cela se voit surtout, dit-il, dans la pratique civile, où la phtisie peut être étudiée dès l'origine de son développement, tandis qu'à l'hôpital ces cas sont plus rarement soumis à notre observation, nos malades étant presque tous des phtisiques avancés. Je regrette seulement que Lichtheim n'ait donné aucun détail sur les signes physiques et rationnels des tuberculoses commençantes qu'il a observées, et nous restons dans le doute sur la valeur qu'il accorde à tel signe physique, et sur le moment où, malgré l'absence du bacille, il croit pouvoir conclure à la tuberculisation pulmonaire.

Le professeur G. Sée, dans un mémoire lu à l'Académie de médecine le 1ᵉʳ décembre 1883, étudie la valeur diagnostique du bacille dans les phtisies douteuses, qu'il divise en phtisies latentes, phtisies larvées et pseudo-phtisies, et conclut à la valeur prépondérante du bacille. Il est certain que toutes les fois qu'une phtisie s'éloigne de son type classique, les signes physiques sont trompeurs ou insuffisants et que la présence constatée du bacille décide souverainement.

(1) *The Practitioner*, avril 1884.
(2) *Fortschritte der medicin*, 1883, n° 1.

Déjà plusieurs médecins, et surtout Héron (1), Muller (2), avaient signalé l'importance de la recherche du bacille tuberculeux dans la phtisie douteuse, mais aucun n'avait mieux démontré que M. Sée, l'insuffisance des signes physiques dans certains cas.

S. West a fait aussi un bon travail, basé sur l'étude de 50 malades à Chest-Hospital. Il a vu le bacille dans tous les cas de phtisie confirmée, mais il ne croit pas beaucoup à l'importance clinique de la découverte de R. Koch. Le bacille se rencontre dans tous les cas de phtisie avérée, dit-il, et c'est un nouveau signe confirmatif du diagnostic; mais, comme les bacilles n'apparaissent dans les crachats qu'à la période d'excavation, il faut s'attendre à les voir manquer dans tous les cas précoces, même alors que tous les signes rationnels et physiques sont suffisants pour permettre de reconnaître la phtisie (3).

Je m'arrête ici, messieurs, car si je voulais citer tous les auteurs qui se sont occupés du bacille de Koch depuis six ans, de sa valeur diagnostique ou pronostique, l'énumération en serait interminable. Mais je tiens à vous signaler les thèses de Sauvage (4) et Cochez (5), travaux excellents faits sous l'inspiration de Debove et Straus, et qui ont beaucoup contribué à vulgariser en France la connaissance du bacille tuberculeux et l'importance de sa recherche.

Les conclusions du travail de Cochez confirment la valeur prépondérante du bacille de Koch dans les phtisies avérées et surtout dans les phtisies douteuses; mais cet auteur n'aborde pas la question qui nous préoccupe actuellement, *celle du diagnostic précoce de la phtisie commune.*

Cette courte revue des principaux travaux éclos depuis

(1) *Lancet,* février 1883 ; *British Medical Journal,* 1883.
(2) *Lancet,* avril 1883.
(3) *Phys. Med. Gesellschraft zu Wursburg,* XVIII, 1883.
(4) Paris, 1883.
(5) Paris, 1883.

Valeur
comparée de
l'auscultation
et des bacilles.

la découverte du savant allemand suffit à nous montrer que tous les auteurs ne se sont pas placés sur le même terrain et que la diversité de leurs appréciations vient sans aucun doute des points de départ qu'ils ont choisis.

Les uns, préoccupés surtout de vérifier l'affirmation de Koch, étudient les crachats des phtisiques avérés, y trouvent constamment des bacilles et proclament la déchéance de l'auscultation. A quoi bon se fatiguer pour un examen désagréable, inutile et même trompeur? Que pèsent tous les signes physiques accumulés dans un plateau de la balance, quand on peut mettre sur l'autre plateau un bacille, un seul!

Voilà pour le diagnostic; mais ce n'est pas assez, et le pronostic même s'éclaire par la recherche du nombre et du mode de groupement, du volume et de la sporulation des bacilles!

A cette période d'enthousiasme, qui fit explosion aussitôt après la communication de Koch et dont vous trouvez l'expression dans le travail de Balmer et Fraentzel, succéda bientôt une accalmie, et quelques sages restrictions vinrent modérer l'ardeur des premiers prosélytes. La valeur pronostique du bacille tuberculeux fut contestée presque tout de suite, et vous avez vu que Fraentzel a dû battre en retraite. La valeur diagnostique fut mieux précisée. La seconde proposition de Balmer et Fraentzel: « Quand les bacilles n'existent pas dans les crachats, il n'y a pas de tuberculose », fut d'abord soumise aux critiques de Güttmann (1) et de Ziehl (2), qui veulent bien accepter que la présence du bacille dans les crachats impose le diagnostic de tuberculose, mais qui n'acceptent pas la proposition inverse.

Lichtheim apprécie cette réserve et dit expressément: « La présence des bacilles est liée à la destruction ulcéreuse du

---

(1) *Berliner Klinisch Wochenschrift*, 1882, n° 52.
(2) *Deutsch Medic. Wochenschrift*, 1883, n° 5.

poumon et à la communication du foyer tuberculeux avec les bronches. Quand ces conditions font défaut, il n'y a pas de bacille dans les crachats (1)»; et il cite des observations de phtisie aiguë avec autopsie, où les bacilles ont été vainement cherchés dans les produits d'expectoration. Demme appuie Lichtheim et rapporte deux nouveaux faits de phtisie aiguë, sans bacilles dans les crachats (2).

Plus récemment enfin, Déjerine et Babinski (3) citent l'observation d'un malade atteint de pneumonie tuberculeuse, dont les crachats furent examinés souvent et soigneusement, sans qu'il fût possible de trouver jamais un seul bacille ; l'autopsie révéla cependant une tuberculose infiltrée des deux poumons. L'examen histologique fit voir que les bacilles, absents dans les crachats pendant la vie, existaient cependant dans le tissu du poumon. Il y avait au sommet gauche deux petites cavernules, qui s'étaient formées probablement pendant les sept derniers jours, quand, le diagnostic étant assuré malgré l'absence des bacilles dans les crachats, on avait cessé de les examiner. Frédéric Müller publie une observation tout à fait semblable à celle de Déjerine et Babinski.

Enfin, je pourrais citer des observations où l'examen des crachats a révélé que les bacilles présents à une période de la maladie, peuvent disparaître à jamais ou temporairement.

Il n'est donc pas exact que « l'absence du bacille de Koch, constatée *à plusieurs reprises* dans les produits d'expectoration, permette d'écarter le diagnostic de tuberculose ». Cette proposition de Cochez est en contradiction avec les faits que je viens de citer, et j'aime mieux conclure avec Ziehl (4) que si la présence des bacilles impose le diagnostic de tuberculose, leur absence ne doit pas toujours le faire exclure.

(1) *Loc. cit.*
(2) *Berliner Klinische Wochenschrift,* 1883, n° 25.
(3) *Revue de médecine,* 10 février 1884.
(4) *Deutsch Medic. Wochenschrift,* 1883, n° 5.

Mais si, au lieu de chercher la valeur du bacille tuberculeux, comme élément de diagnostic des phtisies avérées, nous cherchons ce qu'il vaut pour faire un *diagnostic précoce dans la phtisie commune*, nous sommes conduits à rabattre beaucoup des prétentions de ceux qui pensent que la découverte de Koch supprime celle de Laënnec et que l'auscultation a vécu.

Personne ne saurait contester l'importance capitale du problème; car, s'il est intéressant de confirmer un diagnostic de tuberculose, que les signes locaux et les autres symptômes ont déjà permis de poser, s'il est bon dans les cas douteux de mettre fin à toute incertitude par la constatation du corps même du délit, il serait encore plus intéressant et meilleur de trouver le bacille à l'origine du processus avant que les tubercules se soient conglomérés et ramollis. En somme, toute constatation du bacille dans les crachats permet d'affirmer la présence d'une caverne ou cavernule communiquant avec les bronches, voilà tout. Est-ce là le dernier mot du diagnostic et ne savons-nous pas faire mieux?

Dans la tuberculose pulmonaire commune à évolution lente, les signes physiques d'auscultation et de percussion sont précédés pendant une longue période de mois par des symptômes rationnels, et, quand les signes physiques apparaissent à leur tour, ils se développent lentement et dans un certain ordre que je vous ai fait connaître. L'inspiration s'altère suivant un des modes décrits dans une autre leçon, puis l'expiration se modifie à son tour. A son tour, la sonorité diminue et la submatité apparaît; puis les vibrations s'accroissent, enfin les craquements secs et humides se font entendre. La succession de ces divers phénomènes peut se faire très lentement; il peut se produire, et il se produit souvent, un arrêt et une rétrocession des signes correspondant à un repos dans l'évolution des tubercules ou à un commencement de guérison. L'ordre de succession des signes peut être légèrement ou temporairement interverti.

Tout cela dépend de mille circonstances et surtout du traitement, mais il importe d'affirmer que, dans les formes classiques de tuberculisation, l'apparition des bacilles dans les crachats est précédée par des signes qui suffisent au diagnostic.

Vous avez pu voir que je n'aime pas à attendre pour prendre une décision. Cela tient peut-être à l'attention minutieuse de mes examens, à la continuité de mes efforts, qui m'ont donné un peu plus d'habitude de l'auscultation, ou à la tendance naturelle à tout esprit d'exagérer la valeur des choses dont il s'occupe ; mais si je mérite quelque peu le reproche de surfaire la valeur de certains signes, combien de médecins s'endorment dans une sécurité trompeuse, parce que les signes ne leur semblent pas suffisants ! combien attendent les craquements pour poser le diagnostic ! Les craquements ! c'est-à-dire la fin du processus anatomique, le ramollissement des tubercules, l'excavation, les bacilles dans les crachats !

Or, si nous avons le droit d'hésiter et de discuter quand il s'agit du diagnostic probable ou certain de la tuberculose pulmonaire, tous les médecins s'accordent sur la nécessité impérieuse de n'apporter aucun retard au traitement. Mieux vaut donc pécher par excès d'action que par inertie, car il faut gagner de vitesse, et ne pas perdre un jour si l'on veut obtenir de bons et solides résultats. Comparez les effets de la thérapeutique à la première ou à la seconde période de la phtisie et dites s'il convient d'attendre un diagnostic de *certitude* pour écrire une ordonnance !

Or, ce diagnostic de probabilité, les signes physiques rapprochés des symptômes rationnels, des commémoratifs, etc., vous le donnent longtemps avant l'apparition des bacilles dans les crachats.

A l'appui de cette thèse, permettez-moi de vous rapporter quelques observations prises à l'hôpital, c'est-à-dire dans un milieu où, comme le dit justement Lichtheim, ce genre de malades est beaucoup plus rare que dans la pratique civile.

Observations.   Ma première observation est celle de cette jeune femme de vingt-six ans, nommée L..., que je vous ai citée déjà et que j'observe depuis trois ans, car elle entra pour la première fois dans mon service, salle Sainte-Thérèse, hôpital Necker, en octobre 1881, pour une pelvi-péritonite, suite de fausse couche. Elle ne toussait ni ne crachait; cependant, j'examinai attentivement sa poitrine. La sonorité et les vibrations étaient normales, mais sous la clavicule gauche, l'inspiration était rude et basse, tandis que du côté droit, le murmure vésiculaire était doux et moelleux. Pendant les deux mois de séjour de cette malade à l'hôpital, ce signe persista, et les élèves du service, M. Faisans, alors mon interne, le constatèrent également. Je me crus autorisé à annoncer que cette femme était atteinte d'une lésion pulmonaire du sommet gauche et que, dans l'espèce, cette lésion était probablement de nature tuberculeuse.

Aujourd'hui, 28 mars 1884, cette femme tousse et crache, elle a maigri de 30 livres, elle a des troubles dyspeptiques graves (vomissements alimentaires, etc.). On trouve sous la clavicule gauche une submatité très nette, la respiration y est rude, presque soufflante et la phtisie ne saurait être mise en doute par personne. J'ajoute qu'entre ces deux dates extrêmes, octobre 1881 et mars 1884, L.... a eu une hémoptysie (mars 1882) pour laquelle je l'ai soignée avec mon interne, M. Netter, et une petite pleurésie droite que M. Lancereaux a traitée.

J'ai eu l'occasion de voir cette malade bien souvent depuis le jour où elle vint pour la première fois à l'hôpital, et les internes qui se sont succédé dans mon service, MM. Faisans, Netter, de Gennes et Artaud, ont été comme moi témoins de l'évolution des signes physiques en rapport avec les progrès de sa tuberculose.

Depuis que L... est entrée dans nos salles pour la dernière fois (mars 1884), ses crachats composés de muco-pus ont été examinés à plusieurs reprises les 18, 20, 23 et 26 mars par MM. de Gennes, Artaud et par moi, et nous n'avons jamais pu y découvrir un seul bacille. Il est inutile de dire qu'en pareille circonstance nous choisissons de préférence les crachats du matin, toujours plus riches en bacilles, que nous préparons quatre et six lamelles, et que nous sommes, mes élèves et moi, habitués depuis longtemps à ce genre de recherches.

L'intérêt de cette observation est double.

Elle prouve :

1° Que, dans certaines circonstances, les altérations du murmure respiratoire suffisent pour un diagnostic de probabilité. Que l'altération du bruit vésiculaire soit la conséquence d'une congestion pulmonaire, d'une bronchite localisée, précurseurs de la tuberculose, ou d'une tuberculose embryonnaire et discrète, peu importe, il faut ne pas oublier l'importance d'une auscultation minutieuse et précise, même en l'absence de toux et d'expectoration.

2° Que tous les signes classiques d'une tuberculose au premier degré peuvent se rencontrer avec un tel concours de signes rationnels et généraux, que le diagnostic ne saurait être douteux alors même que l'examen le plus attentif ne permet pas de trouver un seul bacille dans les crachats.

La seconde observation concerne une malade du service de M. Rigal, jeune fille de vingt ans, Ch..., Anna, 25, Sainte-Anne, qui maigrissait depuis le mois de mai 1883, et vint en septembre demander des soins à M. Blachez, alors chef de service à Necker. Elle avait, à son entrée dans les salles, une ascite modérée, de la fièvre, des vomissements, un amaigrissement considérable, etc. M. Blachez fit le diagnostic de péritonite tuberculeuse à forme ascitique. M. Queyrat, interne du service, constata en même temps et me fit constater sous la clavicule gauche une respiration rude et basse, sans aucune altération du son ou des vibrations. Dans tous les autres points de la poitrine, le murmure vésiculaire était doux et moelleux. A la fin de novembre, on trouva dans le même point, sous la clavicule gauche, quelques craquements secs et l'on fit un peu de révulsion à l'aide de badigeonnages iodés.

En janvier 1884, M. Rigal succéda dans le service à M. Blachez. A cette époque, l'ascite avait disparu et le ventre était rempli de tumeurs dures, irrégulières ; les altérations du murmure respiratoire persistaient.

Aujourd'hui, 28 mars 1884, les symptômes de la péritonite tuberculeuse ont presque disparu, sauf quelques indurations dans la région des ovaires ; l'état général est meilleur, les vomissements ont cessé depuis longtemps, mais sous la clavicule gauche, la respiration est toujours rude, et de plus, il existe une submatité très nette, qui s'accentue tous les jours. De sorte que, malgré cet amendement des signes de la péritonite, M. Rigal partage l'opinion de M. Blachez sur le diagnostic de péritonite tuberculeuse et croit, en même temps, à une lésion du poumon gauche de même nature. Or, cette jeune fille ne tousse pas, ne crache pas encore, elle affirme n'avoir jamais ni toussé ni craché. Il ne saurait donc être question de chercher des bacilles.

La troisième observation a trait à une malade couchée au numéro 24 de ma salle Sainte-Thérèse : Com..., Marie, vingt-deux ans, domestique. Cette jeune fille a des antécédents héréditaires déplorables. Son père et sa mère sont morts phtisiques, un frère également. Elle-même a eu des ophtalmies rebelles dans l'enfance et des écoulements d'oreille. Chétive, elle a toujours toussé et n'a jamais été réglée. En 1882, elle entre à la Pitié pour une hémoptysie et reste à l'hôpital quatre mois environ, puis, après huit mois de convalescence à la campagne, elle reprend son métier de domestique. Aujourd'hui son aspect est misérable, elle est pâle, amaigrie, tousse et crache un peu. Les crachats sont muqueux avec quelques stries purulentes. La région sous-claviculaire gauche est submate, la respiration y est rude et basse. On retrouve la même rudesse de l'inspiration et même un peu de souffle au sommet droit en arrière.

La recherche des bacilles, faite les 15, 24, 28 février et 26 mars, a été négative.

La quatrième observation est celle d'une jeune fille, Dr..., Elisa, vingt et un ans, blanchisseuse (14, Sainte-Thérèse).

Les antécédents héréditaires et personnels sont bons, mais elle tousse et crache un peu et maigrit depuis un an et demi environ.

En décembre 1883, elle entra dans le service de M. Fernet pour une pleurésie droite qui fut traitée par des vésicatoires et guérie en un mois ; sortie de l'hôpital, elle continua à tousser, à maigrir et eut une hémoptysie. Elle vient dans mon service pour une petite pleurésie gauche et nous constatons, sous la clavicule droite, un peu de submatité, une respiration affaiblie et rude en même temps, et à la base, du même côté, les traces de son ancienne pleurésie.

Les crachats sont muqueux, striés de pus. Nous les examinons le 5 mars, le 7 et le 25, en choisissant les stries, et nous ne trouvons aucun bacille. Nous croyons pouvoir affirmer cependant le diagnostic de tuberculose pulmonaire.

La cinquième observation est relative à une forme plus rapide de phtisie.

Bar..., Solange, vingt-deux ans (9, Sainte-Thérèse), s'est toujours bien portée jusqu'au mois d'octobre 1883. A cette époque, elle a commencé à tousser et à maigrir sans quitter son travail jusqu'à la fin de décembre, époque où elle entre dans mon service pour une pleurésie subaiguë à gauche. Outre les signes de cette pleurésie, nous constatons d'abord que le sommet du même côté respire très bien ; le son, les vibrations sont exagérés sous la clavicule. (Schème I.)

Mais bientôt, vers la fin de janvier 1884, la respiration s'affaiblit en ce point pendant que le son et les vibrations restent exagérés (schème II), et je diagnostique une congestion pulmonaire au sommet gauche, que les phénomènes

rationnels et généraux m'autorisent à croire de nature tuberculeuse. A mesure que les signes de l'épanchement diminuent, le tympanisme sous-claviculaire disparaît et fait
place à la submatité. Les vibrations sont toujours accrues et
la respiration de plus en plus affaiblie. Cette transformation
successive des signes physiques, au sommet gauche, confirme le diagnostic de phtisie pulmonaire (1ᵉʳ-15 février); les
phénomènes généraux, amaigrissement, fièvre, ne laissent
aucun doute sur leur signification.

Le premier examen des crachats fait le 1ᵉʳ mars est
négatif, le second fait le 5 mars donne quelques bacilles, que
les examens successifs montrent de plus en plus nombreux.

Chez cette femme, les bacilles constatés dans les crachats
sont venus certifier le diagnostic fait un mois auparavant à
l'aide des signes classiques.

Le sujet de ma sixième observation est un homme :
Leg..., Paul, âgé de trente-deux ans, salle Saint-Louis, 18,
entré le 10 mars 1884.

C'est un cocher alcoolique, atteint d'un début de cirrhose.
En janvier 1884, il commence à tousser et à cracher, et,
souffrant d'un point de côté à droite, il entre pour quelques
jours dans le service de mon collègue, M. le docteur Gombault. A la fin de février, la toux s'aggrave et une hémoptysie considérable, qui ne peut être arrêtée, le force à venir
de nouveau à l'hôpital ; il vient dans nos salles le 10 mars.

Quand l'hémoptysie a cessé, nous constatons au sommet
du poumon droit tous les signes d'une induration pulmonaire : submatité, augmentation des vibrations, respiration
très affaiblie et mêlée de grosses crépitations. Ces signes
sont encore plus étendus en arrière qu'en avant. Le poumon
gauche est rempli de râles ronflants et muqueux. Pendant
vingt-six jours, la température oscille autour de 39 degrés. Le
4 avril, elle baisse d'un degré, marque 38°,5 le soir, 38 degrés le matin, et, vers la fin du mois, la chaleur est normale.

Cependant le malade a beaucoup maigri et les signes physiques ne changent pas malgré l'absence de toute hémorragie. Dans le courant du mois de mai, il reprend de l'appétit et des forces et quitte le service le 30 mai en assez bon état. Les signes physiques persistent, légèrement atténués, au sommet droit.

Examens négatifs des crachats le 15 mars, le 21 mars, le 8 avril, c'est-à-dire immédiatement après l'hémoptysie et quand ils sont devenus muco-purulents.

Dans ma septième observation, Couëd..., Marie, entrée le 29 janvier 1884, salle Sainte-Thérèse, n° 23, jeune femme scrofuleuse dès son enfance (ophtalmies à répétition, écoulements purulents des oreilles, adénites sous-maxillaires), fut l'objet d'un examen réitéré. Elle est pâle, tousse et maigrit, se fatigue au moindre travail, et le sommet du poumon gauche est induré. On trouve sous la clavicule de la submatité avec respiration très rude, la respiration y est soufflante. Cette femme reste dans le service pendant quatre mois, jusqu'au 26 mai, sans aucune amélioration de l'état général ou local, mais sans aggravation.

Les crachats muco-purulents, très peu abondants du reste, ont été examinés les 15, 24, 28 février, les 3, 8, 20 mars, les 12, 17, 25 avril, par M. Artaud et par moi. L'examen a toujours été négatif.

Une autre jeune fille, Mai..., Henriette, âgée de dix-sept ans, entre salle Sainte-Thérèse, le 12 décembre, au lit n° 18. Nous relevons la scrofule dans la première enfance, une attaque de chorée qui dure trois ans (de dix à treize ans), suivie, à quatorze ans et demi, d'une attaque de rhumatisme articulaire aigu avec endocardite.

Elle tousse tous les hivers et crache un peu. Dès le mois d'août 1883, son état s'aggrave, et nous constatons aujourd'hui sous la clavicule gauche, avec une submatité très évidente, une respiration rude et soufflante, sans râles ni crépitations.

Les crachats furent examinés, sans qu'on pût y découvrir

un seul bacille, le 20 février, les 5, 8, 20 mars, les 3 et 8 mai.

Vous remarquerez, messieurs, que j'ai choisi des observations se rapportant presque toutes au type si commun de la tuberculose chronique. Déjà les tubercules sont conglomérés, puisqu'il existe sous l'une ou l'autre clavicule une matité évidente, et, cependant, l'absence de râles muqueux ou de crépitation nous autorise à penser qu'il n'y a point encore de ramollissement. C'est la première période classique, celle de Laënnec, de Barth et Roger, de Louis même, puisque la submatité existe localisée en un sommet et accompagnée de tous les autres signes fonctionnels ou généraux : scrofulose, hémoptysie, aménorrhée, etc.

Deux cas seulement appartiennent l'un à la forme bronchopneumonique ou subaiguë, l'autre à la forme pleurétique.

Dans ce dernier cas, les bacilles apparurent dans les crachats en même temps que les crépitations sous la clavicule, un mois après que le diagnostic était établi.

J'ai communiqué cinq de ces faits à mes collègues de la Société médicale des hôpitaux, dans la séance du 28 mars 1884, les trois autres étaient à l'étude, et j'ajoutais qu'il serait facile de multiplier de pareilles observations, en ayant soin de choisir la maladie à une période où le diagnostic étant incontestable de par tous les signes classiques, le ramollissement, l'excavation n'étaient pas encore effectués.

Depuis ma communication à mes collègues, une de mes malades, sortie de mon service, y est rentrée de nouveau et y est morte de méningite tuberculeuse. C'est la jeune femme qui fait le sujet de ma quatrième observation, Elisa Dr... L'autopsie, faite le 4 août, avec MM. de Gennes et Artaud, a confirmé de tous points mon diagnostic. Le sommet droit était infiltré de gros tubercules miliaires, non ramollis, en voie de conglomération dont les groupes étaient séparés par un peu de poumon sain. Les méninges, les plèvres et le poumon gauche étaient semés de nombreuses granulations très petites et transparentes, écloses dans la dernière phase de la maladie et cause de la mort.

Le hasard ayant ainsi servi à la démonstration de ma thèse, j'espère que M. G. Sée voudra bien reconnaître que les critiques qu'il adresse à mes observations étaient peu justifiées, à moins que mon savant collègue soit prêt à soutenir contre tous, que les bacilles sont un produit de sécrétion bronchique. S'il accorde que la présence des bacilles dans les crachats est le signe du ramollissement des tubercules et de l'excavation pulmonaire, il aura quelque peine à reporter le diagnostic, pour tous les cas de phtisie, à la date d'apparition des bacilles dans les produits d'expectoration.

La culture du bacille tuberculeux est trop technique pour se prêter aisément à la clinique, et, de plus, il est difficile de faire des cultures pures avec des crachats, mais l'inoculation est un procédé commode que j'ai cherché à utiliser dans les cas où, convaincu de la présence de tubercules dans le poumon, je ne trouvais pas de bacilles dans l'expectoration. Les quelques tentatives que j'ai faites dans cette direction ont été négatives. Elles mériteraient d'être reprises, quoique ce mode de diagnostic par l'inoculation aux animaux ne soit applicable qu'à une courte période, celle où les bacilles présents dans les crachats sont encore assez rares pour échapper à l'examen histologique. Cette période est probablement très courte et comme les résultats positifs ou négatifs de l'inoculation ne sont pas immédiats, tant s'en faut, on gagne en somme fort peu de temps même si l'inoculation réussit.

Culture et inoculation des crachats comme moyen de diagnostic.

Permettez-moi d'ajouter quelques mots sur la technique de l'examen des crachats bacillaires, vous verrez que cette nouvelle méthode de diagnostic ne laisse pas que d'être assez délicate *quand les bacilles sont peu nombreux.*

Technique de la recherche des bacilles.

Autant il est facile de les trouver et de les reconnaître quand on a l'habitude de cette recherche, autant il est aisé de les méconnaître ou de les confondre avec d'autres microbes quand on ignore les petites difficultés et les écueils de la technique.

Les matières colorantes, fuchsine ou violet de gentiane qu'on emploie selon la méthode d'Ehrlich, doivent être préparées séance tenante pour chaque examen.

Elles doivent être de bonne qualité ainsi que l'alcool employé. La solution d'aniline doit être parfaitement limpide. Les lamelles une fois préparées et colorées sont, comme vous le savez, décolorées par une solution d'acide nitrique. A ce moment, deux fautes peuvent être commises, le bain peut être trop court ou trop long. S'il est trop court, il n'aura pas eu le temps de décolorer les microbes vulgaires que l'observateur pourra prendre pour des bacilles ; s'il est trop long, il aura décoloré les bacilles tuberculeux qu'on ne pourra plus retrouver. Or, la durée du bain à l'acide nitrique doit varier de quatre à vingt secondes, selon l'épaisseur des crachats étalés sur la lamelle et l'intensité de la coloration ; il y a là un tour de main assez délicat qui exige un petit apprentissage pour aboutir au résultat cherché, à savoir : la décoloration de tous les microbes, sauf le bacille tuberculeux.

Je suppose que l'opération a été bien faite, il faut encore monter la préparation et l'examiner. Cet examen n'exige pas de très forts grossissements, cependant il est plus sûr avec les objectifs à immersion homogène et le condensateur Abbé ; il doit être très attentif et très prolongé si les bacilles sont peu nombreux.

En effet, le bacille de Koch très petit (0,5 à 1 μ de diamètre sur 3 à 5 μ de longueur) est plus difficile à trouver que le globule sanguin, et le meilleur observateur n'est jamais sûr de ne pas en laisser échapper un ou deux dans la préparation.

Il existe encore quelques petites difficultés dont je vous fais grâce, ce que je vous ai dit suffisant amplement pour démontrer que la recherche des bacilles exige une assez grande habitude et un outillage spécial. Ajoutez à cela que chaque examen demande, quand on est habile et que l'on emploie la méthode des colorations rapides (toujours moins sûre que la méthode des colorations lentes), un travail d'une demi-heure environ ; il faut, en effet, ce temps pour préparer la couleur, étaler le crachat sur les lamelles, faire la coloration et la décoloration, monter les préparations et les examiner.

Je signale ces difficultés, messieurs, mais je voudrais que tous les médecins fussent exercés à la recherche du bacille tuberculeux, car si sa découverte dans les crachats est beaucoup plus difficile que celle de l'albumine dans les urines, elle a la valeur absolue d'une réaction micro-chimique et décide souverainement, avec ou contre tous les signes locaux ou généraux, du diagnostic.

Mais si le bacille, quoique présent dans les tubercules pulmonaires, n'apparaît dans les crachats qu'à l'époque où le tubercule se ramollit et se vide dans les bronches, nous ne devons pas attendre sa présence pour faire le diagnostic. Loin de négliger l'auscultation, nous devons nous efforcer de saisir ou d'interpréter les troubles légers de la respiration qui se font entendre au début de la tuberculose, avant l'apparition de la toux et des crachats.

Je me résume dans les conclusions suivantes :

1° Les signes précoces de la tuberculose pulmonaire commune (altération de la respiration, particulièrement de l'inspiration), précèdent quelquefois la toux et l'expectoration, la submatité, la bronchophonie, etc., pendant un long espace de temps. Ces signes appartiennent à la période de germination de la tuberculose pulmonaire, ce que Bayle appelait la « phtisie occulte ».

2° La présence bien constatée des bacilles tuberculeux

dans les crachats est un signe *certain* de tuberculose, mais ce n'est pas un signe *précoce*. Le plus souvent, les signes physiques et rationnels sont antérieurs à l'apparition des bacilles dans les crachats, et le médecin ne doit pas attendre la présence des bacilles pour instituer un diagnostic et une thérapeutique.

3° Si le diagnostic par les signes physiques et rationnels offre des incertitudes et des écueils, la recherche du bacille n'est pas exempte de causes d'erreur qui sont inhérentes à la méthode, aux réactifs, à l'observateur.

DIXIÈME LEÇON.

DIAGNOSTIC PRÉCOCE DES FORMES RARES
DE LA TUBERCULISATION PULMONAIRE.

Valeur diagnostique prépondérante des bacilles dans certaines formes
rares de phtisie. — Observation de Cochez : petite cavernule ancienne,
granulie récente; diagnostic par la constatation des bacilles dans les
crachats. — Observation contradictoire d'Élisa Dr... — Pneumonie tuberculeuse. — Faits négatifs de Déjerine, etc. — Faits positifs en faveur de
la méthode de Koch. — Bronchite tuberculeuse diffuse. — Dilatation
bronchique et pneumonie ulcéreuse. — Le diagnostic rétrospectif de la
tuberculose est impossible. — Faits de Debove, Bucquoy, Féréol. —
Tuberculisation à forme hémoptoïque. — Hiller, etc. — Huchard. —
Toute affirmation dans un sens ou dans l'autre, pour ou contre les hémoptysies supplémentaires ou arthritiques est impossible. — Forme pleurétique. — Gombault et Chauffard. — Valeur comparative du schème
et des bacilles.

MESSIEURS,

Autant je suis affirmatif pour proclamer la supériorité de l'auscultation dans le diagnostic de la phtisie pulmonaire *commune*, autant je reconnais que dans les formes rares de la tuberculose, le bacille peut devenir un signe précoce.

Quand la tuberculisation pulmonaire revêt la forme d'une pneumonie, d'une pleuro-pneumonie, d'une bronchite diffuse, quand elle débute par des hémoptysies ou qu'elle occupe originellement la base du poumon, la découverte du bacille devient souvent le premier signe diagnostique sérieux. Elle permet d'affirmer la présence de tubercules lorsque tous les autres symptômes physiques ou fonctionnels n'autorisent que le doute, le soupçon ou autorisent toute quiétude.

Quelques exemples choisis entre cent vous convaincront de l'utilité de l'examen histologique des crachats.

Un homme de soixante-huit ans entre le 10 octobre 1883, salle Magendie, n° 1, service de M. Hayem, hôpital Saint-Antoine. Cet homme, misérable depuis plusieurs mois et se sentant profondément fatigué depuis quinze jours, se plaint de céphalalgie, d'insomnie, de faiblesse. La toux est peu fréquente, l'expectoration rare est formée de quelques crachats muco-purulents. Le thorax est maigre, mais la palpation et la percussion ne révèlent aucune anomalie. L'auscultation la plus minutieuse est presque entièrement négative, un ronflement sonore qui masque le bruit vésiculaire s'entend aux deux temps de la respiration.

Appétit nul, langue sèche, soif vive. Pas d'albuminurie. Pas de vomissements. Température : 38°,2.

Le diagnostic est forcément incertain. Un homme âgé, sans aucun antécédent héréditaire ou personnel de tuberculose, atteint d'un état adynamique grave, sans détermination organique précise, peut bien être soupçonné de phtisie aiguë. Mais les signes physiques sont presque nuls, comme il arrive si souvent dans les granulies.

L'examen des crachats vint fixer le diagnostic ; on y trouva des bacilles en assez petit nombre.

Pendant dix jours, les signes physiques persistèrent sans notable modification, mais l'adynamie s'aggrava, et le malade mourut dans la matinée du 20 octobre.

L'autopsie fit voir les deux poumons criblés dans toute leur hauteur de granulations tuberculeuses petites et semi-transparentes. « Au centre du sommet droit, il existait une très petite cavernule de la dimension d'un gros pois, entourée d'une zone étroite de granulations jaunâtres. » (Obs. I de la thèse de Cochez.)

 Vous remarquerez, messieurs, que toutes les conditions se trouvent ici réunies pour donner à la recherche des bacilles une valeur diagnostique prépondérante : insuffisance ou quasi-nullité des signes physiques, expectoration muco-purulente, petite excavation du sommet droit. Que l'expectoration manque ou que l'excavation n'existe pas, et la recherche du bacille devient impossible dans le premier cas, inutile dans le second.

C'est ce qui advint chez cette jeune femme, Elisa Dr..., morte, dans notre service, de méningite tuberculeuse avec granulie des poumons, sans avoir craché une seule fois pendant toute la durée de son séjour à l'hôpital. Et, cependant, nous avions un grand intérêt à examiner ses crachats ; car vous vous souvenez que nous l'avions déclarée tuberculeuse de par les signes physiques du sommet droit quelques mois auparavant, malgré l'absence persistante des bacilles dans son expectoration. Sortie de l'hôpital, atteinte de méningite, elle revient par hasard dans nos salles, et nous avons la surprise de constater que *la submatité, si nette quelques mois auparavant sous la clavicule droite, a disparu !* Dans les deux poumons, la respiration est rude et forte, mais sans prédominance en aucun point, sans mélange d'aucun râle.

Observation
négative.

Cependant le diagnostic de méningite tuberculeuse s'imposait de par tous les symptômes classiques, mais la disparition des signes physiques sous la clavicule droite nous laissait dans une grande incertitude.

L'autopsie vint tout expliquer. Nous avions eu raison de déclarer Élisa Dr... atteinte de tuberculisation pulmonaire à sa première entrée dans nos salles et de méningite tuberculeuse à son second séjour. Le sommet du poumon droit était infiltré de tubercules miliaires en voie de conglomération, et le reste des deux poumons était semé de granulations grises très petites. Cette seconde éruption, de même date que celle des méninges et fille de la première, localisée au sommet droit, avait provoqué, dans toute l'étendue des deux poumons et jusque dans les parties restées saines du sommet droit, une respiration supplémentaire rude avec emphysème léger, et la sonorité de cet emphysème remplaçait la submatité sous-claviculaire.

Il existait enfin chez le malade de M. Cochez la condition *sine qua non* de la présence des bacilles dans les crachats, une cavernule ! Supposons la même granulie sans cavernule, même avec une expectoration muco-purulente, la recherche des bacilles est infructueuse. Tels sont les cas de Demme, Lichtheim, etc.

Enfin, messieurs, me sera-t-il permis de vous faire remarquer que le bacille n'a pas servi au diagnostic de l'éruption récente des tubercules, puisqu'il existait chez le malade deux lésions de date très différente, l'une ancienne, « cavernule de la grosseur d'un pois, entourée d'une zone étroite de granulations jaunâtres » ; l'autre nouvelle, « infiltration de granulations grises demi-transparentes des deux poumons ».

Il en était de même (sauf la cavernule) chez la femme Elisa Dr... dont je viens de vous entretenir, et nous savons aujourd'hui que les phtisies aiguës miliaires sont toujours une éruption secondaire, une généralisation de tubercules déjà préformés dans quelques points de l'économie.

Or, chez le malade de M. Cochez, d'où venaient les bacilles qu'il expectorait ? Des granulations miliaires récentes ou de la cavernule ancienne ? Apparemment de la cavernule.

Il s'est trouvé que les signes physiques ou fonctionnels, insuffisants pour faire le diagnostic de phtisie miliaire et de cavernule, ont été suppléés par des bacilles ; c'est bien ! mais il n'y faut pas toujours compter, et la seconde proposition de Balmer et de Fraentzel : « Quand les bacilles n'existent pas dans les crachats, il n'y a pas tuberculose », est inexacte, même avec le correctif des « examens multipliés » de M. Cochez.

Vous savez que cette formule n'est pas rigoureuse, même

pour la pneumonie tuberculeuse, où la fonte pulmonaire est d'ordinaire si brutale et si prompte. La belle observation de Déjerine et Babinski, le fait tout à fait semblable de Frédéric Müller, en témoignent suffisamment. Cependant la recherche des bacilles est précieuse, surtout dans les formes rapides où la tuberculose, masquée par les signes d'un processus inflammatoire simple, évolue rapidement. Alors, quand la défervescence se fait attendre, quand les forces du malade déclinent, quand les signes physiques persistent, le médecin s'inquiète, mais son diagnostic n'est pas assuré. C'est le moment précis où la recherche des bacilles peut rendre de grands services.

Rappelez-vous ce jeune homme couché au numéro 18, salle Saint-Louis, qui vint pour une pneumonie franche, ou du moins il le semblait, car, sauf un peu de débilité naturelle et quelques semaines de fatigues avant sa maladie, tout militait en faveur d'une affection simple de bonne nature. Mais le huitième et le neuvième jour passèrent sans que la défervescence se produisît, et dès le douzième jour, quand il était permis d'espérer encore la résolution, nous trouvâmes des crachats bacillaires. Après une longue période de déchéance, cet homme a repris des forces et de l'embonpoint, mais il a quitté l'hôpital avec tous les signes d'un ramollissement tuberculeux du poumon.

L'examen des crachats nous rendra encore de grands services dans ces formes de tuberculose pulmonaire accompagnées de bronchite diffuse à râles nombreux. La sonorité, l'éclat des bruits adventices peuvent voiler tous les signes physiques, même ceux d'une excavation volumineuse, et, pour peu qu'il se joigne à la bronchite un emphysème compensateur (c'est le cas ordinaire), les moyens du diagnostic physique échappent complètement. Vous savez que l'état général ou fonctionnel peut vous égarer facilement, ne négligez donc pas la recherche des bacilles.

Lorsque, dans le cours d'une phtisie commune, un épisode de bronchite aiguë généralisée survient, la recherche des bacilles vous rendra les mêmes services, et résoudra les difficultés insurmontables du diagnostic par les procédés ordinaires. Les thèses et mémoires écrits sur la question qui nous occupe contiennent de nombreuses observations qui témoignent de l'importance de l'examen des crachats dans tous ces cas. On y trouve souvent et côte à côte, des observations prouvant qu'une bronchite vulgaire en apparence est reconnue tuberculeuse de par les crachats bacillaires, et inversement, que la recherche des bacilles ayant été infructueuse, le malade a guéri ou l'autopsie a montré qu'il s'agissait de dilatation bronchique avec emphysème ou de pneumonie chronique ulcérée ou de pneumopathie syphilitique.

Dans toutes ces observations vous trouverez réalisées les deux conditions nécessaires au diagnostic de la phtisie par l'examen microscopique, une expectoration muco-purulente et les signes physiques d'une excavation. On conçoit que, dans ces circonstances, la présence ou l'absence des bacilles acquière le maximum de sa valeur, et qu'on puisse, de par un examen répété, conclure à l'absence de tuberculose quand le bacille fait défaut.

Vous avez eu sous les yeux un jeune homme d'apparence robuste encore, mais atteint d'une bronchite généralisée si tenace que Blachez, qui l'avait soigné d'abord, avait craint l'invasion des tubercules, et je partageais ses craintes, car l'examen physique autorisait tous les doutes, la poitrine étant remplie de râles divers qui gênaient l'auscultation et l'emphysème concomitant rendant illusoire toute étude de percussion ou de palpation. Ici, l'examen répété et constamment négatif des crachats nous permit d'écarter le diagnostic de tuberculose, et la suite nous donna raison, car ce jeune homme s'étant rétabli complètement, il est probable que sa bronchite était simple.

La dilatation bronchique, conséquence des broncho-pneumonies de l'enfance ou de l'atrésie partielle des gros canaux bronchiques au niveau du hile, malgré toutes les analogies fonctionnelles ou locales qu'elle offre avec la tuberculose, sera plus facilement reconnue par l'examen négatif des crachats que par tout autre signe. Mais la dilatation bronchique est une affection fort rare, beaucoup plus rare à mon avis qu'on ne l'a cru, si l'on entend désigner sous ce nom une maladie dans laquelle les bronches, pour une raison ou pour une autre, sont dilatées en conservant leur structure fondamentale. Le plus souvent, ces soi-disant dilatations bronchiques sont des cavités creusées en plein poumon, lisses, arrondies en continuité avec les canaux bronchiques, mais n'ayant plus rien de la structure des bronches : ni glandes, ni tunique élastique ou musculaire. Leurs parois sont formées d'un feutrage semé de fibres conjonctives qui peuvent donner l'illusion d'une ressemblance avec la muqueuse des bronches, mais c'est pure illusion.

Ces cavités souvent arrondies communiquent entre elles, entourées d'un tissu fibreux et d'une coque pleurale épaisse, et sont la conséquence d'un processus ulcéreux de nature tuberculeuse développé sur un point de la paroi bronchique. Quand les tuniques élastique et musculaire sont détruites par une infiltration cellulaire, il se forme, comme dans les anévrismes, aux dépens de cette néo-formation, une membrane qui cède peu à peu et se dilate.

Sous le nom de *pneumonie chronique ulcéreuse*, Debove a présenté à la Société médicale des hôpitaux l'histoire d'un fait où la dilatation bronchique n'était qu'apparente et où les cavités creusées dans le sommet du poumon n'avaient rien de la structure des bronches. Mais l'intérêt de l'observation de Debove est dans l'absence des parasites spécifiques dans les crachats d'un homme dont l'histoire pathologique est tout à fait celle de la tuberculose pulmonaire chronique.

Les premières hémoptysies remontent à 1844, c'est-à-dire à quarante ans de distance, le malade avait alors vingt-quatre ans ; elles se sont reproduites à plusieurs reprises, mais c'est surtout depuis six ans que les symptômes se sont accentués, toux, crachats, sueurs, fièvre, signes physiques cavitaires au sommet du poumon gauche, cachexie enfin,… et le malade meurt le 11 novembre 1882 dans le marasme.

Pendant le dernier mois de son séjour à Bicêtre, les crachats muco-purulents et abondants avaient été examinés à plusieurs reprises et toujours négativement.

A l'autopsie, on trouva que, au sommet gauche, la plèvre épaissie formait une calotte d'un demi-centimètre d'épaisseur, que le poumon était induré, fibreux, blanchâtre et pigmenté dans toute l'étendue du lobe supérieur, qu'enfin il était creusé de petites cavernes d'un volume très inégal, arrondies, à parois lisses, communiquant irrégulièrement entre elles et avec les bronches. Nulle part on ne trouva de tubercules, et dans les coupes histologiques de la paroi des cavernes on ne découvrit pas de bacilles. Debove conclut à une pneumonie chronique ulcéreuse non tuberculeuse.

A la même séance, Bucquoy rapportait un fait semblable déjà présenté à l'Académie par G. Sée, où le diagnostic différentiel avait été établi également par l'absence du parasite dans les crachats, et Féréol citait un autre fait, contre-partie des deux précédents, où le diagnostic de dilatation bronchique, vraisemblable à cause de la résistance vitale du malade, fut renversé par la découverte des bacilles dans les crachats.

Voilà donc des observations qui semblent prouver que les malades de Debove et Bucquoy *ne sont pas morts tuber-culeux*, puisque, ni l'autopsie n'a fait voir de tubercules, ni l'examen des crachats n'a montré de bacilles. Qu'il me soit permis cependant de vous faire remarquer qu'il est tout à fait impossible, en pareil cas, d'affirmer l'absence des bacilles dans tous les points de la paroi des cavernes. Nous savons, en effet, que ceux-ci se cachent souvent en un point limité de la paroi où le hasard seul les fait découvrir. L'inoculation, qui n'a pas été pratiquée, eut été bien supérieure à l'examen histologique pour faire la preuve négative. Mais une question se pose : Ces malades n'avaient-ils jamais été tuberculeux? n'avaient-ils pas pu, dans la longue durée de leur maladie (trente-huit ans pour le malade de Debove), subir l'attaque de parasites tuberculeux, les éliminer, les détruire, et conserver les lésions banales, trace du passage du bacille. La découverte de Koch est trop récente pour qu'il nous soit possible de savoir si un malade, convaincu de tuberculose par la présence des bacilles dans l'expectoration et guéri temporairement, conserve ou non des bacilles dans la phase ultime de sa maladie. Des observations longtemps poursuivies pourront seules nous édifier sur ce problème insoluble aujourd'hui.

Vous remarquerez, messieurs, combien les faits que je viens de vous citer nous éloignent du *diagnostic précoce de la phtisie,* notre principal objectif. En fait, ces diagnostics *in extremis* d'excavations tuberculeuses ou non tuberculeuses sont intéressants, mais peu utiles. Il en est tout autrement quand la tuberculose, débutant par une hémoptysie, l'examen des crachats permet de la reconnaître avant l'apparition de tout signe physique.

Depuis que Hiller a publié ses observations, tous les médecins qui se sont occupés de rechercher les bacilles dans les crachats muco-sanguinolents qui suivent d'ordinaire les hémoptysies, ont rencontré quelquefois, non toujours, le parasite de la tuberculose, alors que les signes physiques étaient nuls, banaux ou insuffisants.

Vous avez vu tout récemment dans nos salles un homme atteint d'hémoptysies peu abondantes, qui semblaient être la première manifestation du processus tuberculeux, l'examen répété de ses crachats nous permit de découvrir le bacille caractéristique. Les signes physiques n'étaient encore ni assez localisés ni assez précis pour permettre d'asseoir un diagnostic sérieux.

Quand l'examen du sang, ou mieux des crachats composés qui suivent l'hémorragie pulmonaire est positif, rien de mieux, la conclusion s'impose. Mais quand cet examen, même répété plusieurs fois, est négatif, convient-il de conclure à une hémoptysie *sine materia* et d'invoquer l'influence nerveuse ou la congestion menstruelle ou la dérivation sanguine en écartant la tuberculose ?

Je néglige à dessein les hémoptysies d'origine cardiaque ou vasculaire, celles dues à un traumatisme, pour ne m'occuper que de ces hémoptysies rares ou fréquentes, faibles ou fortes, sans altération apparente des organes thoraciques, mais qui sont compatibles avec une longue existence et n'aboutissent, en fin de compte, à aucune lésion précise. De celles-là que faut-il penser? sont-elles le premier, l'unique phénomène d'une tuberculose avortée? ou, au contraire, un épiphénomène heureux, une soupape de sûreté ouverte pendant la période menstruelle ou dans le cours d'un état diathésique. Nous voilà fort embarrassés, messieurs, car nous ignorons la cause *immédiate* de l'hémoptysie, même quand nous savons qu'elle est symptomatique de tuberculose. Comment expliquer, par la présence de quelques bacilles dans le tissu pulmonaire ou dans les vaisseaux sanguins, ces hémoptysies d'un et deux litres, qui surprennent quelquefois dans la plénitude apparente de la santé un être jusque-là vigoureux ? Il faut un autre facteur que nous appelons *débilité vasculaire, action nerveuse, fluxion,* etc., et l'on conçoit que la présence du parasite ne soit pas toujours nécessaire à l'hémoptysie.

Je ne crois donc pas qu'on soit autorisé à nier les hémoptysies non tuberculeuses purement fluxionnaires, mais je pense qu'une première hémoptysie, même en l'absence de bacilles dûment constatée par de nombreux examens, doit

être considérée *a priori* et pratiquement comme symptomatique de tuberculose, quand une lésion cardio-vasculaire ne
peut pas l'expliquer. Outre ce que nous savons de la curabilité
si fréquente des tubercules à leur période de formation, nous
n'ignorons pas qu'il n'existe aucun rapport entre le nombre
des bacilles dans le poumon et l'hémoptysie. Les pneumonies caséeuses à évolution rapide, où le tissu pulmonaire est
occupé par d'innombrables parasites sont rarement hémop-
toïques ; au contraire, les grands hémoptysiques, même
s'ils sont tuberculeux avérés, guérissent assez souvent.
Nous connaissons un jeune médecin qui se porte à merveille
aujourd'hui et qui, il y a dix ans, crachait en quelques semaines plusieurs litres de sang. Il était à cette époque en
traitement à Alger pour une tuberculose classique avec signes physiques certains, crachats purulents, etc. « Chaque
hémoptysie, me disait-il récemment, me soulageait, et ma
guérison, mon amélioration, si vous préférez, a commencé
aussitôt après ces grandes hémoptysies. »

Le fait n'est pas commun, à coup sûr, mais il est curieux
et nous autorise, avec beaucoup d'autres, à regarder l'hémoptysie comme un phénomène excentrique peu subor-
donné à l'évolution ou à la quantité des tubercules.

Sans doute, il arrive quelquefois que les crachements de
sang se reproduisent à intervalles assez réguliers, accompagnant le processus tuberculeux dans toutes ses étapes et
marquant le pas, si le terme est permis. Mais plus souvent
l'hémoptysie est un épisode d'allure fantaisiste et de pronostic incertain.

La répétition et l'innocuité des hémorragies pulmonaires
pendant de longues années nous autorisent à chercher
ailleurs que dans les tubercules la cause qui les provoque,
et lorsque, pendant trente ou quarante années, des hémoptysies abondantes, fréquentes, se sont montrées inoffensives ou même salutaires, nous avons le droit avec Huchard d'invoquer l'arthritisme. Mais cette opinion, si légitime

qu'elle soit, manque de preuves, et la découverte de Koch n'est pas venue donner la solution du problème. Il ne suffit pas, à mon avis, de constater l'absence des bacilles dans le sang des hémoptysies pour écarter la tuberculose. Je suppose, ce qui n'est pas, que l'examen microscopique soit impeccable, et je suppose qu'il soit appuyé sur des inoculations négatives, j'accepte en un mot que dans tout le sang de l'hémoptysie la plus abondante, il n'existe aucun microbe. Qu'est-ce que cela prouve? que cette hémoptysie ne coïncide pas avec un ramollissement de tubercules, et rien de plus. Le sang d'un tuberculeux est rarement bacillaire, et si j'ai, comme Villemin, réussi quelques inoculations avec du sang de phtisiques, plus souvent j'ai échoué.

Il existe une autre forme de tuberculisation pulmonaire, forme commune, sur laquelle j'appelle votre attention. La phtisie commençante se cache quelquefois derrière une pleurésie, et nous n'avons pas toujours le moyen de reconnaître la véritable nature du processus qui évolue sous nos yeux. Après six semaines ou deux mois, l'épanchement se résorbe s'il n'est évacué préalablement, et le malade reprend toutes les apparences de la santé. Cela dure un temps variable, des semaines, des mois, des années... puis, les signes physiques d'une tuberculose pulmonaire apparaissent d'abord au sommet du même côté que la pleurésie, puis aux points symétriques du côté opposé, le doute n'est plus permis.

Quelle relation existe entre cette pleurésie guérie depuis longtemps et la tuberculisation pulmonaire actuelle? A cette question on a répondu différemment. La pleurésie a été déclarée tantôt cause ou symptôme de la tuberculisation pulmonaire, tantôt indifférente, et chacune de ces opinions divergentes semble autorisée par l'observation clinique.

Depuis la découverte de Koch, il était intéressant de chercher dans le liquide pleurétique le corps du délit, l'organisme figuré de la tuberculose. Mais quelques tentatives faites dans cette direction ont été peu fructueuses, sauf pour certains épanchements purulents. Gombault et Chauffard ont eu l'idée d'inoculer le liquide de toutes les pleurésies qu'ils ont observées pendant six mois, et dans une note préliminaire communiquée à la Société médicale des hôpitaux le 8 août 1884, ils apportent les premiers résultats acquis.

Sur vingt-trois inoculations, quatre ne comptent pas, les cobayes ayant succombé trop rapidement, neuf ont été négatives, les animaux sacrifiés trois et quatre mois après l'inoculation étant sains ; dix ont donné un résultat positif, les animaux sont morts tuberculeux. Gombault et Chauffard ajoutent que les résultats positifs ne les ont pas surpris, les probabilités cliniques étant en faveur de la pleurésie tuberculeuse ; et que les résultats négatifs avaient semblé coïncider avec une pleurésie simple. Dans tous les cas, positifs et négatifs, le bacille avait été vainement cherché dans le liquide de l'épanchement. Mais il est arrivé que le liquide provenant d'un même malade, « injecté à trois cobayes différents, a donné, à côté de deux cas de tuberculose-confirmée, un cas absolument négatif ». Il est donc certain que les trois centimètres cubes introduits dans le péritoine de ce dernier cobaye ne contenaient aucun bacille, tandis que les six centimètres cubes qui ont servi pour les deux premiers cobayes en contenaient. Toutes les couches de liquide ne sont donc pas également virulentes, et quelques-uns des résultats négatifs obtenus par Gombault et Chauffard par l'inoculation à un seul cobaye sont un peu suspects, car il est permis de supposer que si l'on eût inoculé ce liquide à trois cobayes et non à un seul, on eût obtenu des résultats positifs.

La méthode des inoculations, supérieure à la recherche des bacilles, n'est donc pas à l'abri de toute critique ; de plus elle est longue, puisque dans leurs expériences MM. Gombault et Chauffard ont attendu trois ou quatre mois avant de sacrifier leurs animaux, et il est possible que longtemps avant l'autopsie des cobayes le diagnostic soit fait par d'autres moyens.

J'ai observé récemment deux faits qui méritent de vous être rapportés :

Une jeune femme entre dans mon service le 27 juin 1884, salle Sainte-Thérèse, n° 8, avec tous les signes d'une pleurésie franche. L'épanchement était moyen, et nous constatons, M. Artaud et moi, sous la clavicule et dans la fosse sus-épineuse la présence du schème II que je considère comme le signe d'une congestion pulmonaire souvent tuberculeuse, concomitante de l'épanchement. Cette femme nous était donc fort suspecte.

Une ponction faite avec la seringue de Pravaz permit d'extraire en deux fois deux grammes de liquide citrin qui furent inoculés à deux cobayes. L'un mourut tuberculeux un mois après, le 18 août, avec une tuberculose généralisée, et le second mourut accidentellement le 6 septembre sans traces de tubercules.

Cependant la malade était guérie de sa pleurésie, elle avait repris ses forces et quittait nos salles pleinement convalescente le 29 juillet. Mais le sommet du poumon où nous avions constaté la présence du schème II pendant la période de l'épanchement respirait mal, et la sonorité y était notablement diminuée. Pour nous, c'est une tuberculose de par les signes physiques de l'auscultation et de par l'épreuve expérimentale.

Vous voyez, cependant, que cette épreuve n'est pas toujours fidèle et que sur deux cobayes inoculés, un seul est mort tuberculeux.

J'ai revu cette jeune femme le 4 octobre ; elle porte les mêmes signes d'insuffisance respiratoire, avec submatité au sommet droit, côté de la pleurésie. Ces signes n'ont pas beaucoup changé depuis le 19 juillet, mais la malade a beaucoup maigri, et nous ne tarderons pas longtemps à entendre les craquements sous-claviculaires.

L'observation d'un homme prise en même temps, dans des circonstances à peu près identiques, est un peu la contrepartie de l'observation précédente. Cet individu, atteint de pleurésie avec le schème II, entra dans nos salles. La ponction de son épanchement fut faite avec une seringue de Pravaz, dont le contenu tout entier fut injecté dans le péritoine d'un cobaye. Cette inoculation a été négative, l'animal, sacrifié cinq mois après, était sain. Cependant, notre homme, resté dans la salle, est aujourd'hui bel et bien tuberculeux, et le sommet du poumon du côté de la pleurésie est en plein ramollissement. L'épanchement a disparu depuis longtemps.

Ces deux faits semblent contradictoires, le liquide du premier épanchement contenait des bacilles ; cependant la malade paraît guérie, et le liquide du second n'en contenait pas, et cependant l'homme est phtisique. Mais il est fort possible que des inoculations nombreuses et répétées de la sérosité du second épanchement eussent abouti à des résultats positifs. Enfin, il n'est pas démontré qu'un épanchement symptomatique d'une tuberculose pulmonaire au début contienne nécessairement des bacilles. Il faut pour cela ou qu'un tubercule pulmonaire ramolli se soit vidé dans la plèvre ou qu'une tuberculose pleurale accompagne la tuberculisation pulmonaire.

Pour conclure, messieurs, je vous engage à ne pas cesser de compter sur les ressources de la clinique, à ne pas cesser de tenir compte des antécédents de vos malades, à ne pas cesser de les consulter et je me permets de vous recommander de nouveau l'étude du sommet du poumon du côté de l'épanchement par les procédés que j'ai fait connaître et que vous trouverez exposés dans une autre leçon.

ONZIÈME LEÇON.

TRANSFORMATION DES SIGNES PHYSIQUES
DANS LE COURS DE LA TUBERCULOSE PULMONAIRE.

L'intérêt de l'auscultation diminue à mesure que la phtisie avance. — Les
signes physiques se succèdent et se transforment lentement. — Chacun
des procédés d'exploration pulmonaire : percussion, palpation, auscultation, a sa valeur maxima à certaine date de l'évolution tuberculeuse.
La région sous-claviculaire doit être choisie de préférence à toute autre.
— Changement dans la tonalité et la rudesse de l'inspiration. — Entrée
en scène de l'expiration prolongée.
La submatité apparaît et relègue les autres signes au second plan. — Lésions bilatérales et symétriques.
Première période de Laennec. — Les craquements. — Parallélisme ou
retard des lésions aux deux sommets. — Souffle. — Caverne. — Caverne
muette. — Bruit de pot fêlé. — Pectoriloquie aphone.

MESSIEURS,

Vous avez pu voir, d'après les autopsies confirmatives, que
les tubercules discrets, dont l'existence se trahit par la respiration rude, sont déjà volumineux, adultes, miliaires en
un mot, et que la submatité et la bronchophonie n'entrent
en ligne qu'après la conglomération de ces tubercules en
masse compacte.

La respiration rude existe donc à titre de signe physique,
simple et isolé, pendant cette longue période de formation
du tubercule, qui commence à la naissance des cellules
embryonnaires et des cellules géantes, pour s'étendre jusqu'à la réunion des follicules.

Cela dure des semaines, des mois ou des années, selon
qu'il s'agit de telle ou telle tuberculisation.

Quand apparaissent la matité et la bronchophonie, signes
physiques de ce qu'on nomme le premier degré, vous voyez

les longues étapes parcourues par le processus tuberculeux et le temps perdu pour la thérapeutique.

Je suppose que vous êtes complètement édifiés sur ce point, et que vous êtes également convaincus de la nécessité de poser le diagnostic à la période de germination, c'est-à-dire aussitôt que possible, aussi près que vous le pouvez du début de la tuberculisation.

La période de germination dure quelquefois longtemps, et dans cette longue série de jours nécessaires à la formation des tubercules adultes, l'anomalie respiratoire que nous avons étudiée ne reste pas tout à fait immobile, car il y a des degrés dans la rudesse d'un bruit, et les expressions que chaque auteur a successivement employées, pour désigner les sensations perçues, prouvent la différence de ces sensations.

La respiration *rude*, terme générique, s'entend des respirations sèche, granuleuse (Woillez), râpeuse (Hirtz), sibilante (Lasègue). On pourrait encore l'appeler la respiration rauque, enrouée... Ce n'est pas tout. J'ai beaucoup insisté sur la valeur de l'*inspiration* rude, parce que les anomalies de l'inspiration se rencontrent de très bonne heure ; plus tard, l'expiration devient rude à son tour, souvent même sa rudesse domine celle de l'inspiration, de sorte que la respiration toute entière, à ses deux temps, est devenue pathologique.

Il convient donc de distinguer, dans la respiration rude, le *degré* de rudesse et le *temps*, inspiration seule ou inspiration et expiration, occupés par cette anomalie respiratoire.

Ce faisant, vous avez des renseignements beaucoup plus précis sur le moment de l'évolution du processus tuberculeux, et si la perception de ces nuances d'auscultation vous coûte quelque peine vous en êtes largement récompensés.

Le diagnostic de la tuberculisation pulmonaire est devenu si facile, quand on attend « le premier degré », qu'il n'y faut aucun effort et qu'il n'y a aucun mérite. Il est vrai qu'à ce moment les services rendus par l'auscultation sont bien minces, et que je me demande si nous faisons beaucoup mieux que Bayle et ses contemporains, deux ans avant la découverte de Laennec. Les trois périodes *anatomiques* de Laennec correspondent, en effet, presque terme pour terme, aux trois périodes *cliniques* de ses prédécesseurs, et l'auscultation ainsi utilisée ne fait que confirmer leur formule diagnostique.

L'importance et l'intérêt d'une auscultation méthodique et attentive dans la tuberculose pulmonaire *confirmée* et avancée sont choses discutables. Quand un malade réunit tous les symptômes fonctionnels et généraux de la phtisie, il devient médiocrement utile de préciser l'étendue exacte du ramollissement des tubercules, ou la capacité et la forme de la caverne. Aussi, nous auscultons les malades par devoir, mais sans aucune curiosité scientifique, sans aucun espoir de trouver dans cet examen quelque lumière pour le traitement. Quand ils sont arrivés à ce moment où ils se ressemblent tous, les phtisiques cessent de nous intéresser.

A l'inverse des maladies du système nerveux, qui se dégagent peu à peu et lentement de la foule des symptômes banaux, pour atteindre leur individualité et leur physionomie propres vers le milieu de leur cours, les tuberculisations pulmonaires arrivent d'ordinaire, et quelle que soit leur divergence au début, à une complète similitude qui se résume en un mot : la consomption. Autant il est utile et curieux de les dépister, à leur naissance, sous leurs masques divers, autant il est fastidieux et vain de les étudier minutieusement quand le diagnostic est devenu trop facile.

Or, ce que nous savons le moins de la tuberculose pulmonaire, c'est la variété de ses modes de début et les moyens de les diagnostiquer.

Les formes graves, la pneumonie dite caséeuse, et la granulie, sont aujourd'hui bien mieux connues qu'autrefois, et, chose curieuse, nous devons ce progrès à l'erreur de ceux qui, partisans de la pneumonie caséeuse, non tuberculeuse, ont étudié cette forme morbide avec d'autant plus de soin qu'ils se croyaient en présence d'un processus patholo- gique tout à fait spécial.

De même, Empis nous a donné une excellente descrip- tion symptomatique de la tuberculose à forme granulique, parce qu'il croyait décrire une maladie nouvelle. Les uns et les autres ont cherché avec le soin le plus minutieux, tous les signes qui pouvaient séparer ces formes de tuber- culisation d'avec la forme commune, et nous ont appris à les mieux connaître. Et c'est ainsi que tous les travaux conscien- cieux servent utilement la science ; la part d'erreur qu'ils contiennent s'efface, et la vérité, c'est-à-dire le fait ob- servé, reste.

J'espère vous montrer plus tard qu'il existe d'autres va- riétés cliniques d'une haute importance, mais en ce qui con- cerne la tuberculisation pulmonaire commune, à laquelle il faut revenir, je vous disais, messieurs, dans la dernière leçon, que les lésions qui lui sont propres se développent de telle sorte que, s'il est possible, pour les besoins de la clinique, de créer dans leur évolution un certain nombre de périodes correspondant à des états distincts du tubercule, il reste à bien entendre que cette division est purement con- ventionnelle.

Ce qui est vrai pour les lésions est aussi vrai pour les signes physiques qui leur correspondent ; loin de se trans- former tout d'une pièce et comme par à-coups brusques, les signes physiques se modifient lentement et passent par des phases transitoires qui les éloignent graduellement de leur état primitif.

Successivement, et peu à peu, de nouveaux phénomènes apparaissent, s'ajoutant ou se substituant aux anciens ; il en résulte que, si l'ensemble des signes est quelquefois assez caractéristique pour permettre de déterminer exactement le degré des lésions et la période de la maladie, souvent aussi cette précision de diagnostic est impossible, car les signes ne sont plus déjà ceux d'une période déterminée, mais ils ne sont pas encore ceux de la période suivante.

Mon intention n'est pas d'étudier isolément tous les signes physiques que l'on peut observer dans le cours de la tuberculose. J'ai suffisamment insisté sur ceux de la période de germination, dont l'étude me paraissait particulièrement importante, pour les raisons que je vous ai dites; quant à ceux des périodes suivantes, ils sont décrits partout et vous en trouverez dans les livres classiques un tableau assez complet pour que je croie inutile de vous les exposer ici.

En revanche, il est une étude qui ne manque pas d'intérêt; c'est précisément celle de la *valeur comparée* de ces signes physiques, à mesure que les lésions parcourent les différentes étapes.

On pourrait formuler trois propositions fondamentales : la première que, dans toute tuberculose commune, à marche lente, les lésions, d'abord circonscrites à un seul poumon, finissent tôt ou tard par envahir le poumon opposé ; la symétrie ou plutôt la bilatéralité des lésions est une règle à laquelle je ne crois pas avoir jamais trouvé d'exception dans cette forme de tuberculisation pulmonaire.

Voici la seconde proposition : les signes physiques fournis par l'auscultation, par la percussion, et par la palpation ne présentent pas à toutes les périodes de la maladie la même importance et la même valeur diagnostique ; ils ont, à vrai dire, chacun leur moment. Vous avez vu, par exemple, que, pendant toute la période de germination, le diagnostic relève exclusivement des signes d'auscultation. Plus tard apparaissent la submatité et l'exagération des vibrations vocales, et dès qu'elles se sont montrées, leur importance devient prépondérante dans la hiérarchie des signes. Mais l'auscultation ne tarde pas à reprendre le pas sur les autres procédés d'exploration, quand surviennent les bruits adventices, caractéristiques du ramollissement des masses tuberculeuses.

La troisième proposition n'est qu'un corollaire de la seconde, car s'il est établi que l'auscultation, d'une part, la percussion et la palpation, de l'autre, ont alternativement une valeur dominante, il va de soi que c'est tantôt à l'un et tantôt à l'autre de ces procédés d'examen qu'il faut demander les éléments principaux du diagnostic. Les erreurs trop fréquentes que l'on commet, non plus sur l'existence de la tuberculose, mais sur la détermination du degré des lésions, tiennent presque toujours à une exploration incomplète, à l'omission de quelqu'un des signes physiques, à l'ignorance de leur hiérarchie et de leurs rapports.

Avant d'aller plus loin, je vous dois quelques éclaircissements sur un point de ma pratique. Vous ne m'avez guère entendu parler jusqu'ici que de l'exploration de la région sous-claviculaire, et vous vous demandez peut-être quelles raisons me font accorder à cette région une si grande importance.

Importance de la région sous-claviculaire.

Connaissant, d'une part, la prédilection des tubercules pour les parties les plus élevées du poumon, et sachant d'autre part que la région sous-claviculaire ne correspond pas à l'extrême sommet de cet organe, il semble qu'il y ait une contradiction à chercher dans cet endroit les premiers signes de la maladie.

En vérité, la région sus-claviculaire est certainement le siège des premiers tubercules, et son exploration devrait précéder logiquement celle de la région sous-claviculaire, mais dans la pratique il convient de procéder d'abord à l'examen de cette dernière, quitte à rechercher ensuite, à l'extrême sommet du poumon, ce qu'on n'a pas trouvé plus bas. Cette conduite est justifiée par les difficultés d'exploration qui résultent de la forme même de la région sus-claviculaire ; la percussion et la palpation y sont presque impossibles ; quant à l'auscultation, on ne peut l'y pratiquer qu'à l'aide du stéthoscope ; or, cet instrument est de quelque secours pour bien entendre et surtout pour localiser les bruits adventices, quand ils existent, mais il ne se prête que difficilement à la perception des signes plus délicats, plus diffus et moins nets, comme sont les altérations du murmure vésiculaire.

Quant à la fosse sus-épineuse, il ne faut jamais négliger de l'explorer soigneusement, car on y entend quelquefois les premiers craquements, mais les signes plus délicats de la période de germination y sont mal perçus à cause de l'épaisseur des masses musculaires qui séparent l'oreille du poumon.

La région sous-claviculaire, au contraire, échappe à la plupart de ces objections ; elle est suffisamment rapprochée du sommet du poumon pour que les altérations respiratoires produites par des lésions même minimes de cette partie de l'organe puissent s'y faire entendre, et, d'autre part, elle se prête si bien à tous les procédés d'exploration que la moindre modification du son, la moindre anomalie de la respiration y sont aisément perçues. Mais cette préférence, que presque tous les médecins lui accordent, ne va pas sans la nécessité d'une exploration complète, surtout quand l'examen est resté négatif à la région sous-claviculaire.

Modifications de la rudesse respiratoire. Vous savez que la symptomatologie de la période de germination consiste en un seul signe physique, la rudesse et la gravité de l'inspiration, et que cette anomalie n'existe pendant longtemps que dans un seul côté et souvent le côté gauche. A mesure que les tubercules grossissent et se multiplient, on assiste à des modifications successives de ce signe.

Les premiers changements, je viens de vous le dire, portent sur le *degré* de rudesse, qui s'accentue de plus en plus, et sur le *temps* qu'elle occupe, car, d'abord limitée à l'inspiration, elle gagne plus tard l'expiration.

Quand les choses en sont là, on commence à s'entendre sur l'importance de la respiration rude, sur sa signification. Andral avait signalé cette anomalie respiratoire comme le premier phénomène pouvant révéler la présence des tubercules ; nous l'avons retrouvée dans l'observation de Gueneau de Mussy, elle est décrite enfin par tous les auteurs. Si vous lisez les observations où ce phénomène est relevé, vous le trouverez décrit à côté de la submatité et de la bronchophonie. Il peut, en effet, dépasser la période de germination et s'étendre dans la période de conglomération pendant toute une partie de cette période. Si la conglomération est encore partielle et limitée, la respiration rude peut même rester le seul signe pendant longtemps, car autour des lobules atteints de tubercules, d'autres respirent en suppléance et résonnent à la percussion de manière à voiler la submatité et la bronchophonie des parties indurées.

Plus souvent la conglomération marche assez vite, et la respiration rude disparaît à mesure que les tubercules se fusionnent.

On assiste alors à un phénomène assez curieux. Peu à peu la tonalité de l'inspiration, qui s'était primitivement abaissée, se relève, elle atteint la note physiologique et la dépasse même de un ou deux tons, devenant ainsi une respiration *haute*. Et parallèlement, le caractère rude ou râpeux tend à s'effacer, le murmure s'adoucit et diminue, l'inspiration *faible* et *haute* prend la place de l'inspiration *rude* et *basse*.

On arrive ainsi et par transition au deuxième type d'Andral : respiration faible, expiration prolongée, qu'il considérait avec raison comme l'indice d'une accumulation de tubercules plus nombreux et plus compacts. Car l'expiration qui, tout à fait au début, n'avait pas subi de changement, s'altère de plus en plus, atteint et bientôt dépasse l'inspiration en longueur et en force, de sorte qu'il arrive un moment où l'inspiration tendant à s'affaiblir, l'expiration anomale devient le signe physique par excellence.

C'est ce moment que Fournet avait décrit.

Lorsque, l'inspiration étant affaiblie légèrement, l'expiration est prolongée, sans matité ni bronchophonie, ces anomalies, voisines du souffle, sont plus difficiles à saisir que la rudesse de l'inspiration seule, et les tubercules déjà conglomérés sont ainsi quelquefois méconnus.

Je vous ai déjà dit pourquoi. Outre que la sensation perçue est moins nette, car la respiration normale est beaucoup plus voisine d'un souffle doux et léger que d'un bruit rude, le côté opposé étant déjà presque toujours atteint, les éléments de comparaison avec l'état physiologique font défaut. On peut ici commettre deux erreurs : méconnaître la présence des tubercules, ou, si on la reconnaît, se tromper de côté en attribuant le maximum de lésion à droite où l'inspiration est encore rude, et le minimum à gauche où elle est déjà faible et haute.

Ce dernier type respiratoire s'explique par la diminution dans la longueur de la colonne d'air inspiré et expiré, il en résulte des vibrations plus courtes et une note plus haute. Cette diminution est le fait de la conglomération qui supprime d'office le champ de plusieurs lobules devenus imperméables. Dans ces points, le murmure vésiculaire est supprimé et les inspirations anomales font bientôt place au souffle dont l'expiration prolongée est le commencement.

Submatité, son importance. — Généralement la submatité apparaît à ce moment et relègue au second plan les signes fournis par l'auscultation.

Elle apporte avec elle une telle confiance, une telle sécurité dans le diagnostic, elle affirme d'une manière si péremptoire la présence d'une induration parenchymateuse quand elle est doublée de l'exagération des vibrations vocales (ce qui est constant), que les finesses de l'auscultation ne sont plus nécessaires. L'apparition de la submatité marque donc dans l'évolution des signes physiques une étape importante, et beaucoup de médecins l'attendent pour se prononcer catégoriquement.

Pendant que toutes ces choses se passent dans un sommet, l'autre ne reste pas indifférent. Il est rare, en effet, que, dans la tuberculisation commune, la submatité apparaisse à gauche, sans altération du côté droit. Mais ici, les lésions et les signes retardent de plusieurs mois, et tantôt la filiation des signes physiques se reproduit exactement dans la série et dans l'ordre déjà parcouru, tantôt, et le plus souvent peut-être, la respiration est immédiatement affaiblie et saccadée jusqu'à ce que les modifications du son et des vibrations surviennent à leur tour. Ce type respiratoire est dû à la présence d'une pleurésie sèche qui précède souvent dans le sommet, resté sain jusque-là, la tuberculisation du parenchyme.

Alors se trouve enfin constituée la « première période » des auteurs, que Laënnec nommait en langage anatomique : *l'accumulation des tubercules.*

Pour résumer toute cette partie de la leçon, messieurs, je vous dirai : Souvenez-vous que la période de germination contient deux étapes, l'une caractérisée par la rudesse unilatérale de l'inspiration, l'autre par la bilatéralité des signes et la transformation du premier type de respiration anomale en un second, plus complexe et plus voisin du souffle, quelquefois plus difficile à reconnaître. Alors la période de germination touche à sa fin, la submatité est proche.

Quand ce nouveau signe apparaît, il prend aussitôt la tête dans la hiérarchie des symptômes, mais il appartient à la période de conglomération, et tout diagnostic fondé sur lui retarde de plusieurs mois..... de plusieurs années, sur le début de la tuberculisation pulmonaire. Rappelez-vous à ce propos l'observation de Mme L..., que je vous citais dans ma dernière leçon, chez qui une thérapeutique

appropriée maintient depuis trois ans, sans matité ni bronchophonie, l'inspiration à l'état rude. Ce que la thérapeutique
a fait dans ce cas, l'évolution naturelle du processus le
réalise dans d'autres circonstances.

Vous n'attendez pas sans doute une longue description
de la première période, dont vous connaissez tous les
signes. Je ferai simplement quelques remarques sur deux
ou trois points. L'élévation du son précède en général la
submatité et les remarques de Woillez et de Gueneau de
Mussy sont tout à fait justes. Ce dernier a parfaitement
décrit dans ses cliniques les modifications successives du
son qui portent sur sa tonalité avant d'atteindre sa quantité.

Quand la note de percussion est plus haute, sans diminution sensible de la quantité de son, sans submatité appréciable, la respiration, aux deux temps, est également supérieure à la note physiologique. A mesure que la submatité
apparaît, la tonalité s'élève encore davantage, ces deux modifications du son étant constamment associées. Parallèlement, la respiration devient soufflante avec une note de plus
en plus haute, de sorte que l'oreille et le doigt perçoivent,
chacun pour sa part, le même phénomène dû à l'induration
pulmonaire et au raccourcissement de la colonne d'air
inspirée et expirée.

Ces nuances successives fournies par la percussion sont
précieuses, en ce sens qu'elles vous indiquent, le fait de la
conglomération étant acquis, le degré de cette conglomération; vous les percevrez plus aisément, si vous pratiquez
la percussion doucement et avec un doigt sur un seul doigt.
Le but que vous devrez atteindre, quel que soit votre procédé, c'est la mise en vibrations d'une couche très superficielle et très restreinte du poumon par une percussion
légère et limitée.

Les vibrations vocales sont souvent difficiles à percevoir
chez la femme, mais pour peu que la main les saisisse, je

vous conseille de la préférer à l'oreille ; celle-ci donne des
sensations plus fortes, il est vrai, mais moins délicates,
moins faciles à analyser, à comparer.

Il est inutile, je pense, de vous dire que dans tout le
cours de cette période, à mesure que la matité s'accentue
et que les vibrations s'accroissent, la respiration devient plus
soufflante et constitue désormais avec les autres signes
physiques un tel ensemble, que le diagnostic ne saurait
faire doute, et cependant, il est des médecins trop scru-
puleux qui ne sont pas encore satisfaits, à qui il faut la présence des craquements, tout comme il fallait la submatité à
d'autres moins exigeants.

Enfin, les craquements surviennent, et pour le coup toute
hésitation s'évanouit, la tuberculose est sûre. Mais croyez-
vous qu'il soit sage de les attendre pour commencer la
thérapeutique ? Beaucoup de médecins le font, cependant.
Or, les craquements, c'est le commencement de la fin! c'est
le ramollissement, c'est la dernière période de l'évolution
anatomique des tubercules. Pensez-vous qu'il soit possible
d'enrayer un processus presque achevé et d'éviter, à ce moment, la fonte du parenchyme pulmonaire ? Quelle singulière
inconséquence, et quel beau résultat pour l'auscultation !

D'abord secs et discrets, les craquements se font entendre
à la fin de l'inspiration et dans le cours de l'expiration
comme des bruits isolés ou successifs, semblables à de
petites détonations ; souvent une inspiration profonde les
réunit en bouffée, souvent ils apparaissent et disparaissent
tour à tour, tantôt fixes et tantôt mobiles, dans l'extrême
sommet de la fosse sus-épineuse, plus souvent peut-être
que dans la région sous-claviculaire. Leur apparition marque
le début de la troisième période anatomique, car, sauf les
cas exceptionnels où l'on peut, avec quelque apparence de
raison, les considérer comme des bruits pleuraux, ils indiquent que les masses tuberculeuses commencent à se
ramollir.

A partir de ce moment, l'auscultation joue de nouveau le premier rôle; de nouveau, la percussion et la palpation passent au second plan. Ce n'est pas que la matité et l'exagération des vibrations diminuent ou disparaissent, elles ne font au contraire que s'accentuer davantage ; mais ces signes, qui suffisaient à révéler la conglomération des tubercules et l'augmentation de densité du parenchyme pulmonaire, n'ont pas qualité pour accuser les transformations nouvelles qui s'opèrent au sein du néoplasme.

Autres bruits adventices. — Les craquements secs ne sont d'ailleurs que le prélude d'une symptomatologie variée qui consiste successivement en craquements humides, râles sous-crépitants plus ou moins gros, râles cavernuleux et caverneux. Tous ces bruits adventices se remplacent les uns les autres ou coexistent dans des points différents, se disséminent sans ordre en avant et en arrière, plus abondants quelquefois dans la région sous-claviculaire et quelquefois dans la fosse sus-épineuse.

Le murmure respiratoire à cette période présente des caractères très différents, suivant les cas ; il peut être tellement faible qu'on a de la peine à l'entendre ; plus souvent, il est remplacé par du souffle dont le timbre varie depuis le souffle doux jusqu'au souffle tubaire proprement dit, mais le trait caractéristique de cette période, c'est la présence des bruits bullaires dont la signification est presque absolue.

Modifications de la respiration sous-jacente. — Toutefois, l'étude de la respiration sous-jacente offre un sérieux intérêt, car elle indique, jusqu'à un certain point, la rapidité et le degré du ramollissement. En thèse générale, plus elle est faible et plus les bruits adventices sont importants et nombreux. Il peut même arriver que l'oreille ne perçoive absolument que ces bruits, tout souffle ou toute anomalie respiratoire ayant disparu. C'est le signal d'un ramollissement rapide que confirment l'abondance et le volume des râles. Au contraire, la présence du souffle derrière les crépitations indique que l'induration persiste et que l'élimination des tubercules crétifiés marche lentement.

Dans l'un et l'autre cas, les signes de la percussion et de la palpation changent peu.

Si l'on examine alors comparativement les sommets des deux poumons, il est de règle que l'un des deux retarde sur l'autre, *et ce retard est d'autant plus grand que la maladie suit une marche plus rapide.* Dans les cas où elle est extrêmement lente, au contraire, les lésions finissent par s'équilibrer d'une façon à peu près parfaite, et il est bien difficile quelquefois de déterminer le côté où elles se trouvent à leur maximum. Ce dernier point n'offre qu'un intérêt médiocre en somme, tandis qu'au contraire il importe beaucoup, pour le pronostic éloigné de la phtisie, de constater la marche comparée des signes aux deux sommets du poumon d'une part, et, d'autre part, les rapports des souffles et des craquements.

Quand le souffle s'est maintenu pendant toute cette période, il passe peu à peu du timbre tubaire au timbre caverneux, méritant à juste titre, pendant un long temps, le nom de souffle caverneux ; au contraire, si le souffle a disparu derrière les râles pendant le ramollissement, il peut reparaître presque tout d'un coup avec toutes ses qualités de souffle caverneux mêlé de gargouillement. Les signes de l'excavation se montrent ici brusquement, et dans ce cas, le ramollissement est en général beaucoup plus étendu et plus rapide.

Vous connaissez, messieurs, les signes classiques de la caverne tuberculeuse. La présence sur un même point du sommet, de matité avec augmentation des vibrations, de pectoriloquie, de souffle caverneux et de gargouillement est caractéristique. Mais il s'en faut que tous ces signes soient toujours réunis ; quelquefois l'un ou l'autre fait défaut; quelquefois ils manquent tous à la fois, et c'est peut-être sur la question d'existence ou de non-existence de la caverne que se commettent les plus fréquentes erreurs de diagnostic anatomique. Il n'est pas sans intérêt de chercher les causes de ces erreurs.

Causes d'erreurs dans le diagnostic des cavernes. La matité, quand la caverne est très grande, ou quand les parois sont réduites à une mince couche de tissu pulmonaire, peut manquer et même être remplacée par une sonorité tympanique. Parallèlement, le souffle caverneux devient amphorique et donne l'idée d'un pneumothorax partiel.

Ou le souffle fait défaut et les gargouillements persistent seuls avec la matité, tels qu'on les trouve quelquefois dans les pleurésies partielles.

A leur tour, les gargouillements peuvent cesser et le souffle semble appartenir alors à une induration pulmonaire considérable ou à la compression bronchique.

Cavernes muettes. Enfin, les signes de la percussion et de la palpation peuvent s'effacer et revenir à peu près à l'état physiologique en même temps que l'auscultation fait entendre un bruit peu intense, presque doux, semblable à un souffle très léger ou au murmure vésiculaire, sans bruit adventice. L'erreur est ici difficile à éviter, car la caverne est tout à fait *muette*. On peut cependant la soupçonner ou même en reconnaître l'existence par des procédés indirects, la toux, le changement de position du malade, la percussion dans l'inspiration ou l'expiration.

Il faut, pour que cet effacement presque complet des signes classiques survienne, une caverne volumineuse contenant peu de liquide, ou sèche, et coexistant avec des mouvements thoraciques très faibles. L'air qui pénètre dans la caverne glisse le long de ses parois, sans vibrations sonores, et donne l'illusion d'un murmure ou d'un souffle très doux, et l'orifice de communication bronchique étant placé au-dessus du niveau du liquide, aucun gargouillement ne peut se produire.

J'ai fait plusieurs autopsies où ces conditions étaient réalisées et où les signes de la caverne avaient disparu, un à un, quelque temps avant la mort.

Le diagnostic de la caverne n'est donc pas toujours chose très facile, car son volume, son contenu, sa profondeur dans le parenchyme pulmonaire, l'épaisseur et l'élasticité de ses parois, le type respiratoire du malade, sont autant d'éléments capables de voiler les signes d'une excavation.

Wintrich a signalé les modifications du son caverneux ou tympanique quand la bronche est ouverte ou fermée ; dans le premier cas, le son est plus retentissant et plus élevé, la bronche faisant l'office d'un appareil de renforcement. De même, nous avons constaté, M. Cornil et moi, dans nos expériences, que la percussion pratiquée dans l'expiration forcée fait souvent apparaître le bruit de pot fêlé masqué dans l'inspiration par la distension des parois de la caverne.

Gerhardt, enfin, décrit les modifications du son quand le malade est assis ou couché, et en déduit le volume, la forme de la caverne....

Mais je m'arrête ici, messieurs, en vous signalant, pour terminer, la haute valeur de la pectoriloquie aphone (Budin) dans quelques cas. Le problème de l'existence d'une caverne, de son volume et de sa forme, quelque intéressant qu'il soit, est à peu près stérile, car le diagnostic et le pronostic de la phtisie pulmonaire ne lui sont pas subordonnés. L'auscultation, telle que nous la voyons pratiquée journellement et telle qu'on vous l'enseigne, n'ajoute en somme que peu de chose aux connaissances déduites de l'état des forces et de la marche des troubles fonctionnels et généraux.

En affirmant que les tubercules discrets ne peuvent être reconnus par l'auscultation, en décrivant comme premier signe de l'accumulation des tubercules la bronchophonie,

Laënnec semble avoir, sur ce point, frappé sa découverte d'une injuste stérilité.

L'auscultation vaut mieux que cela, et nous avons le droit d'être plus exigeants que Laënnec.

Cette leçon, où je me suis efforcé de vous montrer les mouvements et les transformations insensibles des signes physiques, depuis l'inspiration légèrement rude de l'extrême début jusqu'à l'excavation, tend à vous prouver que l'intérêt et l'utilité de l'auscultation décroissent à mesure que les tubercules évoluent.

Puissiez-vous en retenir le goût de l'étude des anomalies respiratoires les plus délicates et les plus légères, puissiez-vous enfin vous habituer toujours à rechercher la hiérarchie et le rapport des signes physiques fournis par l'auscultation, la percussion et la palpation.

DOUZIÈME LEÇON.

DISTRIBUTION GÉOGRAPHIQUE DES LÉSIONS
DANS LA TUBERCULOSE PULMONAIRE.

MESSIEURS,

Tous les auteurs qui ont écrit sur la phtisie ont scrupuleusement reproduit les deux lois énoncées par Louis sur le mode de distribution des lésions tuberculeuses. Ces deux lois sont formulées par Hérard et Cornil de la façon suivante : « 1° Les tubercules siègent primitivement au sommet des poumons, et ils y sont toujours plus anciens qu'à la base ; 2° il n'y a pas d'organe atteint de tubercule sans que le poumon le soit lui-même (1) ».

Vous savez que les récentes recherches d'histologie

(1) Hérard et Cornil, *la Phtisie pulmonaire*, p. 12.

Tuberculoses locales.

pathologique ont renversé la seconde de ces lois en démontrant qu'un grand nombre de lésions. que l'on croyait jusqu'alors étrangères à la tuberculose, dépendent exclusivement de cette maladie. Les travaux de Koster, de Friedlander, de Brissaud, de Lannelongue, etc., ont fait voir que le lupus et les gommes scrofuleuses de la peau, les parois des abcès froids, les adénites strumeuses, les fongosités des tumeurs blanches sont essentiellement constitués par du tubercule. Je dois ajouter que dans tous ces cas le tubercule évolue très lentement, et que sa guérison spontanée ou consécutive à une intervention thérapeutique est fréquente.

Curabilité des tubercules embryonnaires.

Il est vrai que le pronostic de ces affections également tuberculeuses a été la raison qui, pendant longtemps, a fait méconnaître leur nature. Mais un des progrès les plus heureux dus à l'anatomie pathologique, dans ces dernières années, c'est la démonstration de la curabilité relativement facile du tubercule, quand il n'a pas passé certaine période de son développement.

L'identité de nature des tubercules, quel que soit le degré de développement anatomique, est cependant incontestable, car ces follicules tuberculeux curables peuvent achever leur évolution sur place, et se caséifier isolément ou se conglomérer ; ils peuvent devenir la cause et le point de départ d'une caséification généralisée ; ils peuvent enfin, par l'inoculation, reproduire du tubercule, qu'ils contiennent ou non des bacilles apparents.

Scrofule et Tuberculose.

Toutes ces raisons, tirées de l'histologie pathologique, de la pathologie expérimentale et de la clinique, établissent d'une façon indiscutable l'identité des manifestations graves de la scrofule et de la tuberculisation proprement dite.

Ainsi la peau, le tissu cellulaire sous-cutané, les ganglions lymphatiques, les os et les articulations peuvent être le siège de véritables tuberculoses locales qui constituent une première dérogation à la seconde loi de Louis.

Quant à la première loi de Louis, elle reste vraie, bien que trop absolue. C'est, en effet, dans le sommet du poumon que se déposent les premiers tubercules, et quand ils se sont étendus à la totalité de l'organe, c'est encore dans le sommet qu'on les trouve à leur maximum de développement. Il est même commun de voir, dans les autopsies, les lésions s'étager avec une assez grande régularité, de façon que l'on trouve, dans le lobe supérieur des cavernes, à la région moyenne, des masses caséeuses ramollies, et à la base, des tubercules disséminés et miliaires.

Il convient toutefois d'apporter des correctifs à cette étroite formule, et de distinguer, dans l'espèce, l'évolution anatomique du tubercule pulmonaire et la symptomatologie clinique. Contrairement à la logique apparente, les deux choses ne sont pas exactement parallèles et superposées, et lorsque les tubercules sont encore circonscrits à l'extrême sommet, les symptômes sont déjà beaucoup plus diffus.

Malheureusement, à force de dire que la tuberculisation commence toujours par le sommet, on est arrivé à ne chercher des symptômes que dans cette étroite région, et quand on soupçonne chez un malade un début de tuberculose, on explore soigneusement les parties supérieures de la poitrine, on percute, on ausculte la région sous-claviculaire et la région sus-épineuse, mais on ne va guère plus loin. Les médecins les plus soigneux, ceux qui se piquent d'examiner les malades avec toute la rigueur de la méthode classique, explorent les autres régions du poumon ; mais ils le font d'une oreille distraite et ils ont d'ailleurs le parti bien arrêté, au cas où ils trouveraient quelques signes en dehors du sommet, d'y voir plutôt une raison contre le diagnostic : tuberculose. Cette pratique repose sur l'idée erronée que les signes physiques sont circonscrits à la zone de tubercules, comme si le néoplasme était tout dans la tuberculose, et comme si, sous l'influence du processus tuberculeux, à côté de lui, ou loin de lui, il ne pouvait pas se développer d'autres lésions donnant lieu, pour leur propre compte, à des signes nouveaux.

Il en est si bien ainsi que, dès le début de la phtisie, la partie inférieure des poumons participe presque constamment à la symptomatologie de la maladie. Je ne fais toujours allusion, cela va de soi, qu'à la phtisie commune qui évolue lentement. Dans cette forme, alors que la percussion et la palpation sont encore normales, et que l'on ne saurait étayer le diagnostic sur trop de présomptions, l'auscultation de la base fournit des renseignements très positifs et très importants, mais mal étudiés et mal connus.

La présence des tubercules au sommet du poumon provoque *à distance* divers états pathologiques : *bronchite, pleurésie* sèche ou *congestion pulmonaire*, dont les signes, quelquefois isolés et quelquefois unis, se rencontrent à la base, du côté de la lésion, et en un point souvent très limité, alors que toute la région moyenne du même poumon reste absolument saine.

On constate ainsi la présence de deux foyers pathologiques distincts, l'un au sommet, l'autre à la base, séparés par une grande étendue de poumon normal.

Le foyer de la base est tantôt fixe et permanent, tantôt fugace et mobile.

A l'extrême début de la tuberculisation, alors qu'il n'existe à l'un des sommets qu'une inspiration légèrement rude, il est commun, il est presque constant de rencontrer en arrière, à la partie inférieure du même poumon et dans une hauteur de 3 ou 4 centimètres, une altération semblable du murmure vésiculaire.

Là aussi l'inspiration est rude et basse, comme au sommet et quelquefois plus qu'au sommet. Partout ailleurs, le murmure est physiologique, doux et moelleux. Vous trouverez chez plusieurs malades de la salle Sainte-Thérèse, que j'ai plus spécialement étudiées en vue de cette leçon, des exemples très nets de ce que je viens de dire ; la jeune fille du

numéro 13 est un type très pur d'une tuberculose commençante à deux foyers ; l'inspiration est rude sous la clavicule
gauche et à la base gauche, tandis qu'elle est normale sur
tous les autres points. Chez la femme du numéro 15, évolue
une tuberculose à trois foyers ; les signes maxima se trouvent
sous la clavicule gauche, où vous constaterez une inspiration
très rude et très basse de ton ; à la base gauche, inspiration
rude et ronflante ; à la base droite, mêmes signes ; mais à un
moindre degré. Au numéro 19 et au numéro 29, sont deux
femmes dont la tuberculose est arrivée au troisième degré du
côté droit, tandis que le poumon gauche présente seulement
des signes de tuberculose au début ; chez toutes deux vous
trouverez une inspiration rude et ronflante dans la fosse
sous-claviculaire gauche et à la base du même côté. Tous les
malades qui m'ont servi à vous décrire la période de germination des tubercules étaient également porteurs de ces deux
foyers morbides, et, je vous le répète, le fait est presque
constant.

Quelle en est la cause ?

Il ne saurait être question d'un développement parallèle
des tubercules à la base et au sommet. La loi de Louis est
vraie pour la très grande généralité des cas, et la marche
ultérieure des signes qui s'accumulent chaque jour davantage au sommet, tandis qu'ils restent stationnaires ou
tendent à s'effacer à la base, contredit cette hypothèse aussi
formellement que l'anatomie pathologique elle-même. Il
existe un peu de congestion ou de gonflement inflammatoire de la muqueuse et de quelques canaux bronchiques, et
voilà tout.

Ce n'est pas davantage un incident temporaire, une bronchite de passage, comme il en survient si fréquemment dans
le cours d'une tuberculisation pulmonaire lente, car les signes
de la bronchite sont diffus, bilatéraux et mobiles, tandis
que le foyer dont je parle est unilatéral, circonscrit et fixe.

Peut-on attribuer ces altérations du murmure vésiculaire

de la base à une bronchite ayant précédé ou accompagné la poussée tuberculeuse et persistant en un seul point? Ce que je vous ai dit de la longue durée de l'inspiration rude, trace presque indélébile des bronchites anciennes, autorise cette conclusion pour quelques cas. Cependant, la femme que nous avons examinée avec M. Gimbert portait un double foyer de lésions et n'avait jamais encore toussé.

L'hypothèse d'un retentissement jusque vers la base d'une respiration bronchique rude ne saurait résister à l'examen, car les régions moyennes du poumon respirent sans aucune propagation du bruit morbide.

Disons donc tout simplement qu'il s'agit d'un fait dont la pathogénie est bien difficile à saisir, à moins qu'on ne veuille se contenter de l'affirmation d'une *sympathie*, c'est-à-dire d'un rapport préétabli entre le sommet et la base.

Mais quelle que soit l'idée qu'on se fasse de la cause du phénomène que nous étudions, sa constatation est facile, et souvent même elle est précieuse pour le diagnostic. En effet, les altérations du murmure respiratoire à la base sont souvent plus sensibles que celles du sommet, et plus faciles à apprécier par la comparaison avec les régions homologues du côté opposé, de sorte que dans des cas difficiles, lorsque vous conserverez quelques doutes sur la réalité d'un phénomène sthétoscopique constaté au sommet, l'auscultation de la base pourra vous venir en aide et fixer votre opinion.

Vous avez pu voir dans l'une des observations citées plus haut, que la bronchite, ou, si vous aimez mieux, la rudesse respiratoire ne restait pas toujours localisée à l'une des deux bases du poumon, et que la région symétrique du côté sain ne tardait pas à se prendre à son tour. La chose arrive soit un peu avant que le second sommet ne donne des signes morbides, soit en même temps, soit un peu après, et, tantôt il existe ainsi deux centres d'auscultation pathologique, tantôt trois, tantôt quatre.

Quand les deux sommets et les deux bases sont atteints,

la loi de symétrie se trouve pleinement réalisée. Cette loi s'exerce, en effet, non seulement d'un sommet à l'autre, mais aussi d'une base à l'autre base, sous la forme de bronchite ou de pleurésie, et cette progression successive des signes d'un côté à l'autre, procédant par régions homologues, n'est pas une des choses les moins curieuses du processus tuberculeux.

Il est de règle, pour les bases comme pour les sommets, qu'un temps plus ou moins long soit nécessaire à leur envahissement progressif, et que, pendant des mois, les phénomènes morbides restent unilatéraux; mais quand ils sont installés, on peut les voir persister pendant presque tout le cours de la phtisie.

Ainsi, la femme du numéro 19 qui porte sous la clavicule droite les signes de la tuberculose à la période de ramollissement, présente dans la base du même côté une inspiration à la fois faible et rude ; au numéro 22, vous verrez une phtisie au troisième degré, bilatérale, mais dont le maximum est sous la clavicule gauche ; aux deux bases, on trouve une inspiration très rude, comme si les lésions ou les signes qui leur correspondent avaient fait des progrès rapides aux sommets, tandis qu'ils restaient stationnaires aux bases.

Enfin, au numéro 26, se trouve une phtisique au troisième degré, qui présente le maximum des lésions dans le sommet gauche, et chez laquelle la respiration est nulle à la base gauche.

Mais ici le fait est moins saillant, parce que tout le côté est atteint d'une façon à peu près égale, et qu'il n'y a point de foyers nettement distincts, comme dans les cas précédents.

Ainsi, à toutes les périodes de la maladie, il est possible de retrouver cette participation de la base à la symptomatologie de la tuberculose ; mais je m'empresse d'ajouter qu'elle est moins évidente dans les périodes avancées, soit parce que, comme au numéro 26, les lésions s'étendent de haut en bas d'une façon uniforme et que la dissémination des foyers n'existe plus, soit encore parce que, après un temps plus ou moins long, les altérations pathologiques de la respiration finissent par s'amender. Vous voyez, par exemple, au numéro 29 de la salle Sainte-Thérèse, une femme, dont je vous ai déjà parlé, qui porte une volumineuse caverne dans le lobe supérieur de son poumon droit; chez elle, la base droite est absolument libre, et respire d'une façon supplémentaire. En a-t-il toujours été ainsi? je n'oserais soutenir le contraire ; mais j'ai quelque tendance à croire, pour avoir constaté le fait plusieurs fois, que la marche lente de la maladie et la nécessité pour la base de compenser les lésions du sommet par un exercice exagéré ont permis à la respiration primitivement altérée de reprendre ses caractères normaux.

D'autre part, la coïncidence des troubles respiratoires de la base et de ceux du sommet n'a qu'une valeur diagnostique insignifiante à une époque éloignée du début.

Quand la tuberculose est arrivée au second et au troisième degré, les signes que l'on constate au sommet ont pris une telle prépondérance, que tous les autres sont négligeables au point de vue du diagnostic.

Les modifications du murmure vésiculaire dus à une bronchite partielle et limitée ne sont pas les seules qu'on puisse rencontrer à la partie inférieure de l'un ou de l'autre poumon, soit au début, soit au cours de la tuberculisation pulmonaire.

Pleurésie sèche de la base. Généralement, et pour peu que la tuberculisation du sommet date de quelques mois, une pleurésie sèche se développe, limitée, vers le sixième ou septième espace intercostal, un peu en arrière de la ligne axillaire. La douleur plus ou moins vive, accompagnée ou non de toux et de dyspnée, et sans fièvre, constitue toute la symptomatologie de cet incident. L'auscultation fait entendre quelques frottements très légers ou de fines crépitations sous-pleurales, tout à fait transitoires, car deux ou trois jours après le début de la douleur, elles ont disparu. Une symphyse pleuro-pulmonaire ou pleuro-diaphragmatique localisée reste définitivement acquise et s'étend peu à peu par l'effet de nouvelles poussées d'inflammation pleurale.

Comme précédemment, les foyers de tuberculose au sommet, et de pleurésie sèche à la base, sont séparés par une grande étendue de poumon sain et une grande surface de plèvre normale, de sorte que le même problème pathogénique se pose constamment ; toutefois, nous savons que les diverses régions de la plèvre communiquent largement par les réseaux lymphatiques péri-lobulaires, et l'on peut concevoir la propagation par cette voie de la pleurésie du sommet, compagne nécessaire des tubercules, jusqu'aux parties les plus inférieures et les plus déclives du poumon. Ou bien, et la chose paraît encore plus probable, le foyer de bronchite permanent de la base s'étend jusqu'à la plèvre ou par continuité directe du tissu, ou par la voie lymphatique, le système des vaisseaux péri-bronchiques communiquant avec les réseaux péri-lobulaires et sous-pleuraux.

Désormais, les adhérences pleuro-pulmonaires une fois constituées sur un point, la respiration reste affaiblie, soit dans le foyer même des adhérences, soit dans la plus grande partie du poumon de ce côté. L'extension de la symphyse sous-pleurale se fait du reste par poussées successives brusques et douloureuses ou par un travail plus sourd et plus lent, rayonnant des deux premiers centres pleurétiques, sur toute l'étendue de la membrane séreuse. Bientôt la symphyse est plus ou moins généralisée.

Je viens de vous décrire le fait le plus commun, simple incident, en somme, qui n'aggrave pas beaucoup le pronostic de la phtisie pulmonaire, mais qui sert de prélude à une altération plus profonde, plus générale des plèvres, car elle peut, *avec le temps*, se transformer en une symphyse bilatérale complète.

Plus souvent, les pleurésies sèches restent partielles ; de fait, à l'autopsie, on rencontre souvent des adhérences limitées au bord inférieur du poumon et au sommet.

Pleurésies exsudatives.Mais la participation des plèvres au processus de tuberculisation n'est pas toujours aussi modeste, et souvent c'est un épanchement pleural que vous devrez reconnaître.

Ces pleurésies *secondaires* sont classiques, tantôt elles occupent le côté le plus malade, tantôt le côté relativement sain, et leur signification diagnostique et pronostique est si bien connue, qu'elle mérite peu que nous nous attardions à vous la décrire de nouveau. Louis a particulièrement insisté sur la fréquence et l'importance des pleurésies doubles, contemporaines ou successives, dans le cours de la tuberculose pulmonaire. Il est rare, messieurs, que vous ne soyez pas appelés à constater pour les pleurésies sèches ou exsudatives, la même loi de symétrie que nous avons vu gouverner déjà, et la tuberculisation des sommets, et la bronchite des bases. Peu de temps après que la pleurésie gauche est apparue, vous rencontrerez dans un point symétrique du côté opposé les mêmes phénomènes douloureux et les mêmes signes objectifs, de sorte que la règle de l'envahissement successif et symétrique des régions homologues s'entend non seulement du processus tuberculeux, mais des processus secondaires et concomitants : bronchites et pleurésies.

L'évolution différente selon les cas, des pleurésies secondaires, leur uni ou bilatéralité, leur circonscription ou leur étendue, leur état sec ou exsudatif, sont une des causes de l'extrême variété individuelle des signes physiques dans le cours de la phtisie. Chacun de vos malades diffère ainsi du voisin par quelque trait secondaire, et les lésions du parenchyme s'ajoutent aux altérations des bronches et de la plèvre pour charger et varier encore le tableau stéthoscopique.

Congestion pulmonaire de la base.A une époque voisine du début, on peut entendre à la base et du côté malade seulement des râles muqueux plus ou moins abondants. Ces râles siègent aux deux temps de la respiration ou bien ils n'occupent que la fin de l'inspiration et ils présentent alors le timbre sec des râles crépitants. Il est légitime de les rapporter à un foyer de congestion pulmonaire, bien qu'on ne constate d'habitude, dans ce cas, ni douleur, ni aucun autre symptôme capable de solliciter l'attention du malade.

Ces phénomènes de congestion quelquefois passagers et quelquefois permanents, ne semblent pas pouvoir être attribués aux mêmes causes dans les deux cas. Pour les expliquer chez quelques tuberculeux, Fernet a imaginé une théorie (*France médicale*, 1877), qui a été reprise et développée par un de ses élèves, Cattet, dans sa thèse inaugurale (1). Fernet, qui avait surtout en vue d'éclairer certains points de la pathologie du pneumogastrique, a dirigé ses recherches vers quelques états pathologiques du poumon qui peuvent retentir sur ce nerf, en particulier vers la pneumonie et la tuberculose ; il a fait voir que lorsque les ganglions bronchiques ont subi la dégénérescence tuberculeuse, le pneumogastrique peut être comprimé, et qu'il en résulte des congestions plus ou moins circonscrites de la base du poumon. La thèse de Louis Cattet contient un certain nombre d'observations où ce phénomène existait d'une façon très nette, et l'auteur dit que ces foyers congestifs étaient bien sous la dépendance d'une altération du pneumogastrique, parce que la pression éveillait une douleur dans la région cervicale, sur le trajet du nerf.

Remarquons d'abord qu'il existe une différence très importante entre les faits. Tandis que dans les observations de Cattet, il est question de phénomènes temporaires, liés à une cause accidentelle, et ne durant qu'autant que dure l'irritation du nerf, il s'agit ailleurs d'accidents permanents. On

---

(1) *De quelques symptômes du début de la phtisie pulmonaire, et de leur rapport avec l'irritation du pneumogastrique*, Paris, 1879.

peut, il est vrai, voir disparaître les râles, mais presque toujours ceux-ci laissent après eux un état pathologique définitif dont témoignent les modifications profondes du murmure vésiculaire.

Je ne nie pas que la séduisante théorie de Fernet ne soit applicable à quelques cas, mais à coup sûr elle ne saurait s'étendre à tous, car sur le grand nombre de phtisiques qui sont dans notre service, nous n'en avons trouvé que deux dont le pneumogastrique fût douloureux au cou. Chez l'un de ces malades, qui occupe le numéro 2 de la salle Saint-Louis, il existe une pleurésie gauche avec épanchement très considérable, et, dans la base du côté droit, un foyer secondaire de congestion avec des râles sous-crépitants persistant depuis quelques jours ; chez cet homme, les deux pneumogastriques sont douloureux à la pression, mais le droit l'est un peu plus que le gauche. Le second sujet auquel je faisais allusion est la femme du numéro 4. Elle a aussi une pleurésie gauche, avec épanchement peu abondant. Le pneumogastrique gauche est douloureux au cou ; quant à la base du côté droit, elle présente une crépitation fine à la fin de l'inspiration, et cependant il n'y a pas de douleur sur le trajet du pneumogastrique droit. Enfin, sur la femme du numéro 9, qui est une tuberculeuse au troisième degré, il existe à la base droite un foyer très évident de pleurésie sèche et de congestion pulmonaire, et, chez cette femme, les deux pneumogastriques sont parfaitement indolents.

Je crois donc, sans vouloir diminuer en rien l'intérêt qui s'attache aux recherches de Fernet, que sa théorie est vraie dans quelques cas, mais qu'elle se trouve souvent en défaut. Quant à expliquer, en l'absence de toute intervention du pneumogastrique, le mécanisme de ces congestions, la chose n'est pas très aisée ; mais en somme, elle n'est guère ni plus surprenante ni plus difficile à concevoir que les bronchites et les pleurésies sèches qui se développent dans les mêmes conditions et dans les mêmes régions ; l'interprétation pathogénique de ces phénomènes est d'ailleurs bien moins importante que leur constatation.

Une question assez secondaire en soi et qui, ne fût-ce qu'à titre de curiosité, mérite de nous arrêter un instant, c'est la prédilection des tubercules pour tel ou tel sommet. Deux opinions contradictoires sont soutenues par des autorités incontestées. Laënnec et Fournet sont d'avis que la maladie commence par le sommet droit ; Bonnet, Morgagni, Louis et Andral soutiennent le contraire. Que faut-il conclure de pareilles divergences, sinon que le tubercule frappe avec une fréquence à peu près égale l'un et l'autre côté ? Cependant, je crois qu'il faut, même à ce point de vue, établir des distinctions entre les phtisiques ; pour moi, qui m'efforce de dépister la maladie dès le début, et qui tiens compte de ses moindres indices, je ne peux me défendre de cette impression que, dans la tuberculisation pulmonaire *commune*, le sommet gauche présente beaucoup plus souvent ou beaucoup plus tôt que le droit les signes que je considère comme suffisants pour le diagnostic.

Vous pouvez en faire la remarque sur les malades qui sont actuellement dans le service sous la rubrique de tuberculose au début. Ma conviction est établie sur un nombre assez considérable de faits pour qu'aujourd'hui, quand je constate d'un côté de la poitrine des troubles respiratoires presque insignifiants, ces troubles prennent à mes yeux une bien plus grande valeur s'ils existent dans le sommet gauche.

Il existe d'ailleurs, sur ce sujet, un travail intéressant, écrit par d'Hôtel, sous l'inspiration de Lancereaux (*Thèse de Paris*, 1879), et dont les conclusions méritent de vous être rapportées. D'après l'auteur de cette thèse, quand la phtisie se développe chez des alcooliques ou des surmenés, principalement chez des individus dont la profession nécessite des efforts musculaires considérables, elle commence de préférence par le côté droit. Au contraire, chez les gens qui mènent une existence sédentaire ou qui travaillent tout le jour dans un air confiné, c'est le poumon gauche qui est le plus souvent atteint.

Nous retrouverons ce sujet dans une prochaine leçon.

Je désire, messieurs, avant de terminer, jeter un coup d'œil d'ensemble sur le chemin parcouru.

Vous avez vu que, dans la forme commune de la phtisie, la lésion commence en général par un sommet, et qu'à cette époque il est possible de trouver à la base les signes d'une inflammation des bronches ou de la plèvre, mais quand la tuberculose évolue d'une façon lente et régulière, on voit au bout de quelques semaines, ou de quelques mois, le sommet du côté opposé se prendre à son tour ; à partir de ce moment, les lésions progressent dans les deux sommets parallèlement, si bien qu'on leur voit parcourir à peu près dans le même temps les diverses périodes de l'évolution tuberculeuse.

La distribution bilatérale et la marche symétrique ne sont pas le propre des lésions du sommet, elles s'observent aussi pour les signes basilaires ; les deux bases paraissent solidaires l'une de l'autre, de sorte que l'une d'elles devenant le siège d'un processus quelconque, la seconde en est pareillement menacée dans un temps plus ou moins court. Reportez-vous dans la salle Sainte-Thérèse, aux malades des numéros 4, 15, 19, 22 ; dans la salle Saint-Louis, au numéro 18 ; dans tous ces cas, et je pourrais vous en citer un plus grand nombre, vous voyez que les lésions du sommet d'une part, les lésions secondaires des bases d'autre part, sont liées les unes aux autres par une évolution symétrique.

Cette *tuberculose bilatérale*, qui est de beaucoup la plus commune, débute insidieusement et dure longtemps ; on y voit habituellement peu d'hémoptysies ; et, sauf le pneumothorax, on n'y observe guère ces grands éclats symptomatiques qui, dans d'autres formes, viennent souvent mettre la vie du malade en danger immédiat. C'est le type de la tuberculose héréditaire, ou mieux encore de la tuberculose *nécessaire*, de cette tuberculose qui est l'aboutissant normal de la scrofule grave, et qui croît d'une façon naturelle sur des terrains depuis longtemps préparés à la recevoir.

A côté des tuberculoses bilatérales, il en est un autre dont on pourrait faire le groupe des tuberculoses *unilatérales*. On voit, en effet, des phtisiques à l'autopsie desquels on trouve d'un côté des lésions très étendues, tandis que le poumon opposé est absolument sain. C'est là le type idéal de la forme unilatérale : il faut reconnaître qu'il est réalisé assez rarement dans toute sa pureté ; plus souvent, surtout quand la maladie a duré deux ou trois mois, le second poumon finit par se tuberculiser, mais les lésions y restent si discrètes, elles sont tellement disproportionnées avec celles qui existent de l'autre côté, que, cliniquement, on est en droit de dire que la tuberculose est restée unilatérale. Jaccoud fait observer que cette forme appartient surtout à la pneumonie caséo-tuberculeuse. Cela est vrai, mais il existe d'autres variétés de phtisies unilatérales bien moins connues et que je me propose de vous décrire, telles sont, après la forme pneumonique dont je viens de parler, la forme pleuro-pulmonaire, la spléno-pneumonie tuberculeuse et la forme pleurétique.

Quant à la tuberculose commune, elle ne nous arrêtera pas plus longtemps. Je me suis efforcé de vous décrire la période de début, stade de germination des tubercules ; puis le mouvement et la transformation des signes physiques du sommet dans la dernière période, et enfin la topographie et l'enchaînement des lésions dans les régions homologues du sommet et de la base.

Vos ouvrages classiques vous permettront de compléter ma description.

TREIZIÈME LEÇON.

ANATOMIE PATHOLOGIQUE GÉNÉRALE DU TUBERCULE.

Doctrine de la dualité. — École allemande. — La doctrine de la dualité
repose sur une fausse définition du tubercule. — Travaux de l'école
française. — Doctrine de l'unité : preuves tirées de la texture anatomique ; tubercule géant ou pneumonique. — Preuves tirées de la genèse.
— Preuves tirées de l'inoculation aux animaux. — Cohnheim.
Séparatistes français. — Empis et la granulie.
Fatalisme de Laënnec. — Définition du tubercule par Virchow. — Nouvelle définition du tubercule ; sa double tendance caséeuse et fibreuse.
— Dégénérescence vitreuse.
Matière tuberculeuse des principales lésions de la scrofule. — Leur curabilité.
Découverte du bacille de R. Koch. — L'importance des recherches d'ana-
tomie pathologique et de pathologie expérimentale n'en est pas diminuée.
— Reproduction expérimentale des diverses formes de tuberculose suivant les variations de la quantité ou de la qualité de l'agent infectieux,
ou du lieu d'introduction.

Messieurs,

La phtisie pulmonaire revêt tant de formes que vous ne
comprendriez pas les types cliniques que je veux vous
décrire, si, au préalable, je ne vous rappelais à grands traits
l'anatomie pathologique générale du tubercule.

Alors seulement vous serez préparés à reconnaître la
tuberculose sous les formes diverses qu'elle peut revêtir,
alors seulement vous accepterez sans objections les tuberculisations unilatérales ou localisées : pulmonaires, pleuro-
pulmonaires ou pleurales, si différentes de la phtisie
commune qu'il a fallu les efforts combinés de l'anatomie
pathologique, de la pathologie expérimentale et de la micro-
biologie pour les classer, dans le cadre nosologique, à
la place qui leur convient.

Cette revue rétrospective aura encore un avantage : elle vous montrera la part considérable qui revient à l'anatomie pathologique dans l'étude des processus morbides créés par l'évolution du microbe pathogène dans l'économie. Cette évolution, c'est la maladie, avec ses phases, ses formes, ses symptômes. Il n'est donc pas de problème plus intéressant pour le médecin à qui la connaissance des causes ne suffit pas, puisque, le plus souvent, il n'est point appelé pour prévenir le mal, mais pour le guérir. Et comment aborder cette œuvre de réparation, s'il ne connaît d'avance les ressources de l'organisme contre l'envahissement, et les conditions où s'engage, sur le point envahi, la lutte des cellules contre le microbe ? Or, cette question est de celles que l'anatomie microscopique nous révèle, et vous verrez, dans cette revue historique qui va de Laënnec à R. Koch, quels progrès considérables sont dus à l'étude de la lésion anatomique des parenchymes envahis par le bacille tuberculeux.

Je ne crois pas qu'aucune question de pathologie ait passionné plus vivement le monde médical que celle de la pneumonie dite *caséeuse*.

C'est autour d'elle que se sont livrés, depuis trente années, les combats les plus vifs entre les diverses écoles cliniques. Vous savez comment la lutte s'est engagée, et vous savez comment elle a cessé à la découverte du bacille qui a fait taire toute opposition et a donné la victoire à la doctrine de Laënnec ; mais il est bon que vous sachiez toutes les phases de la lutte, et les conquêtes dues à l'anatomie pathologique en matière de tuberculose. Ces conquêtes restent fécondes, car elles sont l'histoire de la défense de nos tissus envahis par le parasite, et la preuve de la curabilité du tubercule.

Reinhardt et Virchow attaquèrent la doctrine uniciste de Laënnec, le premier, en affirmant la nature purement inflammatoire de certaines pneumonies à tendances ulcéreuses, le second, en montrant la transformation caséeuse,

Doctrine de la dualité. Ecole allemande.

jusque-là réservée à la tuberculose, comme appartenant à des processus différents.

La conséquence de ce double assaut se formula dans une nouvelle doctrine dite *de la dualité*, qui peut être ainsi résumée : la maladie appelée *phtisie pulmonaire* est liée tantôt à la tuberculose, tantôt à des pneumonies caséeuses non tuberculeuses. Et en ce qui concerne la fréquence relative des deux espèces de phtisie, les uns admettaient une fréquence à peu près égale, d'autres considéraient que la phtisie pneumonique était de beaucoup la plus commune (1).

Commencés en 1847, les travaux de Virchow et de Reinhardt, achevés en 1858, conquirent le suffrage de toute l'école allemande et de presque toute l'école française. Ils régnaient encore souverainement en 1872.

Toutefois, les cliniciens défendaient encore, à la tribune de l'Académie (1867), le dogme de l'unité, mais leurs armes portaient mal, car, forgées à l'observation clinique pure et simple, elles restaient presque impuissantes contre des raisons d'ordre anatomique et microscopique.

Hérard et Cornil (2), timides défenseurs de l'unité, reconnaissaient qu'on pouvait rencontrer des pneumonies caséeuses sans tubercule apparent. C'était s'avouer battus d'avance. Aussi leur argumentation en faveur des tubercules qui avaient peut-être existé, mais qui s'étaient perdus et confondus dans la masse caséeuse, prêtait à la critique de Jaccoud cette jolie riposte : Nous ne saurions admettre un *tubercule virtuel*.

Les expériences de Villemin sur l'inoculabilité du tubercule montraient sans doute que la matière caséeuse s'inoculait comme le tubercule. Mais cet argument, qui serait aujourd'hui topique, n'avait pas à cette époque grande autorité, la pathologie expérimentale n'ayant pas encore atteint cette haute faveur qui l'entoure aujourd'hui. Et puis c'était

(1) Voir Jaccoud, *Clinique*, 1873.
(2) Hérard et Cornil, *De la phtisie pulmonaire*, Paris, 1867.

encore le même écueil. Il fallait à des arguments anatomiques une réponse anatomique. C'est sur le terrain de l'histologie pathologique que les recherches nouvelles devaient confirmer ou infirmer les travaux de l'école allemande.

M. le professeur Jaccoud le pensait ainsi lorsque, en 1873, plusieurs années après les discussions académiques et les travaux de Villemin, il fit paraître ses cliniques de Lariboisière.

Quelle était donc la base de cette doctrine nouvelle qui tenait en échec et la clinique et la pathologie expérimentale en détruisant la moitié de l'œuvre de Laënnec ? Elle reposait en dernière analyse sur cette proposition : le tubercule, néoplasme d'origine conjonctive, est une petite tumeur ; et tout ce qui n'est pas nodulaire, dans un processus pathologique, n'est pas tuberculeux.

Ceci admis, l'œuvre de Laënnec ne tenait plus debout !

En effet, si le tubercule est une petite tumeur, une granulation, il est évident que beaucoup de pneumonies inflammatoires et ulcéreuses de Reinhardt n'en contiennent point. C'est donc là une espèce de phtisie particulière, caséeuse, mais non tuberculeuse.

De fait, l'opinion de Virchow, appuyée sur la première bonne description de la granulation tuberculeuse, pénétra si bien dans l'école, qu'on ne voulut plus reconnaître d'autre tubercule que la petite tumeur transparente et perlée, ou opaque et jaunâtre : tubercule granulation ou tubercule miliaire. Et les esprits étaient si inclinés dans ce sens, que la présence ou l'absence de la granulation suffisait pour classer un phtisique dans les tuberculeux ou dans les pneumoniques.

Relisez tous les livres, toutes les leçons publiés à cette époque, toutes les observations, c'est toujours la même pétition de principe.

Car je viens d'indiquer le côté faible de cette doctrine, son côté faux. Supposez, en effet, qu'il existe plusieurs formes anatomiques du tubercule, supposez que le tubercule miliaire ou le tubercule granulation ne soit qu'une de ces formes, et que chacune des principales variétés cliniques de la phtisie ait une variété de tubercule correspondant à la forme morbide et l'expliquant.

Supposez, par exemple, qu'il y ait un tubercule pneumonique, un tubercule miliaire, un tubercule granulation, un tubercule fibreux, pour les formes pneumonique, commune, granuleuse, fibreuse de la phtisie ; supposez que l'identité de nature de ces variétés anatomiques des tubercules soit démontrée par les meilleurs des arguments : leur genèse réciproque, leur texture commune, et voilà la théorie de la dualité par terre, et voilà la doctrine française de l'unité triomphante et renouvelée !

Eh bien ! messieurs, ces suppositions sont des vérités aujourd'hui démontrées, et j'ajoute, généralement acceptées, même en Allemagne, où les opinions de Reinhardt sont tombées dans l'oubli, si elles ne sont pas ouvertement combattues.

Retour à la doctrine de l'unité. Travaux de l'école française.

Un mémoire que je fis paraître en 1872 dans les *Archives de physiologie*, et où j'étudiais comparativement la texture d'une granulation tuberculeuse et d'un noyau de pneumonie caséeuse, montra l'analogie de structure de ces deux produits pathologiques en apparence si dissemblables. J'ai conclu dans ce mémoire, et dans une communication à la Société de biologie (juillet 1872), à la nature tuberculeuse des grosses masses caséeuses de la pneumonie de Reinhardt. Ce fut le point de départ. Thaon, dans sa thèse, M. le professeur Charcot, en 1877, dans son cours, moi-même, dans d'autres travaux, puis H. Martin, Renaut, de Lyon, Malassez, etc., etc., avons développé et confirmé toutes les propositions que j'ai formulées plus haut, sous forme dubitative.

Je vous demande la permission, messieurs, à cause de l'importance et de l'intérêt du sujet, d'entrer un peu dans la question anatomique et de vous montrer brièvement que

nous n'avons pas seulement refait l'unité de Laënnec, mais
que nous avons mieux étudié les variétés du tubercule adulte,
et aussi son évolution naturelle et ses origines. Sur beaucoup
de ces questions, nous nous trouvons en contradiction avec
Laënnec, comme avec Virchow, et c'est une raison de plus
pour vous montrer nos points de contact et nos divergences.

La pneumonie caséeuse n'est pas constituée, comme le
croyait Laënnec, par une *infiltration* de tubercules, ni,
comme le pensait Reinhardt, par un exsudat inflammatoire,
mais bien par de vrais tubercules, d'abord isolés sous forme de
petites masses qui grossissent rapidement et se fusionnent.
Quand la fusion est un fait accompli, il est impossible d'observer les tubercules individuellement. Leur ensemble forme
un bloc confus, blanchâtre et marbré, où le microscope ne
rencontre plus que de la matière caséeuse. Il convient donc
d'étudier, comme je l'avais fait, une masse isolée, c'est-
à-dire un gros tubercule avant sa fusion avec les gros tubercules voisins.

Preuves tirées de la texture

Alors on constate que le tubercule géant (Charcot), ou
massif (Hanot, *Dict. de méd. pratique*), ou pneumonique
 Grancher), est construit sur le même type que le tubercule
miliaire et le tubercule granulation. C'est le même groupement d'éléments cellulaires, c'est le même mode de développement, c'est la même physionomie générale, la même
texture, en un mot.

Les différences portent sur des points secondaires, le volume plus grand, la couleur plus blanche ou plus jaune, le
développement et la conglomération plus rapides, la dégénérescence caséeuse plus prompte.

Preuves tirées de la genèse.

Si l'on était tenté d'invoquer ces différences pour créer
une espèce nouvelle, une raison péremptoire s'interposerait ;
la voici : les tubercules pneumoniques engendrent directement le tubercule granulation. On voit, ainsi que Lépine
l'a montré (1872), un bloc de substance caséeuse resté quelque temps immobile dans le parenchyme pulmonaire, s'en-

16

tourer d'une génération nombreuse de petits tubercules, qui, par la voie lymphatique, se sèment à distance dans toutes les directions.

Que répondre à cette double démonstration de l'identité de nature des deux tubercules, le gros et le petit, le blanc et le gris, le mou et le dur?

Quel argument pourrait détruire cette double preuve tirée de la texture et de la genèse?

Preuves expé-
rimentales.

Et, comme si toutes ces preuves n'étaient pas suffisantes, la pathologie expérimentale vient démontrer à son tour l'identité de nature de la matière caséeuse des pneumonies caséeuses et des tubercules.

Déjà Villemin avait fourni la preuve expérimentale de l'unité des processus phtisiogènes, mais la démonstration par l'inoculation aux animaux n'a pas trouvé de plus chauds partisans que le professeur Cohnheim, qui jouissait en Allemagne d'une légitime autorité. Cohnheim alla plus loin, car il dit que l'anatomie pathologique est impuissante à définir la tuberculose, et que l'expérimentation seule peut prouver la nature tuberculeuse ou non d'un produit : « Tout ce qui, transmis expérimentalement à des animaux appropriés, fait éclater la tuberculose, appartient à la tuberculose; tout ce qui, transmis de la même manière, ne réussit pas à provoquer la tuberculose, n'appartient pas à la tuberculose (1). »

Cette double proposition, la dernière surtout, aurait peut-être besoin d'un correctif, mais je l'accepte telle que la formule Cohnheim, et je le demande : en quoi cette proposition contredit-elle les résultats de l'histologie? Nous donnons par l'étude de la texture du néoplasme la même démonstration que vous tirez de l'inoculation aux animaux. L'anatomie pathologique et la pathologie expérimentale aboutissent au même résultat : l'unité de nature de la pneumonie dite *caséeuse* et de la phtisie vulgaire.

(1) *La tuberculose au point de vue de la doctrine de l'infection*, par J. Cohnheim, traduction par Musgrave. Clay, Paris, 1882.

Pourquoi ne pas le reconnaître et ne pas le dire ?

Vous comprenez maintenant dans quel cercle vicieux tournaient les anatomo-pathologistes. Enfermés dans les prémisses de Virchow, ils cherchaient partout les tubercules granulations, et ne les rencontraient que si la maladie avait duré assez longtemps pour que les gros tubercules caséifiés aient pu les engendrer. Quant au tubercule pneumonique, ils ne le voyaient pas, parce que, comme le dit Charcot, il était trop gros.

Voilà, messieurs, exposée aussi sommairement que possible, l'histoire du schisme tenté par l'école allemande dans la doctrine de l'unité.

Cette tentative n'a pas été la seule que la conception de Laënnec ait subie, et quelques médecins français, prenant exactement le contre-pied des histologistes allemands, ont voulu distraire de la tuberculose, et les granulations grises, et les formes morbides auxquelles elle correspond. Sous le nom de *granulie*, Empis a décrit avec un grand talent une maladie générale, envahissant séreuses et viscères, sous la forme anatomique d'une petite tumeur perlée et transparente à laquelle il refusait le caractère du tubercule.

Appuyé sur la clinique d'une part, et sur quelques examens histologiques incomplets d'autre part, il tenta cette nouvelle scission, aussi raisonnable, en somme, aussi légitime que la dualité allemande. Un malade atteint de *granulie* ressemble encore moins peut-être à un phtisique vulgaire que l'individu frappé de pneumonie tuberculeuse ; d'autre part, le tubercule granulation gris et demi-transparent, semé à profusion dans tous les organes, diffère singulièrement du tubercule miliaire, jaune, mou, localisé, de la phtisie commune.

Les raisons apparentes sont aussi les mêmes, comme vous voyez ; la réponse est identique : même texture générale et même origine.

Donc, il n'y a pas *un tubercule*, mais *des tubercules*,

expressions anatomiques variées des diverses formes morbides d'une maladie, la tuberculose.

La granulation grise, issue le plus souvent d'un foyer caséeux ancien ou récent, est un tubercule migrateur dangereux par son envahissement et sa généralisation possibles. Elle représente la forme la plus infectieuse de la tuberculose. Au contraire, le tubercule géant, localisé et fixe, menace le parenchyme qui le porte d'une destruction rapide et conduit à la mort par le procédé d'une maladie circonscrite, d'une pneumonie d'apparence inflammatoire.

La différence est grande, sans doute, et mérite que l'on s'y arrête, mais elle ne dépasse pas les limites du cercle qui contient cette maladie virulente : la tuberculose.

Fatalisme
de
Laënnec.

Ce premier point une fois établi, cherchons si tous ces tubercules obéissent à quelque règle d'évolution. Vous connaissez le fatalisme de Laënnec : Malheur à celui qui est touché ! fatalisme formulé en langage histologique par Virchow : Le tubercule est une néoplasie misérable, incapable d'organisation.

Définition
de
Virchow.

Nouvelle
définition.

Je me suis élevé (1) contre cette double formule qui ne paraît conforme ni à l'observation clinique, ni à l'examen histologique, et j'ai proposé de définir le tubercule : *un néoplasme fibro-caséeux*, voulant indiquer nettement que tout tubercule, quelle que soit sa forme anatomique, contient en soi, dès l'origine, le germe d'une évolution, soit fibreuse, soit caséeuse. Or, la sclérose étant le mode le plus commun de la guérison du tubercule, il y avait avantage à la montrer ce qu'elle est, *un mode naturel*, c'est-à-dire une conséquence fatale de la structure élémentaire du tubercule.

Sans doute, Bayle et Laënnec, Cruveilhier et Virchow et tous les observateurs avaient vu des tubercules guéris et guéris par ce procédé ; mais, loin de considérer, avec eux, la chose comme un fait d'exception, je pense qu'il faut

(1) Grancher, *Tuberculose pulmonaire (Archives de physiologie*, 1876).

la regarder comme une suite *régulière* de la constitution histologique des tubercules.

Toujours formé de deux zones concentriques, une centrale caséeuse, une périphérique cellulo-embryonnaire, le tubercule, quelle que soit sa forme anatomique, marche à la sclérose ou à la caséification, selon que la zone cellulaire ou la zone caséeuse se développe plus vite. Voilà pourquoi tant de tubercules guérissent spontanément et par les seules forces de l'organisme, ce qui serait impossible si le tubercule ne portait en soi le germe de sa guérison.

Ne vous semble-t-il pas, messieurs, que nous sommes ici bien loin de Laënnec et de Virchow ? Nous affirmons la curabilité naturelle du tubercule ; nous affirmons qu'au lieu d'être un néoplasme misérable et incapable d'organisation, le tubercule tend tout naturellement à l'organisation fibreuse.

Notre proposition est aux antipodes de la leur, et combien consolante, combien encourageante ! Si elle est vraie, comme nous le croyons avec Renaut et Bard et avec Jaccoud, qui s'en emparent et y prennent appui, les premiers pour écrire leurs travaux sur la tuberculisation fibreuse (1), le second pour son magnifique plaidoyer sur la curabilité de la phtisie (2), croyez-vous, messieurs, qu'il convient de la laisser sous le boisseau ?

Dès que le follicule tuberculeux est formé, avant toute conglomération, la dégénérescence cellulaire commence. Elle est tout d'abord réduite à une altération spéciale au protoplasma que j'ai décrit sous le nom de dégénérescence *vitreuse*. La cellule se gonfle et se soude aux cellules voisines, la substance qui la compose devient transparente, et le noyau tend à disparaître. Elle prend ainsi

<hr>

(1) Renaut, *Lyon médical*, 1879. — Bard, *Phtisie fibreuse* (Thèse de Lyon, 1879).

(2) Jaccoud, *Curabilité et traitement de la phtisie pulmonaire*, Paris, 1882.

l'aspect d'une cellule épithéliale. Telles sont les cellules du centre du follicule, dites cellules *épithélioïdes* par Friedlander. Quant aux cellules embryonnaires qui circonscrivent le follicule, elles subissent à leur tour la caséification.

La conglomération de follicules une fois réalisée, la dégénérescence vitreuse des cellules s'achève ; soudées et confondues, privées de noyau, elles forment un bloc sec, compact et réfringent, qui plus tard se désagrège et entraîne dans sa destruction le parenchyme qui lui sert de substratum. Toujours présente, la zone embryonnaire peut réparer les désordres et combler les vides de la cavernule par une végétation cicatricielle, mais si l'évolution fibreuse l'emporte dès l'origine sur la caséification, la guérison se fera sans perte de substance, et par végétation conjonctive jusqu'au centre du tubercule devenu fibreux (Cruveilhier) ou enkysté (Bayle).

Les deux processus qui se disputent l'avenir du tubercule sont ainsi toujours présents et toujours combattant, l'un pour la destruction, l'autre pour la réparation.

Mais vous comprenez que si tout tubercule, quel qu'il soit, peut guérir par la sclérose, certaines formes anatomiques y sont beaucoup plus portées que d'autres. Comparez, sous ce rapport, le tubercule pneumonique si facilement et si rapidement caséeux et les tubercules des phtisies lentes des vieillards, fibreux dès l'origine, et voyez la différence !

Pouvons-nous quelque chose sur l'évolution du tubercule, et, étant donnée sa forme la plus commune, le tubercule miliaire jaune de la phtisie vulgaire, pouvons-nous favoriser sa tendance vers la sclérose, c'est-à-dire vers la guérison ? N'en doutez pas, messieurs, et je suis, sous ce rapport, si loin du fatalisme de Laënnec, que je ne connais pas de maladie chronique sur laquelle la thérapeutique ait plus de prise. Mais il faut la reconnaître de très bonne heure, et la traiter sans délai.

Les plus récents travaux sur la tuberculose nous ont
encore appris autre chose, c'est la nature tuberculeuse de
la plupart des lésions attribuées à la scrofule. Le lupus,
les gommes sous-cutanées, les abcès froids, les tumeurs
blanches, les adénites chroniques, etc., etc., sont autant
d'affections tuberculeuses et démontrées telles par l'examen histologique et la pathologie expérimentale ; seulement, dans tous ces états morbides, le tubercule reste
longtemps à l'état folliculaire, *microscopique*. Il n'atteint
que lentement ce que Virchow nommait et ce que je nomme
avec lui l'*âge adulte*, l'état de petites tumeurs, jaunes ou
grises, souvent même il reste à l'état de follicule, sans
dégénération, sans conglomération secondaire, comme le
prouvent les adénites chroniques quelquefois si longtemps
immobiles et qui peuvent guérir spontanément, comme le
prouvent certaines fongosités des synoviales articulaires
ou tendineuses où l'on ne rencontre que des tubercules
microscopiques.

Le domaine de la tuberculose se trouve donc considérablement agrandi, et nos connaissances sur l'évolution du
tubercule éclairées d'une lumière toute nouvelle. Il existe
une variété de tubercule qui se développe très lentement et
tend à rester inachevé, embryonnaire. Ce tubercule, propre
aux altérations dites *scrofuleuses*, est assez facilement curable par les moyens médicaux, pour les adénites et certaines arthropathies ; par les moyens chirurgicaux, pour les
abcès froids et autres lésions circonscrites.

Voilà, messieurs, de nouvelles et précieuses acquisitions.
Je laisse de côté la question de doctrine, mais, pratiquement,
la connaissance de ces faits simplifie et gouverne désormais
l'action thérapeutique.

L'anatomie pathologique et la pathologie expérimentale
nous avaient appris toutes ces choses, lorsque la découverte
du bacille tuberculeux par R. Koch vint dire le dernier mot.
Koch fit voir que, partout où il y a tuberculose et virulence,

il y a un microbe, agent de cette virulence, condition *sine qua non* de cette tuberculose.

L'éclat de cette découverte et les espérances qu'elle a fait naître ont obscurci momentanément les travaux de Villemin et relégué au second plan les services rendus par l'anatomie pathologique. Qu'importe, a-t-on dit, la forme ou l'apparence de tel ou tel tubercule, s'il est toujours le produit du bacille spécifique? Celui-ci seul est tout, le reste ne compte pas.

On revient aujourd'hui à une opinion plus sage et moins radicale; on comprend que, si le bacille est tout dans le domaine de l'étiologie et de la prophylaxie, il n'est qu'un des facteurs dans le domaine de la pratique médicale, de la clinique hospitalière et civile. L'organisme, loin de réagir d'une manière uniforme en présence du bacille tuberculeux, peut, ici, céder et s'effondrer rapidement, ou là, combattre et triompher. Ainsi l'anatomie pathologique et la pathologie expérimentale ont repris leurs droits.

La première a mieux étudié les premiers phénomènes de réaction cellulaire en présence du microbe pathogène ; Baumgarten, Yersin et Cornil notamment ont bien décrit les faits de karyokinèse et de néoformation qui sont la conséquence immédiate de l'implantation du bacille tuberculeux sur un point de nos tissus. Qu'il pénètre par la voie sanguine ou par l'inoculation sous-cutanée, le bacille provoque, hors des vaisseaux d'où il sort rapidement, ou dans le tissu conjonctif, des phénomènes de gonflement cellulaire, de multiplication et de diapédèse qui s'associent pour la formation du tubercule primitif, avec ou sans cellule géante, du follicule tuberculeux et du tubercule congloméré avec sa dégénérescence caséeuse ou sa transformation fibreuse. C'est, en somme, la même anatomie pathologique avec le bacille en plus, et la prédilection de ce bacille pour les cellules géantes au centre du tubercule, ou pour les cellules embryonnaires à sa périphérie.

La pathologie expérimentale, de son côté, grâce aux progrès réalisés dans la culture *in vitro* du bacille spécifique, nous permet de reproduire à volonté, chez les animaux, telle ou telle forme de tuberculose humaine.

Si on injecte dans la veine de l'oreille d'un lapin une seringue de Pravaz d'une culture tuberculeuse sur gélatine délayée dans du bouillon stérilisé, ou la même quantité d'une culture faite dans un bouillon glycériné, l'animal, si la culture est fraîche, meurt en douze ou quinze jours, et ses organes ne portent pas traces de tubercules apparents : la rate est ordinairement volumineuse, un peu ramollie et violacée ; mais quelquefois elle est saine en apparence, quoique remplie de bacilles ; le foie, dont la forme et le volume ne sont pas sensiblement modifiés, est pâle et *muscade* ; le poumon est sain ou semé d'ecchymoses ; l'un et l'autre contiennent de très nombreux bacilles, et c'est tout ! L'animal a succombé avec un amaigrissement rapide survenu dans les derniers jours et pouvant atteindre le quart ou le tiers de son poids total ; il a succombé à une tuberculose infectieuse qui n'a pas laissé au tubercule le temps de se former et d'apparaître ; mais le microscope décèle les bacilles dans la rate, le foie, les poumons et permet de surprendre le premier travail de réaction cellulaire. C'est surtout dans le foie que celui-ci apparaît nettement.

Si l'animal est sacrifié aussitôt après l'injection intraveineuse de la culture virulente, on trouve les bacilles dans le sang et surtout dans les globules blancs qui s'en sont emparés déjà. Vers le troisième jour, les bacilles ne se rencontrent plus qu'exceptionnellement dans la circulation générale, mais ils occupent les capillaires de la rate, du foie et du poumon, du foie surtout ; et déjà on les rencontre hors des vaisseaux. Dans les jours qui suivent, les cellules hépatiques en karyokinèse (Baumgarten) et les cellules lymphatiques commencent à s'accumuler sur un point de la périphérie du lobule hépatique. Quand l'animal meurt enfin, le foie a cet aspect particulier et caractéristique de l'intoxication bacillaire : il est pâle ; sa substance, au lieu d'être uniformément brune et noirâtre, est semée de taches rouges (centre du lobule) cerclées de lignes pâles (périphérie du lobule) qui lui donnent l'apparence connue sous le nom de *foie muscade*. L'examen microscopique révèle que la pâleur des espaces portes périlobulaires est due à l'accumulation de cellules lymphatiques en petites masses arrondies microscopiques. Ce sont autant de tubercules primitifs remplis de bacilles. Ces tubercules sont très nombreux ; ils occupent de préférence la périphérie du lobule, mais ils en gagnent çà et là la zone moyenne et le centre.

Dans le poumon et dans la rate, le processus de réaction cellulaire est, en général, moins avancé ou moins apparent.

Voilà, messieurs, une espèce de tuberculose que nous ne connaissons pas en pathologie humaine ; car elle réalise une intoxication maxima produite sous sa forme la plus brutale, l'injection dans le sang d'une dose massive de culture tuberculeuse. Mais il suffira de faire varier un peu les conditions de l'expérience pour voir apparaître une tuberculose miliaire du foie, de la rate et du poumon. Il suffira d'injecter dans les veines du lapin une quantité moindre de culture fraîche, ou la même quantité d'une culture vieille de quelques mois. L'animal, au lieu de succomber en quinze jours, vivra un mois ou six semaines et mourra avec des tubercules apparents.

Un autre mode d'inoculation permet de réaliser la tuberculose granulique telle que nous la connaissons en pathologie humaine. Si on injecte dans le péritoine d'un lapin une seringue de Pravaz de la même culture fraîche qui, par injection intraveineuse tue en quinze jours, sans tubercules apparents, l'animal survivra six semaines ou deux mois et mourra, le péritoine, l'intestin, la rate, le foie et le poumon remplis de magnifiques tubercules miliaires.

Enfin, un peu de cette culture injectée sous la peau produira un tubercule local, puis, par voie lymphatique, une infection ganglionnaire et plus tard viscérale, et l'animal succombera avec une tuberculose cutanée et ganglionnaire caséeuse et des granulations dans les organes profonds.

D'autre part, on voit que certaines inoculations de matière tuberculeuse peu virulente (lupus, ganglions caséeux) peuvent provoquer une tuberculose locale et lente qui ne déterminera la mort qu'en un ou deux ans, et même cette tuberculose atténuée sera capable de tuer un cobaye et restera inoffensive pour le lapin (Arloing.)

Eh bien ! messieurs, la pathologie expérimentale, en réalisant à notre gré tous ces modes d'intoxication bacillaire, toutes ces formes de tuberculose, toutes ces maladies si diverses en apparence, quoique de même nature et de même origine, ne donne-t-elle pas raison aux conclusions formulées déjà par l'anatomie pathologique ? Il suffit, en effet, de faire varier la quantité ou la qualité de l'agent infectieux ou le lieu de son inoculation pour produire, à volonté, telle ou telle tuberculisation sur le même terrain.

La pathologie humaine est coutumière des mêmes variétés dépendant du degré de virulence de l'agent spécifique, ou de sa quantité, ou de son lieu d'introduction. En outre, le terrain d'une part, et la thérapeutique d'autre part apportent leur appoint aux causes capables de modifier l'évolution du tubercule au sein de l'économie. La tuberculose de l'homme est donc encore plus complexe que celle du lapin ; mais elle est la même dans ses traits principaux ; et le tubercule, quelque variées que soient ses apparences physiques, est toujours un et spécifique.

QUATORZIÈME LEÇON.

DE LA PNEUMONIE TUBERCULEUSE.

J'aborde aujourd'hui, messieurs, l'histoire clinique de la
pneumonie tuberculeuse, l'une des formes les plus par-
faites de ces tuberculoses unilatérales dont je vous parlais
dans une des précédentes leçons.

Schème
clinique.

Si vous relisez toutes les observations qui ont servi de
type à Hérard et Cornil, à Jaccoud, comme à Niemeyer et
à Reinhardt et comme à moi, vous vous trouvez toujours
devant le fait clinique dont voici l'esquisse :

Un individu tombe malade subitement, il est pris de frissons, de point de côté et de toux ; il crache des mucosités
visqueuses et jaunes comme celles de la pneumonie franche,
et l'auscultation révèle promptement les signes d'une pneumonie. Les phénomènes généraux, la température et le
pouls, s'accordent avec les phénomènes locaux pour faire
penser à une inflammation simple du poumon.

Cependant, la défervescence ne se produit pas, ou elle se
produit imparfaitement, l'induration pulmonaire persiste et
les crachats deviennent muco-purulents ou sanieux.

Malgré l'élévation continue de la température, qui n'est pas excessive toutefois, malgré les sueurs souvent profuses, malgré l'insuffisance de l'hématose et de l'alimentation, les forces résistent assez bien pendant deux ou trois semaines ; mais bientôt elles s'écroulent presque tout à coup. En même temps, le poumon s'ulcère, les râles et les souffles caverneux apparaissent.

L'amaigrissement survient, et une cachexie aiguë tue le malade. Deux ou trois mois, quelquefois moins, ont suffi.

A l'autopsie, tous les organes sont sains, sauf un poumon transformé en une masse jaune, friable, marbrée, creusée de cavernes ou de cavernules. Souvent il existe encore çà et là quelques tubercules pneumoniques vaguement arrondis, mous et blanchâtres, s'écrasant sous le doigt et semés dans un parenchyme rougeâtre et splénisé.

Mais cette esquisse a besoin de retouches, car la ressemblance des deux pneumonies, tuberculeuse et franche, n'est pas toujours aussi grande que semble l'indiquer cette description sommaire. Les antécédents du malade, le début de la maladie, sa marche, sa symptomatologie même diffèrent sensiblement dans presque toutes les observations. Vous comprenez toutefois que les partisans de la dualité ont dû chercher à rapprocher la pneumonie tuberculeuse de la pneumonie franche, et qu'ils ont, pour y arriver, mis en lumière les points de contact entre les deux types morbides. Au contraire, Barth, par exemple, dans son plaidoyer en faveur de Laënnec, a dressé le bilan des dissemblances. Ici, comme toujours, l'observation des faits est un commencement d'interprétation.

Il n'est pas difficile, cependant, de relever, dans les observations prises à toutes les sources, quelques traits bien suffisants pour établir des différences réelles entre les types cliniques, pneumonie franche et tuberculeuse.

Comparaison entre la pneumonie franche et la pneumonie tuberculeuse.

Quand les antécédents du malade ont été soigneusement relevés, on y trouve souvent quelque tare héréditaire ou personnelle, ou mieux, une cause prochaine de tuberculisation, la misère, le surmenage, l'alcoolisme.

Observation Souvenez-vous de Nav..., entré dans nos salles le 15 septembre 1881, au numéro 10. J'étais en vacances, à ce moment, et, à mon retour, cet homme me fut présenté comme atteint de pneumonie franche aiguë remarquable par sa durée. Le début avait été, me disait-on, aussi franc et aussi net que possible; cinq jours avant son entrée, le 10 septembre, il avait été pris de frisson violent et de point de côté, de fièvre et de délire avec toux, dyspnée, crachats visqueux. Cet homme était du reste très vigoureux, maçon de son état, et toujours en bonne santé.

A mon tour, j'interrogeai cet homme et vous avez entendu, ces premiers faits très réels une fois confirmés, l'histoire édifiante des antécédents.

Ce n'est pas, comme il semblait, le 10 septembre, mais bien le 23 août, que Nav... était devenu malade. Ce jour-là, cet homme, qui habite Montrouge, et travaille aux Batignolles, ce qui le force à se lever tous les matins à trois heures pour aller à pied à son ouvrage, où il arrive à cinq heures seulement, cet homme avait été mouillé jusqu'aux os par une averse, et, en arrivant au chantier, n'avait trouvé pour tout vêtement de rechange qu'une blouse qu'il avait gardée jusqu'au déjeuner. Il travailla toute la journée; mais, en rentrant au logis, en omnibus, selon son habitude, il se sentit courbatu et frissonnant. Il dormit mal et le lendemain mangea peu, et toussa; il continua ainsi à tousser jusqu'au 4 septembre, et ce jour-là, espérant se soulager, prit un vomitif.

Le 5 septembre, il ressentit de petits frissons et souffrit d'un point de côté; son appétit était toujours mauvais et ses forces moins bonnes. Cependant, messieurs, cet homme n'a pas cessé, du 23 août au 10 septembre, d'aller à pied à son travail et de faire ses journées comme autrefois; aussi, quand on lui demande quel jour il est tombé malade,

il répond le 10 septembre, jour où il a cessé de travailler,
jour du début solennel, jour du grand frisson, du délire et
de la dyspnée.

Ne pensez-vous pas, cependant, qu'il convienne de tenir
compte de cette période préparatoire qui a duré trois semaines? Mais ce n'est pas tout, car cette observation est
pleine d'enseignements.

Nav... est un brave homme, père de sept enfants qui vivent tous, sauf un, mort à quinze mois. Tous les autres sont
vigoureux; l'aîné a vingt ans, les autres dix-neuf, treize,
onze, cinq et quatre ans; il gagne 7 francs par jour, et ses
deux aînés 10 francs, et toute la maisonnée vit sur ces
17 francs : simplement, mais assez bien. Ils étaient plus
heureux quand la mère vivait et apportait ses bénéfices de
blanchisseuse au budget du ménage. Malheureusement, elle
était morte depuis dix-huit mois, phtisique, après cinq mois
de maladie, pendant lesquels on avait mangé les économies
et fait 200 francs de dettes. Nav... avait soigné sa femme de
son mieux, chez lui; il travaillait le jour et veillait près
d'elle une grande partie des nuits.

Pensez-vous, messieurs, que toute cette histoire ne mérite pas qu'on s'y arrête un instant et qu'on y recherche un
peu les raisons de ce qui se passe aujourd'hui?

Croyez-vous qu'un être, aussi vigoureux qu'il soit, puisse
impunément travailler le jour et veiller la nuit pendant cinq
mois? Croyez-vous que, sa femme morte de phtisie près de
lui, dans la même chambre, dans le même lit, Nav..., ses
économies mangées et 200 francs de dettes sur les bras, fût
le même homme physique et moral qu'auparavant? Ne
comptez-vous pour rien les fatigues subies, les douleurs
éprouvées, les dangers de contagion courus?

Cette période de la vie de notre malade, n'en doutez pas,
a préparé la pneumonie tuberculeuse dont il est venu
mourir dans nos salles.

Cherchez donc toujours soigneusement dans l'histoire de

vos malades les causes déterminantes ou prédisposantes, et vous les trouverez presque toujours.

Ici, c'est un alcoolique payant de mine, mais cachant un organisme ruiné ; là, c'est un être débile ayant beaucoup souffert physiquement et moralement, ou bien c'est une femme obligée de vivre sur un salaire insuffisant et de mener à bien une grossesse sur le même budget, comme Web..., citée dans la thèse de Berthier (1) ; ou enfin la souche est mauvaise et la tuberculose un héritage qu'il faut subir.

Le début de la maladie et l'évolution concordent avec cette étiologie spéciale.

Symptômes
de
début. Rarement le frisson est unique et violent, et rarement la température reste à 40 degrés. Elle baisse dès le lendemain, comme chez la malade dont Jaccoud donne le tracé, jusqu'à 38°,5 et 38 degrés, pour remonter lentement, ou elle subit de grandes oscillations, comme chez un homme dont j'ai recueilli l'observation en 1876 à l'hôpital Laënnec ; plus souvent elle se maintient autour de 39 degrés, comme chez Web... La défervescence manque de franchise, quand elle existe, car elle fait quelquefois complètement défaut.

Signes
physiques. Les signes physiques sont aussi moins vigoureux, moins nets, moins circonscrits. Hérard et Cornil font de l'*absence du murmure vésiculaire* un signe important de la pneumonie tuberculeuse, et ils ont raison, car le souffle tubaire est rare, quoiqu'on le rencontre, et quelquefois même de bonne heure. Nav... et le malade de Jaccoud l'ont eu dans les trois premiers jours. Plus souvent, la respiration reste affaiblie, mêlée de râles humides et nombreux, les vibrations thoraciques sont diminuées.

Jaccoud avait si bien compris la valeur de cette atténuation, de cet effacement des signes physiques, qu'il exigeait, pour faire le diagnostic de pneumonie caséeuse sans tubercules, deux conditions :

(1) Berthier, *De la pneumonie caséeuse*. Paris, 1880.

« 1° Il faut, dit-il, que l'individu soit bien portant jusqu'alors et sans antécédents héréditaires suspects ;

« 2° Il faut que les symptômes brusques de l'invasion soient suivis, dans les quarante-huit ou soixante-douze heures, de signes physiques non douteux d'une maladie inflammatoire des poumons, soit pneumonie catarrhale, soit pneumonie lobaire. » — Eh bien ! messieurs, ces conditions auxquelles je souscris, sont si rarement remplies dans la pneumonie tuberculeuse, que je n'en connais aucun exemple.

Tous les cas publiés par des observateurs soigneux, y compris celui de Jaccoud, laissent quelque chose à désirer. Outre que ce malade était « d'une constitution au-dessous de la moyenne et avait beaucoup souffert pendant le siège de Paris », c'est-à-dire quelques mois auparavant, étant entré à l'hôpital le 3 octobre 1871, les signes de sa maladie furent diffus et mobiles. Le lendemain du jour de son entrée, Jaccoud relève « tous les signes d'une pneumonie fibrineuse lobaire occupant le lobe inférieur du poumon gauche », et le 6 octobre, deux jours après, « il ne s'agit point d'une simple pneumonie lobaire, et le diagnostic doit être formulé : pneumonie catarrhale disséminée avec hépatisation du lobe inférieur gauche ».

Jaccoud s'y trompait si peu, qu'il expose, mieux que je ne saurais le faire moi-même, ses doutes et ses craintes pour l'avenir : « La pneumonie actuelle était donc primitive, indépendante de toute diathèse, et la débilité du porteur, qui avait beaucoup souffert pendant le siège, était la seule circonstance qui pût assombrir le pronostic. Toutefois, il y avait aussi dans l'allure de la maladie une anomalie qui éveillait en moi une certaine préoccupation. Dès le deuxième jour, la fièvre tombait à 38°,6 et cessait dès lors d'atteindre les chiffres élevés qui caractérisent la pneumonie lobaire franche ; bien souvent en présence de ce fait, je suis revenu à l'examen du poumon gauche, et chaque fois j'ai constaté,

dans le lobe inférieur, les signes d'une hépatisation parfaite;
il n'y avait pas à en douter : avec la pneumonie catarrhale
existait une solidification fibrineuse de tout un lobe, laquelle
était même apparue la première; mais les caractères de la
fièvre étaient ceux de la pneumonie lobulaire, et je prévoyais
dès lors que la marche de la maladie serait celle du catarrhe
plutôt que celle de la pneumonie fibrineuse commune. »

Il est impossible de mieux déduire les raisons d'un diagnostic : santé débile, misère et surmenage d'une part;
d'autre part, allure discordante des symptômes, chute
précoce de la fièvre, diffusion des phénomènes stéthoscopiques... En voilà bien assez pour éloigner l'idée d'une
pneumonie franche. Jaccoud concluait, il est vrai, à une
pneumonie caséeuse, et moi à une pneumonie tuberculeuse; mais ces questions sont d'ordre anatomique, et le
même fait s'adapte à merveille à l'une et l'autre doctrine, car
il n'est jamais entré dans l'esprit de personne de faire de la
pneumonie caséeuse une maladie simple.

Il s'agit simplement de savoir si, dans ces conditions, le
malade fait un exsudat de mauvaise nature ou des tubercules. Eh bien, il fait des tubercules.

Si j'ai réussi à vous faire partager cette conviction, que la
pneumonie dite *caséeuse* n'a que le masque des maladies
franchement inflammatoires du poumon, j'aurai touché le
but que je me propose.

Quant à décrire à part les formes de la pneumonie caséeuse connues sous le nom de *pseudo-lobaire* ou de *lobulaire*, je n'y songe même pas, car ces maladies ressortis-
sent trop évidemment de la tuberculose. On a pu, dans
l'engouement de la première heure, décrire des broncho-
pneumonies caséeuses, comme on avait décrit des pneumonies; mais il est de toute évidence qu'en le faisant, on avait
abusé de l'analogie. Ce sont là des tuberculoses légitimes,
évidentes, classiques, qui marchent un peu plus vite que la

tuberculose commune, et méritent le nom de *phtisies galo-pantes,* voilà tout.

Anatomiquement, cette dernière n'est qu'une broncho-pneumonie, et le tubercule se développe autour des bronchioles intra-lobulaires ou acineuses, aux points mêmes où se forment les foyers inflammatoires dans la broncho-pneumonie simple. Rindfleisch et Charcot l'ont bien prouvé. De même, la pneumonie tuberculeuse la plus aiguë n'est, anatomiquement, qu'une broncho-pneumonie ou pneumonie pseudo-lobaire ; mais la discussion ne saurait porter sur le siège, elle porte sur la nature même du processus.

Que les tubercules *géants* soient la lésion fondamentale et caractéristique de la pneumonie tuberculeuse, cela ne fait aucun doute, mais une question fort intéressante se pose immédiatement. Ces tubercules sont-ils tout le processus? Ne sont-ils pas accompagnés d'une inflammation du parenchyme pulmonaire, d'une pneumonie, en un mot, catarrhale ou fibrineuse, qui donne sa part de symptômes et mérite une étude spéciale ?

L'existence d'une pneumonie concomitante ne semble pas pouvoir être contestée. Elle est plus ou moins étendue, plus ou moins importante selon les cas, mais elle existe toujours dans les formes aiguës. On peut en donner des preuves directes et indirectes. Parmi les preuves directes, se placent deux observations appartenant, l'une à Maygrier, interne du service de Mesnet (1), et l'autre à Frantzel (2).

Le malade de Maygrier toussait un peu depuis quinze jours, quand il fut pris, le 14 avril 1877, de fièvre sans frisson, de point de côté violent et de dyspnée. Le 18 avril, on constate dans le lobe inférieur du poumon droit les signes d'une hépatisation, souffle sec et vibrant, matité, râles humides, vibrations diminuées. Ce dernier signe fait

(1) *Bulletin de la Société anatomique,* 27 avril 1877.
(2) *Berliner Klinische Wochenschrift,* 1867.

conclure à une pleuro-pneumonie. Les crachats sont abondants, visqueux, teintés en jaune. La maladie suit sa marche, et les signes physiques persistent et s'accentuent encore davantage ; le souffle devient tubaire, les crachats plus abondants et couleur jus de pruneau, « on craint une hépatisation grise ».

Mais déjà la diphtérie avait frappé ce malade et le tuait en quelques jours, en plein développement de cette pneumonie, c'est-à-dire le 30 avril, quinze jours après le début des accidents thoraciques.

A l'autopsie, le côté inférieur du poumon droit est hépatisé, non pas en masses, mais en îlots. Ceux-ci, véritables tubercules géants, blanchâtres, mous et diffus, se détachent sur le fond rouge sombre du parenchyme pulmonaire. Or, à l'examen histologique, les gros tubercules confluents, lésion capitale, étaient entourés d'une pneumonie épithéliale, lésion secondaire qui mérite cependant une mention.

Le fait de Frantzel, relatif à un jeune homme de vingt-huit ans, qui mourut en quatorze jours de la même maladie, par le fait d'hémoptysies abondantes et répétées, est moins intéressant, car les signes d'hépatisation furent moins nets pendant la vie ; toutefois, à l'autopsie, des foyers de « broncho-pneumonie caséeuse » se détachaient sur un fond d'infiltration lobulaire. Le malade de Jaccoud, et Nav..., que nous avons observé ensemble, si l'autopsie en eût été faite le quinzième jour, auraient été trouvés porteurs des mêmes lésions, c'est-à-dire de tubercules géants et de pneumonie tout à la fois.

Preuve indirecte. La preuve indirecte se tire de la marche même de la maladie. Il est inadmissible que les tubercules soient la cause unique et immédiate de tous les symptômes ; quand, deux jours après le frisson du début, on constate tous les signes physiques d'une induration pulmonaire, souffle et matité, les tubercules, quelque nombreux qu'ils soient, ne sont pas seuls coupables. De même, les crachats visqueux

et rouillés sont la conséquence immédiate de la pneumonie ;
on peut en dire autant du frisson, quand il est violent, du
point de côté et de l'hyperthermie passagère.

Il est donc probable que l'évolution des tubercules commencée silencieusement quelques semaines, quelques mois
peut-être avant les accidents aigus, subit une énergique
poussée en avant, à l'heure où ces accidents se produisent.
Le néoplasme grossit et se multiplie, en même temps que
le parenchyme, resté sain jusque-là, s'enflamme.

Cette inflammation est surtout épithéliale. La plupart des
alvéoles sont remplis de cellules desquamées et gonflées, de
globules blancs et rouges, mais ils contiennent aussi de la
fibrine en réseaux fibrillaires ou en granulations, comme il
arrive, du reste, dans la broncho-pneumonie simple. L'hépatisation n'est donc pas *lobaire et fibrineuse*, mais *lobulaire
et mixte*. Prend-elle une part à la caséification et à l'ulcération ultérieure du poumon ? Je ne le crois pas plus que
Charcot. Toutes ces parties enflammées du poumon sont
progressivement envahies par les tubercules, seuls et véritables agents de la destruction du tissu.

Du reste, quand la maladie suit son cours régulier, les
signes de l'induration pulmonaire, constatés dès les premiers jours, ne disparaissent pas, car la splénisation du
parenchyme est remplacée par l'infiltration tuberculeuse,
mais les signes fonctionnels de la pneumonie s'effacent. Les
crachats deviennent muco-purulents, la crépitation fait place
aux râles muqueux, et le souffle s'atténue jusqu'au moment
des excavations.

Il est donc possible et légitime, en somme, de faire la
part de chacun des processus tuberculeux et pneumoniques
qui s'associent pour former ce type morbide si bien nommé :
pneumonie tuberculeuse. Toutes les variétés cliniques décrites sous ce nom (et elles sont nombreuses, puisque, dans
l'opinion de Jaccoud, elles constituent la moitié des phtisies), formes lobaire, pseudo-lobaire ou lobulaire, formes

primitive ou secondaire, dépendent de la proportion relative de ces deux éléments : pneumonie et tubercule.

Vous voyez, messieurs, que l'hypothèse, erronée au fond, d'une pneumonie phtisiogène non tuberculeuse, contient cependant une part de vérité, car la pneumonie existe à titre de processus adventice d'une forme de tuberculisation.

Il est rare, sans doute, que les tubercules ne provoquent pas autour d'eux, soit une congestion pulmonaire, soit une inflammation catarrhale, soit une hémorragie ; il est rare qu'ils se rencontrent au milieu d'un parenchyme sain, quoique la chose puisse encore être observée. Mais l'inflammation liée à la présence du tubercule est d'ordinaire limitée et discrète, elle accompagne les néoplasmes et ne les cache pas ; dans la pneumonie tuberculeuse aiguë, au contraire, l'accessoire passe au premier plan, au moins pour quelques jours, et l'état de pneumonie couvre d'ordinaire le processus tuberculeux.

Le diagnostic de la pneumonie tuberculeuse soulève donc cette première question : Étant donnée une pneumonie avec tous ses signes, est-elle franche et simple ? ou couvre-t-elle des tubercules ? Évidemment le problème est insoluble à la première heure, car ni l'examen physique, ni la température, ni les phénomènes généraux ou fonctionnels ne diffèrent de ceux d'une pneumonie. Toutefois, l'étude du terrain, d'une part, et celle du début de la maladie, d'autre part, provoqueront des réserves immédiates. Si, dans les jours suivants, les signes physiques manquent de netteté, si la température oscille hors des limites du cycle morbide propre à la pneumonie franche, les réserves deviennent une probabilité, si enfin la défervescence fait défaut, si douze ou quinze jours se sont passés sans détente continue des signes généraux et physiques, la probabilité se change en certitude ; il y a tuberculisation. C'est vers ce moment que les bacilles apparaissent dans les crachats.

Telles sont, à mon avis, les étapes du diagnostic, et vous

voyez, messieurs, que, dès le premier jour, on peut soupçonner sinon affirmer la tuberculose.

La chose est souvent plus difficile, quand une fièvre désordonnée, ou au contraire assez bien réglée, précède pendant plusieurs jours tout signe physique. J'ai soigné, au printemps de 1877, un jeune homme, originaire de l'Amérique du Sud, M. Yan..., qui préluda sur ce mode à une pneumonie tuberculeuse. Pendant huit à dix jours, il se plaignit d'accès de fièvre suivis de sueurs abondantes, avec rémission complète dans l'intervalle des accès, irréguliers, du reste ; l'examen fait avec le plus grand soin ne révéla aucun symptôme du côté des organes respiratoires. Du reste, il ne toussait ni ne crachait, mais ses antécédents héréditaires étaient mauvais, et je craignais toujours le développement d'une tuberculose. Le premier signe fut un affaiblissement de la respiration sous la clavicule droite, bientôt suivi de tous les autres. En quelques jours, tout le lobe supérieur du poumon fut transformé en une masse compacte, le son aboli, les vibrations augmentées, la respiration presque annulée. Malgré tous mes efforts, la fonte caséeuse ne put être évitée, et le malheureux garçon succombait quelques mois après le début si anormal de cette grande pneumonie tuberculeuse.

Une autre de nos malades, Mme de G..., dont je vous raconterai l'histoire plus longuement dans une prochaine leçon, car elle a complètement guéri, et je vous dirai comment, avait des accès intermittents si réguliers, que la médication quinique avait été instituée, sans succès du reste. En quelques jours, la moitié du poumon droit fut transformée en un bloc pneumonique.

Si ce mode de début se voit rarement à l'hôpital, et, au contraire, semble assez fréquent dans la clientèle de ville, cela tient aux circonstances de l'observation médicale si différente dans les deux cas. Cette période fébrile n'a pas manqué chez Nav..., que nous avons observé ensemble, ni chez le malade de M. Maygrier. Mais vous n'ignorez pas que si nous sommes obligés de consigner hors de nos salles des paresseux ou des simulateurs, nous rencontrons plus souvent des braves gens, énergiques et laborieux, qui luttent contre les premières atteintes de la maladie, et qui travaillent jusqu'au moment où ils tombent, l'outil à la main.

Ces deux phénomènes : matité étendue et respiration affaiblie, sont si communs, que, si la pneumonie siège, comme il arrive assez fréquemment, dans le lobe inférieur, l'idée d'une pleurésie jaillit toute naturelle. Tel fut le cas de l'une des observations citées par Hérard, qui rectifia l'erreur déjà commise par un de ses collègues en étudiant les vibrations vocales. Celles-ci étaient augmentées, fait incompatible avec un épanchement pleural.

Mais les vibrations peuvent être diminuées, et le diagnostic pleuro-pneumonie, ou même pleurésie, peut être porté sans qu'il existe le moindre épanchement dans la plèvre. Le malade de Maygrier, par exemple, n'avait pas de pleurésie, ainsi que le montra l'autopsie, et cependant, les vibrations étaient diminuées. Examinez donc toujours le frémitus vocal, mais sachez que si son augmentation prouve sans conteste une condensation du parenchyme pulmonaire, sa diminution ne signifie pas toujours pleurésie.

Dans les pneumonies tuberculeuses notamment, qui s'accompagnent quelquefois de sécrétions bronchiques abondantes, les vibrations thoraciques sont assez souvent diminuées.

Un de mes confrères et ami, le docteur B..., me consultait récemment pour savoir s'il était atteint de pleurésie enkystée du sommet, ou de pneumonie tuberculeuse. Et, de fait, le problème était assez difficile à résoudre, et l'avait été différemment par plusieurs de nos maîtres. Imaginez tout le sommet du poumon droit transformé en une masse compacte, donnant une matité absolue, sans aucune vibration, sans aucun murmure respiratoire, et cela dans toute la fosse sus- et sous-épineuse et dans la région sous-claviculaire. Partout ailleurs, de ce côté, la respiration s'entendait, quoique affaiblie et mélangée de râles muqueux. Elle était normale et supplémentaire du côté opposé. Le développement de cette lésion semblait s'être fait lentement, avec des douleurs diffuses dans la région thoracique supérieure, un mouvement fébrile léger, une toux quinteuse, et une expectoration muco-purulente assez abondante.

Je conclus par devers moi à une pneumonie tuberculeuse massive, en laissant à mon ami la consolation de croire à une pleurésie enkystée, et l'événement me donna raison. Le ramollissement survint presque tout d'un coup, et le malade fut emporté dans l'espace de quelques semaines.

Ici, les éléments du diagnostic furent l'intensité même et l'étendue des signes physiques, leur persistance pendant plusieurs mois, sans aucune modification, et l'état des forces beaucoup plus mauvais que ne le comporte une pleurésie.

Mais ce fait est utile à connaître, car il vous montre une induration lobaire circonscrite et massive d'un poumon, restant immobile et sans aucun signe de ramollissement, pendant plusieurs mois. C'est un type parfait de ce qu'on a nommé la pneumonie caséeuse chronique, forme rare de la tuberculisation pulmonaire.

Le cancer du poumon offre souvent beaucoup d'analogie avec la pneumonie tuberculeuse à marche subaiguë ou chronique. Les signes physiques de l'induration pulmonaire : matité, faiblesse respiratoire, augmentation des vibrations, se retrouvent dans les deux cas. La cachexie progressive appartient de même aux deux types morbides ; mais, ni la fièvre, ni l'expectoration de la pneumonie tuberculeuse n'existent dans le cancer, qui a de son côté quelques signes spéciaux, tels que la douleur souvent très vive, la circulation supplémentaire des parois thoraciques, les adénites sus-claviculaires.

Quand, avec le cancer du poumon, existe un épanchement pleurétique, le diagnostic est peut-être encore plus difficile. J'ai observé, à l'hôpital Tenon, un homme chez qui il fut impossible, malgré la thoracentèse, de décider, pendant la vie, entre la tuberculisation et le cancer ; à l'autopsie, nous trouvâmes un cancer du poumon propagé à la plèvre. La présence d'un grand épanchement, outre qu'elle identifie complètement les signes physiques, supprime les phénomènes de ramollissement pulmonaire et l'expectoration, base réelle du diagnostic différentiel.

Le pronostic de la pneumonie tuberculeuse est en même temps, chose curieuse, plus grave et plus bénin que celui de la tuberculose commune. Il est plus grave, car la fonte caséeuse de tout un lobe, de tout un poumon, est suspendue sur la tête du patient, comme une menace de mort prompte. Et de fait, le plus grand nombre des malades dont je vous ai parlé a succombé en quelques semaines ou quelques mois. Il est plus bénin, car si la poussée pneumonique n'est pas trop étendue ni trop violente, si l'organisme n'est pas tout à fait ruiné, et si la thérapeutique arrive de très bonne heure au secours du malade, le ramollissement peut être circonscrit et la tuberculisation localisée.

C'est à ce but que doivent tendre tous nos efforts.

Vous trouverez dans tous les auteurs, et particulièrement dans les leçons cliniques de Jaccoud, des observations tout à fait topiques de pneumonies tuberculeuses, circonscrites d'abord, puis guéries ; je pourrais vous en rapporter plusieurs exemples qui trouveront mieux leur place dans les leçons que je consacrerai au traitement de la tuberculose pulmonaire. Mais je puis, dès maintenant, vous dire qu'il importe extrèmement, dans cette forme de tuberculisation rapide plus que dans toute autre, d'arriver au secours des malades par des moyens énergiques et prompts. Vous devez, sans perdre un jour, sans perdre uue heure, relever les forces de l'organisme, pratiquer une énergique révulsion et modérer les mouvements fébriles.

S'il s'agit d'une broncho-pneumonie, c'est-à-dire d'une forme en soi moins grave que la pneumonie, les éléments du pronostic restent les mêmes, atténués encore et adoucis par la probabilité d'une évolution plus lente et d'une conglomération moins rapide des tubercules. Mais si, comme il arrive assez souvent, les lésions sont diffuses et s'étendent par exemple aux deux poumons, le péril change de face sans disparaître, car nous sommes en présence d'une tuberculisation ordinaire à marche plus rapide et connue sous le nom de phtisie galopante. Ce terme ne saurait, en somme, caractériser ni une variété anatomique, ni une forme clinique de tuberculisation pulmonaire ; il s'applique seulement à la *marche* de la phtisie et s'entend en particulier des broncho-pneumonies tuberculeuses qui évoluent rapidement.

Il me reste à vous dire quelques mots de l'étiologie spéciale à cette forme de tuberculisation : la pneumonie tuberculeuse.

Etiologie
spéciale
de la
pneumonie
tuberculeuse.

Dans la doctrine de la dualité, la transformation caséeuse des poumons, par analogie avec la caséification des ganglions scrofuleux, avait conduit Graves et Virchow à proposer pour cette forme morbide le nom de pneumonie scrofuleuse. C'est, vous le comprenez bien, une assimilation plutôt anatomique que clinique. Personne n'a voulu dire, en effet, que la pneumonie tuberculeuse est le propre des scrofuleux, ni même qu'elle est plus fréquente chez eux que les autres formes de la phtisie pulmonaire. Une pareille proposition ne pourrait se soutenir, mais il convenait de vous prévenir contre l'interprétation défectueuse que vous auriez pu donner à la dénomination de Graves et de Virchow, abandonnée, du reste, aujourd'hui.

Si la tuberculose et la scrofule sont rattachées l'une à l'au-

tre par de tels liens que, dans mon sentiment, la première
est la continuation, le développement naturel de la seconde,
cependant il n'existe pas entre la scrofule de l'enfance et la
tuberculisation de l'adulte un rapport constant de forme clinique permettant, par exemple, étant donné un phtisique, de
dire s'il a souffert ou non d'antécédents scrofuleux. Toutes les
variétés de tuberculisation peuvent se rencontrer, en conséquence d'une scrofule antécédente, cependant les tuberculisations pulmonaires lentes et symétriques sont plus
communes chez les scrofuleux que les formes pneumoniques aiguës et unilatérales.

Celles-ci correspondent surtout à la phtisie accidentelle, provoquée par une contagion récente. La misère et
le surmenage, l'alcoolisme, les dépressions morales prolongées, le diabète, l'azoturie ou la phosphaturie, sont le
plus souvent la cause prochaine de cette pneumonie tuberculeuse aiguë ou subaiguë.

Mais, de toutes ces causes, le surmenage est peut-être la
plus efficace, et rien ne prouve mieux l'extrême importance de cette donnée : l'état des forces, pour expliquer la
genèse brutale, dans un organisme en apparence vigoureux,
de tubercules si nombreux et si graves. Rien ne démontre
mieux que la dystrophie domine et gouverne tout processus
tuberculeux (Jaccoud). Quelque robuste que soit un individu,
certaines conditions de nutrition mauvaise qu'on pourrait
presque mathématiquement reproduire, le condamnent
à la pneumonie tuberculeuse s'il s'expose à la contagion.

QUINZIÈME LEÇON.

SPLÉNO-PNEUMONIE TUBERCULEUSE.

Processus divers qui accompagnent la naissance des tubercules. — Splénisation. — C'est une pneumonie mixte, épithéliale et conjonctive. —
Spléno-pneumonie tuberculeuse. — Ses symptômes. — Première observation. — Circonscription de la maladie à un seul poumon. — Elle peut
débuter par la base ou par le sommet, ou occuper d'emblée tout le poumon. — Deuxième observation. — La spléno-pneumonie peut survenir,
à titre d'épiphénomène, dans le cours de la forme banale de la tuberculose. — Nouvelles observations. — Spléno-pneumonie et bronchite.
—Spléno-pneumonie et accès de suffocation. — Spléno-pneumonie et hémoptysies.
Diagnostic. — Avec la pleurésie. — Avec la spléno-pneumonie simple. —
· — Le pronostic est relativement favorable. — La maladie procède par
poussées successives. Un traitement efficace peut être institué dans
les périodes de rémission.

MESSIEURS,

Je vous ai déjà dit que les tubercules peuvent naître et
se développer en compagnie de processus divers, qui leur
constituent comme une sorte de terrain d'évolution : c'est
l'inflammation aiguë du poumon avec fièvre violente simu-
lant une pneumonie lobaire, c'est la congestion avec ou sans
hémorragies, c'est la bronchite et l'emphysème, etc. Quelquefois, au contraire, c'est l'intégrité presque complète du
parenchyme.

Processus
concomitants
de la
tuberculose.

Sans doute, partout où les tubercules existent, quelque
discrets qu'ils soient, leur présence suffit pour marquer la
nature, le fond même de la maladie ; mais la forme clinique,
la symptomatologie dépend beaucoup plus, au moins dans
les premiers temps, de l'atmosphère ambiante. Celle-ci,
quelle qu'elle soit, peut prendre, surtout au début, une telle

importance, que la plupart des signes physiques sont sous sa dépendance immédiate.

Il existe en outre un certain rapport entre la variété anatomique du tubercule et la qualité du processus adventice qui l'entoure ; ainsi, les tubercules géants évoluent d'ordinaire au sein d'une pneumonie épithéliale et fibrineuse, à début solennel ; au contraire, les tubercules fibreux vivent dans une atmosphère de bronchite chronique, d'emphysème et de sclérose, et les granulations grises, enfin, s'associent à la congestion intense ou légère du parenchyme qui les porte.

Splénisation. Eh bien ! messieurs, il existe un état pathologique connu sous le nom de *splénisation* qui accompagne l'éclosion et le développement des tubercules pulmonaires, et qui constitue avec eux une forme clinique tout à fait digne de votre attention.

Cette lésion, véritable phlegmasie qui n'est cependant ni la pneumonie franche, ni la broncho-pneumonie, ni la simple congestion, est une sorte d'inflammation subaiguë et diffuse qui donne au poumon une certaine ressemblance avec le tissu de la rate, d'où le nom qui lui a été imposé.

Le poumon splénisé est *lisse* à la surface et à la coupe ; il est uniformément rouge sombre, ou rouge vineux, quelquefois marbré par lobules ou groupes de lobules ; son tissu cède à une forte pression du doigt, et il se déchire ; il ne crépite pas et cependant surnage presque toujours. La surface de section est humide et laisse suinter un liquide sanguinolent, non spumeux.

L'examen histologique fait voir une altération portant surtout sur les cellules de revêtement, qui sont desquamées, proliférantes, et remplissent l'alvéole avec des exsudats albumineux, des gouttelettes de mucus, des leucocytes et des globules sanguins en petit nombre. En outre, les vaisseaux sont gorgés de sang, les lymphatiques distendus, le tissu conjonctif des espaces périlobulaires œdématié et hypertrophié.

C'est donc une pneumonie *mixte*, épithéliale et conjonctive, qui, selon les cas, peut guérir ou passer à l'état chronique.

Elle guérit par la dissociation granuleuse des cellules qui encombrent les alvéoles et par leur résorption ; elle passe à l'état chronique par l'organisation d'un nouveau tissu conjonctif autour des lobules et jusqu'autour des alvéoles. Dans ce cas, les cellules de revêtement des parois, là où elles persistent, subissent la reviviscence cubique.

Telle est la spléno-pneumonie. Vous concevez que les trois éléments qui la constituent : la congestion, la desquamation épithéliale, la sclérose, peuvent s'associer dans des proportions diverses et donner naissance à des variétés qui ne sauraient toutefois prévaloir contre le type. Mais la connaissance de ce fait vous fera comprendre comment la spléno-pneumonie a été si longtemps confondue soit avec la congestion, soit avec diverses pneumonies, soit avec l'atélectasie.

Elle rentre, en effet, dans le groupe des pneumonies hypostatiques, consécutives à la fièvre typhoïde (Louis), dans les pneumonies secondaires des fièvres essentielles (Bazin), des maladies graves (Vulpian) ; elle est une des formes de la broncho-pneumonie (Joffroy)... elle est voisine de l'atélectasie... tout cela est vrai ; mais tout cela n'empêche pas la complète indépendance du type. Car il existe chez les adultes et chez les enfants une spléno-pneumonie primitive et simple, et une autre tuberculeuse, qui nécessitent, à mon sens, une place à part dans nos cadres pathologiques.

Je reviendrai sur la spléno-pneumonie simple dans une autre leçon ; nous ne nous occuperons aujourd'hui que de la spléno-pneumonie tuberculeuse.

Elle est anatomiquement caractérisée par un processus adventice, la splénisation, et par des tubercules. Ceux-ci peuvent être plus ou moins abondants, de même que la splénisation peut guérir ou passer à l'état chronique, il n'importe ; le fait capital, c'est leur association dans une forme de tuberculisation pulmonaire.

Vous savez déjà que, dans la pneumonie tuberculeuse pseudo-lobaire que nous avons étudiée ensemble, la pneumonie qui entoure les tubercules est de nature épithéliale, c'est-à-dire plus voisine de la splénisation que de la pneumonie franche, caractérisée surtout par l'exsudation fibrineuse. Mais sachez que celle-ci n'est pas complètement absente dans cette forme de tuberculose ; nous n'avons pas d'autopsie avant le seizième jour, et l'on sait que la fibrine disparaît rapidement de la cavité alvéolaire. Il est donc possible que les cellules épithéliales aient remplacé, au moins pour une part, la fibrine, autour des tubercules, quand la mort survient.

Ce qui autorise cette opinion, c'est le début de la pneumonie tuberculeuse, qui rappelle tout à fait, à part l'intensité de la fièvre, par la toux et les crachats, la pneumonie franche. Il serait donc possible que, dans la première période, cette phlegmasie qui constitue le terrain anatomique des tubercules ait été beaucoup plus nettement fibrineuse. J'ai vu, du reste, sur des pièces que mon excellent confrère le docteur Chouppe, alors interne de M. le professeur Vulpian, a bien voulu me confier, des exsudats fibrineux abondants, à l'état fibrillaire, autour de tubercules pneumoniques.

Nous serions donc conduits à considérer l'inflammation qui accompagne les tubercules géants de la *pneumonie tuberculeuse* comme associée à des exsudats fibrineux ; ce qui donne à cette variété de phlegmasie un caractère mixte qui la rapproche de la pneumonie franche et l'éloigne des pneumonies secondaires.

Au contraire, la spléno-pneumonie tuberculeuse, quoique pouvant survenir brusquement et presque en pleine santé avec fièvre, toux et crachats un peu sanguinolents, est toujours, histologiquement, une pneumonie secondaire, dans le sens où Vulpian entend le mot, c'est-à-dire épithéliale et conjonctive.

Elle commence en général par un lobe, plus souvent par le lobe inférieur et gagne peu à peu le sommet; quelquefois c'est par le sommet qu'elle débute. Elle a toujours une grande propension à s'étendre, mais assez lentement.

Les symptômes sont ceux d'une pneumonie franche *atténués*. La fièvre dépasse rarement 39 degrés et ne se maintient qu'un jour ou deux à cette hauteur ; elle oscille ensuite autour de 38 degrés et tombe tout à fait, bien longtemps avant que les signes physiques aient subi la plus légère modification.

Le souffle est doux, pleurétique et très persistant quand il existe. La bronchophonie devient de la broncho-égophonie. Les crépitations sont plus humides et plus grosses, beaucoup plus tenaces que dans la pneumonie franche.

Les vibrations sont généralement accrues, quelquefois diminuées, si les sécrétions bronchiques sont surabondantes et non évacuées.

La submatité et l'affaiblissement respiratoire sont constants.

Supposez, messieurs, que dans cet état anatomique que vous connaissez, la spléno-pneumonie, et avec cette symptomatologie que je viens d'esquisser, se trouvent des tubercules, et vous aurez sous les yeux une forme de tuberculisation pulmonaire, à début brusque, unilatérale, relativement bénigne, qu'on peut légitimement appeler la *spléno-pneumonie tuberculeuse.*

J'espère que la lecture attentive des observations qui suivent apportera la conviction dans vos esprits.

Saint-Et..., Charles, trente-deux ans, journalier, entre le 8 juin 1882, salle Saint-Louis, n° 2, hôpital Necker.

Cet homme qui s'est toujours bien porté et dont les antécédents héréditaires ne paraissent pas suspects de tuberculose, commença à tousser il y a trois semaines, sans cause

18

connue. La toux s'accompagna dès les premiers jours d'une expectoration modérée, de couleur jaunâtre.

Il survint un affaiblissement rapide et de l'amaigrissement; néanmoins le malade continua à travailler.

Le 5 juin, il fut pris d'une forte douleur dans tout le côté gauche. Cette douleur l'empêchait de garder toute autre position que le décubitus dorsal; elle était continuelle et s'exagérait sous l'influence des mouvements respiratoires. C'est ce qui le décida à entrer à l'hôpital.

Examen de la poitrine le 8 juin. A la base droite, en arrière, dans un cinquième environ de la hauteur du poumon, on constate un souffle doux, lointain, occupant les deux temps de la respiration, mais principalement l'expiration, sans râles ni bruits adventices. Dans la même zone, il existe de la matité et une diminution notable des vibrations.

Au-dessus de la zone mate, la respiration est normale ainsi que le son; les vibrations sont exagérées.

Dans la fosse sus-épineuse, le son est tympanique, les vibrations très exagérées, mais la respiration y est très affaiblie, presque nulle.

En avant, *sous la clavicule*, le son est tympanique, à tonalité élevée, les vibrations très exagérées, la respiration faible et rude. Dans tout le côté gauche, il n'existe rien d'anormal.

Ce tableau de signes, messieurs, ressemble tout à fait à celui de malades dont je vous parlerai dans la prochaine leçon, et on pourrait croire à une pleurésie accompagnant une congestion pulmonaire. Mais il n'en est rien, car nous avons assisté à une modification brusque et complète des signes. Deux jours après, le 10 juin, voici ce que nous trouvons, le malade ayant expectoré une assez grande quantité de crachats muqueux striés de sang :

Base droite. Matité, *augmentation des vibrations ;* respiration affaiblie ; l'expiration est légèrement soufflante en un point limité, un peu *au-dessus de la base ;* quelques bouffées crépitantes au-dessus de ce point.

Fosses sus- et sous-épineuses. Sonorité, augmentation des vibrations ; la respiration est notablement affaiblie dans la région axillaire.

En avant. Son normal ; le tympanisme a disparu, vibrations exagérées. Respiration légèrement affaiblie, mais assez douce.

Dans tout le côté gauche. Signes de suppléance.

Le 12 juin, l'expectoration n'a pas continué. Le malade respire facilement et n'accuse plus aucune douleur. Mêmes signes physiques que la veille.

Ces nouveaux signes sont ceux d'une congestion pulmonaire sans épanchement pleural, et l'augmentation des vibrations vocales, dans toute l'étendue du poumon, suffit pour éloigner l'idée de l'interposition d'une couche liquide.

Mais, de nouveau, le tableau symptomatique va changer, et, le 13 juin, on observe les mêmes signes que le premier jour. Puis, l'expectoration revient assez abondante. On trouve le matin un demi-crachoir environ de crachats spumeux et transparents, mêlés de quelques crachats muco-purulents.

Les signes sont changés pour la quatrième fois et redeviennent ceux d'une congestion pulmonaire jusqu'à ce que, le 24 juin, le malade, très amélioré et se prétendant guéri, demande à quitter l'hôpital. A l'examen de sa poitrine, on constate les signes suivants :

A gauche. Tout est normal.

Sous la clavicule droite. Son un peu diminué ; vibrations un peu exagérées ; respiration affaiblie, mais douce.

En arrière. Sur toute la hauteur, il existe de la sub-matité, et une exagération légère des vibrations. La respiration est restée soufflante dans la fosse sous-épineuse, avec le timbre pleurétique. Dans ce même point, on retrouve la pectoriloquie aphone. Tout à fait à la base, sur une étendue de deux travers de doigt en hauteur, la respiration est très faible et mêlée de quelques râles sous-crépitants à grosses bulles.

A ce moment, messieurs, l'amélioration générale est telle, que, malgré nos conseils, Saint-Et... veut absolument quitter l'hôpital. Nous le prévenons qu'il n'est pas guéri et qu'il ne tardera pas à avoir une rechute et nous lui recommandons de revenir dans notre service. En effet, un mois plus tard, le 25 juillet, Saint-Et... était obligé de revenir. La toux avait reparu, fréquente, quinteuse, suivie d'une expectoration gommeuse abondante.

Le malade était très affaibli ; il avait constamment la fièvre depuis quatre ou cinq jours, et sa mine, à première vue, était celle d'un phtisique.

L'examen de la poitrine fit constater les signes suivants :

Sous la clavicule droite :

Son —
Vibrations +
Respiration faible et surtout rude. Bronchophonie aphone.

Fosse sus-épineuse droite :

Son —
Vibrations +
Respiration —

Fosse sous-épineuse et base droites :

Son —
Vibrations +
Respiration — ; quelques crépitations.

Au-dessus de la base, à l'union du tiers inférieur et des deux tiers supérieurs, il existe, dans une étendue de quelques centimètres carrés, un bloc d'induration pulmonaire caractérisé par les signes suivants :

Son O
Vibrations +
Souffle aux deux temps. Egophonie et pectoriloquie aphone.

Dans tout le côté gauche, le son, les vibrations et la respiration sont en suppléance.

Je vous demande pardon, messieurs, pour les détails un

peu minutieux et un peu longs de cette observation, mais l'enseignement qu'elle nous donne est plein d'intérêt.

Nous voyons alterner, à deux reprises différentes, les signes classiques de la pleurésie et de la congestion pulmonaire, qui se succèdent du jour au lendemain dans de telles conditions qu'il est impossible d'admettre une apparition ou une disparition aussi subite d'un épanchement pleural. Mais une circonstance coïncide avec le retour de la congestion, c'est-à-dire, dans l'espèce, avec le retour des vibrations vocales qui, diminuées ou augmentées, font penser à une pleurésie ou à une induration pulmonaire. Quand le malade a craché abondamment la veille, les vibrations sont accrues le lendemain ; quand, au contraire, il cesse d'expectorer, les vibrations tombent au-dessous de la normale. Et rappelez-vous que, dans certaines formes de spléno-pneumonie, deux signes sont fixes : la submatité et la faiblesse du murmure respiratoire avec ou sans souffle, et que le troisième est mobile : les vibrations vocales.

N'allez donc pas, sur la seule diminution du fremitus, penser qu'il existe une pleurésie avec épanchement. Il n'en est rien. Le souffle *doux pleurétique* n'est pas un signe plus sûr. Mais nous retrouverons ces faits un peu plus tard.

Je vous soumets une autre remarque : A l'origine, les phénomènes physiques se sont localisés à la base du poumon droit, si bien que le tympanisme sous-claviculaire venait s'ajouter aux autres signes, notamment à la diminution du fremitus vocal, en faveur de la pleurésie. Mais peu à peu la lésion pulmonaire a gagné le sommet et s'y est fixée, de sorte que, à la sortie de l'hôpital, aussi bien qu'à la seconde entrée de Saint-Et..., nous avons constaté la présence, sous la clavicule et dans la fosse sus-épineuse, de tous les signes physiques d'une condensation du poumon.

Il est intéressant de voir la splénisation, occupant d'abord les parties inférieures, gagner peu à peu les parties supérieures. En pareil cas, on observe souvent, comme chez notre malade, deux ou trois mois après le début, deux sièges principaux de lésions, l'un à la base, l'autre au sommet; le premier tendant à disparaître peu à peu, le second, au contraire, à se développer et à rentrer dans la symptomatologie commune de la tuberculose : ramollissement, etc.

Nous avons vu les mêmes mouvements de signes dans beaucoup d'autres cas analogues, et je vous donne le fait de Saint-Et... comme assez commun. Cependant, il arrive aussi que, dès l'origine, le sommet du poumon participe au processus ; il peut même, tout à fait au début, l'emporter sur toute autre région. De même, le foyer de la base peut excep tionnellement subir le premier la caséification.

Remarquez enfin, messieurs, que le 24 juin, malgré la présence d'une induration manifeste du sommet, l'état général s'était si bien amélioré que Saint-Et... nous a quittés malgré nous. Les choses se passent presque toujours ainsi, et cette amélioration passagère et trompeuse est un véritable danger. Je vous l'ai signalée déjà, et je vous la signale de nouveau pour que vous ne tombiez pas dans l'erreur de croire à une guérison, alors qu'il ne s'agit que d'une trêve, et aussi pour que vous appreniez à profiter de ce répit pour assurer la guérison du malade.

Un peu avant que Saint-Et... quittât l'hôpital, une jeune femme, Cad..., Eugénie, couturière, en sortait dans les mêmes conditions. Elle était entrée salle Sainte-Geneviève, n° 8, le 27 avril 1882, présentant les mêmes lésions que Saint-Et... et du même côté. Je ne vous donne pas son observation détaillée, qui ferait avec la précédente double emploi, les deux cas étant tout à fait semblables.

Cependant Cad... était une femme maigre, pâle et surmenée, c'est-à-dire dans des conditions encore plus favorables à la tuberculose que Saint-Et.... Prise brusquement par de la fièvre et de la toux, elle vit ses forces baisser rapidement ; mais, au bout d'un mois de séjour dans nos salles, elle voulut partir malgré nos conseils, car elle allait déjà beaucoup mieux. Je ne parle, bien entendu, que des signes rationnels et de l'état des forces, car les signes physiques étendus à tout le poumon droit étaient ceux d'une spléno-pneumonie.

Dans les deux observations qui précèdent, il s'agit, comme vous le voyez, de tuberculeux qui entrent dans leur maladie par une spléno-pneumonie ; il me paraît intéressant d'en rapprocher une troisième observation, dans laquelle nous avons vu, à la phase terminale de la phtisie, ce même processus que l'examen clinique nous avait fait diagnostiquer, et dont l'autopsie nous a permis bientôt de constater la réalité.

Meg..., chapelier, cinquante-cinq ans, entre à l'hôpital Tenon le 9 avril 1879, salle Andral, n° 2. Antécédents héréditaires nuls. Antécédents personnels assez mauvais. Cet homme, d'apparence chétive, tousse depuis 1873 (sept ans). Il n'avait fait auparavant aucune maladie, et sa toux est venue peu à peu, d'abord sèche, puis humide ; mais ses forces se maintenaient bonnes, et il a pu continuer sa profession jusqu'à ces jours derniers.

A cette époque, il y a trois mois, la toux augmenta beaucoup, la fièvre survint brusquement et l'amaigrissement fit des progrès rapides. Il se plaignait en même temps de crampes dans les reins et les mollets et de suffocation.

A son entrée à l'hôpital, Meg... est très affaibli, il peut à peine se tenir sur ses jambes ; il est en pleine cachexie, et ses urines contiennent un peu d'albumine.

Nous constatons à l'examen une lésion pulmonaire étendue à tout le côté gauche, avec maximum au sommet. Là, se rencontrait du gargouillement, sans souffle.

En arrière, au-dessous du hile du poumon, vers l'épine de l'omoplate, on trouve le schème suivant :

Son — matité.
Vibrations +
Respiration soufflante. Souffle pleurétique aux deux temps avec broncho-égophonie.

Plus bas, la respiration est affaiblie, mêlée de râles fins ; le son est diminué et les vibrations augmentées.

Dans tout le côté droit, la respiration est supplémentaire, sauf à l'extrême sommet où elle est à la fois haute et rude.

Le malade mourait le lendemain de son entrée à l'hôpital, et l'autopsie donnait les résultats suivants :

Tout le poumon gauche est malade. Le lobe supérieur est creusé d'une excavation entourée de sclérose pulmonaire. La partie moyenne, où se montrait le souffle doux et la broncho-égophonie, est en état de *spléno-pneumonie lisse, rouge* et *friable.* Il existe à ce niveau d'anciennes adhérences pleurales.

La base du poumon est encore un peu crépitante, lisse, congestionnée, en voie de splénisation.

Le poumon droit est sain, sauf le sommet qui contient un tubercule gros comme un petit œuf de poule.

Meg... est donc un phtisique vulgaire atteint depuis trois mois dans tout le poumon gauche de spléno-pneumonie tuberculeuse. L'examen histologique fit voir les alvéoles pleins d'exsudat albumineux et de cellules épithéliales avec épaississement du tissu conjonctif et tubercules disséminés.

J'ai fait avec mon interne, M. Germont, l'autopsie d'une jeune fille nommée Sour..., entrée salle Sainte-Geneviève, n° 25, pour une spléno-pneumonie tuberculeuse.

L'examen histologique fit voir que les tubercules évoluaient au milieu d'alvéoles remplis de cellules desquamées et proliférées. La zone embryonnaire de chaque tubercule était très développée, signe d'une grande tendance à la sclérose. Autour du lobule, le tissu périlobulaire était très épaissi et les lymphatiques remplis d'exsudats fibrineux.

Les coupes de ce poumon montraient à merveille que les tubercules nés au milieu d'une spléno-pneumonie mixte et subaiguë se développent avec la même tendance scléreuse que le terrain qui les porte.

Si vous êtes convaincus comme moi, messieurs, qu'il convient de décrire à part ces formes de tuberculose dans lesquelles une symptomatologie et une évolution particulière répondent à une lésion également spéciale, vous reconnaîtrez aussi, je l'espère, qu'il nous est permis, en raisonnant par analogie, de faire entrer dans cette classe un certain nombre de cas que des détails d'importance secondaire sembleraient devoir en écarter.

Les malades, dont je vous parlais au début de cette leçon, présentaient ceci de particulier que la spléno-pneumonie était pour ainsi dire le premier acte de leur tuberculose, et, pendant toute la durée de notre observation, la lésion pulmonaire a gardé sa simplicité originelle ; mais il est des phtisiques qui commencent leur tuberculose par une bronchite plus ou moins étendue, ou par toute autre lésion banale, et qui sont pris tout d'un coup d'une spléno-pneumonie ; ce qui appartient en propre à ces malades et les fait entrer dans le groupe des phtisiques que j'étudie, c'est la présence d'une lésion diffuse de tout un poumon et d'un seul poumon avec les particularités de symptomatologie et d'évolution que nous retrouvons dans tous les cas. En voici des exemples.

Jour..., Pierre, cinquante-neuf ans, employé de commerce ; entré le 2 avril 1879, salle Andral n° 1, hôpital Tenon.

Il n'y a rien d'intéressant dans les antécédents héréditaires ou personnels de cet homme ; la maladie paraît avoir commencé à la fin de l'été 1878 par de la toux et de l'expectoration ; celle-ci resta pendant quelque temps claire et peu abondante ; mais à partir du mois de novembre 1878, la toux, beaucoup plus fréquente et quinteuse, fut suivie de l'expectoration de crachats épais et jaunâtres ; les quintes de toux troublaient le sommeil et provoquaient souvent des vomissements. Vers cette même époque, le malade souffrit de son côté droit, dans la région du mamelon ; on trouve encore, à cet endroit, le jour de son entrée à l'hôpital, une plaque sensible à la pression.

Pendant les mois de janvier et de février, Jour... fut pris assez souvent d'étouffements qui apparaissaient subitement, sans raison appréciable, aussi bien le jour que la nuit. En même temps se montrèrent des accès de fièvre, tous les soirs, accompagnés de sueurs abondantes.

Le malade est affaibli, amaigri ; cependant il a conservé son appétit ordinaire.

L'examen de la poitrine, pratiqué le jour de l'admission du malade à l'hôpital, donne les résultats suivants :

Dans tout le côté gauche, en avant et en arrière, le poumon est sain et fonctionne en suppléance.

Dans tout le côté droit, en avant et en arrière, du sommet à la base, mais surtout sous la clavicule, on trouve :

> Son —
> Vibrations +
> Respiration — surtout à l'inspiration.

Quelques frottements disséminés existent à la base et dans la région latérale.

Le traitement consiste en vésicatoires répétés, viande crue, iodure de potassium de 1 à 5 grammes. L'amélioration fut rapide et considérable. Après un séjour de cinq semaines, le malade veut absolument quitter l'hôpital. Il ne tousse et ne crache plus, n'a plus ni douleurs ni étouffements, mais les signes physiques restent les mêmes que le premier jour.

Je ne crois pas, messieurs, que la splénisation constatée dans le poumon de Jour... fût un accident récent ; il est probable que chacun des accès d'étouffement dont il a souffert dans le cours de sa bronchite, qui datait de huit ou dix mois quand il vint à l'hôpital, avait quelques rapports avec des poussées d'hyperhémie pulmonaire, ainsi que je l'ai vu dans quelques cas. Le fait que je désire établir, c'est la survenance, dans le cours d'une affection que les commémoratifs nous permettent de considérer comme tuberculeuse, d'une lésion pulmonaire unilatérale caractérisée par tous les signes d'une condensation de tissu. C'est aussi la persistance des phénomènes physiques après l'amélioration de la fonction pulmonaire.

Par cet ensemble de caractères, Jour... rentre dans le cadre de cette leçon.

Vous trouverez, dans l'observation suivante, les mêmes lignes générales dans l'esquisse des symptômes ; mais les accès de suffocation furent bientôt accompagnés d'hémoptysies qui persistèrent quand ces accès furent guéris. *Spléno-pneumonie et accès de suffocation.*

Leg..., Eugène, cinquante ans, ajusteur-mécanicien ; entré le 7 avril 1880, salle Andral, n° 11, hôpital Tenon. *Observation.*

Les antécédents héréditaires et personnels de cet homme sont complètement insignifiants.

Vers la fin du mois de février 1880, deux ans après une première bronchite, il se remit à tousser et à cracher une grande quantité de « glaires ». Il perdit l'appétit et s'affaiblit très rapidement au point d'être obligé de suspendre son travail.

Leg... se trouvait dans cet état depuis une quinzaine de jours, quand un après-midi, sans aucune cause appréciable, il fut pris d'un violent accès d'étouffement qui dura quatre ou cinq heures et qui disparut après quelques inhalations d'éther.

Le lendemain, nouvel accès semblable à celui de la veille. Les jours suivants se passèrent sans accident notable ; le malade était très abattu et s'affaiblissait de plus en plus.

Le 27 mars 1880, à la suite d'un violent orage, il eut un nouvel accès de suffocation beaucoup plus intense que les deux premiers et qui dura depuis le matin jusqu'au soir. Dans la nuit qui suivit cet accès, le malade toussa et cracha beaucoup et il fut très surpris de constater, le lendemain matin, que son expectoration de la nuit était composée en grande partie de sang pur.

Depuis ce temps, les hémoptysies se sont reproduites tous les jours, amenant à leur suite une faiblesse de plus en plus marquée. Le 7 avril, Leg... entra à l'hôpital.

État actuel. Le malade a une figure amaigrie, fatiguée. Il tousse toujours beaucoup et continue à cracher du sang. Il ressent dans toute la poitrine des douleurs aiguës, des sensations de déchirement qu'il ne peut localiser exactement, et qui s'exaspèrent à chaque quinte de toux. Il n'a que très peu de dyspnée, sauf quand il reste longtemps couché sur le côté gauche.

Ceux de ses crachats qui ne sont pas sanglants, sont épais, collants, jaunâtres et muco-purulents.

Il n'existe de fièvre à aucun moment de la journée ; pas de sueurs nocturnes.

L'appétit est presque nul ; les digestions sont assez bonnes.

L'examen complet du malade fait constater dans les poumons les signes suivants :

Côté gauche. Intégrité parfaite dans tous les points.

Côté droit, en avant et en arrière :

Son —
Vibrations +
Respiration très affaiblie. Crépitations humides et grosses occupant surtout l'inspiration.

Quelques semaines après son entrée, cet homme quitta l'hôpital, sans aucun changement dans les signes physiques, mais amélioré eu égard aux symptômes fonctionnels et aux forces.

Il me semble tout à fait inutile, messieurs, d'entourer cette observation de longs commentaires. Il s'agit, comme vous le voyez, d'une tuberculisation unilatérale, ayant débuté par une bronchite et caractérisée essentiellement par la présence d'une congestion pulmonaire spécifique, étendue à tout un poumon, *le poumon du côté opposé restant sain.* Leg... eut des hémoptysies, et, par ce fait, il se rapproche de l'observation suivante. Mais, chez le malade dont je vais vous entretenir, le symptôme hémorragie fut si marqué qu'il prima tous les autres.

Jules R..., âgé de vingt-sept ans, plâtrier, a perdu son

père et son frère de phtisie ; il paraît de constitution assez
robuste, malgré des excès alcooliques et vénériens qu'il fit
dans le cours de l'année 1878.

Vers la fin de novembre 1881, il travaillait en plein air et
reçut une ondée. Le soir même, il eut des frissons et commença à tousser et à cracher. Le 25 décembre, une violente
hémoptysie survint et, le 26, il entrait dans mon service à
l'hôpital Necker.

Depuis ce moment jusqu'au 30 janvier, c'est-à-dire pendant plus d'un mois, cet homme a vomi du sang presque
chaque jour à plein crachoir ; je ne me souviens pas avoir
jamais vu une hémorragie pulmonaire aussi abondante et
aussi continue. Nous essayâmes naturellement toutes les
ressources de l'arsenal thérapeutique, sans obtenir autre
chose que des répits de courte durée, jusqu'au jour où l'hémoptysie s'arrêta d'elle-même, assez brusquement.

Il est inutile de vous dire, je pense, que cet homme était
extrêmement affaibli, à la fin de cet orage. Cependant, peu
à peu, une alimentation réconfortante le remit sinon en bon
état, du moins en situation de pouvoir se lever et, bientôt,
de nous quitter ; il sortit au commencement de mars.

La brusquerie et la violence de ces symptômes survenus
en pleine santé sont remarquables. Eh bien, sauf dans les
premiers jours où les signes d'une bronchite diffuse et généralisée furent notés, dans tout le cours de cette longue hémoptysie, et aussi quand elle eut cessé, les signes se loca-
lisèrent dans le côté gauche et l'occupèrent tout entier de
haut en bas. Le 24 janvier, au milieu de la crise, je vous
fis remarquer l'état des symptômes locaux : tout le côté
droit était sain en avant et en arrière, et, sauf un peu de
ronflement à l'expiration, reste de la bronchite des premiers jours, la respiration, le son, les vibrations étaient physiologiques.

Au contraire, le côté gauche donnait partout les signes
suivants :

Son —
Vibrations +
Respiration faible.

Et je conclus qu'il existait une splénisation tuberculeuse étendue à tout le poumon gauche.

Les mêmes signes existaient, quoique atténués, quand le malade nous quitta.

J'ai soigné, il y a quatre ans, un valet de chambre, homme très vigoureux et très actif, qui succomba, malgré mes efforts, à cette même forme de tuberculisation pulmonaire, localisée à tout un poumon et caractérisée par les signes d'une spléno-pneumonie diffuse, avec hémoptysies incoercibles. Chez cet homme, le poumon opposé resta sain pendant les deux mois que dura la maladie, qui se termina par une hémoptysie foudroyante.

Voilà donc, avec le même fait anatomique, avec les mêmes signes physiques, la même topographie générale des lésions, une variété morbide bien spéciale véritablement hémoptoïque.

La lecture attentive des observations qui précèdent, et des réflexions qui les suivent, vous a déjà fait pressentir comment j'entends grouper tous ces faits en relevant leurs caractères communs, et comment, d'autre part, il convient de ne pas les assimiler complètement.

Caractères généraux propres à cette forme de tuberculisation.

Dans tous ces cas, les tubercules évoluent dans un parenchyme en état de splénisation à égale distance de la pneumonie pseudo-lobaire tuberculeuse et de la congestion passive. La diffusion à tout un poumon, ainsi que la circonscription du processus à ce même poumon, donnent à cette forme de phtisie pulmonaire un caractère spécial qui la rapproche du type précédent, la pneumonie tuberculeuse. D'autre part, l'identité des signes physiques fondamentaux, dans tous les faits que je viens de vous citer, complète leur analogie et leur constitue un fonds commun.

Mais si la *qualité* du processus pulmonaire, si sa *topo-*

graphie, si ses *signes* sont sensiblement les mêmes dans les trois groupes d'observations, vous avez vu cependant que la bronchite d'une part, et les hémorragies d'autre part, exigent pour deux de ces groupes une mention spéciale, tant la physionomie symptomatique est modifiée par la présence de ces épiphénomènes.

Le diagnostic de la spléno-pneumonie tuberculeuse re- Diagnostic. pose sur la connaissance des rapports des tubercules avec l'inflammation subaiguë du parenchyme pulmonaire.

Déjà, au commencement de cette leçon, je vous ai dit comment ces rapports pouvaient être conçus, en vous rappelant que, dans certaines formes de phtisie pulmonaire, l'élément accessoire : inflammation, hémorragie, congestion, devenait prépondérant.

Il arrive, quoique rarement, que les tubercules se développent dans un organe, sans provoquer autour d'eux aucune réaction, sans être accompagnés ni précédés d'aucune modification pathologique des tissus. J'entends parler de modifications grossières, car, même dans la granulie la plus pure, on trouve toujours autour du tubercule une légère altération du tissu voisin ; toutefois, dans certains cas, on peut dire que la tuberculose évolue isolément.

D'ordinaire, dans la tuberculose commune, par exemple, les choses ne se passent pas ainsi. Sans doute, pendant toute la période de germination, les tubercules peuvent naître et grandir comme un corps étranger logé au hasard dans un organe ; mais tôt ou tard, dans les deux ou trois ans nécessaires à leur complète évolution, les processus adventices se développent. Ce sont la bronchite, la pleurésie sèche ou exsudative, la broncho-pneumonie, l'hémoptysie qui viennent ensemble, ou tour à tour, faire cortège à la tuberculisation.

Mais si l'épiphénomène ne manque pas, presque toujours il reste à l'arrière-plan ; la pleurésie est sèche et circonscrite ; la bronchite, intermittente ou modérée ; l'inflammation, les hémoptysies même ne sont que des orages passagers ; les

signes propres des tubercules conglomérés, ramollis et ulcérés, formant toujours.le fond même de la symptomatologie.

Au contraire, les deux formes que nous venons d'étudier
sont remarquables par l'étendue et l'importance du processus adventice. Cliniquement, c'est lui, élément accessoire
au fond, qui devient principal. Et la chose est si vraie, qu'on
a tenté pour ce motif de créer la pneumonie caséeuse non
tuberculeuse, qu'on a méconnu souvent la tuberculose derrière la congestion pulmonaire, et qu'il est souvent permis
d'hésiter entre une spléno-pneumonie simple et une splénisation tuberculeuse.

D'une part, en effet, il existe des inflammations subaiguës
du poumon, sans tubercules, qui se comportent à peu près
comme quelques-unes de celles que je viens de vous décrire ; d'autre part, cette forme de tuberculisation pulmonaire est relativement bénigne (sauf la variété hémoptoïque),
et le malade peut résister et guérir, malgré la présence des
tubercules. Voilà, je pense, deux raisons bien capables de
faire hésiter le diagnostic.

Ainsi, quand vous constaterez les symptômes d'une condensation pulmonaire diffuse et unilatérale, n'allez pas vous
hâter d'affirmer la tuberculisation. Sachez seulement que
vous êtes en présence d'une maladie suspecte et agissez en
conséquence. Surveillez avec soin le sommet, et s'il arrive
que, dès l'origine ou dans la suite, ses lésions l'emportent
sur celles des autres régions, vous pourrez en conclure légitimement que la maladie est probablement spécifique, même
s'il existe un second foyer à la base. Il va sans dire qu'à la
période où les bacilles apparaissent dans les crachats, toute
incertitude cesse.

Mais cette apparition se fait quelquefois attendre ; en outre,
les lésions commencent souvent par les régions inféro-pos-
térieures et ne gagnent le sommet que lentement. Enfin,
quand la convalescence commence, quand les forces et l'appétit renaissent, il arrive que peu à peu les signes physiques

disparaissent à leur tour, sans laisser presque aucune trace. Ce n'est pas toujours la preuve irréfragable de l'absence des tubercules ; c'est au moins la guérison relative.

Il va de soi que l'étude de toutes les circonstances qui entourent le développement de cette maladie sera soigneusement faite, et tiendra dans votre jugement la place légitimement due aux commémoratifs, au mode de début, à l'état des forces.

Mais je suppose que vous ayez toutes sortes de raisons pour affirmer la tuberculose, les antécédents personnels et héréditaires, le surmenage, la prépondérance des lésions au sommet, et même la présence des bacilles dans les crachats ; vous risquez de commettre une erreur d'un autre genre en attribuant au néoplasme tous les signes de condensation du tissu pulmonaire, quand, en réalité, la splénisation y occupe la plus grande place.

Je ne connais, pour éviter cette faute, d'autre moyen que l'attente ; il faut surseoir à votre jugement définitif, jusqu'à ce que les deux ou trois semaines nécessaires à la résorption partielle des exsudats et des desquamations cellulaires soient écoulées. Vous assisterez alors à la circonscription plus ou moins parfaite, et en un ou deux foyers, des processus adventices.

La marche de la maladie et les signes généraux, tels que la fièvre, vous viendront en aide.

Dans toutes les observations que j'ai citées plus haut, j'ai passé sous silence la fièvre et le pouls, car l'un et l'autre sont, dans l'espèce, des valeurs négatives. Après un mouvement fébrile modéré, la température revient à la normale, lentement, en huit ou dix jours d'oscillations entre 37 et 38 degrés. Le pouls suit la colonne mercurielle. Désormais, la fièvre n'apparaîtra que sous l'influence d'une poussée nouvelle.

Tel fut le cas de Saint-Et..., Charles, et malheureusement je n'ai pu, ni chez lui, ni chez les autres, recueillir la température des premiers jours. Il est probable, à en juger par les frissons du début, que, pendant les quarante-huit ou soixante premières heures, le thermomètre monta plus haut qu'à aucune autre période de la maladie.

Quoique l'étude de la courbe thermométrique, dans la plupart des cas, soit secondaire, vous pourrez en tirer grand parti, lorsque, par hasard, après les deux premiers septe-naires, la maladie prend une allure plus rapide. La fièvre sera toujours un des premiers signes indicateurs d'une marche en avant, car, si les tubercules occupent une grande étendue du parenchyme pulmonaire, s'ils sont la raison principale des signes physiques, ils ne tarderont pas à se ramollir, et le thermomètre vous le dira sans délai. La per-sistance de la fièvre et son maintien à de hautes tempéra-tures, autour de 39 degrés par exemple, aurait une significa-tion encore plus importante, puisque, dans la règle, la forme de tuberculisation pulmonaire dont je parle a une marche subaiguë, lente et presque apyrétique, procédant par poussées successives plus ou moins éloignées, avec de longs intervalles de calme relatif.

Diagnostic
avec
la pleurésie. Quant à confondre la splénisation avec une pleurésie, à cause de la diminution des vibrations et du souffle doux que l'on entend quelquefois, je reconnais que souvent la chose est facile, d'autant plus qu'on peut en même temps rencon-trer sous la clavicule le schème n° II dont je vous parlerai dans la prochaine leçon. Quelques jours d'examen suivi per-mettront de redresser l'erreur, si elle a été commise. Du reste, si l'examen du sommet a été bien fait, l'erreur sera sans conséquence.

Pronostic. Le pronostic de cette forme de tuberculisation pulmonaire est relativement bon, et quand tout se réduit à une attaque isolée et sans retour, la circonscription des lésions deux ou trois mois après le début des accidents étonne presque au-tant que leur étendue dans les premiers jours. Mais il faut toujours, ou du moins pendant longtemps, redouter la reprise. Et souvent celle-ci se fait en silence quelques mois après la première atteinte. Alors les phénomènes rationnels, la toux et les crachats reparaissent, et les signes physiques qui n'avaient jamais complètement disparu reprennent leur marche en avant.

Si vous laissez passer le moment favorable pour la thérapeutique efficace, c'est-à-dire l'heure qui suit la première attaque, et qui est marquée par le relèvement des forces et le retour de l'appétit, malgré la persistance des signes physiques, vous aurez à le regretter. Bientôt une seconde, une troisième atteinte surviennent, d'autant plus graves qu'elles s'accumulent, et le malade succombe enfin à une phtisie qui tend à perdre chaque jour son originalité de forme et à rentrer dans le cadre commun, par le développement des lésions symétriques du côté opposé, par le ramollissement et l'excavation.

SEIZIÈME LEÇON.

TUBERCULOSE PLEURO-PULMONAIRE.

MESSIEURS,

Les tubercules peuvent se localiser dans un poumon et se
développer activement sous le masque d'une pneumonie
aiguë lobaire. Cette forme clinique, la pneumonie tuberculeuse, que nous avons étudiée déjà, est aujourd'hui bien
connue, et l'erreur commise à son sujet n'a pas peu contribué à en dégager le type des autres formes banales de la
phtisie.

Un progrès a été accompli le jour où la pneumonie caséeuse
a pris place dans le cadre de nos descriptions symptomatiques, car un mode de début de la tuberculose a été connu

et classé. Un second mode est celui de la spléno-pneumonie.

Il reste, dans cette voie, beaucoup de choses à apprendre, et si vous êtes pénétrés comme moi de l'intérêt qui s'attache au diagnostic *précoce* de la tuberculose pulmonaire, vous comprendrez que nous devons nous efforcer de reconnaître la phtisie sous les aspects changeants et multiples qu'elle peut affecter.

Je me propose de vous décrire aujourd'hui une forme clinique très fréquente de la tuberculisation pulmonaire, d'autant plus intéressante qu'elle est difficile à démasquer et qu'elle a été généralement confondue avec les maladies communes.

Cette forme, qu'on peut appeler la *tuberculose pleuropulmonaire*, est caractérisée par un double processus de la plèvre et du poumon, qui s'associent au début de la maladie pour dépister tout diagnostic.

En effet, le malade semble atteint de pleurésie simple et, dans la majorité des cas, les choses s'arrangent de telle sorte que les lésions du poumon passent inaperçues dans le cours de la pleurésie aussi bien qu'immédiatement après sa guérison apparente.

Cependant, il existait, dès l'origine, une tuberculose pulmonaire couverte et dominée par l'épanchement pleural, tuberculose qui continuera son évolution silencieuse ou bruyante, selon les cas, après la disparition de la pleurésie.

Il résulte, de ce groupement si particulier des symptômes, deux phases distinctes : la première, *pleurétique*, où le médecin reconnaît facilement la pleurésie et méconnaît la tuberculisation pulmonaire ; la seconde, *pulmonaire*, où les lésions du parenchyme deviennent évidentes, alors que la pleurésie a déjà disparu. Il arrive ainsi que deux médecins, voyant le même malade à un ou deux ans d'intervalle, portent, le premier, un diagnostic de pleurésie ; le second, un diagnostic de tuberculose pulmonaire, ayant méconnu l'un et l'autre une part de la vérité.

Ce qu'il importe, vous le comprenez de reste, c'est de réunir ces deux phases, ou mieux de les voir, de les reconnaître dans leur association naturelle et au moment même où elles se présentent unies, c'est-à-dire dès le début de la maladie. Pour cela, il faut découvrir les symptômes pulmonaires derrière ceux de l'épanchement.

Ainsi, le diagnostic précoce sera porté, la maladie vraie reconnue et la thérapeutique scientifiquement dirigée.

Le problème est donc celui-ci : étant donnée une pleurésie en apparence simple, franche, le parenchyme pulmonaire est-il compromis en même temps ou le poumon est-il sain ? En d'autres termes, existe-t-il une pleurésie simple ou une tuberculose pleuro-pulmonaire ?

Avant d'aller plus loin, il importe de vider une question préjudicielle et de vous faire connaître ma manière de voir sur la pleurésie envisagée d'un point de vue général. Quelques-uns d'entre vous paraissent surpris du souci que j'ai, toutes les fois qu'une pleurésie se présente à mon observation, de déterminer la nature de cette pleurésie, et considèrent comme un luxe inutile le soin que j'apporte à réunir tous les éléments de ce diagnostic pathogénique ; à quoi bon, dites-vous, se donner tant de peine, puisqu'il est entendu que la pleurésie est toujours tuberculeuse ?

La pleurésie, messieurs, est le plus souvent une affection secondaire ; ceci est une conviction que j'ai depuis bien longtemps et que partage, je pense, la grande majorité des médecins. La plèvre, pas plus que les autres membranes séreuses, n'est presque jamais le siège d'une inflammation simple, primitive ; c'est ce que voulait dire Lasègue quand il affirmait, au début d'une de ses leçons cliniques, que « la pleurésie n'est pas une maladie de la plèvre ». Oui, la plèvre, quand elle n'est pas atteinte par le fait d'une maladie générale et dyscrasique, comme le rhumatisme, ne peut que subir le contre-coup des lésions de voisinage, mais j'ajoute tout de suite : de quelque nature que soient ces lésions ;

or il s'en faut de beaucoup que ces lésions soient toujours tuberculeuses.

Je m'imagine d'ailleurs que ceux d'entre vous qui commettent l'erreur de croire que la pleurésie est toujours la preuve et l'effet d'une tuberculose concomitante des poumons, ne font que pousser à l'extrême certaines formules qui avaient déjà le tort d'être très exagérées ; car personne, que je sache, n'a dit ou écrit que la pleurésie était toujours tuberculeuse.

M. Landouzy, un de ceux qui ont été le plus loin dans cette voie, s'est gardé cependant d'être aussi absolu : « 98 fois sur 100, dit-il (1), les épanchements pleuraux, les pleurésies dites *a frigore*, sont fonction de tuberculose apparente ou cachée, et de ce que l'on n'est pas toujours en mesure de le prouver, il ne s'ensuit pas que cette tuberculose primitive n'existe pas. » Je vous ferai observer, messieurs, que la formule « 98 fois sur 100 » n'a pas, dans l'esprit de M. Landouzy, la valeur absolue d'un chiffre statistique, car le même auteur dit un peu plus loin : « Sauf des cas absolument exceptionnels, l'épanchement pleurétique n'est pas la maladie véritable ; elle n'est qu'une des manifestations d'un état général primitif, lequel, *neuf fois au moins sur dix*, n'est autre que la tuberculose. » Remarquez que cela ne fait déjà plus que 90 fois sur 100, et que les proportions de tout à l'heure sont heureusement modifiées.

Je ne veux pas, messieurs, relever, par plaisir, une contradiction de mots et de chiffres. Autant que qui que ce soit, je suis convaincu de la très grande fréquence des pleurésies tuberculeuses ; mais je crois qu'il est bon de vous mettre en garde contre des propositions trop absolues qui sont d'autant plus dangereuses que vous avez plus de tendances à en exagérer encore l'esprit.

MM. Kelsch et Vaillard me paraissent bien inspirés quand,

____

(1) Landouzy, *Gazette des hôpitaux*, 1884.

dans leur mémoire tendant à démontrer cette extrême fréquence de la pleurésie tuberculeuse, ils commencent par vous rappeler qu'il existe d'autres formes et d'autres variétés de pleurésies : « A l'instar de toutes les séreuses, disent ces auteurs (1), la plèvre peut s'enflammer sous l'influence de causes bien différentes. Il y a longtemps qu'on attribue à la septicémie ces pleurites secondaires qui surviennent au cours des pyrexies, fièvres typhoïdes, éruptives, pneumonie, et qui se distinguent par la rapidité de leur évolution, leur tendance à la suppuration et la gravité des symptômes dont elles s'accompagnent dans certains cas. » Kelsch et Vaillard admettent encore les pleurésies rhumatismales « qui ont, avec la maladie générale, la même relation que l'endo-péricardite », et ils ajoutent : « Il est ensuite des pleurésies séreuses ou purulentes qui naissent sous l'influence d'une dyscrasie chronique du sang, et marquent souvent le dernier épisode des affections graves de longue durée ; les épanchements qui surviennent au cours de la maladie de Bright sont le type de cette espèce... Nous nous proposons de démontrer qu'il n'y a point de pleurésie simple ; que la plupart de celles qui ne rentrent pas dans l'une ou l'autre des catégories énumérées plus haut doivent être rapportées à la tuberculose pleurale, à laquelle s'associent des lésions phlegmasiques plus ou moins aiguës...; toute pleurésie qui n'est ni septique ni rhumatismale, qui ne relève pas d'une dyscrasie des humeurs ou d'une dégénérescence cancéreuse de la plèvre, est dans l'immense majorité des cas, tuberculeuse. »

Tout en reconnaissant que MM. Kelsch et Vaillard font une large part aux pleurésies qui présentent une autre origine que la tuberculose, je trouve cependant encore que cette part n'est pas suffisante.

Je partage leur avis au sujet des pleurésies consécutives à

____

(1) Kelsch et Vaillard, *Archives de physiologie*, 1886.

la fièvre typhoïde, aux fièvres éruptives, à la pneumonie. Ces pleurésies ne sont vraisemblablement que des localisations sur la plèvre de la maladie infectieuse et virulente au cours de laquelle elles se produisent ; cela est démontré d'ailleurs pour quelques-unes d'entre elles, et, pour ne citer que celles qui accompagnent ou suivent la pneumonie, nous savons aujourd'hui qu'elles sont dues à l'action du pneumocoque sur la séreuse pleurale. Mais je pense que ces pleurésies ne sont pas les seules et que tous les états pathologiques du poumon peuvent se compliquer de cette affection ; qu'ils se manifestent sous forme de pneumonies, de broncho-pneumonies ou même de bronchites. Enfin, je crois que, sous le nom de *pleurésies rhumatismales*, on confond beaucoup de faits qui n'ont de commun que leur origine *a frigore*, et j'admets, pour ma part, que, même sans prédisposition rhumatismale, le coup de froid peut déterminer, dans toute la paroi thoracique et jusque sur la plèvre, une perturbation suffisante pour produire une pleurésie.

Et puis, messieurs, quand vous aurez fait le diagnostic de pleurésie tuberculeuse, votre tâche ne sera pas achevée, car il vous restera à chercher s'il s'agit d'une tuberculose pleurale primitive, ou d'une pleurésie associée à une lésion tuberculeuse du poumon ; il s'en faut de beaucoup, comme je vous le montrerai dans la suite, que ces deux formes de la pleurésie tuberculeuse présentent la même évolution et comportent le même pronostic, et il est d'un grand intérêt de les distinguer en clinique ; cette raison, n'y en eût-il pas d'autres, serait déjà suffisante pour expliquer et légitimer les détails dans lesquels je vais entrer à propos de la tuberculose pleuro-pulmonaire.

J'ai mis la main sur un symptôme de cette tuberculisation pulmonaire en cherchant, dans toutes les pleurésies qui m'étaient offertes, comment le tympanisme sous-claviculaire, signe presque constant de pleurésie exsudative, se comportait dans les divers cas. Promptement, il m'apparut que

ce signe physique se combine différemment, selon les circonstances, avec la respiration et les vibrations vocales.

Tantôt le schème sous-claviculaire des signes physiques
peut être ainsi formulé :

$$\text{Schème n° I.} \begin{cases} \text{Son +, tympanique.} \\ \text{Vibrations +} \\ \text{Respiration +} \end{cases}$$

C'est-à-dire que les trois signes : respiration, vibrations
thoraciques et son, dépassent la normale et peuvent être
marqués par le signe +.

Tantôt le schème sous-claviculaire est le suivant :

$$\text{Schème n° II.} \begin{cases} \text{Son +, tympanique.} \\ \text{Vibrations +} \\ \text{Respiration — c'est-à-dire faible,} \\ \quad \text{ou faible et rude, ou rude.} \end{cases}$$

Ici, la respiration est au-dessous de la normale, tandis
que les vibrations et la sonorité sont augmentées, comme
dans le schème I.

Tantôt, enfin, nous obtenons :

$$\text{Schème n° III.} \begin{cases} \text{Son +} \\ \text{Vibrations —} \\ \text{Respiration —} \end{cases}$$

Nouvelle combinaison où le tympanisme coïncide avec
une diminution des vibrations et du murmure respiratoire.

Schème II.
Observations. Nous laisserons de côté, pour le moment, les schèmes n° I
et n° III, et nous retiendrons le schème n° II qui s'applique
précisément aux cas que nous allons étudier dans cette leçon.

Permettez-moi de vous citer d'abord deux observations :
une recueillie par moi, une autre par M. Albert Robin,
mon collègue et ami, qui a bien voulu me la communiquer.

Le nommé Fouq..., âgé de quarante et un ans, entré à
l'hôpital Tenon, salle Andral, numéro 8, le 13 octobre 1880.
C'est un homme de constitution vigoureuse, qui habite Paris
depuis vingt et un ans ; il fut d'abord garçon marchand de vin

pendant dix ans, puis marchand de quatre saisons au panier ; dans ces deux professions, il avait pris l'habitude d'excès alcooliques, et notamment depuis cinq à six ans, il était arrivé à boire, sans jamais s'enivrer, un litre d'eau-de-vie par jour. Ses antécédents héréditaires n'indiquent rien dans le sens d'une prédisposition à la tuberculose ; seule, la mère aurait succombé à une prétendue fluxion de poitrine qui aurait duré neuf mois ; mais elle avait soixante et onze ans et, en l'absence d'autres renseignements, il est permis d'élever des doutes sur la nature tuberculeuse de cette affection.

Fouq.., n'a jamais toussé et il a joui d'une santé parfaite jusqu'au mois de juillet 1880 ; à cette époque, il s'aperçut qu'il se fatiguait plus facilement qu'autrefois ; il perdit l'appétit et maigrit notablement.

Six semaines avant d'entrer à l'hôpital, il eut des frissons, des maux de tête, des étourdissements, et fut pris d'une petite toux persistante sans expectoration ; quelques jours après, il ressentit un léger point de côté au-dessous du sein droit et, à partir de ce moment, la toux fut suivie de l'expectoration d'une très petite quantité de mucosités blanches et aérées. Le jour de son entrée dans mon service, je constatai, dans le côté droit de la poitrine, l'existence d'un épanchement de moyenne abondance, caractérisée par l'abolition complète, à la base, du son, des vibrations et de la respiration, tandis que l'exploration de la région sous-claviculaire du même côté donnait le schème :

Son + à tonalité élevée.
Vibrations +
Respiration —

Le poumon gauche était en état de suppléance parfaite ; le son, les vibrations et la respiration y étaient parallèlement exagérés dans toutes les régions.

Fort de ces constatations, j'affirmai une congestion tuberculeuse du poumon droit et une pleurésie concomitante,

au grand étonnement de mon interne, M. Germont, qui,
séduit par la complexion vigoureuse du malade et par
l'intégrité de ses forces, avait diagnostiqué une pleurésie
simple.

Les choses restèrent en cet état pendant quelques semaines. Dans le cours du mois de novembre, l'épanchement
se résorba ; mais tandis que les signes de la base tendaient
à s'effacer, on constatait dans la région sous-claviculaire que
le tympanisme disparaissait et était remplacé par de la submatité accompagnée d'une augmentation persistante des vibrations avec affaiblissement du murmure vésiculaire. Ces
signes classiques de la condensation du tissu pulmonaire
suffisaient à mes yeux pour confirmer mon diagnostic ; mais
bientôt un nouvel incident vint m'apporter un surcroît de
preuves. Vers la fin du mois de décembre, des douleurs
intercostales apparurent au niveau des fausses côtes gauches ; je constatai alors l'existence dans cet endroit d'un
frottement large, indice d'une pleurésie sèche qui, les semaines suivantes, produisit des adhérences pleuro-pulmonaires très étendues.

Sur ces entrefaites, je quittai l'hôpital Tenon, et le malade me suivit à Necker où je continuai à l'observer. Son état
général déclinait visiblement ; quant aux signes physiques,
ils indiquaient de plus en plus une lésion tuberculeuse du
sommet. Le 7 mars 1881, c'est-à-dire cinq mois environ
après le début de la pleurésie, on trouvait encore, sous la
clavicule, tous les signes classiques d'une induration pulmonaire : la submatité, l'augmentation des vibrations et
la faiblesse du murmure respiratoire.

A partir de ce moment, des bruits adventices (craquements, râles muqueux, etc.) vinrent se mêler aux troubles
respiratoires qu'on avait seuls observés jusque-là, et le malade entra dans la catégorie des phtisiques vulgaires dont
le diagnostic n'offre plus de difficultés pour personne ; aux

lésions du poumon droit succédèrent celles du poumon gauche, puis la tuberculose se généralisa, et le malade mourut le 9 octobre 1881 avec de la fièvre hectique et dans un état d'émaciation extrême.

L'autopsie fit voir que les deux poumons étaient le siège d'une symphyse pleuro-pulmonaire totale, plus ancienne et plus serrée du côté droit que du côté gauche; leur tissu était presque complètement infiltré de masses caséeuses et le sommet droit contenait de petites cavernes; enfin il existait des tubercules dans le rein droit, dans les deux testicules et dans quelques os. La démonstration était aussi complète que possible; nous avions bien affaire à une tuberculose que nous avions surprise à son début, et dont nous avions suivi les progrès de jour en jour jusqu'à la terminaison fatale.

Voici maintenant la seconde observation que je vous donne telle que M. Albert Robin me l'a communiquée, et avec les réflexions qui lui sont personnelles. Pour bien les comprendre, il faut savoir que j'avais déjà donné les premiers résultats de mes recherches à la Société médicale des hôpitaux et que M. Robin cherchait à vérifier la valeur diagnostique du schème nº II.

« R..., Valentin, âgé de vingt-deux ans, terrassier, entre à l'Hôtel-Dieu annexe, salle Saint-Pierre, nº 11, service de M. Alb. Robin, le 29 mai 1882.

« Cet homme robuste, bien musclé, n'a jamais été malade, ne présente dans ses antécédents héréditaires aucune manifestation tuberculeuse. Il a été pris, le 22 mai, de frissons répétés, de malaise, de points de côté et de fièvre.

« A son entrée à l'hôpital, on constate les signes d'une pleurésie droite avec un épanchement d'abondance moyenne.

« Légère voussure du thorax visible surtout à la région postérieure du côté droit; matité remontant jusqu'à l'épine de l'omoplate; vibrations abolies, respiration nulle dans toute la partie mate, voilée dans la partie supérieure du poumon.

« En avant et à droite, au sommet du poumon, tympanisme sous-claviculaire des plus nets, augmentation des vibrations de la voix, coïncidant avec une respiration faible et voilée.

« Du côté gauche, quelques râles isolés sibilants à la partie moyenne de la poitrine, respiration absolument normale au sommet.

« Rien au cœur.

« Urine légèrement hémaphéique, renfermant des traces d'albumine.

« L'aspect extérieur du malade, ses antécédents héréditaires parfaits, l'intégrité absolue de sa santé avant la pleurésie actuelle, la façon dont celle-ci est survenue après un refroidissement nettement constaté, fait porter le diagnostic « pleurésie franche »; mais devant la constatation du schème II du docteur Grancher, nous faisons devant les élèves du service des réserves sur l'avenir du malade.

« Jusqu'au 7 juin, l'épanchement diminue peu à peu, sans que se modifient les signes observés au sommet du poumon droit. Le traitement suivi a été l'infusion à 4 grammes de jaborandi tous les deux jours.

« Le 8 juin, l'épanchement a presque disparu, mais le malade n'éprouve aucune amélioration ; il commence à tousser par quintes beaucoup plus que pendant sa pleurésie. L'appétit ne revient pas.

« Le sommet de la poitrine maigrit ; les creux claviculaires apparaissent ; la percussion du sommet droit est un peu sensible ; le tympanisme y est moins net, peut-être même perçoit-on un peu de résistance au doigt. Les vibrations thoraciques sont peu augmentées ; les battements du cœur retentissent beaucoup plus nettement sous l'oreille que du côté opposé.

« La respiration est obscure, mais l'expiration est prolongée et saccadée, et ce caractère de saccade se retrouve aussi parfois à l'inspiration.

« On trouve, en arrière, un peu d'emphysème au-dessous de l'épine de l'omoplate, mais dans une région peu étendue.

« Le 13, l'épanchement a tout à fait disparu ; il reste encore un peu de matité, mais les vibrations thoraciques sont assez nettes, et la respiration s'entend dans toute la hauteur du poumon. Mais, au sommet, les lésions se sont plutôt accentuées ; la respiration est sèche, le tympanisme a fait place à de la submatité ; l'expiration est très saccadée. Mais ce qui frappe le plus, c'est l'état général du malade, la manière rapide dont ses forces et sa musculature décroissent ; il a maintenant l'air amaigri, ses bras ont diminué de moitié, ses joues se sont creusées. Il se réveille, la nuit, couvert de sueurs (1), n'a pas d'appétit, tousse d'une toux sèche, et émet plusieurs fois dans la journée des crachats striés de sang.

« Vers la fin du mois de juin, le malade sort de l'hôpital, sur sa demande, pour aller à la campagne. Il ne persiste plus qu'un peu de submatité à la base du poumon droit ; le poumon gauche paraît sain à ses deux tiers inférieurs ; mais, au sommet, on perçoit nettement un peu de rudesse respiratoire avec expiration saccadée et prolongée.

« Au sommet droit, submatité, mêmes caractères d'auscultation que le 13 juin, mais quand le malade tousse, on entend des bouffées de petits craquements secs sous la clavicule. L'aspect extérieur est celui d'un tuberculeux ; le malade a maigri de 20 livres ; il est pâle, défait, méconnaissable. Chaque soir, il éprouve un léger mouvement fébrile, il sue pendant la nuit, et la veille de sa sortie, il a encore craché un peu de sang. Le diagnostic : « phtisie pulmonaire au « début » ne fait aucun doute.

« *J'insiste encore sur ce point qu'à l'entrée du malade, en dehors du schème de M. Grancher, il était impossible de*

_____

(1) Le jaborandi a été cessé le 6 juin.

ne pas prendre ce cas pour une pleurésie absolument franche. »

Ces deux observations suffisent à la démonstration que je veux faire. L'une et l'autre se rapportent à une forme de phtisie qu'on peut appeler pleuro-pulmonaire parce que la lésion du poumon est cachée à l'origine sous un épanchement d'apparence franchement inflammatoire.

Dans les deux observations précédentes, ces deux phases pleurétique et pulmonaire se sont succédé sans interruption ; mais souvent elles sont plus nettement séparées lorsque, ainsi qu'il arrive communément, la pleurésie étant guérie, le malade reprend ses forces, sa mine et son appétit. Alors, des semaines et des mois s'écoulent avant que la marche en avant du processus se trahisse par les signes ordinaires de la phtisie, la toux, l'amaigrissement, l'expectoration, et aussi la submatité et les craquements.

Il arrive même qu'une période plus longue encore de bonne santé apparente (elle peut durer des années) sépare les deux étapes de la maladie.

Ces deux observations où les deux phases pleurétique et pulmonaire se succèdent sans interruption sont précieuses, et je les ai choisies à dessein parce que la marche rapide de la phtisie pulmonaire, diagnostiquée dès l'origine, prouve la *coexistence* des deux lésions pleurale et pulmonaire. Au contraire, on pourrait, dans les cas où les deux phases sont séparées par une longue période de bonne santé apparente, discuter sur leurs rapports réciproques.

Ces rapports existent-ils ? Ou bien le même malade a-t-il souffert successivement d'une pleurésie et, deux ans après, d'une phtisie pulmonaire qui n'ont de commun que le malade qui les porte ? Voilà une première hypothèse.

La pleurésie et la phtisie ne sont que deux actes séparés d'un même état pathologique. La pleurésie était tuberculeuse ; elle a guéri, et plus tard les lésions pulmonaires sont venues à leur tour. Seconde hypothèse.

Enfin on pourrait encore soutenir que la pleurésie a été la cause déterminante de la phtisie, soit par une action directe, en provoquant la fluxion pulmonaire, soit par une influence indirecte en abaissant le niveau des forces.

Et sachez, messieurs, que toutes ces hypothèses ont été proposées, car les médecins ont remarqué depuis longtemps que le phtisique d'aujourd'hui est le pleurétique d'hier. Ce qu'ils ont méconnu, c'est la relation des deux processus. L'évolution *isolée* de la pleurésie et de la phtisie a masqué leur association primordiale.

Il faut donc savoir reconnaître dès l'origine, c'est-à-dire en pleine phase pleurétique, l'état vrai du poumon. Quand on aura constaté que la pleurésie s'accompagne de lésions pulmonaires ; quand on aura vu que la pleurésie peut guérir et le malade revenir à une santé apparente, sans que les lésions du poumon disparaissent ; quand on aura vu enfin ces lésions évoluer à leur tour et la phtisie s'affirmer, on comprendra la filiation des accidents, leur *origine contemporaine* et leur *évolution successive*.

Avant d'aller plus loin, je dois dire qu'il s'agit, dans tous les cas, d'une tuberculisation pulmonaire unilatérale. Par exemple, une pleurésie *droite* se développe simultanément avec des tubercules au poumon *droit ;* la plèvre et le poumon gauches restent parfaitement sains. Sans doute, il est possible que le côté gauche soit déjà malade, et que la pleurésie se développe à droite dans le cours d'une tuberculisation reconnue. Mais ici le diagnostic n'est pas en question et ces faits sont classiques ; ils sont autres que les miens et n'ont rien de commun avec eux. Je parle uniquement de malades qui accomplissent le premier acte de tuberculisation pulmonaire sous l'apparence d'une pleurésie, et je suppose *à priori* le poumon du côté opposé tout à fait sain.

Cela dit, pour écarter toute ambiguïté et toute équivoque

sur les faits, et en conséquence toute discussion *à côté*, j'aborde l'étude de la phase pleurétique.

Elle est très simple et contenue tout entière dans la première moitié des deux observations que je vous ai citées.

Tantôt le malade est pris en pleine santé; tantôt, et plus souvent, il souffre depuis quelques jours ou quelques semaines de malaise et de toux. Les frissons et le point de côté surviennent et tous les signes d'une pleurésie avec épanchement se réunissent : matité, souffle doux et égophonie, abolition des vibrations thoraciques et du murmure vésiculaire. L'épanchement ne dépasse guère le mamelon en avant, et l'épine de l'omoplate en arrière, de sorte que le poumon, dans le creux sous-claviculaire et la fosse sus-épineuse, est en contact direct avec la paroi thoracique.

C'est là qu'il faut l'étudier. C'est là, et particulièrement sous la clavicule que se rencontre le schème n° II sur lequel repose principalement le diagnostic.

La présence et la signification *diagnostique* du tympanisme sous-claviculaire dans les pleurésies exsudatives sont connues depuis Williams et Skoda. L'augmentation des vibrations vocales dans les parties du poumon qui surnagent est de même un fait aujourd'hui classique (Laboulbène). Les modifications du murmure respiratoire, au contraire, ne semblent pas avoir été étudiées parallèlement.

Or, tantôt la respiration est supplémentaire et douce en même temps, comme il convient au lobe supérieur sain chargé de suppléer le lobe inférieur comprimé; tantôt le murmure vésiculaire est affaibli, presque supprimé aux deux temps; c'est le cas le plus commun. D'autres fois, la respiration est rude, ronflante et faible en même temps; ou bien la rudesse l'emporte et devient le caractère principal. Ces anomalies respiratoires, quand elles sont très prononcées et persistantes, prennent toute la valeur d'un signe décisif. Elles indiquent une altération propre du poumon qui, dans l'espèce, est le plus souvent de nature tuberculeuse.

Mais la respiration faible, à elle seule, ne saurait avoir pareille signification, comme le prouve le schème III que nous étudierons ailleurs ; il y faut encore les deux autres signes : le tympanisme, qui indique le refoulement du lobe supérieur ; l'augmentation du frémissement vocal, qui témoigne du voisinage immédiat du poumon, de sa condensation mécanique et pathologique.

Voilà pourquoi le schème II doit être fidèlement et complètement réalisé, si l'on veut en déduire l'état du poumon.

Il faut aussi, pour que ce schème ait toute sa valeur, que l'épanchement ne dépasse pas le troisième espace intercostal ou la deuxième côte, sinon, le lobe supérieur ayant été directement comprimé ou même recouvert de néomembranes, comme il arrive dans les grandes pleurésies, les respirations anormales peuvent être la conséquence de la compression subie, ou des exsudats déposés à la surface de la plèvre.

De même encore, il faut que le malade n'ait pas souffert antérieurement d'une maladie de la plèvre ou du poumon dont les reliquats suffiraient à vicier toute interprétation des phénomènes physiques.

Remarquez encore une fois, messieurs, qu'en regard de cette pleurésie symptomatique d'une tuberculose pulmonaire commençante, la plèvre et le poumon du côté opposé sont absolument sains, et que cette intégrité fait partie constituante du type morbide que je vous décris. Dans ce poumon sain, la respiration est normale, supplémentaire, rarement mélangée de quelques bulles de râles humides.

Je ne vous parle ni de la fièvre, ni du point de côté, ni des phénomènes généraux et fonctionnels ; ils sont ceux de toute pleurésie. La toux est quelquefois plus fréquente et les crachats plus abondants, mais la chose n'est pas constante et j'ai vu des malades qui ne toussaient pas du tout. La dyspnée varie beaucoup ; il est de règle, en revanche,

qu'aucun bruit adventice ne se fasse entendre à l'inspiration
ou à l'expiration.

Telle est, messieurs, la symptomatologie de cette première
phase de la maladie.

*Ajoutez aux signes d'une pleurésie franche, classique ou
lente et subaiguë, avec épanchement moyen, le schème II,
et vous la possédez tout entière.*

L'épanchement pleurétique augmente dans les douze ou
quinze premiers jours, sans atteindre le sommet du poumon, puis il reste stationnaire, décroît et disparaît, laissant
derrière lui une traînée de frottements et une respiration
lointaine qui se rapproche chaque jour de l'oreille, à mesure que les exsudats se résorbent et que la matité disparaît.

Bientôt, il ne reste plus à la base du poumon que des
traces de l'inflammation pleurale qui disparaissent lentement. En revanche, les signes du sommet s'accentuent, ou,
pour mieux dire, ils rentrent dans l'ordre des signes classiques de l'induration pulmonaire. Le seul signe qui les en
éloignait, le tympanisme, disparaît en effet, à mesure que
l'épanchement se résorbe et fait place à la submatité qui
constitue, avec la respiration faible ou rude et l'exagération
vibratoire, le trio des signes physiques de la tuberculose du
sommet.

Il a fallu six semaines ou deux mois pour cette mutation
de signes et quand les choses en sont à ce point, la phase
pulmonaire est commencée.

Chez Fouq... et chez Valentin, le malade de M. Robin,
les tubercules se sont développés sans arrêt, et les deux
phases se sont suivies sans interruption, la phtisie apparais-
sant dès que l'épanchement se fut résorbé.

Il n'en est pas toujours ainsi; le plus souvent même, il se
produit une amélioration notable dans l'état du malade,
chez lequel les tubercules sommeillent pendant la convalescence de la pleurésie. La fièvre tombe, l'appétit renaît,

Intermède.

et les forces, la bonne mine et l'embonpoint même reparaissent avec lui. Ajoutez que le malade ne tousse ni ne
crache et vous comprendrez aisément qu'il ait confiance
en sa guérison et le médecin avec lui.

Cependant, quand il quitte l'hôpital, il emporte au sommet du poumon les signes quelquefois atténués, mais toujours présents, d'une induration pulmonaire, qui le ramè-
nera, un peu plus tôt un peu plus tard, dans nos salles.

J'ai de nombreux exemples de tuberculose unilatérale
développée ainsi un an ou deux ans après l'épanchement
pleurétique, et je vous ai montré tout récemment deux de
nos malades qui avaient été traitées dans d'autres services
des hôpitaux, pour une pleurésie, et qui étaient sorties en
état de guérison apparente. Toutes deux n'avaient cessé de
tousser depuis leur pleurésie ; mais, pendant plusieurs mois,
elles avaient pu, sans demander des soins, continuer leur
profession.

Je vois actuellement, dans mon cabinet, une dame de cin-
quante-six ans qui a souffert d'une pleurésie droite il y a
quinze ans ! Depuis ce moment, dit-elle, j'ai toujours toussé
et j'ai toujours étouffé ; mais j'ai pris de ma santé un soin
extrême ; je me suis fait appliquer plus de deux cents vésicatoires, et je vis ! De fait, elle est assez bien portante,
quoique le sommet de son poumon droit soit creusé de
cavernules.

Quand la phase pulmonaire est commencée, et vous
venez de voir qu'elle peut suivre immédiatement la résorption du liquide pleural, ou se faire attendre quelque temps,
les choses marchent comme dans le cours d'une phtisie
vulgaire, et la loi de symétrie ne tarde guère à trouver son
application. Une seconde pleurésie du côté opposé, exsudative, plus souvent sèche, survient et se traduit, selon la cou-
tume, par des douleurs irradiées vers les septième, huitième
et neuvième côtes, et par des frottements. En même temps,
ou un peu plus tard, le sommet resté sain jusque-là se prend

à son tour, et la respiration y devient faible ou rude, et saccadée. Bref, peu à peu tous les signes d'une tuberculisation commune et symétrique se développent avec leur habituel cortège de phénomènes fonctionnels et généraux, jusqu'à la cachexie ultime, jusqu'à la mort.

Le côté primitivement atteint garde presque toujours une grande avance, et les cavernes existent à droite, par exemple, lorsque le ramollissement commence seulement au sommet gauche. Il en résulte, malgré la bilatéralité des lésions, une certaine asymétrie qui peut mettre sur la voie d'un diagnostic rétrospectif.

Généralement, cette forme de tuberculisation pulmonaire marche assez lentement. Vous avez vu que Fouq... a résisté pendant quinze mois, et cependant les deux phases se sont suivies sans interruption. Quelquefois, la marche est plus prompte, comme il arriva chez un malade de la ville que M. le docteur Comby vit avec moi et qui mourut cinq mois après le début des accidents; mais c'est là un fait rare. D'ordinaire, après le temps de repos qui sépare les deux phases pleurétique et pulmonaire, la phtisie marche lentement et permet à la thérapeutique de s'exercer avec beaucoup d'efficacité.

Diagnostic. Le diagnostic de la *tuberculose pleuro-pulmonaire* n'est pas difficile quand le problème se présente dans toute sa simplicité, c'est-à-dire quand l'épanchement pleural ne couvre pas le sommet du poumon. Toutefois, même dans ces conditions, l'erreur est possible, car le schème II peut se rencontrer sans tubercules; il signifie congestion du poumon, mais non pas nécessairement congestion tuberculeuse et chaque cas particulier doit exercer la sagacité du médecin.

Il faut éliminer d'abord les cas où l'anomalie respiratoire est très légère; la faiblesse ou la dureté doivent être très sensibles, très évidentes pour mériter de devenir un signe décisif. Toute pleurésie s'accompagne en somme d'un trouble mécanique de la circulation pulmonaire, qui peut donner naissance à une légère altération du murmure vésiculaire, sans que le médecin soit autorisé à conclure à la tuberculose. Quand le poumon est tout à fait sain, comme il arrive, par exemple, dans les hydrothorax, le schème I est admirablement net et les trois signes méritent également le signe +. La respiration, notamment, est forte et douce, supplémentaire, et rien autre chose. Mais une pleurésie n'est pas un hydrothorax et la maladie peut être simple, sans phtisie sous-jacente, quoique le murmure vésiculaire ne soit pas conservé aussi fort et aussi doux que dans l'épanchement séreux.

Vous écarterez donc d'abord toute nuance trop délicate, car il s'agit de phénomènes qui doivent être évidents et grossiers pour atteindre toute leur valeur.

En second lieu, vous vous souviendrez que, dans le schème II, toutes les anomalies respiratoires n'ont pas la même importance.

La *rudesse* du murmure vésiculaire, par exemple, a une valeur moindre que la *faiblesse*.

Nous avons vu cette année, salle Saint-Louis, n° 6, mourir un malade, le nommé Sabl..., charpentier, atteint de pleurésie gauche, chez lequel l'examen du poumon au-dessus de l'épanchement donnait le schème II avec la respiration rude, mêlée de râles ronflants et sibilants. Nous ne pouvions songer chez lui à une affection tuberculeuse, et, en effet, nous trouvâmes à l'autopsie les deux poumons congestionnés, mais sans tubercules.

Le 26 novembre 1880, j'observais à l'hôpital Tenon, salle Andral, n° 3, un homme atteint de pneumonie des lobes moyen et inférieur du poumon droit. Au-dessus du foyer pneumonique, sous la clavicule, le schème II, avec respiration rude, était manifeste; et nous trouvâmes à l'autopsie, dans ce point même, une languette de poumon congestionnée, mais sans tubercules.

Je pourrais multiplier les exemples, mais sans avantage pour la proposition que je formule : à savoir, que parmi les respirations anormales, qui doivent servir au diagnostic de la nature d'une pleurésie, la *faiblesse* du murmure vésiculaire est la plus importante.

En outre, l'importance de cette anomalie est proportionnée *à son degré, à sa précocité et à sa persistance*.

Dans les deux observations de Fouq... et de R..., la respiration a été, dès le début, et pendant tout le cours de la pleurésie, très affaiblie au lieu d'être supplémentaire, comme il arrive régulièrement si le poumon est sain. L'écart des deux respirations, droite et gauche, est tel qu'il devient très facile de reconnaître le schème II et vous voyez que M. A. Robin n'a pas hésité à l'affirmer, quoiqu'il ne le connût que par ma description.

Des difficultés d'un autre ordre sont soulevées, comme je vous l'ai déjà dit, quand l'épanchement très abondant arrive jusqu'au sommet du poumon et le recouvre.

Cependant, il arrive, comme pour cette jeune fille qui vient de quitter nos salles, Luc. Chab..., que, malgré l'abondance de l'épanchement qui a nécessité deux ponctions successives, l'étude préalable et subséquente du sommet permet de faire le diagnostic de tuberculisation pulmonaire. Le schème II avait été constaté avant que le liquide remontât jusqu'à la clavicule, et la thoracentèse ayant été faite de très bonne heure, la compression avait été courte et, cependant, le schème reparut après chaque ponction. Enfin, quand la pleurésie fut résorbée, et que la respiration reparut à la base, vous avez vu les signes d'induration du sommet persister. A son départ, Luc. Chab..., qui a repris son appétit et son embonpoint, garde toujours, au sommet du poumon droit, la submatité, l'exagération vibratoire, et la respiration faible, signes d'une lésion persistante en un point du poumon que l'épanchement n'a recouvert que quelques jours.

Il en fut de même chez ce jeune homme, d'assez bonne mine, quoique très lymphatique, que mon collègue et ami, M. Gaillard-Lacombe, reçut pendant mon absence, le mois dernier. Mon interne, M. Netter, le lui présenta comme atteint de pleuro-pneumonie tuberculeuse, parce qu'avec un épanchement moyen, le sommet du poumon présentait le schème II. L'épanchement augmenta rapidement et nécessita une ponction ; mais la suite donna raison à M. Netter, et vous avez vu le malade sortir de nos salles, il y a quelques jours, guéri de sa pleurésie, mais porteur d'une induration persistante au sommet.

L'envahissement du sommet par l'épanchement n'est donc pas toujours un obstacle au diagnostic, surtout quand l'examen a pu être fait avant, et que la ponction ou que la résorption du liquide dégage rapidement le sommet du poumon.

Pour achever de vous convaincre de la nécessité d'examiner le sommet du poumon du côté atteint de pleurésie, et de la valeur diagnostique et pronostique de cet examen, laissez-moi vous rappeler, messieurs, un petit fait dont vous avez été les témoins, ces derniers jours.

Le 4 mars 1881, Pic..., âgé de 45 ans, homme de peine, se plaignait d'être malade depuis dix mois. Il tousse encore un peu et respire avec peine, mais ne crache pas, n'a jamais souffert de douleur de côté et n'a pas de fièvre.

Un médecin, consulté il y a trois mois, a reconnu une pleurésie droite et prescrit un vésicatoire.

Cette pleurésie existe toujours, et au-dessus de l'épanchement on trouve le schème I.

En conséquence, l'un de vous me présenta ce malade comme atteint d'une pleurésie chronique datant de dix mois, sans tuberculose pulmonaire.

Je vous fis aussitôt remarquer, et avant tout examen, la rareté de ce fait : une pleurésie de dix mois couvrant un poumon sain ; et j'émis aussitôt cette opinion qu'une erreur avait été commise soit sur l'existence d'un épanchement, soit sur sa nature.

Cependant le diagnostic physique était exact — un épanchement moyen existait à droite, et sous la clavicule du même côté le son était exagéré, tympanique, les vibrations accrues et la respiration supplémentaire — et le poumon était sain et la pleurésie datait de dix mois! L'erreur portait sur la qualité du processus, cause de l'épanchement. En effet, la prétendue pleurésie était un hydrothorax et le malade était atteint de néphrite chronique interstitielle avec albuminurie et bruit de galop cardiaque, etc., etc.

Trois semaines après, nous fîmes l'autopsie de Pic..., et nous trouvâmes les reins atrophiés, les poumons sains, une symphyse pleuro-pulmonaire à gauche et un hydrothorax à droite. Mais il n'existait, au sommet du poumon droit, ni congestion, ni tubercules.

Ainsi, dans ce fait qui s'est passé sous vos yeux, la présence du schème I a fait éliminer la pleurésie chronique et reconnaître l'hydrothorax, c'est-à-dire le vrai diagnostic. En effet, un épanchement pleural ne dure pas plusieurs mois sans que le poumon soit primitivement ou secondairement atteint ; et, dans l'espèce, son intégrité bien constatée entraînait une réforme du diagnostic clinique.

Je ne vous ai rien dit, messieurs, des antécédents personnels ou héréditaires du malade, du début insidieux de la pleurésie, de la toux et des crachats qui peuvent la précéder, des forces qui souvent sont diminuées..., parce que, dans cette forme de tuberculisation pulmonaire, comme dans toute autre variété clinique, ces éléments d'appréciation ont, à mes yeux, la même valeur, considérable toujours, et quelquefois décisive.

Pronostic. Le pronostic de la tuberculose pleuro-pulmonaire varie beaucoup selon les cas. On peut dire que, toutes choses égales d'ailleurs, la légèreté relative ou la gravité du mal dépend du traitement suivi après la phase pleurétique.

Sauf chez les malades où les phases se suivent sans interruption, ce qui est le cas le plus rare, on constate, pendant
la convalescence de la pleurésie, une véritable amélioration
des forces et une *tendance naturelle* à la guérison, dont le
médecin peut tirer le plus grand parti en faveur du malade,
si, connaissant le péril, il se met en garde pour le conjurer.
L'efficacité du traitement général et local est ici très remarquable. Souvenez-vous des conseils que je donnai à Luc.
Chab... dont je vous parlais tout à l'heure. Je l'engageai à
se retirer chez ses parents, en province, pendant six mois
au moins, à vivre au grand air et en repos le mieux possible,
à maintenir une révulsion constante ou répétée au sommet
du poumon droit.

Cette malade, reconnaissante de nos soins, m'écrivait ces
jours-ci pour me remercier, et m'apprenait qu'elle allait
beaucoup mieux ; nous verrons l'état de son poumon à son
retour, mais il est très possible que les signes physiques
aient déjà beaucoup diminué.

Car je suis convaincu de la guérison relativement facile de
cette forme de tuberculisation pulmonaire ; beaucoup d'anciens pleurétiques ont cicatrisé ou sclérosé leurs tubercules
naissants et sont rentrés dans le groupe de ces « tuberculeux
sans le savoir », qui meurent, dans un âge avancé, de tout
autre chose que de la phtisie.

Malheureusement, par indocilité ou par insouciance, beaucoup de malades, au lieu de profiter du moment de répit qui
sépare les deux phases de leur mal, recommencent leurs
excès de travail ou de boisson et la phtisie reprend sa marche
momentanément suspendue.

J'espère, messieurs, que vous saurez les éclairer sur le
danger auquel ils s'exposent, car vous saurez désormais reconnaître cette variété de phtisie pulmonaire qui se masque
sous une pleurésie franche ou insidieuse, et vous ne vous
laisserez pas tromper par le retour apparent de la santé
qui coïncide souvent avec la disparition de l'épanchement.

Vous ausculterez, vous examinerez le sommet, et si vous y trouvez le schème II, vous chercherez à prévenir l'évolution ultérieure de la phtisie et, je le répète, vous y arriverez souvent.

Vous vous souviendrez, enfin, que l'auscultation attentive est, ici, d'autant plus nécessaire que la recherche des bacilles tuberculeux ne vous sera d'aucun secours; ces bacilles sont absents pendant toute la phase pleurétique et tout l'intermède qui la sépare de la phase pulmonaire. Mais, le plus souvent, les malades toussent peu et ne crachent pas.

DIX—SEPTIÈME LEÇON.

DE LA PLEURÉSIE TUBERCULEUSE PRIMITIVE.

Messieurs,

Dans une étude de pleurésie tuberculeuse, il faut distinguer celle qui vient du poumon par propagation et voisinage, celle qui appartient, sous le nom de *granulie* à la tuberculisation de toute la séreuse, et enfin celle qui affecte primitivement et isolément la plèvre.

Variétés de la pleurésie tuberculeuse.

Cette première division est nécessaire comme un fil conducteur à travers un labyrinthe, car je ne connais pas de question plus embrouillée, plus confuse, objet de plus de controverses, que celle-ci. Quand on parle de pleurésie tuberculeuse, on évoque aussitôt à l'esprit de chaque médecin une image différente, selon que les hasards de la pratique ont porté l'observation de chacun d'eux dans telle ou telle direction.

Deux notions restent hors de conteste, à savoir que les

pleurésies sèches sont fréquentes dans la tuberculose pulmonaire et que les pleurésies doubles contemporaines ou successives sont le plus souvent liées à la même maladie.

Hors de là, tout le reste est confus et confondu.

Difficultés et complexité du problème.

Il y a de cela deux raisons. La première, c'est la difficulté du problème à résoudre.

Quand un médecin constate la présence d'une pleurésie et qu'il se pose la question de savoir si elle est simple ou tuberculeuse, son embarras est grand dans la plupart des cas, car je suppose que le malade n'est pas manifestement phtisique. Sans doute, le mode du début, les commémoratifs et l'état des forces du malade sont de précieux éléments de diagnostic qu'il interroge soigneusement ; mais il arrive que toutes les raisons sont favorables à l'idée de tuberculose, la pleurésie guérit cependant ; et qu'au contraire, quand on a droit de compter sur une pleurésie simple, celle-ci s'éternise et se termine par une phtisie pulmonaire.

Comment expliquer ces contradictions ? Si la qualité de l'épanchement pouvait servir à définir la nature de la pleurésie, les choses iraient toutes seules ; mais il n'en est rien. L'épanchement est séreux, séro-purulent, purulent ou hémorragique, presque indifféremment.

Si la quantité de l'épanchement, à défaut de la qualité, pouvait nous éclairer ? Mais cette ressource nous manque, et la pleurésie peut être sèche ou exsudative avec une sécrétion très abondante, moyenne, ou rare.

Examen du feuillet pariétal.

La seconde raison tient à ce que l'examen de la plèvre n'est pas toujours fait comme il conviendrait. Dans les nombreuses observations que j'ai lues à ce propos, et qui sont relatées dans les thèses ou dans les traités, bien peu contiennent les détails nécessaires sur le feuillet pariétal qu'on laisse presque toujours accolé aux parois thoraciques en faisant l'autopsie. Il faut cependant le détacher ou l'étudier sur un fragment de la paroi costale enlevé avec lui. J'ajoute que l'examen à l'œil nu ne suffit pas, car les tubercules sont souvent invisibles sans le secours du microscope. Or, on ne peut pas affirmer qu'une pleurésie n'est pas tuberculeuse quand on manque de ce document d'autant plus nécessaire que ce feuillet de la plèvre est presque toujours le premier et le plus fortement affecté et qu'il peut être atteint isolément.

Dans la pratique, le temps, c'est-à-dire la marche de la maladie, donne généralement la solution de l'énigme. Cependant, telle pleurésie guérie sera suivie à un an ou deux ans d'intervalle d'une phtisie pulmonaire, et la question de savoir quelle était la nature de la pleurésie soulève bien des controverses. Dans les faits de tuberculose pleuro-pulmonaire dont je vous ai déjà entretenus, il n'est pas toujours facile de dire si la pleurésie était de même nature que la lésion pulmonaire concomitante. La pleurésie a guéri et derrière elle, immédiatement ou plus tard, la tuberculose pulmonaire a marché. Voilà ce que nous savons sûrement. En fait, nous en sommes réduits à attendre la phtisie pulmonaire pour diagnostiquer la pleurésie tuberculeuse.

Et si nous faisons entrer en ligne la pleurésie, épiphénomène ou complication d'une phtisie pulmonaire, les faces du problème se multiplient encore.

Donc, les pleurésies tuberculeuses peuvent se développer avant la phtisie pulmonaire, à son début, dans son cours, ou en dehors d'elle ; elles peuvent prendre toutes les formes cliniques : sèches ou exsudatives, et l'épanchement peut avoir toute quantité et toute qualité.

De sorte que le seul moyen de mettre un peu d'ordre dans les choses, c'est d'y établir des divisions, et d'y chercher des types auxquels on puisse rattacher les cas voisins.

Éliminons d'abord les pleurésies exsudatives qui surviennent dans le cours d'une tuberculisation pulmonaire évidente. Ici, il est en somme d'un intérêt secondaire de savoir si les tubercules de la plèvre existent ou non. Sans doute la pleurésie se comportera un peu différemment dans les deux cas et n'aura pas la même gravité, mais qu'elle soit inflammatoire ou secondaire chez un tuberculeux, ou tuberculeuse elle-même, la pleurésie ne change rien au fond même des choses, c'est-à-dire à la phtisie.

Éliminons de même les pleurésies sèches qui surviennent çà et là par poussées successives dans le cours d'une tuberculose en évolution. De celles-ci, le diagnostic est facile, et la signification connue. Elles sont l'épiphénomène obligé de toute phtisie commune, et quelle que soit l'épaisseur des stratifications que le temps amène souvent au même point de la plèvre, qu'elles soient elles-mêmes tuberculeuses par la présence des néoplasmes dans les néo-membranes, ou simplement liées à la tuberculisation pulmonaire, le rapport des deux faits est si constant et si étroit que personne ne s'y trompe.

Écartons enfin les pleurésies doubles, auxquelles les mêmes réflexions s'appliquent rigoureusement, que les deux pleurésies soient contemporaines ou successives, exsudatives ou sèches. La statistique de Louis acceptée généralement a démontré en effet que, sur cent cinquante observations de pleurésies doubles, presque toutes étaient tuberculeuses, c'est-à-dire liées à la tuberculose pulmonaire. Vous vous souvenez aussi de ce que je vous ai dit de l'évolution symétrique des lésions dans la tuberculose pulmonaire commune, évolution qui confirme la loi de Louis.

Dans ces trois variétés de faits, la pleurésie, quels que soient sa forme, son étendue, son siège, accompagne ou suit les néoplasmes pulmonaires dont elle est la conséquence directe ou indirecte ; elle est une *complication* de la phtisie.

J'ai supposé jusqu'à présent que le diagnostic phtisie pulmonaire avait précédé celui de la pleurésie sèche ou exsudative. Mais il n'en est pas toujours ainsi, et la pleurésie sèche est souvent le premier phénomène physique apparent de la néoplasie parenchymateuse. Or, les relations des deux faits pathologiques, pleurésie sèche et tuberculose, sont si

étroites, que la présence de néomembranes pleurales limitées
à un sommet entraîne presque toujours, par anticipation, le
diagnostic : phtisie.

Il y aurait ici quelques réserves à faire, mais je ne veux
pas aborder aujourd'hui ce sujet.

La question ainsi simplifiée, nous poursuivons.

Il peut arriver, messieurs, que des tubercules se développent dans la plèvre, le *poumon étant sain*. Ce fait constitue la véritable pleurésie tuberculeuse ; mais deux circonstances principales peuvent se rencontrer qui vont nous
servir à établir deux catégories bien distinctes.

Ou bien, la tuberculisation pleurale appartient à une
phtisie granulique plus ou moins généralisée aux séreuses
ou aux parenchymes ; ou bien la tuberculisation pleurale
est une *maladie localisée*.

M. Empis a décrit une variété de *granulie* commençant
par la plèvre et constituant, dans la plupart des cas, la forme
thoracique de la phtisie aiguë. La maladie, dit-il, peut se
présenter avec les caractères d'une véritable pleurésie affectant les deux côtés de la poitrine simultanément ou successivement, ou un seul côté. Le début de la maladie peut être
aigu, avec fièvre et point de côté violent, exsudation abondante, ou bien, au contraire, et le plus souvent, le début est
insidieux, la marche de la pleurésie latente, et l'épanchement moyen. Dans les deux cas, les phénomènes généraux,
l'abattement des forces, la stupeur typhoïde surviennent
rapidement avec telle ou telle prédominance de symptômes
locaux qui rejettent la pleurésie à l'arrière-plan. Ici le poumon subit l'envahissement d'une poussée de granulations
tuberculeuses ; là c'est le péritoine ou les méninges... et
dans tous les cas, la maladie générale, la granulie, règne en
souveraine jusqu'à la mort.

Il peut arriver cependant que la tuberculisation aiguë de
la plèvre, accompagnée ou suivie de manifestations semblables dans d'autres organes, se transforme en une tuberculi-

sation chronique, le malade ayant résisté et survécu à l'orage. Il est de règle alors que, tôt ou tard, les tubercules du poumon se développent et prennent le pas sur ceux de la plèvre, la phtisie chronique ou commune succédant ainsi à une phtisie pleurale aiguë et avortée.

La description que MM. Hérard et Cornil ont donnée de la *phtisie granuleuse pleurale* se rapporte aux mêmes faits dont parle M. Empis ; toutefois elle dégage un peu mieux la pleurésie de l'ensemble des autres signes de la phtisie aiguë.

« Il peut se faire, disent-ils, que les granulations ne se portent que sur la membrane séreuse ; il en résulte une forme particulière de phtisie granuleuse, la *phtisie granuleuse pleurale*, le plus souvent accompagnée de *tuberculose séreuse généralisée...*

« La conséquence de ce travail morbide est une *pleurésie* qui pourra se manifester en même temps que la pneumonie, la bronchite, mais qui peut aussi se développer seule, sans complications pulmonaires, et revêtir deux formes différentes.

« Cette pleurésie peut être sèche, avec fausses membranes plus ou moins épaisses et granulations tuberculeuses, cause première de tout le mal. Elle peut être accompagnée d'un *épanchement* simple ou double. »

Mais la part de la phtisie pleurale ainsi faite, en deux ou trois pages, MM. Hérard et Cornil reviennent à la description de la phtisie granuleuse généralisée (1).

De sorte que, pour ces auteurs, comme pour M. Empis, la phtisie granuleuse pleurale n'est qu'un incident quelquefois isolé, plus souvent confondu dans l'ensemble des symptômes de la *granulie*.

Pleurésie tuberculeuse primitive et localisée.

Or la plèvre peut être le siège unique ou principal de la tuberculisation ; la pleurésie peut être tuberculeuse au plus haut degré anatomiquement et cliniquement sans aucune

______

(1) Hérard et Cornil, *loc. cit.*, p. 265.

intervention symptomatique ni des autres séreuses ni du poumon.

La plèvre que nous venons de voir dans la phtisie commune atteinte secondairement, par continuité de tissu et en sa qualité d'*enveloppe*, que nous venons de voir dans une autre série de faits atteinte de granulie en sa qualité de *membrane séreuse*, peut, dans une troisième catégorie d'observations, subir isolément et comme le ferait un *organe* distinct, toute la poussée tuberculeuse.

C'est de la tuberculisation localisée de la plèvre que je veux vous entretenir spécialement (1).

Vous avez vu mourir, salle Saint-Louis, n° 9, le 11 février 1882, juste un mois après son entrée (11 janvier), le nommé Lecl..., menuisier, âgé de trente-huit ans. *Observation.*

Les antécédents héréditaires et personnels de cet homme paraissent très bons, mais sa femme est depuis longtemps atteinte de tuberculose, et actuellement, elle est près d'en mourir.

Le 30 décembre dernier, Lecl... fut pris d'une vive douleur dans le côté gauche de la poitrine avec gêne de la respiration; une fièvre intense se déclara presque immédiatement, et fut suivie d'une éruption d'herpès aux lèvres. Presque en même temps, le malade se mit à tousser, son expectoration était composée de crachats blancs peu abondants.

Obligé d'interrompre son travail, il applique successive-

(1) Plusieurs années après que cette leçon eût été professée (Hôpital Necker, 1882) MM. Kelsch et Vaillard ont fait paraître *(Archives de physiologie,* 1886*),* un mémoire très bien fait et très intéressant, où la démonstration de la tuberculose pleurale et de la pleurésie tuberculeuse primitive est basée sur un nombre respectable d'observations; ces observations prouvent une fois de plus la nécessité qui s'impose, avant de dire, les pièces anatomiques en main, qu'une pleurésie est ou n'est pas tuberculeuse, de procéder à l'examen microscopique des feuillets pleuraux, surtout du feuillet pariétal, et des exsudats pseudo-membraneux qui les tapissent.

ment, sur le côté gauche, deux vésicatoires qui ne procurent que peu de soulagement, et, le 11 janvier, il entre à l'hôpital.

Permettez-moi maintenant de vous soumettre le journal de son observation, tel qu'il fut écrit sous vos yeux.

État actuel. 11 janvier. Décubitus sur le côté gauche, toute autre position détermine de la dyspnée et des accès de toux. La face est fortement colorée; il existe une fièvre assez vive. T.A = 38°,8.

En examinant la poitrine, on trouve :

Coté gauche : *En avant :* Matité absolue occupant, en bas, tout l'espace semi-lunaire de Traube et remontant jusqu'à la clavicule.

Vibrations nulles, sauf sous la clavicule, où elles existent encore, mais très affaiblies.

Respiration nulle. Pas de pectoriloquie aphone. En dedans, la matité dépasse de 1 centimètre le bord droit du sternum. Le choc de la pointe du cœur n'est pas perçu; le maximum des bruits cardiaques s'entend à droite de l'appendice xyphoïde.

En arrière : Matité dans toute la hauteur du poumon.

Vibrations nulles.

Respiration nulle. Dans la fosse sus-épineuse, on trouve un souffle très éloigné, pseudo-caverneux.

Bronchophonie.

Coté droit : *En avant et en arrière :* Son tympanique, vibrations très exagérées.

Respiration puérile.

Diagnostic : *Pleurésie gauche avec épanchement très abondant.* La *thoracentèse* pratiquée le 13 janvier, donne issue à 1 500 grammes d'un liquide transparent, fibrineux.

Après l'opération, on constate que la sonorité est revenue dans l'espace semi-lunaire, et que le murmure respiratoire s'entend un peu mieux dans la région sous-claviculaire. Partout ailleurs, on retrouve les mêmes signes qu'avant la ponction.

Le malade se trouve très soulagé.

Le 14 janvier, Lecl... n'a pas dormi. Vers minuit, il a été pris de frissonnements, de douleurs vagues dans l'abdomen et de diarrhée. Ces symptômes se rapportent peut-être à l'existence d'une plaque rouge, d'apparence érysipélateuse, qui s'est développée autour d'une excoriation derrière le grand trochanter gauche.

Ce matin, la respiration paraît plus facile. La sonorité de l'espace semi-lunaire a de nouveau disparu. La submatité transversale s'étend jusqu'au bord droit du sternum. Le maximum des battements du cœur s'entend presque sous le mamelon droit. Il existe, sous la clavicule, un souffle à timbre amphorique, occupant surtout l'expiration.

15 janvier. Le malade a toujours de la diarrhée; il se plaint en outre d'une grande gêne de la respiration. La face présente une coloration violacée; le pouls est très faible. Les signes physiques sont les mêmes que la veille.

Deuxième thoracentèse. 2 000 grammes.

Le liquide est un peu moins transparent que celui de la première ponction.

16 janvier. La dyspnée n'a pas reparu depuis hier, mais la diarrhée persiste. Il s'est développé une escarre derrière l'acromion.

Quant aux signes physiques, ils ne se sont pas modifiés.

Les jours suivants, l'état de la poitrine semble rester stationnaire; cependant, à partir du 23 janvier, on constate, dans toute l'étendue du poumon *droit*, un ronflement persistant à l'expiration.

Le malade a toujours de la diarrhée; il maigrit et s'affaiblit progressivement. Teinte violacée du visage.

9 février. Les signes physiques du côté gauche sont toujours les mêmes; le côté du thorax est très dilaté.

Dans le côté droit, on trouve partout les signes de suppléance, sauf à la base, où la respiration est faible et mêlée de râles muqueux.

La dyspnée est considérable, la respiration très fréquente. Teinte bleue des lèvres et du nez.

Le soir, on fait une troisième thoracentèse et on retire 2 300 grammes d'un liquide trouble, séro-purulent. A la fin de l'opération, le malade accuse quelques douleurs thoraciques qui obligent à suspendre l'écoulement. Il ne se produit d'ailleurs ni toux, ni expectoration d'aucune sorte.

Après la ponction, le cœur, qui battait sous le mamelon droit, est revenu derrière l'appendice xyphoïde ; la sonorité a reparu sous la clavicule gauche.

10 février. Le malade ne paraît pas avoir été soulagé par l'opération. Sa face reste bleuâtre. Il a toujours de la diarrhée.

La mort survient, sans phénomènes nouveaux, le 11 février, à trois heures après-midi.

Autopsie. Autopsie : *Plèvres :* A l'ouverture de la cage thoracique, on constate l'existence dans la plèvre gauche d'un épanchement séro-purulent d'environ 5 litres.

On décolle avec soin la plèvre pariétale de la paroi thoracique de manière à mettre à nu toute la poche pleurale, et à étudier successivement les feuillets costal, diaphragmatique, médiastin et le feuillet viscéral.

Toute la surface de la plèvre est recouverte de néo-membranes et de végétations fibrineuses qu'on enlève facilement avec la pince.

La plèvre costale, surtout dans ses deux tiers supérieurs, est très épaisse, lisse, et sa surface a l'aspect aréolaire de la face interne des oreillettes.

Cette apparence est due à une néo-membrane conjonctive disposée en forme de lame fenestrée, c'est-à-dire trouée çà et là par des espaces arrondis ou ovalaires déformés et ressemblant à des ulcérations. Ces fausses ulcérations, limitées par des bords taillés à pic, ne sont qu'une partie de la plèvre recouverte de végétations fibrineuses molles et rougeâtres et respectées jusque-là par la néo-membrane fibrineuse.

Dans la partie inférieure de la plèvre où les lésions sont moins avancées, on voit très bien que le processus a commencé par des végétations fibrineuses et que, plus tard, les tractus fibreux se sont développés, envahissant peu à peu toute la surface et circonscrivant des espaces de plus en plus petits. L'aspect lisse et cloisonné de la plèvre pariétale vers le sommet du poumon tient donc, non pas à des ulcérations, mais à un envahissement fibreux encore incomplet et ayant respecté quelques îlots de végétations fibrineuses.

Cet aspect met hors de doute que l'inflammation est plus ancienne et plus avancée dans la région pariéto-costale supérieure et moyenne que dans tout autre point de la séreuse pleurale.

Sur la section, cette membrane a environ 2 millimètres et demi d'épaisseur dans toute son étendue, et on y distingue assez nettement deux couches superposées, l'une, la plèvre proprement dite, l'autre, la membrane végétante. A l'œil nu, on ne voit aucun tubercule, ni sur la surface de la plèvre, ni sur la section.

La plèvre *diaphragmatique* est tout entière couverte de végétations fibrineuses qui lui donnent l'aspect si connu de la « langue de chat » ; les tractus conjonctifs n'ont pas encore fait leur apparition.

Les végétations fibrineuses étant enlevées par le râclage, la séreuse apparaît épaissie, opaque, et d'une épaisseur très inégale. A elle seule, elle n'a pas 1 millimètre d'épaisseur, et avec les végétations qui la recouvrent sans lui adhérer beaucoup, elle atteint 1 millimètre et demi. Elle est donc, dans son ensemble, moins épaisse, mais surtout moins avancée dans son altération que la plèvre pariétale deux fois plus épaisse et lardacée.

La plèvre médiastine est recouverte aussi de végétations fibrineuses ; mais, entre ces végétations, on voit déjà des tractus fibreux délicats qui partent du sommet de la plèvre et qui recouvrent peu à peu la surface des végétations ; de sorte que l'aspect lisse et fibreux de la plèvre pariétale commence à se produire ici.

La plèvre viscérale est dans le même état, c'est-à-dire villeuse. Cependant, tout à fait au sommet du poumon, des tractus de tissu conjonctif commencent à recouvrir les bourgeons fibrineux.

Poumons. — Le poumon gauche, fixé par des adhérences au diaphragme, au médiastin et au sommet, a conservé, malgré la compression qu'il a subie, un peu de sa forme primitive, et occupe, le long de la gouttière costo-vertébrale, une hauteur de 20 à 22 centimètres.

Une section faite sur toute la longueur de l'organe met à nu, sous la plèvre viscérale, un tissu mou, de couleur ardoise foncée, ressemblant à de la chair macérée; ce tissu est doux, onctueux au toucher, sans crépitation.

Le tissu propre du poumon n'est le siège d'aucune altération autre que l'affaissement par compression. Il n'existe ni tubercule apparent, ni pneumonie.

Le *poumon droit* est sain, sauf au niveau de son bord postérieur où quelques néo-membranes pleurales se forment dans le point où il existe un peu de splénisation de l'organe. Sur une section faite à ce niveau (partie postérieure du lobe supérieur), on trouve une surface lisse, brune, résistante, non crépitante, laissant suinter à la coupe un liquide louche, non aéré.

Le lobe inférieur est congestionné, rose vif et crépitant.

Si la plèvre viscérale est enflammée aux points splénisés, la plèvre pariétale, au contraire, est absolument lisse et transparente.

Les autres organes n'offrent aucun intérêt ; on ne trouve nulle part de tubercules.

L'examen histologique nous fait voir qu'il s'agit d'*une tuberculisation étendue à toute la plèvre gauche, limitée à cette plèvre.*

Les tubercules existent partout, dans les feuillets costal,

diaphragmatique, viscéral et médiastin — tantôt isolés et tantôt réunis ; ils sont quelquefois si nombreux, qu'ils forment une couche continue. Ils appartiennent à la variété des tubercules géants, par leur volume, leur rapide fusion, l'étendue considérable de la zone de caséification et restreinte de la zone embryonnaire. Sur une section perpendiculaire de la plèvre, ils apparaissent à l'œil nu comme des taches blanchâtres et diffuses qu'il serait impossible, sans le microscope, de rattacher aux tubercules.

Leur développement commence généralement au voisinage de la surface libre de la plèvre et peu à peu gagne toute l'épaisseur de la séreuse ; de sorte que, dans les points où les tubercules sont confluents, ils occupent presque toute la plèvre. Les exsudations fibrineuses sous forme de bourgeons et les tractus conjonctifs néo-membraneux se développent aux dépens de la couche la plus interne de la plèvre, qui résiste presque partout à la poussée des tubercules. Ceux-ci s'allongent et s'aplatissent sur cette couche limitante, mais s'ulcèrent rarement.

Au niveau de la plèvre viscérale, la disposition des tubercules est très curieuse. On sait que de la face profonde de cette plèvre partent, pour chaque lobule, des prolongements fibreux, qui constituent l'espace périlobulaire. A l'état normal, cet espace est constitué par un faisceau de fibres qui paraissent communes aux deux lobules voisins, tant ils semblent intimement confondus. — Or, chez Lecl..., chacun des faisceaux péri-lobulaires est épaissi par une inflammation propre qui décuple son diamètre ; en outre, les deux faisceaux voisins sont écartés par de nombreux tubercules, qui forment, dans la région des lymphatiques, comme une *coulée* répandue entre les lobules pulmonaires. Chaque tubercule est, en effet, relié aux tubercules voisins par une sorte de prolongement effilé, à moins que le tubercule n'ait pris lui-même la forme allongée de l'espace dans lequel il s'est développé.

En somme, là comme dans la plèvre costale ou médiastine, les tubercules forment une couche presque continue,
dont la richesse contraste avec l'état du parenchyme pulmonaire. En effet, les lobules comprimés et tassés ne contiennent
aucune trace de tuberculisation, tandis que les prolongements de la plèvre viscérale, entre les lobules, sont remplis
de tubercules confluents.

Telle est, messieurs, l'observation de Lecl..., chez lequel
une tuberculisation primitive et localisée de la plèvre a été
toute la maladie. On peut la résumer et la définir ainsi :

Pleurésie aiguë à grand épanchement ayant nécessité trois
ponctions en un mois, ponctions inutiles et insuffisantes. —
Un liquide d'abord citrin et transparent, et bientôt séro-
purulent. — Des tubercules confluents de la plèvre, visibles
au microscope seulement à cause de leur disposition et de
leur fusion en couche continue ; à cause de leur qualité de
tubercules diffus. — Le feuillet pariétal, dans sa région
supérieure et moyenne, premier siège du mal.

Deuxième observation. Laissez-moi vous présenter une seconde observation, qui
diffère par quelques traits de celle-ci, mais s'en rapproche
par ce fait capital que le feuillet pariétal de la plèvre gauche
était atteint de tubercules, et le poumon gauche sain.

Dem..., cinquante-sept ans, plumassière, entre, le 24 janvier 1880, salle Sainte-Thérèse, n° 13, hôpital Tenon.

Les antécédents héréditaires de cette malade sont incon-
nus ; ses antécédents personnels assez bons. Elle s'est toujours bien portée, a eu sept enfants dont cinq morts en bas
âge. Deux restent vivants, bien portants.

La maladie a débuté singulièrement, il y a quinze jours,
par un œdème généralisé, blanc, mobile, occupant d'emblée
les mains, les jambes, les cuisses, les reins. La figure ni les
paupières n'ont jamais été œdématiées. Déjà, depuis quatre
mois, Dem... maigrissait peu à peu et perdait ses forces.
Les urines ne contiennent pas trace d'albumine et n'en ont
jamais contenu pendant toute la durée de son séjour à l'hô-

pital. Elle n'a jamais souffert de point de côté, n'a pas eu de frisson, et cependant la courbe thermométrique donne de temps à autre une ascension qui dure plusieurs jours, avec de grandes exacerbations vespérales et matinales. Une période d'asphyxie fait suite à ce mouvement fébrile, qui reparaît de nouveau au bout de quelques jours.

Dès les premiers moments de son entrée à l'hôpital, on constate un épanchement pleural gauche, assez abondant, refoulant le cœur à droite du sternum et envahissant toute la cavité pleurale jusqu'à la clavicule. A ce moment, la matité est absolue, les vibrations sont abolies, la respiration est nulle. En revanche, le côté droit fonctionne en *suppléance :* le son, les vibrations, la respiration sont augmentés partout.

Dem... tousse et crache très peu, mais elle éprouve un sentiment d'oppression et de pesanteur sur la poitrine.

Respirations, 40 ; pouls, 120 ; température, 38°,5. Jamais elle n'a souffert de douleurs intercostales.

Une première ponction pratiquée, le 16 février, dans le septième espace intercostal gauche, donna issue à 700 grammes de liquide citrin, sans changement notable ni dans la position du cœur, ni dans les signes physiques constatés avant la ponction. Une nouvelle thoracentèse fut pratiquée, le 18 février, et 1 300 grammes du même liquide transparent furent extraits de la poitrine. Après la ponction, sous la clavicule gauche, je constatai que le murmure vésiculaire avait reparu quoique très affaibli, que les vibrations comparées à l'état normal étaient augmentées et que la percussiou donnait une légère sonorité, sans tympanisme.

Les jours suivants, jusqu'au milieu de mars, l'épanchement resta stationnaire, et nous constatâmes, sous la clavicule gauche, la présence très nette du schème II :

Son +

Vibrations +

Respiration —

La qualité seule du tympanisme variait un peu, tantôt grave, tantôt plus aigu. Il s'accompagne enfin, dans les derniers jours, d'un bruit de pot fêlé manifeste.

Arrêtons-nous ici un instant, messieurs, et laissez-moi vous faire remarquer que le sommet du poumon gauche ne contient pas de tubercules à l'autopsie. Il avait été longtemps comprimé par un épanchement et ne revenait pas vite à son volume normal. Il restait même, après la ponction, congestionné, et trois semaines s'écoulèrent sans que le schème II disparut.

C'est un des faits qui m'ont appris à ne point considérer le schème II sous-claviculaire comme *propre* à la tuberculose du poumon, mais seulement à la congestion pulmonaire, quelles qu'en soient la nature et la cause.

Le 26 mars, l'épanchement, avec tous ses symptômes primitifs, s'était reproduit : une nouvelle ponction permit d'extraire 950 grammes de liquide ; mais, cette fois, la matité sous-claviculaire persista, accompagnée d'un souffle amphorique très net.

Notons que, pendant tout le cours de cette pleurésie, l'œdème, qui avait disparu dans les autres régions, semblait s'être réfugié dans le tissu cellulaire du thorax et du dos.

La santé générale de la malade s'altérait peu à peu, et bientôt son affaiblissement fit place à une cachexie rapidement mortelle. Elle succomba le 22 avril, et le 24, trente-six heures après sa mort, nous faisions son autopsie.

Autopsie.   La plèvre gauche contient un épanchement citrin de 2 litres environ ; le cœur est refoulé à droite, et le poumon ratatiné est appliqué contre la colonne vertébrale, en haut. Le liquide sépare complètement en arrière les parois thoraciques et remonte en avant jusqu'au sommet immobilisé par des adhérences dans la fosse sus-épineuse.

Extrait de la cavité thoracique, ce poumon est brun noir, mou, peu crépitant ; sa section montre un parenchyme congestionné, atrophié, à lobules pulmonaires considérablement réduits et ratatinés. Il n'existe point d'induration pulmonaire, ni de tubercules, au milieu du parenchyme.

La plèvre viscérale est légèrement opaque et recouverte par place d'exsudats fibrineux, fins et récents. En revanche, la plèvre pariétale est altérée dans toute son étendue ; sa surface est rougeâtre, bourgeonnante et inégale ; elle a 2 ou 3 millimètres d'épaisseur ; elle est tapissée de néo-membranes très épaisses, en partie organisées, contenant çà et là de petites masses blanches, discrètes, variant du volume d'une tête d'épingle à celui d'une lentille.

Le poumon droit, qui, dans le dernier mois de la maladie, avait joué un grand rôle dans la marche progressive des accidents, fut trouvé dur, congestionné, pesant ; une broncho-pneumonie tuberculeuse avec nodules péri-bronchiques jaunâtres, et un peu saillante, occupe une partie de son lobe inférieur.

Le lobe supérieur contient, tout à fait à son sommet, quelques tubercules scléreux ; on y trouve aussi une concrétion calcaire très dure et des nodules caséeux discrets.

Laissons de côté l'état des autres organes qui ne nous apprend rien de plus, et tenons-nous-en à cet examen spécial des poumons et des plèvres.

L'examen histologique fait voir, dans toute l'étendue du feuillet pariétal gauche, un grand nombre de tubercules mous et diffus, étalés sous la membrane limitante et, par places, ulcérés et ouverts dans la cavité pleurale.

Les plèvres viscérale et médiastine sont à peine altérées et ne contiennent aucun tubercule. Un léger épaississement et quelques végétations fibrineuses, et c'est tout. Le poumon gauche est comprimé ; mais il ne contient aucun tubercule.

Voilà donc, messieurs, un nouveau fait qui prouve, d'une part, l'existence d'une tuberculisation isolée de la plèvre, le poumon du même côté étant sain ; et, d'autre part, la prédominance des lésions dans le feuillet pariétal. — Il est vrai que le poumon droit de Dem... contenait des tubercules, ceux du sommet probablement anciens, et ceux de la base, au contraire, probablement récents. — Par ce seul fait, l'observation pourrait être classée soit dans les pleurésies consécutives à la tuberculose pulmonaire, soit dans les tuberculoses pulmonaires consécutives à la pleurésie. Mais, anciens ou récents, les tubercules du poumon n'ont jamais eu qu'un rôle secondaire et effacé chez Dem....

Elle était atteinte de pleurésie gauche à grand épanchement ; elle est morte de cette maladie, avec l'aide du poumon droit, c'est vrai, mais celui-ci n'entra en ligne que dans les derniers mois.

L'observation de Dem... est donc moins probante que celle de Lecl... en faveur de la pleurésie tuberculeuse primitive et localisée, puisque en réalité les tubercules n'étaient ni localisés, ni peut-être primitifs, mais seulement prépondérants dans la plèvre ; mais vous remarquerez, messieurs, que Dem... a vécu plus longtemps que Lecl....

Remarquez aussi que l'affection a débuté lentement et insidieusement, tandis que Lecl... avait été pris brusquement et avec violence ; — que le liquide reste séreux et citrin chez Dem...; qu'il devient séro-purulent, au contraire, chez Lecl...; toutes circonstances qui permettent de rapprocher ces deux observations, mais non de les confondre.

L'observation de Lecl... prouve, sans contestation possible, que la pleurésie tuberculeuse peut exister primitive et indépendante, et qu'elle peut tuer avant toute participation du poumon — ou d'un autre organe — au processus tuberculeux.

Dem... sert de transition entre Lecl... et les malades que nous voyons si souvent, chez lesquels la pleurésie, incident de début, guérit ou passe à l'arrière-plan, les tubercules pulmonaires prenant la tête des symptômes.

Messieurs, j'ai cherché dans les principaux mémoires et dans les thèses parus dans ces vingt dernières années les

éléments d'une classification des pleurésies tuberculeuses ;
et si cette tentative n'a pas été tout à fait vaine, je puis vous
dire cependant que je suis loin d'être satisfait du résultat
obtenu. Désireux de trouver des faits semblables à l'observation de Lecl..., j'ai vainement compulsé le mémoire de
M. Moutard-Martin, les thèses de Damaschino, de Né-
grier (1864), de Caillette (1874), de Dubuc (1877), de
Mora (1874), de Meg (1877), de R. Moutard-Martin (1878),
de Joanny (1881), de Robert (1881), etc., et les tableaux
de Williams contenus dans la thèse de M. Meg.

Ceci tend à prouver que la pleurésie tuberculeuse primitive et localisée est rare, le malade succombant presque
toujours à l'envahissement du poumon ou des séreuses par
la tuberculose. Cependant, j'aurais désiré que beaucoup de
pleurésies chroniques, suppurées ou hémorragiques, et
classées comme telles dans les observations, eussent été
l'objet d'un examen histologique portant sur tous les feuillets
de la plèvre, et je crois que les tubercules eussent été ré-
vélés souvent là où on ne les a pas rencontrés. Pour prendre
un exemple, on trouve dans la thèse de M. Robert (1),
travail excellent du reste, une observation qui rappelle trait
pour trait celle de Lecl....

Il s'agit d'un nommé Lefilleul, Jean, entré le 23 mars 1880
à l'hôpital Cochin.

Observation
de la thèse
de
M. Robert.

Atteint de pleuro-pneumonie, ce malade va d'abord à
l'Hôtel-Dieu où il reste dix-huit jours, et sort à peu près
guéri. Cependant, le jour même de sa sortie, il est pris de
frissons, de point de côté, premiers symptômes d'une pleurésie gauche. Il vient à l'hôpital Cochin, dans le service de
M. Bucquoy, après un court passage à l'hôpital du Midi,
où, le 18 mars, il avait subi une première thoracentèse. Le
liquide extrait était abondant : 1 litre et demi et puru-

_____

(1) *Indications et contre-indications de la pleurotomie.* Paris, 1881,
obs. XV, p. 107.

lent. A la fin de la ponction, le liquide était teinté de sang.

Quelques jours après, le 24 mars, nouvelle ponction faite par M. Bucquoy, donnant issue à 2 850 grammes d'un liquide purulent légèrement teinté.

L'aggravation des phénomènes généraux provoqua l'opération de l'empyème exécutée le 31 mars, et le lavage du kyste pleural.

Le 21 avril, une hémorragie abondante se produit dans la plèvre, et, après diverses alternatives de mieux et de pire, Lefilleul succomba le 14 mai.

A l'autopsie, le poumon gauche est réduit à un moignon informe, atélectasié, sans tubercules ; le poumon droit contient un infarctus conique jaunâtre entouré de pneumonie, sans tubercules du sommet.

La plèvre gauche forme un immense kyste rempli de caillots et tapissé de fausses membranes et de bourgeons sanguinolents ; au niveau de la plèvre pariétale surtout, la surface suppurante est très irrégulière, tomenteuse, rougeâtre, et, sur la plèvre viscérale, villeuse et bourgeonnante ; il semble qu'il y ait, par places, de véritables ulcérations. On ne voit pas de tubercules.

Si vous voulez vous reporter à l'observation de Lecl..., messieurs, vous comprendrez l'analogie des deux cas et mon regret que l'examen histologique ne soit pas venu compléter l'observation de M. Robert. Vous n'oubliez pas, en effet, que, dans ces plèvres épaissies et végétantes, les tubercules n'ont pas toujours l'apparence de granulations, et que, souvent mous, diffus et fusionnés, ils forment, dans l'épaisseur de la membrane ou de la plèvre, une couche presque continue, impossible à reconnaître sans le secours du microscope.

Dans le fait suivant, emprunté à Laënnec (1), les lésions de la plèvre étaient tout à fait semblables à celles de l'ob-

____

(1) Laënnec, édition de la Faculté, p. 589, obs. XXXV.

servation de M. Robert, sauf que les feuillets néo-membraneux et la plèvre elle-même étaient recouverts de tubercules-granulations.

Jean Edme, quarante-sept ans, entre à l'hôpital Necker le 13 mars 1819. Cet homme, atteint de cirrhose et de pleurésie gauche hémorragique, succomba à la cachexie. — A l'autopsie, on trouva une pleurésie néo-membraneuse et tuberculeuse, — *le poumon du même côté* et *le poumon du côté opposé ne contenant pas de tubercules.*

Ce fait, peut-être moins pur que celui de Lecl..., n'en est pas moins confirmatif de la présence d'une tuberculisation isolée et indépendante de la plèvre.

Soyez convaincus, messieurs, que ces faits ne sont pas rares, et que l'attention étant éveillée sur la nécessité d'étudier tous les feuillets de la plèvre, et surtout le feuillet costal, et de les étudier au microscope, le chapitre de la pleurésie tuberculeuse primitive et localisée sera vite rempli d'observations concluantes.

Ce chapitre, désormais ouvert, contiendra une première série de faits.

La seconde série comprend les faits analogues à l'observation de la femme Dem..., chez laquelle les tubercules de la plèvre ont été le fait prépondérant pendant la vie, mais qu'une tuberculose pulmonaire consécutive a tuée.

Ici, messieurs, les observations ne manquent pas et quelques-unes, dans les thèses que j'ai citées, rappellent tout à fait celle de la femme Dem....

Elles sont toutes remarquables par la présence d'une pleurésie à grand épanchement, récidivant après une, deux et trois ponctions, le liquide restant citrin ou devenant purulent. Il est ordinaire de trouver, comme chez Dem..., que si l'épanchement a duré jusqu'à la mort, c'est le poumon du côté opposé à la pleurésie qui est tuberculeux de préférence au poumon comprimé par l'épanchement.

Le liquide intrapleural qui refoule le poumon semble empêcher l'évolution tuberculeuse dans son tissu.

Au contraire, dans une troisième série de faits encore plus riche que la seconde, l'épanchement est moins abondant; il est passager et se résorbe seul après la ponction. Le malade quitte l'hôpital en état de guérison apparente. Mais immédiatement, ou après quelques mois, la tuberculose pulmonaire fait son apparition. Elle est alors presque toujours plus avancée du côté même de l'ancienne pleurésie.

M. Joanny a très bien remarqué ce fait et en tire la dernière conclusion de sa thèse (1).

Nous connaissons ces faits, messieurs, et je leur ai consacré une leçon. Rappelez-vous l'observation de Fouq... et celle de V... que M. Robin nous a communiquée. Ici, la tuberculisation pulmonaire n'est pas consécutive, elle est concomitante d'une pleurésie avec épanchement modéré, mais elle est ordinairement méconnue et considérée à tort comme secondaire, quand, en fait, elle est contemporaine. Vous savez que l'étude du sommet du poumon au-dessus de l'épanchement, et la constatation du schème II à ce sommet, vous permettra de reconnaître à l'origine la tuberculose pleuro-pulmonaire.

Les faits de cette série sont très nombreux et vous les trouverez partout.

Un quatrième chapitre contient enfin les pleurésies consécutives à la tuberculose pulmonaire. J'ai commencé cette leçon en les éliminant, mais ces faits méritent un cadre spécial et vous ne serez pas surpris d'apprendre qu'ils sont les plus nombreux; la pleurésie, dans l'une ou l'autre de ses formes, étant la compagne inséparable de la tuberculisation du poumon.

Il me reste à vous dire un mot des pleurésies que Grisolle et Béhier regardaient comme une cause d'appel, une

______

(1) Joanny, *Du pronostic éloigné de la pleurésie.* Paris, 1881.

provocation de la tuberculose pulmonaire. Dans la pensée de ces deux maîtres, une pleurésie simple ou purulente peut devenir la cause indirecte, en affaiblissant l'économie, d'une tuberculose pulmonaire. Je n'y contredis point, surtout s'il s'agit de pleurésies suppurant un an ou deux, comme celle dont parle M. Dujardin-Beaumetz (*in* Thèse Joanny, p. 35).

Je voudrais pouvoir maintenant vous apprendre à faire le diagnostic de la pleurésie tuberculeuse primitive et locali-sée. Mais le fait de Lecl... est bien insuffisant pour une pareille tentative. Il nous faudrait des observations plus nombreuses et plus complètes que celles empruntées à M. Robert et à Laënnec pour permettre un tableau de signes diagnostiques. Toutefois, un épanchement abondant de la plèvre séro-purulent, ou sanguinolent, ou séreux, qui dure, qui résiste à la ponction, autorise le médecin à penser à la tuberculisation pleurale.

L'évolution de cette tuberculose n'est pas la même dans tous les cas, et si Lecl... a succombé rapidement, Dem... a résisté plus longtemps et d'autres sont arrivés à une guérison temporaire. Peut-être la variété anatomique des tubercules, leur nombre, leur extension à toute la plèvre, explique l'avenir différent réservé à ces pleurésies. Mais cette variété d'allure dans les symptômes et dans la marche, ces qualités si diverses du liquide intrapleural, ne sont pas faites pour rendre le diagnostic plus facile.

L'insidiosité du début n'est pas constante, et l'altération antérieure de la santé est un élément assez vague.

Bref, sauf la chronicité, l'abondance de l'épanchement et sa résistance aux ponctions successives, je ne vois pas de signe propre à cette variété de pleurésie tuberculeuse.

Quand vous vous trouverez en face de ces pleurésies chroniques, à grand épanchement, survenues avant toute tuberculose pulmonaire, souvenez-vous que le poumon du côté opposé est menacé de néoplasme et veillez attentivement sur lui. Le diagnostic et le pronostic immédiat de l'affection sont souvent subordonnés à sa résistance.

Curabilité de la pleurésie tuberculeuse. Il existe, en effet, des observations de malades qui ont subi deux, trois, quatre ponctions pour des épanchements chroniques et rebelles d'une plèvre et qui ont fini par guérir avec affaissement et rétraction thoracique de ce côté, il est vrai, mais en somme c'était la guérison. Sont-ils morts tuberculeux plus tard? C'est possible; mais le contraire est possible aussi, car rien ne prouve que la pleurésie tuberculeuse primitive ne soit pas curable. Il est très possible que des néo-membranes fibreuses développées à la surface de la plèvre aboutissent, quand la résorption du liquide s'effectue, à une sorte d'enkystement des tubercules et que ceux-ci, contenus et limités de toutes parts, deviennent inoffensifs et subissent à leur tour la transformation scléreuse. Mais nous n'en savons exactement rien, car les tubercules noyés et confondus dans les lames fibreuses de pleurésie chronique perdent leur autonomie et ne peuvent être désormais reconnus.

Pronostic. Le pronostic des pleurésies tuberculeuses primitives et localisées est aussi impossible à établir aujourd'hui que leur diagnostic. A en juger par Lecl... et le malade de Laënnec, la maladie serait toujours extrêmement grave. Mais il est très possible que beaucoup d'autres malades aient résisté et guéri.

Ce chapitre, comme celui du diagnostic, appelle de nouvelles recherches et j'ai voulu attirer votre attention sur ces faits, plus encore pour vous montrer un desideratum que pour vous apporter une solution.

Que vous dire du traitement qui ne s'applique à toutes les pleurésies chroniques suppurées ou non? Les ponctions répétées, le lavage et les injections antiseptiques ou irritantes, la pleurotomie enfin, sont les ressources dont vous userez avec succès ou insuccès sans que l'explication d'un sort si différent vous soit toujours connue. Peut-être faut-il la chercher, au moins dans quelques cas, dans l'absence ou la présence des tubercules? Vous savez avec quelle méthode et quel soin vous devez procéder à leur recherche.

En terminant cette leçon, laissez-moi vous dire que chacune de ces quatre catégories est représentée par un type clinique distinct, dont les caractères prendront bientôt, je l'espère, assez de netteté pour permettre, dès l'origine, un diagnostic certain.

Aujourd'hui, nous en sommes encore loin, mais je vous engage au moins à retenir, comme point de départ à des études nouvelles, les caractères suivants :

I. La pleurésie tuberculeuse peut être *primitive* et *localisée* sous la forme d'une maladie aiguë à grand épanchement séreux, séro-purulent ou hémorragique. Les tubercules peuvent être mous et diffus ou miliaires ; c'est une maladie grave qui tue souvent, malgré la thoracentèse ou l'empyème ; il existe peut-être des formes plus bénignes, exsudatives ou sèches, que nous ne connaissons pas encore.

II. La pleurésie tuberculeuse peut être *primitive* et suivie d'une tuberculisation pulmonaire à échéance plus ou moins éloignée. Elle se présente communément sous forme d'un épanchement séreux, qui récidive facilement et dure jusqu'à la mort ou qui disparaît lentement.

III. La pleurésie tuberculeuse peut être concomitante d'une tuberculose pulmonaire latente du même côté. L'épanchement pleural, dans ce cas, est moins abondant et moins tenace que dans les cas précédents.

IV. La pleurésie tuberculeuse *secondaire* peut revêtir toutes les formes. Elle est généralement sèche ou exsudative à faible épanchement.

DIX-HUITIÈME LEÇON.

TRAITEMENT DE LA PHTISIE DANS LES HOPITAUX.

Phtisiques riches et phtisiques pauvres. — Les phtisiques à l'hôpital.
Coup d'œil rétrospectif sur l'hospitalisation; l'Hôtel-Dieu de Paris sous
    Charlemagne. — Les malades entre les mains du clergé.
Premiers essais de spécialisation : la lèpre et les léproseries ; la peste et
    l'hôpital Saint-Louis.
Les mendiants de Paris au dix-septième siècle ; Louis XIV et l'Hôpital
    général.
État de l'hospitalisation en 1788.— Progrès accomplis depuis cette époque ;
    création de nombreux hôpitaux; substitution de la société civile au
    clergé et laïcisation du personnel ; spécialisation des hôpitaux et des
    services.
Progrès qui restent à réaliser : maladies aiguës et maladies chroniques ;
    maladies curables et maladies incurables ; hôpitaux et hospices.
Odyssée des phtisiques en quête d'un lit; phtisiothérapie à l'hôpital ;
    traitement pharmaceutique; traitement hygiénique.

Messieurs,

Ceux d'entre vous qui commencent leurs études médicales
et qui, pleins d'enthousiasme pour la profession qu'ils em-
brassent, ne sont pas encore au courant des déceptions
auxquelles elle expose, doivent être surpris de voir leurs
maîtres des hôpitaux presser le pas devant les lits de certains malades, ou ne s'arrêter que pour donner l'encourage-
ment d'une bonne parole, ou pour prescrire des médications
anodines dont ils ne se dissimulent pas l'inutilité. Vous de-
vinez que je fais allusion à ces malheureux phtisiques qui
encombrent nos salles. En effet, la thérapeutique ne peut
rien contre leur mal. Nous arrivons bien quelquefois à les
soulager, mais nous sommes obligés de renoncer à les
guérir. Aussi, ce que vous pourriez prendre pour de l'indif-

férence de notre part, n'est que le découragement qui résulte de notre impuissance et de l'inaction à laquelle nous sommes condamnés.

Cependant, si nous ne pouvons rien tenter contre cette maladie lorsqu'elle a fait des ravages considérables, devons-nous en conclure que la tuberculisation est décidément incurable à toutes ses périodes, et avons-nous le droit de rester inactifs devant le tuberculeux qui commence sa maladie, comme nous le sommes devant celui qui est près d'en mourir? Ce n'est pas mon avis. Je crois au contraire, qu'en tenant compte de ces distinctions nécessaires, nous pouvons réaliser de très grands progrès, et je crois que ces progrès doivent être cherchés dans une application scientifique de l'hygiène, dans une réforme de l'hospitalisation sur des bases plus conformes à nos connaissances actuelles des lois et des conditions de curabilité de la tuberculose.

Tout le monde sait les beaux résultats que l'on obtient chez les malades de la ville dont la fortune est suffisante pour leur permettre de suspendre longtemps leurs occupations ou d'y renoncer tout à fait, de changer de climat, de se vêtir chaudement et de se nourrir d'une façon spéciale. Ces diverses conditions influent si heureusement sur la marche de la tuberculose, que l'on a cru devoir établir une démarcation très nette entre la phtisie des pauvres et la phtisie des riches. Tous les riches ne guérissent pas, bien entendu. Mais quand ils sont dociles et patients, le régime qu'on leur fait suivre les améliore presque toujours assez rapidement et suspend quelquefois pendant plusieurs années l'évolution des lésions. Enfin, quand on a la bonne fortune de surprendre la maladie à son début, il n'est pas rare d'obtenir une guérison complète et définitive.

En ce qui concerne les malades de la classe pauvre auxquels on ne peut appliquer le régime coûteux dont je viens de vous parler, leur traitement consiste en un changement complet dans le mode de répartition des secours que l'Assistance publique tient en ses mains.

Catégories nécessaires.

Je me propose de vous montrer qu'il y aurait un grand intérêt, et pour les malades et pour la société qui en a la charge, à établir entre les phtisiques des catégories, dont les unes relèveraient de l'hospice et les autres de l'hôpital; mais avant de vous développer cette opinion, il me paraît intéressant de vous retracer en quelques mots l'historique des hôpitaux de Paris ; quand je vous aurai mis au courant des progrès que la science, en se développant, a fait faire à l'hospitalisation, il me sera plus facile de vous faire comprendre ceux que nous réclamons encore et dont nous avons le droit d'espérer la réalisation.

Le plus ancien hôpital de Paris, le seul qui ait existé pendant bien longtemps, est l'Hôtel-Dieu. On ne connaît rien de précis sur la date de sa fondation que l'on fait remonter au huitième et même au septième siècle ; mais il existait en tout cas sous le règne de Charlemagne. On sait encore qu'il était entre les mains du clergé, car il existe un règlement de Charlemagne (816) dans lequel il est dit que « cet asile de la misère doit être situé tellement que les chanoines puissent y aller aisément ».

Dès cette époque, on comprit la nécessité de l'isolement des maladies contagieuses ; comme la lèpre sévissait en France avec une grande intensité, on fonda les léproseries dans lesquelles on enferma les malades, et des édits royaux firent défense aux lépreux de se mêler au peuple.

Assistance par le clergé Maladies contagieuses.

Ainsi, les deux faits dominants de cette première phase de l'hospitalisation sont, d'une part, l'abandon de l'assistance des malades au clergé, et d'autre part, la séparation des maladies communes et des maladies contagieuses.

Les choses restèrent en cet état pendant sept ou huit siècles ; la lèpre s'éteignit peu à peu et en 1680 les léproseries furent transformées en hôpitaux ordinaires.

Mais, la lèpre disparue, un autre fléau non moins redou-

table vint décimer les populations. En 1562, la peste faisait
six mille huit cents victimes à l'Hôtel-Dieu : Henri IV fonda
l'hôpital Saint-Louis pour les pestiférés (1607), et ils y furent
éloignés exclusivement jusque vers 1750, époque où, la peste
ayant disparu, l'hôpital fut affecté au traitement des maladies
non épidémiques, mais contagieuses ou considérées comme
telles : la teigne, la gale, la scrofule.

Vers le milieu du dix-septième siècle, l'augmentation rapide de la population et la misère avaient jeté dans Paris
une prodigieuse quantité de pauvres qui vaguaient dans
les rues à toute heure et ne laissaient pas de compromettre la sécurité publique. « Les mendiants, dit un livre
du temps (1), abordoient dans Paris, de toutes les provinces du royaume et de tous les États de l'Europe ; le
nombre en croissoit tous les jours, et il s'en faisoit enfin
comme un peuple indépendant qui ne connaissoit ny loy,
ny religion, ny supérieur, ny police ; l'impiété, la sensua-
lité, le libertinage étoit tout ce qui regnoit entre eux ; la
plupart des assassinats, des larcins et des violences de jour
et de nuit estoient l'ouvrage de leurs mains, et ces gens que
leur estat de pauvres rendoit l'objet de la compassion des
fidèles, estoient par leurs mœurs corrompuës, par leurs
blasphèmes et par leurs discours insolents les plus indignes
de l'Assistance du public. »

C'est pour mettre fin à ces désordres, que Louis XIV
fonda l'Hôpital général.

Édit de Louis XIV.

Un édit du mois d'avril 1656 ordonna que les pauvres
mendiants, valides et invalides de l'un et de l'autre sexe
seraient enfermés dans cet hôpital « pour estre employés
aux ouvrages, manufactures et autres travaux selon leur
pouvoir », et affecta à cette destination les trois maisons de
Bicêtre, de la Salpêtrière et de la Pitié. Quand tout fut prêt
pour l'exécution de cette mesure, on publia dans Paris que

----

(1) *L'Hospital général de Paris*, 1676.

tous les pauvres mendiants qui, à tel jour et à telle heure, n'auraient pas quitté la ville, seraient enfermés de force dans l'Hôpital général. « Le 13 mai 1657, dit le même historien, on chanta une messe solennelle du Saint-Esprit dans l'église de la Pitié et le 14 l'enfermement des pauvres fut accomply sans aucune émotion. Tout Paris ce jour-là changea de face, la plus grande partie des mendiants se retira dans les provinces, les plus sages pensèrent à gagner leur vie et les plus infirmes se renfermèrent de leur propre mouvement. Ce fut sans doute un coup de la protection de Dieu sur ce grand ouvrage, car on n'avait jamais pu croire qu'il pût coûter si peu de peine et qu'on en vînt si heureusement à bout. »

Il est vrai que cette protection divine fut singulièrement aidée par une compagnie d'archers que l'on eut soin de faire marcher pour prendre les pauvres ou pour les obliger de se retirer. Sur la foule des mendiants qui infestaient Paris, quatre à cinq mille furent ainsi enfermés; mais le nombre s'en accrut bien vite et, quelques années après, il s'élevait à dix mille. Toutes les précautions furent prises, d'ailleurs, pour assurer la bonne tenue de cette population indisciplinée et pour faciliter aux directeurs le maintien de l'ordre. « Auront pour cet effet les directeurs poteaux et carcans, prisons et basses-fosses dans ledit Hospital général et lieux qui en dépendent, comme ils adviseront, sans que l'appel puisse être reçu des ordonnances qui seront par eux rendues pour le dedans dudit hospital. »

Les mendiants de Paris. — Cette mesure n'était pas la première que l'on prenait à l'égard des pauvres. En 1350, le roi Jean les sommait de disparaître, sous peine de carcan ou de pilori. En 1536, François Ier les bannissait. Louis XIV les enfermait et les obligeait à travailler, et, quelque sommaire que fût encore le procédé, il constituait certainement un progrès sur ceux qui avaient été précédemment employés. L'Hôpital général était non seulement un hospice dans lequel on recueillait les

infirmes des deux sexes, « les caducs, les insensez, paraly-
tiques, hydropiques, aveugles, épileptiques, écrouellez, es-
tropiez et généralement tous les pauvres affligez de maladies
incurables, qui y estoient traitez, médicamentez, instruits
et consolez avec tout le secours et toute la charité possibles »;
c'était encore, et surtout, une prison où l'on enfermait les
gens sans travail et les mendiants, et un atelier où les enfants se formaient aux divers métiers : « Les plus forts et
adroits, à l'âge de onze ou douze ans, sont envoyés à la
maison de Saint-Jean-Baptiste, de Bissestre, pour estre em-
ployez à des métiers ou manufactures, selon leurs inclina-
tions ou talents ; y ayant pour cet effet, outre le tricot des
maistres fileurs de laines, drapiers, tisserands, lacetiers,
tissandiers, cordonniers, charrons, serruriers, cordiers et
toutes les autres professions et métiers. »

La fondation de cet établissement était donc plutôt une L'Hôtel-Dieu.
simple mesure de police qu'un essai d'hospitalisation. Pour
les malades proprement dits, il n'y avait encore à cette
époque, et il n'y eut jusqu'à la fin du dix-huitième siècle,
que l'Hôtel-Dieu, auquel on avait joint quelques annexes
sans importance. L'hôpital Saint-Louis était, comme je l'ai
dit plus haut, affecté au traitement de quelques maladies ré-
putées contagieuses ; mais c'était la seule tentative de spécialisation que l'on eût faite, et les malades de toutes les
catégories étaient réunis et couchés côte à côte dans les
salles de l'Hôtel-Dieu. Cet état de choses déplorable ne devait pas tarder à être modifié.

En 1788, Tenon, professeur royal de pathologie au Collège
de chirurgie, fit paraître ses *Mémoires sur l'Hôtel-Dieu de
Paris*. Ce livre est resté célèbre et a été le point de départ
d'une grande réforme hospitalière. « Nous avons à Paris, dit
Tenon, un hôpital unique en son genre ; cet hôpital est
l'Hôtel-Dieu. On y est reçu à toute heure, sans acception
d'âge, de sexe, de pays, de religion ; les fiévreux, les bles-
sés, les contagieux, les non-contagieux, les fous susceptibles

de traitement, les femmes et les filles enceintes y sont admis : il est donc l'hôpital de l'homme nécessiteux et malade, nous ne disons pas seulement de Paris et de la France, mais du reste de l'univers. »

Il faut lire en entier le mémoire de Tenon pour avoir une idée des conditions déplorables dans lesquelles se trouvaient les malades admis à l'Hôtel-Dieu. Cet hôpital contenait 1219 lits, dont 733 grands et 486 petits. Ces derniers, qui avaient 3 pieds de large, ne recevaient qu'une seule personne ; mais dans les autres, qui avaient 52 pouces de large, à peu près 1^m,50, on entassait pêle-mêle quatre ou six malades, fiévreux, galeux ou gâteux, atteints d'affections aiguës ou chroniques, contagieuses ou non contagieuses. « Le lit de 52 pouces de large, dit Tenon, est insuffisant pour quatre ou six hommes qui chacun n'auraient que 8 pouces et demi ou 13 pouces à sa disposition ; il faut au moins à l'homme un emplacement de 18 pouces en largeur pour se tenir étendu ; encore serait-il gêné ; il en faut davantage pour y reprendre ses forces, reposer, recouvrer le sommeil, se courber du côté de la douleur, parer aux dangers d'une trop longue compression. » Ces lits étaient garnis de paillasses ou de matelas de plume qui, sans cesse souillés par l'urine ou les matières fécales, se transformaient rapidement en de véritables fumiers, De plus, au lieu d'avoir les chevets adossés au mur, ils étaient rangés suivant la longueur des salles, de sorte que les malades vomissant ou crachant contre le mur faisaient de leur ruelle un nouveau foyer d'infection. J'ajoute que les latrines étaient très voisines des salles, ou même qu'elles en faisaient partie, si bien qu'il est difficile de se représenter les odeurs infectes qui devaient résulter de ces diverses dispositions.

Quant à la répartition des malades suivant les salles, elle n'était pas plus sagement comprise. On ne pratiquait l'isolement que pour les varioleux ; les femmes enceintes étaient placées dans les mêmes salles que les femmes accouchées, au-dessus de la salle de chirurgie; aussi la mortalité était-elle de une femme sur quinze.

Enfin, dernier détail contre lequel Tenon s'élève avec énergie, les salles occupaient cinq étages, superposés et étaient desservies par un escalier en bois ; si un incendie s'était déclaré du côté de l'escalier, tout le bâtiment aurait été brûlé avec les malades qu'il contenait, sans qu'il eût été possible de leur porter secours ; et l'accident pouvait d'autant mieux arriver, que les caves étaient encombrées de matières combustibles.

Cet état de choses était parfaitement connu du public, et l'Hôtel-Dieu n'était rien moins qu'un objet de terreur. « Il existe, dit Tenon, parmi les gens de bien qui ont pu jeter un coup d'œil sur la situation du pauvre à l'Hôtel-Dieu, une sorte de confédération pour l'empêcher d'y aller. Tout asile qu'on peut substituer à cette maison passe pour un bienfait. Les malades eux-mêmes sont tellement pénétrés de l'idée des maux qui les attendent à l'Hôtel-Dieu, qu'ils ne s'y rendent qu'à la dernière extrémité, et qu'après avoir épuisé leurs ressources. »

Si le tableau de toutes ces misères empêchait quelques malades d'entrer à l'Hôtel-Dieu, il ne suffisait pas cependant à les en éloigner après leur guérison, et l'on éprouvait souvent de grandes difficultés à se débarrasser des convalescents. A diverses reprises, on avait dû prendre contre eux des mesures sévères : « Le 13 janvier 1578, il fut interdit de donner aux convalescents autre chose que du pain et de l'eau...; le 25 janvier 1584, les administrateurs présentèrent requête au Parlement pour faire sortir les convalescents ; en 1586, on fut obligé de les faire mettre hors par les archers (1). »

La principale cause de ces difficultés était la protection accordée par les religieuses aux convalescents, que l'on ap-

(1) Husson, *Étude sur les hôpitaux*. Paris, 1862, p. 153.

pelait les *mignons des sœurs*. Leurs façons de faire étaient d'ailleurs les mêmes que celles qu'ils emploient encore de nos jours. « Auxiliaires des employés des bureaux, serviteurs officieux des religieuses, domestiques même des gens de service, il en est qui vivent ainsi plusieurs années de suite aux dépens de l'administration. »

A l'époque où écrivait Tenon, cette classe d'individus encombrait littéralement les salles de l'Hôtel-Dieu déjà si insuffisantes pour les malades. « On estime, dit cet auteur, qu'il y a dans les hôpitaux deux tiers de malades, un tiers de convalescents. Nous avons trouvé, à l'hôpital de la Charité, que les convalescents étaient aux malades comme deux sont à cinq... »

Réformes proposées par Tenon. Comme conclusion de sa remarquable étude sur l'Hôtel-Dieu, Tenon proposait tout un ensemble de réformes excellentes, parmi lesquelles l'isolement des maladies contagieuses et la fondation, sur les lieux élevés qui entourent Paris, d'hôpitaux excentriques.

Entre autres localités, il désignait les hauteurs de Ménilmontant, où l'on a construit de nos jours l'hôpital qui porte son nom.

Ces réformes ne furent pas appliquées dans leur entier ; mais il passait à cette époque sur la société française un tel souffle de générosité, que de nombreux hôpitaux furent créés en très peu de temps et qu'on vit, dans le dernier quart du dix-huitième siècle, s'élever successivement Necker (1776), Cochin (1782), Beaujon et le Midi (1784), Saint-Antoine (1795), l'hôpital des Enfants malades (1802). Puis ce grand mouvement se ralentit. Ce n'est qu'en 1836 que la monarchie de Louis-Philippe créa l'hôpital de Lourcine ; l'Empire se signala par la fondation de Sainte-Eugénie (1853), de Lariboisière (1854) et, dans cette même année, par l'inauguration de deux hospices de convalescents, à Vincennes pour les hommes, au Vésinet pour les femmes.

Tel est, messieurs, en abrégé, l'historique de l'hospitalisation à Paris, et je vous en ai déjà dit assez pour vous faire comprendre le grand progrès qui a été réalisé depuis une centaine d'années ; mais ce progrès ne réside pas seulement dans la création de nouvelles maisons de secours : ce qui caractérise véritablement notre époque, c'est la tendance de plus en plus marquée que manifeste la société à se substituer au clergé pour la distribution des secours publics. Louis XIV avait commencé en plaçant l'Hôpital général entre les mains de directeurs civils, et en ordonnant de façon très explicite qu'il fût « exempt totalement de la supériorité, visite et juridiction des officiers de la Générale Réformation et aussi de la Grande Aumônerie... » Plus tard, le service des infirmiers et des infirmières fut confié à des personnes laïques, dans quelques hospices. Enfin, de nos jours, le même esprit de réforme a frappé les derniers représentants de la religion catholique dans nos hôpitaux, et le temps n'est pas éloigné où la société civile remplira partout elle-même les devoirs d'humanité qui lui incombent.

Loin de moi la pensée, messieurs, de porter un jugement La laïcisation. sur l'avantage ou les inconvénients des « laïques » ou des « religieux » dans le service de nos malades des hôpitaux. En se plaçant au point de vue du malade, l'un et l'autre système peut être défendu par de bons arguments, et ceux de nos collègues qui ont eu sous leurs ordres successivement des sœurs et des infirmières laïques paraissent également satisfaits du zèle et du dévouement des unes et des autres.

Le médecin d'hôpital n'en saurait demander davantage ; il est le protecteur naturel du malade remis en ses mains, et, pourvu que ce malade soit confié à un personnel dévoué, intelligent, honnête et docile, la qualité laïque ou religieuse est chose secondaire, car le choix des serviteurs et employés relève de l'administration et non pas de la science.

Une autre réforme capitale à laquelle nous assistons depuis quelques années et qui se poursuit avec activité, c'est la spécialisation des hôpitaux et des services particuliers. Les pavillons d'isolement pour les varioleux, les baraquements réservés aux grandes opérations, les salles de maternité ouvertes dans la plupart des hôpitaux, sont des créations récentes dont on ne saurait trop se féliciter et qu'il est question de compléter prochainement par l'installation, dans les hôpitaux d'enfants, de services spéciaux pour les fièvres éruptives semblables à ceux de la diphtérie.

Maintenant que nous avons constaté les efforts faits par l'Assistance publique pour améliorer le sort des malades, nous devons nous demander s'il n'y a plus rien à faire dans ce sens, et si tout est pour le mieux dans la meilleure des administrations.

La population des hôpitaux peut être divisée en trois catégories : la première comprend les individus qui, valides la veille, ont contracté une maladie aiguë, pneumonie, fièvre typhoïde, variole, etc. Pour ces malades, l'hôpital, tel qu'il existe, est suffisant sous tous les rapports : ils y trouvent des conditions de bien-être qui leur auraient manqué chez eux ; ils y reçoivent à profusion, d'un personnel instruit et dévoué, tous les soins nécessaires à la guérison ; et, quand ils sont rendus au travail et qu'ils rentrent dans la société, celle-ci ne peut que se féliciter, car elle a rempli son devoir d'humanité et elle a fait une besogne utile : l'homme sain représentant pour elle un capital bien supérieur à celui qu'elle a dépensé pour le guérir.

La seconde catégorie comprend les infirmes de toute sorte, et spécialement les phtisiques. Ce sont ces malades dont je vous parlais au début de cette leçon, et à propos desquels je vous faisais cet aveu pénible que la thérapeutique ne peut rien contre leur maladie. Le sort de ces malheureux est tout à fait digne de pitié, et ceux qui voient les phtisiques mourir à l'hôpital ne se font qu'une idée imparfaite des misères qu'ils ont traversées avant d'en arriver là.

Il y a dans Paris des milliers de ces malheureux qui viennent réclamer notre assistance, et leur histoire est toujours la même, à quelques détails près. Aux premières atteintes du mal, ils se soignent chez eux et épuisent rapidement les quelques ressources accumulées pendant plusieurs années de travail et d'économie. Souvent même, ils s'endettent; puis, le crédit usé, ils viennent demander leur admission à l'hôpital. On les y soigne, ou plutôt on leur permet de s'y reposer pendant quelques semaines, après quoi on est forcé de les renvoyer pour donner leur place à de nouveaux solliciteurs. Ils reprennent leur travail, mais ne peuvent plus gagner leur vie comme autrefois; la fatigue et l'inanition aggravent bien vite leur mal, et les obligent à un nouveau séjour à l'hôpital. Cela se répète plusieurs fois, et les visites qu'ils nous rendent se rapprochent de plus en plus.

Mais, souvent, il n'y a pas de places vacantes dans nos salles, et les malades sont dirigés sur le Bureau central. Là, on dispose chaque jour d'une dizaine de lits au plus, et l'on doit faire face à plus de cent demandes d'admission; les lits disponibles sont distribués aux fiévreux, et les phtisiques sont renvoyés au lendemain. Huit ou dix jours de suite, ils renouvellent leurs tentatives infructueuses soit au Bureau central, soit dans les hôpitaux. Pendant ce temps, ils ne travaillent pas, et en conséquence ne mangent pas; la maladie fait des progrès rapides. Enfin, ils sont reçus à l'hôpital et ils y meurent... à moins qu'ils ne soient morts en chemin.

Dans chacun des séjours qu'il fait à l'hôpital, le phtisique est soumis aux médications les plus variées, car les ressources thérapeutiques dont nous disposons, pour être à peu près inutiles, n'en sont pas moins nombreuses.

Je ne parlerai pas des remèdes spécifiques; la phtisie n'a pas encore trouvé le sien, et ce que nous savons sur la pathogénie de cette maladie ne nous permet guère de compter sur la découverte de ce médicament merveilleux. Espérons, toutefois, cela ne nuit à personne. Mais, en attendant, il faut faire quelque chose, et voilà d'ordinaire ce qui se fait.

Quand la maladie est avancée et que nulle indication spéciale ne se présente, la thérapeutique consiste en un julep diacode, de la tisane pectorale et une potion. C'est l'abdication même de l'art de guérir. A peine cette médication console-t-elle un peu le malade, et elle ne prétend pas à la guérison. Eh bien, c'est là cependant le plus clair de la thérapeutique de nos phtisiques à l'hôpital.

Bons effets de l'huile de morue.

Cependant, il se présente quelquefois des malades chez lesquels on peut tenter avec quelque succès une médication plus active. Si les fonctions digestives sont bonnes, l'huile de morue donnée et supportée à haute dose, de six à vingt cuillerées par jour, produit de bons résultats : engraissement, arrêt du mouvement fébrile et des processus tuberculeux, augmentation sensible des forces. J'ai vu assez souvent, dans les divers services dont j'ai été chargé, des malades à qui l'huile de morue a fait le plus grand bien, et je pourrais publier l'observation de quelques-uns d'entre eux, qui, dans des conditions favorables : scrofulose évidente, phtisie lente au premier degré, bonnes digestions..., ont pu, après quelques mois de cette médication, obtenir une *guérison temporaire*, sorte de trêve du mal qui permet au malade de reprendre la vie commune avec toutes ses fatigues, pendant plusieurs mois.

L'arsenic et les phosphates ou les hypophosphites donnent aussi des résultats favorables quelquefois, mais je ne les ai jamais vus, jusqu'ici, produire des effets aussi sensibles que l'huile de morue.

S'il existe des indications spéciales tirées d'un état passager du poumon, telles que : poussée congestive, pleurésie partielle, hémoptysie, etc., le médecin d'hôpital a dans ses mains les armes communes qui servent à combattre partout les complications locales. Tels sont les révulsifs, les contro-stimulants, les dérivatifs, les hémostatiques. Puis, quand l'orage est passé, la maladie reste debout, plus grave et plus implacable et le médecin revient à l'éternel julep diacode.

Le régime à la viande crue ou au lait trouve de même, soit dans l'état des fonctions digestives, soit dans l'état des forces, une indication très réelle, et cette médication, qui peut être très utile, est souvent employée pour le plus grand bien des malades. Comme tous mes collègues, j'ai vu des phtisiques améliorés et remontés par le seul régime de la viande crue, associé au régime lacté, ou alternant avec lui.

L'alimentation par la sonde, que M. Debove a mise en honneur, rend aussi de grands services à quelques-uns ; elle relève les forces, enlève la fièvre, arrête, pour un temps, la marche des tubercules. Nous étudierons prochainement les résultats de cette médication.

Il est inutile, après ces remarques faites à propos des principales médications, d'énumérer la longue et fastidieuse liste des remèdes qui sont ou qui ont été essayés contre la phtisie. Toutefois, je serais injuste si je ne donnais à la créosote, mise en honneur par MM. Bouchard et Gimbert, une place à part. Après avoir longtemps expérimenté ce médicament, je suis convaincu de son efficacité dans la phtisie à marche lente, torpide, sans hémorragie et avec expectoration abondante, et, bien que je n'aie obtenu de son emploi que des *guérisons temporaires* à peu près semblables à celles que donne l'huile de morue prise longtemps à haute dose, je crois qu'il constitue un moyen précieux contre certaines formes de phtisie.

Donc, les remèdes ne manquent pas plus à nos malades d'hôpital qu'à ceux de la ville ; mais, ce qui leur fait absolument défaut, c'est l'hygiène, c'est-à-dire l'air, l'aliment, le vêtement, le repos !

Il est inutile de démontrer ce qui est évident, c'est-à-dire que l'air d'une salle d'hôpital ne convient pas aux phtisiques. Cette atmosphère est toujours viciée par l'encombrement, les poussières et les déjections. Malgré l'emploi des meilleurs systèmes connus de ventilation, l'air est insuffisamment renouvelé, et l'ouverture des fenêtres n'est possible que dans une mesure restreinte, s'il existe, comme toujours, dans le service, des pneumoniques ou des rhumatisants. Les aliments, sauf le pain et le vin, sont défectueux. La côtelette supplémentaire n'arrive au malade qu'après un long voyage de la cuisine à son lit, froide et peu appétissante. Les excitants naturels de l'appétit, les assaisonnements un peu variés, font absolument défaut; il n'est pas jusqu'à l'insuffisance du service et cette promiscuité, sur une même table de nuit, de l'assiette et du crachoir, de l'urinoir et du verre, qui n'ajoute au dégoût naturel du phtisique pour les aliments.

Le vêtement est aussi incomplet que la nourriture. La capote d'hôpital ne préserve pas suffisamment contre les courants d'air des cours et des couloirs. Il faut un bon spécial du médecin pour obtenir un gilet de flanelle, et c'est une faveur qui, une fois accordée, ne peut guère se renouveler pour le même malade. Mais que dire du repos si nécessaire à ces pauvres malades, et cependant si rare à l'hôpital? Tous les jours, et, dès le matin, le service de propreté commence et ne cesse plus de toute la journée, sauf aux heures de visite du médecin ou des parents. Les infirmiers nettoient les crachoirs et les vases de nuit, frottent, époussettent, refont les lits, les roulent au milieu de la salle, empilent les chaises et les tables de nuit; bref, déménagent et emménagent chaque malade au moins une fois par jour.

Pendant la nuit, le voisin tousse, ou gémit, ou crie; l'infirmier va et vient dans la salle et la sœur fait sa ronde de surveillance... Le malheureux phtisique, tenu en éveil par tous ces bruits et par sa propre toux, ne dort guère et empêche ses voisins de dormir.

Il n'entre point dans mon esprit de demander sur tous ces points : air, aliments, vêtements, repos, des réformes radicales. Il est à peu près impossible de faire autrement qu'on ne fait. L'aération de l'hôpital sera toujours insuffisante ; chaque malade ne peut prétendre à un couvert bien mis et à une nourriture choisie, non plus qu'à des vêtements irréprochables. Enfin, dans une salle où vivent en commun trente ou quarante malades, le service de propreté doit être soigneusement fait. Je n'adresse donc aucune critique à l'Assistance publique, mais je cherche à établir, à mon tour, que si elle nous donne des médicaments pour combattre la phtisie, elle ne nous donne pas l'hygiène, sans laquelle nous ne pouvons rien pour ce genre de maladie. Elle dépense beaucoup d'argent en pure perte et pourrait, je crois, pour la même somme, faire beaucoup de bien.

DIX-NEUVIÈME LEÇON.

TRAITEMENT DE LA PHTISIE DANS LES HOPITAUX.

Ce que dépense un phtisique avant de recourir à l'Assistance publique.
— Ce qu'il coûte chaque jour dans un hôpital. — L'hôpital est inutile
aux phtisiques arrivés à un degré avancé de la maladie ; l'hospice leur
suffirait.— Différence entre le prix d'une journée d'hôpital et celui d'une
journée d'hospice ; économies réalisables.
Nécessité d'obvier à l'encombrement des hôpitaux. — Tentatives de traitements à domicile ; insuffisance des secours alloués. — Hospices de
phtisiques ; arguments pour et contre ces hospices.
Sanatoria pour les tuberculeux à la période de germination et pour certains malades ou convalescents spécialement prédisposés à la tuberculose. — Réfutation des objections que l'on peut adresser à ces sanatoria.

Messieurs.

Budget
d'un
phtisique
pauvre.

J'ai calculé que chaque tuberculeux qui meurt à l'hôpital
coûte à l'Assistance publique une somme moyenne de
500 francs. Mais cette somme est loin de représenter la
dépense totale faite depuis le début de la maladie ; car, avant
de venir dans nos salles ou entre deux séjours à l'hôpital, les
phtisiques se soignent chez eux et font des dépenses plus
ou moins fortes.

Sous ce rapport, on peut les diviser en quatre classes :

1° Malades très pauvres, ayant eu recours, au début de
leur maladie, au bureau de bienfaisance et n'ayant rien dépensé, parce qu'ils n'avaient rien ;

2° Malades ayant dépensé de 50 à 100 francs ;

3° Malades ayant dépensé de 100 à 1000 francs ;

4° Malades ayant dépensé de 1000 à 6000 francs.

La première classe et la quatrième sont les moins nom-

breuses ; elles constituent, la première, en moyenne, 13 pour
100 de phtisiques ; la quatrième, 10 pour 100.

Toutes les classes réunies, et en prenant un chiffre
moyen, on constate que la somme dépensée par un phtisique
est de 480 à 500 francs. Cette somme est le fruit des économies antérieures et aussi des dettes contractées pendant la
maladie ; car, lorsque le malade se décide à recourir à l'Assistance publique, il laisse d'ordinaire sa famille dans le
dénuement le plus complet. C'est une faute, et il serait
plus sage de venir à l'hôpital avant d'avoir épuisé toutes
ses ressources ; mais qui pourrait blâmer ces pauvres gens
de préférer les soins affectueux de la famille aux soins officiels et nécessairement moins tendres qu'ils reçoivent dans
nos salles ?

Et puis, ils ignorent la gravité du mal qui les frappe et le
médecin la cache soigneusement au malade et à son entou-
rage jusqu'à ce que des symptômes grossiers apparaissent.
Cette règle de conduite lui est inspirée par la pitié et aussi par
le sentiment de la responsabilité qu'il encourt en prononçant
le mot terrible de phtisie, qui signifie trop clairement mort
prochaine et inévitable. Donc, pour tout le monde, le malade est atteint de bronchite, et l'espérance d'une guérison
prochaine d'une part, le bonheur d'être soigné par les siens
d'autre part, retiennent le phtisique à la maison jusqu'à ce
que la misère l'en chasse.

Il arrive à l'hôpital, et vous avez vu comment nous conti-
nuons à l'entretenir dans son erreur consolante et comme
nous masquons notre impuissance à le guérir sous un julep
ou une pilule.

L'Assistance publique, désormais responsable de cet
homme, lui donne un lit entre un rhumatisant et un ty-
phique, et la phtisie suit son cours. Je ne parlerai point du
danger des contagions pour les voisins des tuberculeux, et
cependant les convalescents de maladies graves qui les entourent sont dans les conditions les plus favorables de

réceptivité. Mais jusqu'ici nous manquons de documents qui permettent de mesurer le danger de la contagion des tubercules à l'hôpital. Il faudrait une enquête approfondie sur l'avenir des malades qui nous quittent après guérison, enquête bien délicate, car ceux qui deviennent phtisiques quelques mois après leur sortie de nos salles ont pu subir la contagion ailleurs.

Il est toutefois permis d'affirmer que le séjour prolongé d'un grand nombre de phtisiques au milieu d'autres malades (vous savez que nous avons toujours le quart ou le tiers de nos lits occupés par des tuberculeux) contribue puissamment à la viciation de l'atmosphère. Nos salles deviennent ainsi des foyers d'infection, dont l'incubation prolongée de la tuberculose ne nous permet pas d'apprécier exactement la puissance, les phtisiques de demain échappant à notre contrôle.

Mais je néglige ce facteur, et, me plaçant sur un autre terrain, celui des services à rendre aux phtisiques, je dis que l'Assistance publique ne fait pas le meilleur emploi des forces dont elle dispose et que la répartition de ses secours est infructueuse et illogique. Une phtisie qui commence est si différente d'une phtisie arrivée au milieu ou à la fin de son cours ; nous sommes si impuissants dans la seconde, et nous pouvons agir si utilement dans la première, qu'il est tout à fait irrationnel d'appliquer à l'une et à l'autre le même traitement.

La phtisie confirmée devrait être bannie de l'hôpital et la phtisie commençante également, une thérapeutique raisonnée de la phtisie étant impossible à réaliser dans nos salles.

Le poitrinaire incurable n'a pas besoin de l'hôpital, où il dépense inutilement beaucoup d'argent : un asile clos et chaud, un lit, quelque nourriture, un peu de tisane simple ou médicamenteuse lui suffit, et nous ne lui donnons pas autre chose. Or, il peut trouver cela à l'hospice, c'est-à-dire dans une forme d'hospitalisation moins coûteuse. Si nous comparons le prix de revient d'un lit d'hôpital et d'un lit d'hospice, nous trouvons une différence de prix dont l'administration pourra profiter quand elle voudra.

Voici quelques chiffres que j'emprunte au *Compte moral* de l'Assistance publique de 1877.

Le nombre total des journées de malades de médecine dans les grands hôpitaux suivants : Hôtel-Dieu, Pitié, Charité, Necker, Beaujon, Lariboisière, Saint-Antoine, Cochin, Laënnec, est de 1 212 128. Le prix moyen de chacune de ces journées est de 2 fr. 93. Au contraire, le prix moyen de la journée à l'hospice est de 1 fr. 71. La différence entre les prix de ces journées est donc de 1 fr. 22.

D'autre part, le nombre des phtisiques qui se trouvent dans nos salles, et je me suis assuré que ce nombre était sensiblement égal à celui que l'on observe dans les autres hôpitaux à toutes les époques de l'année, est de vingt-six sur soixante-sept malades. Ces vingt-six phtisiques se répartissent ainsi : huit sont au premier degré (1) ; dix-huit sont au deuxième ou au troisième degré.

Ainsi, le quart ou un peu plus des malades qui fréquentent nos hôpitaux appartient à cette dernière catégorie, ce qui revient à dire que, sur les 1 212 128 journées d'hôpital relevées dans les services de médecine, 303 032 sont des journées de phtisiques incurables. Si ces malades étaient dans des hospices, l'Assistance publique économiserait 1 fr. 22 sur chacune de ces journées, soit 369 699 francs. Vous voyez de suite les résultats qu'on pourrait obtenir en affectant cette somme au traitement des tuberculeux au premier degré.

Economies à réaliser par le mode d'hospitalisation.

Avec l'organisation que je préconise, le plus grand nombre des phtisiques seraient traités comme des infirmes, comme des incurables, à 1 fr. 71 par jour.

____

(1) Il s'agit ici du premier degré classique, avec submatité, etc.

Quelques-uns dépenseraient beaucoup plus, mais ils pourraient obtenir une guérison complète ou relative.

Avec l'organisation actuelle, tous les phtisiques sont traités indistinctement à 2 fr. 93 et ils meurent tous.

Il serait d'ailleurs injuste de ne pas reconnaître que l'Assistance publique cherche la solution du problème, qui s'impose chaque jour plus vivement à son attention. En 1878, débordée par le nombre considérable des phtisiques qui encombraient les hôpitaux, elle fit une tentative pour détourner le flot, et envoya aux médecins du Bureau central une circulaire ayant pour objet de répartir, entre les phtisiques qui voudraient se soigner chez eux, une somme destinée à faciliter leur traitement à domicile. Voici le texte de cette circulaire :

MONSIEUR LE DOCTEUR,

Un crédit spécialement destiné à venir en aide aux malades atteints de phtisie et incapables, par suite, de se livrer à tout travail, a été mis à la disposition de l'Administration par l'autorité supérieure.

Dans le but d'assurer l'emploi de ce crédit de la manière la plus efficace, j'ai décidé la création de 1 047 secours de phtisiques, dont la quotité serait fixée à 96 francs, soit 8 francs par mois, et dont la répartition aurait lieu au prorata de la population phtisique de chaque arrondissement.

Les malades atteints de cette affection auront, en conséquence, à faire constater leur état par les médecins du Bureau central.

Après avoir reconnu et constaté que le malade est atteint de phtisie confirmée rendant tout travail impossible, je vous prie de vouloir bien établir un certificat (conforme au modèle ci-joint) qui devra être renvoyé à l'administration centrale (bureau des secours) sans être communiqué à l'intéressé. J'attache, en effet, la plus haute importance à ce que ces malheureux ignorent la gravité du mal dont ils sont atteints, et je compte sur votre concours pour assurer l'exécution de ces dispositions qui permettront de secourir efficacement de nombreux malades que la nature même de leur affection ne permet pas d'accueillir dans les hôpitaux.

Recevez, etc.

Il était facile de prévoir que la modicité extrême du secours accordé (un peu plus de 26 centimes par jour) rendrait

cette dépense à peu près inutile. En effet, le résultat fut nul.
Depuis lors, un des administrateurs de l'Assistance publique (1), avec lequel je m'entretenais de ces questions, reconnaissait avec moi que cette subvention mensuelle de 8 francs était absolument insuffisante et presque dérisoire, et me disait qu'à son sens elle deviendrait très efficace, si on l'élevait à 30 francs.

Il est incontestable que cette somme de 30 francs par mois constitue un secours sérieux pour des gens habitués aux privations ; mais quand on réfléchit qu'elle doit être accordée seulement aux malades qui sont devenus incapables de tout travail, on a peine à croire qu'elle suffise à elle seule pour payer les frais de loyer, de vêtements, de nourriture et de médicaments, et je doute, pour ma part, que les phtisiques y trouvent l'équivalent des secours qu'ils reçoivent à l'hôpital, secours estimés de 80 à 90 francs.

Toutefois, la mesure mérite d'être essayée, car il devient urgent d'éloigner des hôpitaux la foule envahissante des phtisiques incurables par une subvention raisonnable à domicile ou par l'affectation d'hospices spéciaux.

Les phtisiques soignés à l'hospice.

Dans les deux cas, l'administration de l'Assistance publique dépensera moins d'argent et les malades seront aussi bien soignés qu'ils le sont dans nos salles.

Cette réforme soulève quelques objections, que je vais vous soumettre. La première porte sur l'inconvénient de créer un foyer de contagion d'autant plus dangereux que les malades y seront plus nombreux. Mais outre que la phtisie est peu contagieuse et qu'on peut se prémunir contre elle, il faudrait, à ce compte, proscrire tous les services spéciaux affectés aux varioleux, diphtéritiques, etc., car il faut choisir : ou limiter le mal en le circonscrivant dans un espace restreint, ou le laisser se répandre librement au de-

Objections à cette réforme. La contagion.

____

(1) M. D'Echérac, ancien secrétaire général de l'Assistance publique.

hors par le contact journalier de la maison, du restaurant, de l'hôpital, etc., ce que personne n'oserait soutenir pour aucune maladie contagieuse. Qu'on évite de placer cet hospice au centre d'une agglomération populaire, si on croit que la contagion peut se faire à distance, et que les germes peuvent s'étendre sur les quartiers voisins (comme il arrive, dit-on, pour l'ancien Hôtel-Dieu, devenu service de varioleux et en même temps foyer d'infection pour tout le quartier de la Sorbonne), rien de mieux.

Mais une organisation défectueuse et provisoire d'un service de maladies contagieuses ne prouve rien contre le principe même de la création de ce service.

Vous verrez, enfin, messieurs, dans une autre leçon, que cette objection, mal fondée en soi, s'applique mal à la faible contagion de la tuberculose qui ne s'exerce que dans certaines conditions de réceptivité individuelle sans compter que, par un emploi méthodique des mesures de désinfection que nous possédons aujourd'hui, le danger résultant de cette agglomération de phtisiques pourrait être à peu près supprimé.

Le sentiment.   La seconde objection vise le côté inhumain (?) de la création d'un hospice de phtisiques. N'est-il point cruel de dire à un malade : « Tu es phtisique et tu vas mourir ! » Je reconnais la force de cette objection. Toutefois si, comme je le pense, l'intérêt général exige la création de ces hospices, cette raison doit primer toutes les autres.

Mais ces hospices n'existent-ils point déjà en Angleterre ? Et en France, n'avons-nous pas, à la Salpêtrière et à Bicêtre, des sections destinées aux cancéreux et aux épileptiques, qui savent très bien quel sort les attend, et qui acceptent leur malheur avec résignation, presque avec indifférence ? Ne connaît-on pas l'optimisme des phtisiques, qui rêvent souvent d'avenir la veille de leur mort ? Enfin, l'hospice que je demande serait un hôpital-hospice, ouvert comme nos hôpitaux et libre comme eux, où les bronchites chroniques et

les emphysèmes trouveraient asile aussi bien que la phtisie,
et d'où ne sortiraient pas que des cadavres.

Pour croire à la force de cette objection, il faut oublier
ou méconnaître le triste sort des phtisiques à Paris. Ces
malheureux, incapables de gagner leur vie, recherchent avant
tout un abri contre la faim, le froid, la misère, et l'hôpital
est pour eux un séjour agréable, où ils trouvent un lit, une
alimentation supérieure à leurs forces digestives, des médicaments et quelquefois des consolations. Ceux qui comprennent que nous sommes impuissants à les guérir et se
sentent condamnés sans appel attendent leur sort avec une
admirable résignation, les autres s'illusionnent jusqu'au
bout — mais tous sont heureux du bien-être relatif qu'on
leur procure, et ne demandent qu'à se faire oublier.

Qui de nous n'a éprouvé un serrement de cœur quand, le
jour de la consultation venue, et les malades du dehors attendant à leur tour la faveur d'un lit, nous nous voyons
contraints, en bonne justice, de chasser de nos salles de
malheureux phtisiques qui, le jour même, recommencent
leurs pérégrinations et leurs tentatives pour rentrer dans un
autre hôpital? Et ceci n'est pas un fait de hasard, c'est l'histoire quotidienne, et le pavé de Paris compte plusieurs centaines de phtisiques condamnés à cette navette perpétuelle
jusqu'à leur mort !

Eh bien, ces malheureux iront à l'hospice, ils iront où
vous voudrez, avec reconnaissance.

Cette objection n'est donc pas bien solide ; elle a, en outre,
le tort grave de traiter la question à résoudre par le sentiment. On ne fait rien d'utile en pareille matière, si on se
laisse émouvoir par la peur de contrister un malade. Pour
les raisons que je viens de donner, la réception d'un malade
dans un hospice de phtisiques n'aurait pas dans son esprit
les graves conséquences que l'on croit, mais encore la société, qui a le devoir de répartir ses ressources dans l'intérêt
commun, ne saurait se laisser émouvoir. Il suffit pour créer

l'hospice de phtisiques et faire ainsi la part du feu, qu'elle soit convaincue de l'extrême urgence de cette mesure.

L'argent. La question d'argent ne semble pas un obstacle bien sérieux, étant données les bonnes intentions et la générosité naturelle de l'administration d'une part, et la nécessité absolue de sortir de l'impasse où nous sommes, d'autre part.

Abordons maintenant l'autre face du problème, celle qui concerne la phtisie à son début.

Stations
sanitaires
pour
phtisiques. Vous avez sans doute entendu parler de la création de stations sanitaires pour les phtisiques. C'est un desideratum visé un peu de tous côtés, et, à maintes reprises, la Société médicale des hôpitaux a formulé ce vœu. De même, il a été question de créer aux Eaux-Bonnes un hôpital où les pauvres trouveraient gratis, avec l'usage bienfaisant des eaux minérales, les soins éclairés d'un médecin. Ces projets n'ont pas encore abouti, et rien ne fait prévoir qu'ils puissent être réalisés promptement. Le principal obstacle vient sans doute du manque d'argent ; mais l'incertitude des résultats qu'on pourrait obtenir pèse aussi pour sa part sur tous ces projets humanitaires.

Il est certain qu'il est tout à fait inutile de créer un sanatorium pour phtisies confirmées — je ne parle même pas des phtisies arrivées à leur dernier période, car il est trop évident que, quoi qu'on fasse, on échouerait — j'entends parler de malades arrivés au stade de conglomération et de ramollissement. Sans doute, un séjour prolongé au sanatorium en plein soleil, en pleine campagne, ou sur une plage du Midi bien abritée, serait utile à ces malades et beaucoup y reprendraient un semblant de forces et pourraient dans ce climat conservateur (Jaccoud), au sein du repos, réparer quelques-unes de leurs lésions.

Mais n'oubliez pas, messieurs, qu'il s'agit d'ouvriers, de pauvres gens condamnés à gagner leur vie par le travail de chaque jour, et soyez convaincus que le bénéfice de six mois de traitement ne résistera guère au séjour de Paris et à l'atelier. Vous n'obtiendrez même pas une guérison relative, c'est-à-dire un état de santé fragile encore, mais suffisant pour la vie commune. Vous aboutirez à la prolongation de leur existence et de leurs maux pendant quelques mois, un an, deux ans, si vous voulez, en mettant tout au mieux.

Non, quand ce que nous appelons le *premier degré*, c'est-à-dire quand la période de conglomération est atteinte, nous ne pouvons plus espérer (sauf dans de rares exceptions) la restauration de l'organisme et l'arrêt de la phtisie au point qui permette à l'ouvrier de reprendre son outil. Le phtisique riche, au contraire, peut prolonger sa vie pendant de longues années ; il peut même toucher à la guérison relative, car il ne cesse pas un jour de se soigner, car vivre ne lui coûte aucune fatigue, aucune dépense de forces. Mais l'Assistance publique, c'est-à-dire la société, peut-elle prendre la charge des dépenses nécessaires pour l'entretien d'existences oisives et inutiles ?

Ce serait demander l'impossible.

La création de stations sanitaires pour les pauvres atteints de phtisie sera donc un luxe inutile, à moins qu'elle ne serve aux malades qui n'ont pas dépassé le stade de germination. Alors, mais alors seulement, nous aurons des résultats sérieux, c'est-à-dire des guérisons ou des arrêts de néoplasmes qui permettront le retour de l'ouvrier à son atelier.

Les stations ne peuvent être utiles qu'aux phtisiques du premier degré.

Je m'empresse de vous dire que si les objections à la création d'hospices de phtisiques me paraissent peu sérieuses ou mal fondées, il n'en est pas de même pour la création et le fonctionnement de sanatoria tels que je les comprends.

Le premier obstacle vient de l'état de la question scienti-fique ; car j'ignore si la période de germination, telle qu'elle m'apparaît, telle que je vous l'ai décrite, sera reconnue et acceptée par mes confrères et mes collègues. Il faudra peut-être beaucoup de temps pour entraîner la conviction de leurs esprits sur ces deux points que le diagnostic précoce de la phtisie est possible et que la thérapeutique à ce moment est souvent très efficace. Je n'y épargnerai pas ma peine, mais cela ne suffit pas, il faut que la recherche soigneuse de faits analogues à ceux que j'ai rapportés vienne de divers côtés confirmer ou infirmer les résultats que j'ai obtenus. Alors seulement l'expérience commune décidera. Et remarquez, je vous prie, la complexité du problème : un médecin, placé devant une tuberculose commençante, caractérisée par les signes nécessaires au diagnostic précoce et convaincu de l'utilité du traitement, commence aussitôt une thérapeutique énergique et la continue pendant plusieurs mois. Il obtient les résultats cherchés, c'est-à-dire l'arrêt dans la marche du néoplasme. Eh bien, le succès devient ici, avec les idées dominantes, un motif pour douter du diagnostic.

Il faudrait, pour rompre ce cercle vicieux, un malade servant de *témoin*, c'est-à-dire reconnu tuberculeux dans les mêmes conditions que le premier, mais refusant ou négligeant de se soigner. Nous rencontrons souvent à l'hôpital ce malade indocile, qui devient ainsi le *témoin* de nos malades de la ville, et jusqu'à l'autopsie inclusivement. Mais les médecins, et c'est le plus grand nombre, qui n'ont pas de pratique nosocomiale, manquent de cet élément de contrôle. Toutefois la pratique journalière ne manquera pas de leur fournir, tôt ou tard, ce complément d'information, sans compter que la thérapeutique la plus savante et la plus énergique n'aura pas toujours le même succès. A supposer que le diagnostic soit aussi précoce que possible, le traitement aussi bien conduit qu'on peut le désirer, la tuberculose continuera souvent sa marche fatale.

J'espère donc, le temps aidant, que l'opinion médicale se formera conformément à ce que je crois être la vérité.

 Cela fait, les difficultés sont encore bien nombreuses. La première vient du malade lui-même. Sera-t-il possible de convaincre un homme valide, qui tousse un peu seulement, qui se sent un peu fatigué, de laisser là famille et travail pour aller pendant plusieurs mois, loin des siens, subir un traitement rigoureux ? Donc, l'insidiosité et la lenteur du début de la tuberculose pulmonaire commune (je ne parle toujours que de celle-là), et l'intégrité relative des forces conservées longtemps encore après la naissance des tubercules sont autant de circonstances qui tournent en fin de compte au détriment du malade, en l'entretenant dans une fausse sécurité. Et je doute que, de longtemps, on puisse obtenir, avant la période de conglomération, c'est-à-dire avant le premier degré classique, l'obéissance nécessaire à la réalisation d'une thérapeutique vraiment utile. Seule, l'intervention diligente et convaincue des médecins, s'ils adoptent cette règle de conduite, façonnera peu à peu les esprits et leur montrera le bon chemin.

Mais, en attendant que le diagnostic précoce de la période de germination devienne classique, nous ne manquerons certes pas de malades à envoyer aux sanatoria, et qui en retireront les plus grands bienfaits.

Prenons d'abord cette forme de phtisie qui se cache à l'origine sous une pleurésie et que nous avons décrite sous le nom de tuberculose pleuro-pulmonaire. Vous savez qu'il s'agit là d'une forme souvent bénigne et lente de phtisie ; vous savez qu'après la résorption de l'épanchement pleurétique, on voit souvent le malade reprendre ses forces, engraisser et revenir au travail avec confiance ; — vous savez, enfin, que la lésion persistante du sommet du poumon peut rester silencieuse pendant plusieurs mois ; puis se réveiller et que, finalement, le malade guéri de sa pleurésie depuis un ou deux ans, revient à l'hôpital, cette fois bien et dûment convaincu de phtisie.

Ouvrez les thèses qui traitent de la pleurésie ou de la phtisie commune et lisez les observations qui s'y rapportent, vous verrez qu'elles sont bien nombreuses et bien probantes.

Eh bien, messieurs, si nous sommes convaincus, la pleu-

24

résie étant guérie et l'apparence de santé étant revenue, que le danger de la phtisie persiste, si nous avons, dans le cours de la maladie aiguë et après sa disparition, constaté au sommet du poumon les signes d'une congestion permanente, qu'attendons-nous pour faire un traitement prophylactique? Pensez-vous que, devant le péril qui menace la vie de ce malade, les quinze jours de la convalescence officielle sont suffisants? Quand nous pourrons le faire, nous enverrons ce convalescent, qui a reçu le premier choc de la tuberculose, mais qui a résisté, passer six mois à la campagne, au grand air, en plein soleil; nous le nourrirons fortement et nous entretiendrons dans toute l'étendue du côté malade une révulsion constante.

Chloro-anémies suspectes. Rappelez-vous aussi ces jeunes filles ou jeunes femmes chlorotiques ou incapables de supporter les fatigues ou le travail de l'atelier, qui, pour la plupart, sont déjà tuberculeuses, qui sont au moins en état de réceptivité parfaite, et ne pensez-vous pas qu'elles n'ont rien à faire dans nos salles? Nous leur donnons le repos, du fer, de la viande crue, nous les envoyons à la douche, nous leur faisons du bien, ce n'est pas douteux; mais que pensez-vous de ce même traitement fait à l'air pur et vif de la campagne, sous l'action bienfaisante de la lumière et du soleil? Car j'ai pris le cas le plus favorable, celui où le traitement de l'hôpital, malgré le vice radical du milieu où la malade est confinée, réussit partiellement. Mais combien de fois subissons-nous un échec complet? Regardez alors attentivement les sommets du poumon, et vous trouverez presque toujours à l'un d'eux l'inspiration *rude, fixe et localisée*, témoin d'une lésion chronique presque toujours tuberculeuse!

Convalescents et surmenés. Vous parlerai-je enfin de tous les convalescents de maladies graves? de tous les surmenés, de tous les débiles, qui, avec les chlorotiques, constituent toute une classe de malades en pleine opportunité morbide pour la tuberculose et qu'un traitement réparateur prolongé sauverait de la phtisie qui les guette?

Voilà donc pour le sanatorium, que je suppose construit, toute une clientèle qui serait composée de ceux que j'appelle des *candidats à la tuberculose*, et dont il faut modifier le terrain organique si l'on veut les soustraire à la phtisie.

Ce sont ces gens, messieurs, et non pas les phtisiques avérés qu'il faut traiter dans des *maisons de prophylaxie*. En le faisant, l'Assistance publique diminuera d'autant le nombre des phtisiques de demain ; elle aura prévenu un mal presque inévitable pour beaucoup de ceux dont je viens de vous parler ; elle aura fait des économies réelles quoique indirectes.

Cette double réforme, l'envoi à l'hospice des phtisies confirmées, et le traitement prophylactique appliqué soit à la tuberculose en germination, soit à la tuberculose menaçante, sont presque le corollaire l'une de l'autre. La somme que l'Assistance publique économiserait sur le traitement des phtisiques incurables serait utilement employée dans les maisons de prophylaxie. Si mes calculs sont exacts, et si cette nouvelle répartition des malades de nos salles laissait libre une somme de 3 ou 400 000 francs par an, il ne faudrait pas un grand effort pour équilibrer le budget d'un magnifique sanatorium.

Mais, dût cette réforme coûter beaucoup d'argent, 1 ou 2 millions de francs, si vous voulez, nous avons le droit d'espérer que sa réalisation ne tardera pas.

Tous les avantages directs qu'elle apporte avec elle, se doublent d'un bénéfice indirect que je tiens à vous signaler. Ce bénéfice sera le dégagement, le désencombrement de nos salles, qui ne sont faites, je vous le répète, que pour les maladies aiguës et temporaires, mais qui ne conviennent ni aux candidats à la tuberculose, ni aux phtisiques avérés.

En mettant le tout au mieux : en supposant que la majorité des médecins pense comme nous, que l'Assistance publique, convaincue de la nécessité des réformes, et pourvue d'argent pour les réaliser, soit prête à construire des maisons de prophylaxie ; en supposant même que ces maisons existent, ne croyez pas, messieurs, que les choses iront à souhait. Nous aurons encore, pendant quelques années au moins, à combattre, à convaincre nos malades de l'utilité, de la nécessité d'un long déplacement.

Asiles
de Vincennes
et
du Vésinet.

Cela ne saurait surprendre quiconque se souvient du sort des asiles de convalescence, Vincennes et le Vésinet ; qui, pendant plusieurs années, manquèrent de clientèle. Je ne sais quel préjugé pouvait éloigner d'eux nos convalescents, mais le fait est certain. Bientôt ces asiles furent insuffisants, et vous savez qu'aujourd'hui l'admission à l'une ou à l'autre de ces maisons est presque une faveur que nous devons réserver pour nos plus grands malades. Notre population en a si bien compris le bienfait, que vous voyez souvent des gens peu malades demander l'entrée de nos salles pour un ou deux jours afin d'aller passer quinze jours en convalescence.

Ceux-là, messieurs, comprennent et prouvent la nécessité des asiles de prophylaxie. Ils seraient nos premiers clients et nous ne tarderions pas à les voir se multiplier par centaines.

Toutefois, il convient de répondre aux objections faites à la création d'un sanatorium, objections tirées de la difficulté du recrutement des malades à y envoyer.

Il est certain qu'on se heurtera, surtout dans les commencements, à des répugnances bien naturelles ; on n'obtiendra pas facilement d'un chef de famille encore bien portant et qui se sent à peine un peu fatigué, ou qui se croit atteint d'une bronchite légère, qu'il quitte pour six mois ou un an sa famille ou ses affaires. De même, un convalescent de pleurésie, qui se sent revivre et qui aspire au moment de revenir parmi les siens, fera peut-être la sourde oreille quand on lui parlera d'un nouveau et long traitement à suivre à la campagne.

Mais si le médecin tient le langage qui convient, si, con- Intervention efficace du médecin.
vaincu du danger que court le malade indocile et du bien
qu'il tirera de son séjour au sanatorium, il dit la vérité,
toute la vérité ; s'il place, en un mot, son malade dans ce dilemme : ou continuer à se soigner et guérir, ou reprendre le
travail et risquer sa vie ; soyez sûrs, messieurs, que les réfractaires ne seront pas nombreux.

Aujourd'hui, nous nous savons si bien impuissants que
nous mentons à nos malades, et que nous les endormons
avec des paroles d'espérance, ne pouvant faire mieux. A un
phtisique qui s'alarme, nous promettons guérison prochaine,
et nous avons raison, et nous continuerons à mentir, toujours, effrontément..... tant que nous n'aurons pas autre
chose à faire.

Mais, quand nous aurons des armes dans les mains, si
nous pensons que leur usage peut sauver la vie d'un malade,
notre premier devoir sera la sincérité absolue.

Mais, que deviendra la famille pendant l'absence de son La famille du malade.
chef? Ne va-t-elle pas tomber dans la plus affreuse misère?
La réponse à cette objection est facile. Un phtisique, même
à la période de germination, n'est pas un chef de famille,
quand il doit gagner le pain de chaque jour. Au contraire, le
travail de la femme et des enfants vient en aide au malade,
et souvent l'argent nécessaire à acheter du pain se dépense
en tisane et en potions. Si la séparation entre le malade et
les membres sains d'une même famille était accomplie en
temps opportun, tout le monde y gagnerait et, loin de souffrir de l'abandon, la mère trouverait dans son travail, dans
les bureaux de bienfaisance même, le moyen d'élever ses
enfants ; elle serait, par le fait, en mettant la chose au pis,
dans la position d'une femme veuve qui se donne beaucoup
de mal pour élever sa famille, mais qui y réussit ; tandis
qu'aujourd'hui elle succombe à la peine quand il faut en
même temps soigner un malade et gagner le pain de ses
enfants.

Et, savez-vous ce qui se passe bien souvent? Le père meurt phtisique, la mère et les enfants font bientôt comme lui. La misère, les chagrins, le travail excessif, la contagion enfin ont bien vite détruit ou dispersé la maisonnée dans nos salles d'hommes, de femmes ou d'enfants. Interrogez nos malades, et vous apprendrez que deux ou trois membres de la famille sont en même temps ou successivement entraînés dans la débâcle que la maladie du chef a commencée.

Intervention de l'Assistance publique.

L'Assistance publique n'aurait-elle pas un intérêt pécuniaire, je ne parle même pas du devoir d'humanité, quand le père tombe malade, à venir au secours de la mère et des enfants, sans attendre qu'ils vinssent frapper à l'hôpital.

Eh bien, l'éloignement du chef de la famille rendra ce devoir encore plus évident et simplifiera la situation.

Reste le chagrin, la peine bien naturelle de la séparation, et nous avons entendu soutenir que jamais ni la famille, ni son chef n'y consentiraient.

Hélas ! messieurs, on fait bien des choses souvent dures et cruelles, quand la nécessité commande. Est-ce que les mères aiment moins leurs fils que les femmes leurs maris? Vous voyez cependant que Berck-sur-Mer est encombré. Il en serait de même et promptement de nos maisons de prophylaxie, et la famille, prévenue du danger, supplierait son chef, s'il hésitait, de céder au conseil du médecin.

Je vais clore ces deux leçons, messieurs, en vous rappelant les points principaux que nous avons développés.

Résumé et conclusions.

Les progrès naturels de l'hospitalisation ont conduit à deux résultats : 1° la mainmise de la société civile sur la direction de l'administration des hôpitaux et sur les soins donnés aux malades. Louis XIV a commencé, on a suivi — soit, et nous ne demandons qu'une chose, c'est que nos malades soient bien soignés, quelle que soit la main qui les soigne, laïque ou religieuse; 2° la spécialisation de plus en plus étroite des services.

Aujourd'hui, nos salles d'hôpital sont pourvues de tout ce qui est nécessaire pour soigner et guérir les maladies aiguës et temporaires de femmes et d'hommes valides hier et qui seront valides demain quand l'orage sera passé.

Mais elles ne conviennent ni aux phtisies commençantes, ni aux chloro-anémiques, ni aux convalescents de maladies graves, qu'il faut soigner en plein air, en plein soleil, si nous voulons arrêter la tuberculose ou la prévenir.

Elles ne conviennent pas davantage aux phtisiques avérés, auxquels l'hospice suffit.

Il y a donc lieu de réaliser un nouveau progrès dans l'hospitalisation, en conservant les maladies aiguës dans l'hôpital moderne, en renvoyant dans des maisons de prophylaxie les candidats à la tuberculose, en ouvrant des hospices pour les incurables. Il est, en conséquence, inutile de bâtir de nouveaux hôpitaux à Paris; mais nous manquons de mille lits dans un sanatorium et de mille lits dans un hospice.

Cette répartition plus scientifique des forces dont dispose la société pour les soins des malades, aura des conséquences très sérieuses pour la santé publique — et nous ne serons pas condamnés à traiter un grand nombre de nos malades par des paroles de consolation.

VINGTIÈME LEÇON.

TRAITEMENT DE LA PHTISIE PAR LA SURALIMENTATION.

Rôle prépondérant de la misère physiologique dans la production de la phtisie et dans la marche progressive des lésions. — Rôle de l'activité cellulaire dans les processus de guérison. — Le traitement hygiénique peut seul entretenir et développer cette activité.

De l'alimentation dans le traitement de la phtisie. — Méthode de Fuster, de Montpellier. — Méthode de Debove ; suralimentation ; les poudres alimentaires et la sonde œsophagienne.

Difficultés de la suralimentation. — Capacité digestive de chaque malade. — Observations. — Méthode des repas légers et fréquents ; entraînement graduel. — Surveillance à exercer : intolérance et saturation. — Choix des aliments. — Indications de la sonde.

Autres mesures d'hygiène nécessaires aux phtisiques. — Traitement de la phtisie par les fenêtres ouvertes ; ses avantages et ses dangers.

Établissements fermés de phtisiothérapie. — Sanatorium de Falskenstein et méthode de Dettweiler. — Résultats obtenus par cette méthode.

Messieurs,

Le terrain et le germe.

Dans la leçon consacrée à l'étiologie générale de la tuberculose, nous sommes arrivés à cette conclusion que « la misère physiologique », héréditaire ou acquise, dominait toute la pathogénie de la phtisie pulmonaire, et que le parasite ne germait qu'après une appropriation préalable de l'organisme.

Cette notion, qui se dégage de connaissances plus précises et plus nombreuses que l'anatomie pathologique et la pathologie expérimentale nous ont apportées depuis vingt ans, incline peu à peu les esprits vers une conception et une méthode thérapeutiques qu'on peut formuler d'un mot : restauration des forces.

L'étude des faits de guérison complète ou relative obtenue dans la tuberculose pulmonaire à toute période nous conduit à la même indication générale, car toutes les observations connues se rapportent à des malades qui ont trouvé dans une vie *naturelle, active, plantureuse*, les sources mêmes de leur relèvement.

A mesure que cette opinion prenait corps, la recherche de médicaments spéciaux ou spécifiques se ralentissait, et tout le terrain gagné par le traitement hygiénique et prophylactique de la tuberculose était perdu pour les indications pharmaceutiques. Toutefois l'impulsion acquise dans cette dernière voie était si forte, que chaque jour presque voit éclore un nouveau médicament, qui brille une heure et s'éteint dans l'oubli. La foi au remède spécifique s'en va peu à peu, et les regards se tournent vers la méthode et les procédés capables de donner aux éléments histologiques la vigueur qu'ils ont perdue.

Le tubercule est une néoplasie de misère capable de revenir à une organisation rudimentaire, c'est-à-dire à la sclérose, mais plus portée encore à la dégénérescence caséeuse progressive. Dès l'origine, les cellules qui le composent subissent cette dégénérescence vitreuse que Weigert appelle *processus de coagulation*, et qui consiste essentiellement dans l'atrophie du noyau cellulaire et la perte des granulations protoplasmiques.

Les vaisseaux de la région sont oblitérés de bonne heure et contribuent à précipiter la nécrose des néoplasmes et du tissu qui les porte.

Mais vous savez que, quelle que soit sa forme anatomique, tout tubercule peut guérir par sclérose — c'est-à-dire par la formation aux dépens de la zone embryonnaire d'une coque de tissu fibreux enkystant la masse caséeuse (guérison par enkystement) ou l'envahissant tout entière (guérison par sclérose totale). Ce dernier résultat n'est guère obtenu que pour les tubercules miliaires formés de quelques follicules agglomérés, car les tubercules plus volumineux sont difficilement accessibles à une transformation complète.

Il est facile de comprendre que ce processus de guérison ne peut s'accomplir que si l'organisme tient en réserve des forces supplémentaires, toute cicatrice étant un travail *de formation* qui suppose une activité cellulaire exagérée et l'emploi de matériaux empruntés au sang ou à la lymphe. Les vaisseaux sanguins ne sont pas oblitérés au voisinage de la zone embryonnaire, et les cellules qui composent cette zone ont encore un noyau volumineux et un protoplasma granuleux. *Demain* commencera la dégénérescence vitreuse; mais *aujourd'hui*, si leur nutrition et leur activité sont soutenues, vous verrez ces éléments s'organiser en tissu conjonctif, c'est-à-dire s'écarter les uns des autres par l'interposition d'exsudats albuminoïdes et s'aplatir en cellules de revêtement.

Mais d'où viendra le secours capable de transformer un mouvement de dégénérescence en un mouvement de régénération, sinon de l'organisme? Et comment un organisme déjà miné pourra-t-il se défendre et fournir les matériaux d'une coque cicatricielle, quand déjà chacun des éléments histologiques est réduit à un minimum de vitalité incapable de le maintenir en l'état physiologique? Il faut donc, quelle que soit la thérapeutique mise en action, que la nutrition normale des cellules organiques soit réalisée et même dépassée, puisque ces cellules ont à pourvoir à une végétation conjonctive réparatrice. Sans doute, on peut concevoir un médicament idéal, un tonique par excellence, capable de galvaniser les éléments histologiques et de les élever au niveau de la tâche qui leur échoit; mais, quand on considère que le travail de cicatrisation doit être prolongé et continu, on comprend mal que cette suractivité cellulaire puisse être obtenue autrement que par une surnutrition, c'est-à-dire une suralimentation.

Je serais fort embarrassé de vous dire où et quand a com-

mencé l'application raisonnée ou non de ces données générales ; mais sûrement le traitement de la phtisie par le
grand air, par l'exercice régulier et modéré, par une alimentation surabondante, par l'hygiène générale en un mot,
doit être presque aussi ancien, à titre d'exception au moins,
que la phtisie elle-même. Et je ne serais pas surpris qu'une
enquête historique (si une pareille enquête était possible) vînt
nous apprendre que quelque malade raisonnable et philo-
sophe a montré la voie salutaire.

En tout cas, il n'y a pas longtemps que ces notions ont
commencé à porter des fruits officiels, et maintenant encore,
si quelques médecins conforment leur pratique aux principes que je viens d'exposer, beaucoup trop (c'est l'immense
majorité) les oublient ou les méconnaissent et perdent un
temps précieux dans l'emploi successif et inutile de tous les
médicaments préconisés. Combien de phtisiques de notre
pratique nosocomiale ou civile, interrogés sur le traitement
qu'ils ont suivi dès l'origine, nous montrent des prescriptions où des tisanes tiennent la première place !

Pour ma part, je tiens du regretté professeur Lorain une
méthode dans laquelle l'alimentation joue le rôle principal
et tout ce que j'ai vu depuis bientôt vingt ans m'autorise à
vous dire que, sans une alimentation toute spéciale, vous
resterez impuissants, que l'alimentation enfin est le premier
facteur de la sclérose curative.

Vous comprendrez maintenant cette parole de M. Peter (1) :
*Entourez de soins précieux les fonctions de l'estomac du tu-
berculeux ;* vous comprendrez que M. Jaccoud (2) place l'hygiène alimentaire en tête des agents de la médication prophylactique ; que M. Beaumetz (3), insistant encore davantage, ait donné la première place à l'alimentation dans son
chapitre du traitement de la phtisie.

(1) Peter, *Clinique médicale*, 1879.
(2) Jaccoud, *Curabilité et traitement de la phtisie.* Paris, 1881.
(3) Beaumetz, *Clinique thérapeutique*, t. II, 2ᵉ édition, 1882.

Travaux
de Fuster.

En 1865 et 1866, Fuster (de Montpellier) lut à l'Académie des sciences trois notes successives sur le traitement de la phtisie par la pulpe de viande crue et l'alcool. Il administrait chaque jour 100 à 300 grammes de pulpe de viande pilée et tamisée au préalable, et 100 grammes d'alcool dans une potion, et obtenait de tels résultats qu'il crut avoir trouvé le remède de la phtisie. De fait, il avait trouvé le meilleur remède, une alimentation tonique et complète, sous un petit volume et facilement assimilable. Lisez les conclusions de la troisième note du 18 juin 1866, et vous serez convaincus de l'excellence des résultats :

1° Retour des forces, renaissance de l'appétit et embonpoint. En deux ou trois semaines, les malades gagnent 2, 3, 4, 6 kilogrammes ;

2° Cessation de la fièvre, de la diarrhée et des sueurs ;

3° Arrêt des tubercules et marche en retour vers la cicatrisation.

Et Fuster ajoute que la méthode qu'il préconise, employée au troisième degré, n'aboutit qu'à prolonger l'existence; mais qu'au premier et au deuxième degré, elle triomphe de la maladie (1).

Faisons, si vous voulez, la part de l'enthousiasme, bien légitime du reste, de Fuster et réduisons un peu les bienfaits de sa méthode ; elle n'en reste pas moins ce qui s'est fait et dit de mieux sur la thérapeutique de la phtisie. Nous avons tous suivi cette méthode, et nous avons constaté les heureux effets physiologiques et curatifs de la viande crue et de l'alcool, non seulement dans la phtisie, mais, comme le disait Fuster, dans toutes les cachexies. A l'heure où je parle, il y a peu de phtisiques qui n'aient pas été soumis au régime de la viande crue, et si l'on jugeait de la méthode de Fuster par le nombre et la gravité des cas que nous

---

(1) Fuster, *Comptes rendus de l'Académie des sciences*, 12 juin, 10 juillet 1865 ; 18 juin 1866.

voyons, on pourrait lui dénier toute valeur thérapeutique. Ce serait injuste, car peu de malades et de médecins restent fidèles à l'esprit et à la lettre du traitement de Fuster.

Tout récemment, mon collègue et ami, M. Debove, a été conduit par le raisonnement à employer la sonde pour nourrir des phtisiques à qui l'anorexie absolue, les dégoûts, les nausées, les vomissements ne permettaient pas l'alimentation naturelle. Il réussit ainsi à faire supporter les aliments ingérés et à remonter les forces de ses malades. Il eut alors l'idée de faire servir le procédé artificiel à l'alimentation forcée ou mieux à la suralimentation. Pour cela, le choix des aliments les plus nourrissants sous un petit volume et les plus divisés devenait nécessaire. Les poudres impalpables de viande, de lentilles cuites et de lait, connues déjà, mais mieux préparées sur ses indications, constituent un nouveau progrès dans la méthode du traitement de la phtisie par l'alimentation. La sonde elle-même fut perfectionnée, de manière à rendre le manuel opératoire facile et sans danger.

L'ensemble de ces études portant à la fois sur la *méthode*, sur le *procédé* et sur les *aliments*, a conduit M. Debove à ces résultats remarquables que Fuster avait signalés : cessation de la fièvre, des sueurs, de la toux, de l'expectoration ; retour des forces, augmentation du poids, etc., et, comme consécration du fait même de l'hypernutrition, dans les urines, augmentation considérable du chiffre de l'urée (1). Un des malades de M. Debove, nourri à la sonde et très amélioré malgré l'extrême gravité de son état, étant mort incidemment et de tout autre chose que de la phtisie, M. Debove a pu constater que les nombreuses cavernes qu'il portait « étaient affaissées, couvertes de bourgeons charnus et absolument en voie de cicatrisation ».

(1) Debove, Société médicale des hôpitaux, 11 novembre 1881 et 14 avril 1882.

Il y a, messieurs, dans les observations que M. Debove nous a fait connaître, trois choses distinctes : une méthode thérapeutique, un procédé d'alimentation, et certains choix, certaines préparations d'aliments. Nous nous occuperons surtout de la méthode, c'est-à-dire de la suralimentation ou surnutrition des phtisiques.

Ce qui précède a dû vous convaincre de l'importance du sujet qui nous occupe. Quand il s'agit de soigner des phtisiques, rappelez-vous toujours que l'alimentation ne doit pas être considérée comme l'adjuvant d'une médication quelconque ; le banal conseil généralement formulé ainsi de vive voix : « Nourrissez-vous bien ! » est tout à fait insuffisant, et vous entendez bien que, pour élever l'alimentation à la hauteur d'une méthode thérapeutique, il faut la pratiquer suivant certaines règles et dans certaines conditions déterminées ; elle change, en effet, suivant la capacité digestive du patient, point essentiel, et selon ses habitudes, ses goûts et ses ressources.

 La capacité digestive est un élément si variable selon les individus, si mobile selon les périodes de jours ou de semaines, si fragile — car on peut la développer par une bonne gymnastique alimentaire ou la détruire par une mauvaise — que son étude suffirait à exercer la sagacité du malade et du médecin.

Or, la sagacité du malade est souvent en défaut : tel déclare digérer parfaitement bien qui, en réalité, digère et assimile assez mal, même en l'absence de diarrhée ; tel, au contraire, ne trouve pas d'hyperbole assez exagérée pour se plaindre de ses digestions, dont l'estomac et l'intestin fonctionnent en somme régulièrement. Celui-ci, pris d'un zèle ardent, dépasse la mesure, et croit bien faire en se forçant et en prenant, dès le premier jour du régime, le maximum prescrit ; cet autre, au contraire, défiant et paresseux, s'arrête aux premiers troubles légers de la digestion et perd un temps précieux dans une temporisation pusillanime.

Ces difficultés, ces écueils se renouvellent chaque jour, à chaque pas, et souvent déroutent le malade, la famille et le médecin.

Or, le médecin ne peut rien faire sans le malade, dont la docilité et l'intelligence sont ici nécessaires, à ce point que les sensations qu'il éprouve sont le régulateur de l'alimentation.

D'autre part, malade et médecin doivent être entourés d'aides patients et convaincus, véritables collaborateurs chargés de préparer les repas, de les mesurer, de les faire prendre. La vigilance et le zèle d'une mère, d'une femme ou d'une sœur ne sont pas de trop pour cette ingrate et difficile besogne qui consiste à refaire peu à peu, par une gymnastique savante, par une progression calculée, la force digestive déjà compromise.

La chose est beaucoup plus simple quand l'appareil digestif est bon, comme il arrive généralement tout à fait au début de la phtisie ; ici, les écarts ou les erreurs sont vite réparés et, dans le cas d'un trouble digestif sérieux, vingt-quatre heures de diète suffisent pour remettre tout en état.

Au contraire, les plus petites fautes se payent fort cher quand l'estomac est mauvais. Dans l'origine, le problème à résoudre est complexe, car il faut refaire les forces organiques et ménager l'organe sur qui repose cette restauration. Il arrive heureusement que d'ordinaire l'appareil digestif profite rapidement du surcroît de travail qu'on lui demande, que l'appétit se réveille à mesure que les forces générales renaissent. C'est le moment favorable pour augmenter la dose d'aliments, consolider les résultats acquis et entreprendre une nouvelle marche en avant.

Chacune des étapes parcourues marque donc un progrès et pour l'économie qui reçoit des matériaux de réparation plus nombreux, et pour l'estomac dont la puissance s'accroît comme celle de tous les organes. L'art consiste à profiter habilement des forces acquises pour en acquérir de nouvelles.

Permettez-moi de vous soumettre l'histoire d'un fait, où le triomphe de cette alimentation *graduée* est d'autant plus éclatant qu'à l'origine tout manquait à la fois, l'estomac et l'organisme, et qu'à la fin, *l'un aidant l'autre,* la guérison complète d'une phtisie très grave fut la récompense de la docilité de la malade et du zèle intelligent de sa garde-malade.

Observation typique.

Mme de G..., née à Puerto-Rico, habite Paris depuis un an (1876) ; elle est issue d'une famille dans laquelle il ne paraît pas y avoir eu de tuberculeux ; elle-même est habituellement bien portante ; les seules maladies qu'elle ait contractées sont une fièvre typhoïde à l'âge de dix-sept ans (elle a aujourd'hui trente ans), et une fluxion de poitrine quelques mois plus tard. Depuis cette époque, elle n'avait jamais toussé.

Elle a toujours mangé extrêmement peu, se nourrissant presque exclusivement de café au lait, de quelques légumes et de fruits, et, depuis sa venue en Europe, elle n'a rien changé de ces habitudes de la vie créole.

Elle a eu six grossesses, dont une s'est terminée par fausse-couche. Sur ses cinq enfants, trois sont morts : le premier d'une tuberculose abdominale, les deux autres de broncho-pneumonie.

La dernière grossesse (1876) fut particulièrement pénible. Mme de G... fut obligée de garder la chambre pendant très longtemps, et son inappétence habituelle ne fit que s'accentuer ; elle ne prenait pour toute nourriture que son café au lait et un peu de vin ; encore lui arrivait-il souvent de vomir le peu qu'elle avait pris. Une bronchite qu'elle contracta vers le milieu de sa grossesse acheva de l'affaiblir. Elle avait une toux fréquente et quinteuse, qui fit croire à une coqueluche ; bientôt cette toux s'accompagna d'un peu de fièvre et de frissons intermittents, que l'on considéra comme un retour d'accidents paludéens dont la malade avait souffert autrefois, et contre lesquels on administra inutilement du sulfate de quinine.

Cependant, l'accouchement se fit bien. L'enfant était sain et de belle apparence, mais on dut le confier à une nourrice, la mère étant dans l'impossibilité de l'allaiter.

A la suite de l'accouchement, l'état de Mme de G... ne fit qu'empirer : la fièvre s'établit d'une façon continue, avec des exacerbations qui survenaient vers cinq heures du soir ; les nuits se passaient sans sommeil et la malade avait des sueurs tellement profuses qu'elle était obligée chaque nuit de changer trois ou quatre fois de linge ; la toux, loin de s'amender, fit de nouveaux progrès et s'acccompagna d'une expectoration abondante ; *l'anorexie était absolue et la seule vue des aliments provoquait un profond dégoût et des efforts de vomissement*. Il résulta de tout cela un état de maigreur et de débilité tel que la marche et la station debout étaient impossibles ; la malade ne sortait plus de son lit.

Le 15 juillet 1877, je vis pour la première fois Mme de G... en compagnie de M. le docteur Betancès. Nous reconnûmes l'existence de lésions avancées du poumon droit ; en effet, dans la région sous-claviculaire et dans la fosse susépineuse, on trouvait de la matité, une augmentation notable des vibrations thoraciques, une respiration affaiblie, avec craquements humides abondants.

Mais ces lésions, quelque graves qu'elles fussent, ne paraissaient pas en rapport avec l'état général qui était des plus alarmants. Aussi, tout en reconnaissant la nécessité d'agir localement sur le poumon à l'aide de vésicatoires répétés, je crus devoir insister sur l'urgence d'un traitement général basé surtout sur l'alimentation.

Ici, nous nous heurtions à de grandes difficultés, car la seule idée de manger ou de boire excitait chez la malade une répugnance invincible, et, depuis plusieurs jours déjà, elle avait renoncé à ingérer quoi que ce fût.

Cependant elle consentit à prendre d'heure en heure, alternativement, une cuillerée de vin de champagne et une cuillerée à café de cognac.

Cette première étape d'entraînement dura cinq jours; au bout de ce temps, Mme de G..., un peu remontée, put prendre un peu de café au lait, puis un peu de jus de viande. Chaque jour marqua un progrès nouveau sur l'alimentation de la veille, et, juste deux semaines après le début du traitement, nous avions obtenu le régime que voici :

A sept heures du matin, café au lait (une tasse à café).

A neuf heures du matin, jus de viande pur (une tasse à café), cognac (un verre à liqueur).

A midi, huile de foie de morue (3 cuillerées), aile de poulet (une ou deux bouchées), cognac (un verre à liqueur).

A trois heures et demie du soir, consommé américain (une demi-tasse à café), cognac (un verre à liqueur).

A sept heures du soir, potage ordinaire, viande rôtie (quelques bouchées).

De minuit à deux heures du matin, jambon, champagne ou malaga, cognac (un verre à liqueur).

Tous ces petits repas n'étaient pas pris sans une grande répugnance de la part de la malade et sans une grande insistance d'une dame M..., sa sœur, qui s'y employait avec autant d'énergie que de dévouement. Les premiers jours, chaque fois qu'on lui présentait quelque aliment, Mme de G... résistait, pleurait même ; on insistait jusqu'à ce qu'elle cédât et la même scène se répétait au repas suivant. Cependant, et peu à peu, elle vint à accepter, courageusement et comme un sacrifice nécessaire, le régime qu'on lui imposait. D'ailleurs les digestions étaient bonnes, et la malade ne vomissait qu'exceptionnellement.

A partir de ce moment, notre tâche devint plus facile ; nous n'eûmes plus qu'à augmenter chaque jour d'une façon progressive les doses des aliments et, au bout d'un mois, le régime de Mme de G... s'était transformé :

A sept heures du matin, café au lait (une tasse à thé).

A neuf heures du matin, jus de viande (une tasse à thé), cognac (un verre à liqueur).

A midi, huile de foie de morue (6 cuillerées). Déjeuner :
une côtelette, deux œufs, une aile de poulet, dessert, champagne et cognac.

A trois heures du soir, consommé américain (une tasse
à thé), cognac (un verre à liqueur).

A six heures et demie du soir, dîner : potage, viande
rôtie, légumes, dessert, champagne et cognac.

A neuf heures et demie du soir, jus de viande (une tasse
à thé).

A deux heures du matin, poulet froid, jambon ou sau-
cisson, champagne ou malaga.

Au total, la malade consommait en jus de viande ou en
consommé américain $2^k,500$ de viande ; et cela était ajouté
à ses repas ordinaires qui étaient eux-mêmes supérieurs à
ceux qu'elle prenait autrefois. Ainsi composée, son alimentation représentait au moins le double de celles de sa sœur
et de son mari réunies.

En outre, sans compter les six cuillerées d'huile de foie
de morue qu'elle avait l'habitude de prendre dans un verre
de bière, elle absorbait une quantité relativement considérable de vin de champagne, de vin de malaga, de cognac.

Enfin, tous les deux jours, on appliquait au niveau du
sommet droit, alternativement en avant et en arrière, des
bandes étroites de vésicatoire, que l'on plaçait successivement les unes au-dessus des autres, de façon à établir sur
cette région une révulsion continue.

Sous l'influence de ce traitement, nous vîmes d'abord
disparaître la fièvre et les sueurs nocturnes. Le sommeil se
rétablit assez vite ; quant à l'appétit, il n'existait pas encore
à proprement parler, en ce sens que la malade ne mangeait
jamais avec plaisir, mais elle mangeait au moins sans répugnance et gardait tout ce qu'elle mangeait ; les forces re-
naissaient, bien que, au mois d'août, un mois et demi après
le début du régime, on fût encore obligé de la lever et de la
porter dans son jardin. Enfin, la toux et l'expectoration

avaient sensiblement diminué; les sueurs nocturnes avaient cessé.

Sur ces entrefaites, et pendant que nous observions dans l'état général cette remarquable transformation, les lésions pulmonaires, par un contraste qui paraît surprenant d'abord, mais que j'ai plusieurs fois observé en des circonstances analogues, progressaient au lieu de s'amender. La submatité que j'avais constatée, le 15 juillet, sous la clavicule droite, était remplacée par une matité presque absolue et étendue; la respiration simplement affaiblie à cette époque, était maintenant complètement supprimée, et on entendait aux deux temps des craquements humides. Enfin, les vibrations étaient très exagérées. Ceci se passait au mois d'août 1877. Deux mois après seulement, je pus constater dans l'état de ce poumon le premier indice favorable ; le murmure vésiculaire reparut sous la clavicule, pendant que la matité et l'exagération des vibrations thoraciques diminuaient un peu.

Dans les mois de septembre et octobre 1877, Mme de G... suivit scrupuleusement le même régime. Elle s'améliora de plus en plus, retrouva sa gaieté, et prit assez de forces pour pouvoir, au mois de novembre, entreprendre le voyage de Menton où je lui conseillai d'aller passer l'hiver.

A Menton, elle fut soignée par le docteur Carville qui n'eut garde de rien changer à la prescription alimentaire. Malheureusement le dernier enfant de Mme de G... tomba malade et mourut. La fatigue et le chagrin faillirent faire perdre à notre malade tout le terrain qu'elle avait si péniblement gagné : elle fut reprise de points de côté, se remit à tousser et à cracher... mais cela ne fut que temporaire, et au bout de peu de jours, grâce à la continuation du régime et à l'application de nouveaux vésicatoires, cette aggravation accidentelle ne laissait plus de traces.

Au mois de janvier 1878, Mme de G... pesait 105 livres ; en juillet de l'année précédente, elle ne pesait que 70 livres.

Elle avait donc gagné juste le tiers de son poids dans l'espace de six mois.

Je la revis au mois de novembre 1878 ; elle continuait toujours le même régime, sauf qu'elle avait substitué au jus de viande la pulpe de viande crue, dont elle employait d'ailleurs la même quantité.

A cette époque, je constatai encore, sous la clavicule droite, de la submatité et une exagération des vibrations vocales. Mais ces deux signes étaient à peines sensibles et il fallait véritablement, pour les percevoir, apporter à leur recherche une grande attention. Quant à la respiration, elle s'entendait très bien, mais elle était encore un peu plus faible que du côté opposé.

En arrière, tout était normal, ainsi que dans tout le côté gauche.

Il y avait donc cette fois, dans les signes physiques, un progrès notable ; la guérison des lésions pulmonaires s'effectuait, lentement à la vérité, mais progressivement et régulièrement. D'ailleurs cette tendance à la guérison ne s'est pas démentie depuis cette époque et, quelques mois après la dernière exploration dont je viens de parler, je constatais le retour de tous les signes à l'état normal ; seule, la respiration était un peu plus faible que du côté opposé.

Il va sans dire que la toux et l'expectoration étaient nulles et que Mme de G... jouissait de la meilleure santé, plus gaie, plus forte, plus vive que jamais.

Ici se place un incident pathologique qui — la chose est intéressante à signaler — a pu évoluer jusqu'à sa dernière période, sans imprimer aux anciennes lésions pulmonaires une nouvelle activité. Dans le cours de l'année 1879, Mme de G... vit survenir les premiers symptômes d'un carcinome utérin. Ce carcinome, opéré par M. Labbé en mai 1880, récidiva en juillet 1881. Depuis plusieurs mois déjà, il existe une fistule vésico-rectale et la malade est aujourd'hui mourante (août 1882).

Mais j'ai pu l'examiner tout récemment et le sommet du poumon droit ne présente plus aucun signe de tuberculose; ce sommet résonne, vibre et respire d'une façon parfaite, d'où je conclus que la lésion dont il a été le siège est complètement guérie.

En résumé, le traitement a consisté dans l'emploi de deux moyens principaux :

1° Suralimentation continue pendant près de cinq ans ;

2° Application, dans l'espace d'un an, de trente-six vésicatoires. J'ajouterai un dernier détail qui n'est pas moins intéressant à connaître : Mme de G... dépensait de 16 à 18 francs par jour pour sa seule nourriture.

Réflexions. Les enseignements qui découlent de cette observation sont multiples. La gravité de l'état général et local de Mme de G..., à l'origine du traitement, l'action rapide et merveilleuse de l'alimentation sur l'économie tout entière ; la guérison radicale d'une phtisie à la période de ramollissement, tels sont les points saillants du fait que je livre à vos méditations.

Qu'il vous apprenne à ne jamais désespérer, même si le succès semble tout à fait improbable. Mais n'oubliez pas qu'à côté de dix mauvaises chances, Mme de G... avait le bonheur d'être soignée avec un dévouement absolu par sa sœur qui, pendant plus d'un an, consacra sa vie à cette tâche. Intelligente, exacte, autoritaire et douce en même temps, Mme M... avait pris un grand empire sur sa malade, et ne cédait point à ses dégoûts, à ses refus, à ses larmes. Au contraire, elle éloignait ou supprimait l'un des petits repas, si quelque trouble digestif se montrait, le remplaçant par un peu d'eau et de vin ou de champagne. Il fallut à plusieurs reprises, et pendant deux ou trois jours, supprimer l'alimentation prescrite, mettre l'estomac au repos; Mme de G... buvait alors du lait d'ânesse, et reprenait après cette courte diète lactée, son régime tonique.

Il est inutile de vous dire, je pense, que les aliments

étaient de première qualité, que leur préparation était parfaite, qu'ils étaient aussi variés que possible ; que ce traitement se faisait à la campagne, aux environs de Paris, dans les meilleures conditions d'hygiène et de confort.

Je ne vous parlerai ni des révulsifs répétés, ni de l'huile de morue auxquels revient une part dans cette cure, mais cela n'enlève rien à l'action prépondérante de l'alimentation.

Cela dit, messieurs, combien de fois, dans votre vie de médecins, trouverez-vous une pareille réunion de circonstances : une malade riche et docile, une garde intelligente, dévouée et ferme, un appareil digestif inerte, mais solide et perfectible? Les faits comme celui de Mme de G... sont très rares, et je vous le cite comme un exemple exceptionnel de ce qu'il est possible de tenter et de réussir par l'alimentation dans les périodes avancées de la phtisie.

Fort heureusement, beaucoup de phtisiques à une époque voisine du début, ont encore à leur disposition un estomac vigoureux et un bon appétit. La même méthode, le même traitement leur est applicable, et leur sera tout aussi fructueux. Dans les exemples nombreux que je pourrais vous citer, je choisis celui de M. D..., jeune homme de vingt-six ans, lymphatique, un peu scrofuleux (coryzas répétés et tenaces, acné de la face...) et petit-fils de goutteux.

Ce jeune homme prend la syphilis à vingt-quatre ans et suit sous ma direction un traitement rigoureux et prolongé. Il allait bien et avait cessé toute médication spécifique depuis plusieurs mois, lorsqu'au mois de juin 1878, il se mit à tousser et perdit rapidement sa bonne mine. Je le vis seulement trois mois après, et déjà, sous la clavicule gauche, on pouvait constater les signes non douteux d'une tuberculose conglomérée. Légère submatité, vibrations un peu plus fortes ; respiration affaiblie, craquements secs, dispersés.

A ce moment, les désordres fonctionnels étaient déjà grands ; la toux et l'expectoration fatiguaient beaucoup le malade ; il vomissait souvent après ses repas, dormait mal et se réveillait couvert de sueurs profuses. Il mangeait encore cependant, ayant conservé quelque appétit.

Je le soumis aussitôt au même régime que Mme de G..., c'est-à-dire à une série de petits repas, commençant au réveil et prolongés, de trois en trois heures, jusqu'au coucher.

Les petites doses de pulpe de viande crue supplémentaire furent accrues rapidement et trois semaines après ma première visite, M. D... suivait un régime ainsi ordonné :

A sept heures du matin, café au lait avec pain.

A dix heures du matin, pulpe de viande crue dans du bouillon. Extrait de quinquina.

A midi, déjeuner : rostbeef froid, côtelette, légumes, dessert, et café cognac.

A quatre heures du soir, pulpe de viande crue dans du bouillon. Extrait de quinquina.

A six heures du soir, dîner : potage, gigot, poulet froid, salade, dessert, café, cognac.

A dix heures du soir, pulpe de viande crue. Extrait de quinquina.

Si le malade s'éveillait la nuit, il profitait de ce moment pour prendre une tasse de lait ou de bouillon.

Des vésicatoires volants étaient appliqués concurremment. Il prenait aussi huit capsules créosotées chaque jour au moment du repas et 4 grammes d'extrait de quinquina en potion et en trois fois.

La pulpe de viande crue fut graduellement portée de 100 à 450 grammes.

Au bout d'un mois, l'appétit s'était réveillé plus vif que jamais, la fièvre vespérale et les sueurs nocturnes avaient disparu, la mine était meilleure et les forces renaissantes.

Il prit sur ces entrefaites, une pleurésie gauche, avec point de côté, fièvre et épanchement assez abondant. L'alimentation fut maintenue et les vésicatoires continués. Quelques injections de morphine calmèrent la douleur pleurétique et la ponction ne fut pas nécessaire.

En six semaines, la pleurésie avait grandi, décliné et disparu.

Bref, un an après la pleurésie, dix-huit mois après la constatation d'une tuberculose pulmonaire du sommet gauche, les signes physiques s'étaient amendés ; la respiration restait légèrement affaiblie et c'était tout. Mais l'état général était magnifique : jamais M. D... ne s'était senti si fort, si dispos.

Aujourd'hui, douze ans se sont écoulés et M. D... jouit d'une santé parfaite. Les signes sous-claviculaires ont disparu et la respiration reste à peine un peu plus faible ; mais la sonorité et les vibrations sont normales.

Je pourrais multiplier ces faits, messieurs, et vous citer par exemple, M. V..., étudiant d'origine américaine, qui prit une phtisie pneumonique et qu'un traitement dont la suralimentation était la base, a guéri complètement. Depuis 1878, époque de sa maladie, M. V... est retourné dans son pays où il mène une existence active et se porte très bien.

Comme M. D..., M. V... avait conservé un peu d'appétit ; mais l'un des premiers effets de l'alimentation thérapeutique fut de l'augmenter et de doubler les forces digestives dont nous nous servîmes pour le plus grand bénéfice de l'état général et local.

La fille de Mme de G..., dont je vous ai donné l'observation plus haut, fut atteinte à son tour, à l'âge de treize ans, d'une pneumonie tuberculeuse si grave, que le sommet du poumon droit fondit rapidement. Une caverne se creusa. Mais la suralimentation à laquelle nous l'avons soumise, M. le docteur Betancès et moi, vint arrêter les progrès du mal. La fièvre violente et continue tomba (la malade avait régulièrement 40 degrés le soir, quand je la vis avec mon confrère) ; la toux et les crachats disparurent, et l'épisode aigu fini, Mlle de G... quitta son lit et, continuant la même méthode thérapeutique, reprit peu à peu la vie normale.

Chose curieuse! elle porte encore au sommet droit tous les signes d'une caverne, trente mois après le début de la maladie; mais malgré cette énorme lésion, la suralimentation n'ayant jamais été interrompue, Mlle de G... a grossi beaucoup; de jeune fille elle est devenue femme, réglée et développée; elle va et vient, court, danse et ne se plaint d'aucun essoufflement.

Les vésicatoires ont été prodigués à la fille comme à la mère et ont produit les mêmes effets bienfaisants.

En voilà bien assez, je pense, pour vous convaincre de l'admirable efficacité de l'alimentation dans la phtisie pulmonaire, j'entends de l'alimentation élevée à la hauteur d'une méthode thérapeutique. Tous les faits que j'ai choisis pour vous les raconter, remontent déjà à une date assez ancienne pour que l'appréciation rigoureuse des résultats sur l'état général et local puisse être faite pertinemment et je n'hésite pas à vous confirmer que le fond même du traitement de toute phtisie pulmonaire est là. Sans alimentation, vous n'obtiendrez que des résultats partiels et temporaires; avec elle vous pouvez tout espérer.

Écueils et inconvénients de la suralimentation. Dans la narration détaillée ou sommaire des faits qui précèdent, j'ai négligé à dessein de vous signaler quelques écueils et quelques inconvénients de la suralimentation. Permettez-moi d'y revenir.

Les malades, même ceux qui digèrent le mieux, quand ils sont soumis à des repas répétés et substantiels et surtout à l'absorption de 250, 400 à 500 grammes de pulpe de viande par jour, arrivent à une sorte de saturation, en quelques jours, quelques semaines. Ils éprouvent alors un véritable dégoût, et, si vous commettez la faute de persister dans le traitement malgré cet avertissement, vous ne tarderez pas à voir survenir de véritables troubles digestifs: diarrhée, etc. Arrêtez-vous à temps et laissez reposer votre malade avec le régime diététique du lait, ou avec une nourriture légère, puis recommencez bientôt en augmentant la dose plus rapidement qu'au premier essai.

En thèse générale, il est bon de consacrer quelques jours à ce repos nécessaire, avant même que les symptômes de saturation surviennent. Ceux-ci peuvent être méconnus par le malade et le médecin, car ils revêtent des formes différentes.

Tantôt cette indigestion se traduit par une rougeur subite et vive de la face, unilatérale ou bilatérale, sorte de paralysie vaso-motrice qui s'accompagne d'une dilatation du cœur droit, avec augmentation de la tension vasculaire dans tout le domaine de la petite circulation (Potain) (1).

Tantôt la dyspnée est le seul phénomène qui trahisse l'intolérance gastrique. Elle est plus ou moins vive, très intense ou réduite à une sensation de gêne qui dure pendant une heure ou deux. Comme le phénomène précédent, elle survient d'ordinaire immédiatement après l'ingestion des aliments.

Quelquefois des palpitations désordonnées, ou des battements réguliers mais précipités du cœur surviennent pendant la digestion stomacale ou intestinale. Ces troubles cardiaques sont également l'indice d'une fatigue des organes digestifs et vous devez en comprendre la signification.

Vous connaissez enfin les signes ordinaires de l'indigestion et le vertige cérébral, et les pituites glaireuses, et le pyrosis et les diarrhées immédiates ou tardives...

Tous ces phénomènes doivent être épiés soigneusement, car ils font la règle de votre conduite et vous devez arrêter la série ascendante de l'alimentation, ou revenir sur vos pas, ou même ordonner la diète lactée pour peu que l'un de ces signes prenne quelque importance. Si vous n'apportez pas cette prudence, cette modération, cette règle dans l'alimentation thérapeutique, vous serez la cause de grands désordres et vos efforts iront à l'encontre du but que vous poursuivez.

(1) Potain, Congrès médical de Paris, 1878.

Prudence
et
patience
sont
nécessaires.

Je vous recommande encore une fois la prudence et la patience, surtout dans le commencement, alors que vous ne connaissez pas les forces naturelles de l'estomac. Commencez par de petites doses de viande crue et n'augmentez que lentement, tout prêts à battre en retraite au premier signe grave d'intolérance ou de saturation.

La formule des petits repas successifs, telle que Mme de G... et les autres malades l'ont appliquée, n'est pas rigoureuse et vous pourrez la varier au gré des patients. Elle m'a paru cependant réussir généralement bien, à la condition que, dans l'intervalle des petits repas, le malade ne prenne ni une cuillerée de potion, ni une pilule, le repos le plus complet de l'estomac étant nécessaire à chacune de ces digestions. Donc, si vous ordonnez des médicaments, que ceux-ci fassent partie du repas et soient pris immédiatement avant, pendant ou après.

Si la pulpe de viande crue râpée, pilée ou tamisée, puis incorporée à froid dans du bouillon est le meilleur aliment et le plus assimilable, cependant le jus de viande obtenu par la presse américaine, après cuisson rapide, ou le consommé fait dans la marmite américaine, ou la poudre de viande seront employés suivant la préférence du malade concurremment ou successivement. De même vous laisserez la plus grande latitude pour le choix des aliments aux repas ordinaires, déjeuner et dîner, pourvu qu'ils soient de bonne qualité.

Enfin, si cela devient nécessaire, vous aiderez la digestion de cette quantité considérable de nourriture par quelques médicaments dits eupeptiques ou par des amers, la noix vomique par exemple, par quelque eau minérale appropriée au cas particulier, par des laxatifs, etc., etc.

Mais, quoi que vous fassiez, vous échouerez encore bien souvent. Quelquefois le dégoût et les nausées sont tels, le vomissement est si facile, que ni les exhortations, ni les prières, ni l'autorité ne sauront vaincre la répugnance et le découragement du malade. C'est à la deuxième ou à la troisième période de la phtisie que ces difficultés insurmontables se présentent ordinairement. La déchéance de l'organisme s'accompagne ici d'un trouble si profond des fonctions digestives, que rien ne saurait les ranimer. Vous vous efforcerez de ne pas confondre cette ruine définitive des organes de la digestion et de l'absorption avec leurs défaillances temporaires. Chez Mme de G..., par exemple, l'alimentation thérapeutique éveilla peu à peu la force, l'activité de l'estomac et des intestins — il est vrai que Mme de G... commençait une phtisie. En pareil cas, et quelque graves que soient les apparences, ne vous hâtez pas de désespérer du succès.

L'alimentation par la sonde est indiquée chaque fois que les essais d'alimentation naturelle ne réussissent point, soit par le fait de vomissements incoercibles, soit par le dégoût insurmontable des aliments. A l'aide de ce procédé, si vous réussissez à le faire accepter, vous supprimerez souvent les troubles dyspeptiques ; la faculté de digestion n'est pas nécessairement solidaire de l'appétit et tel malade digère bien, malgré son horreur de la nourriture. Et quand, sous l'influence des forces reconquises, l'anorexie aura disparu, vous pourrez revenir peu à peu à l'alimentation naturelle.

L'usage de la sonde gastrique semble avoir un autre avantage : la possibilité de pousser les doses alimentaires encore plus haut que ne le permet l'alimentation naturelle et d'employer des poudres sèches, peu sapides, moins agréables en tout cas que la pulpe ou le jus de viande, mais très divisées et par conséquent très assimilables, car elles offrent aux sucs digestifs la plus grande surface de contact possible. M. Debove a donc rendu un réel service aux malades, en montrant l'avantage de ce procédé et en perfectionnant l'aliment offert à leur absorption ; — j'espère que de nouveaux progrès seront accomplis dans cette voie.

Les observations que je vous ai citées sont la preuve

qu'avec le temps et grâce à la suralimentation aidée de révulsifs répétés et de quelques médicaments : huile de morue,
créosote arséniée, le néoplasme tuberculeux s'arrête dans
son évolution et rétrograde. Si sa formation n'est pas achevée, la résorption du tissu embryonnaire se fait peu à peu
et la restauration *ad integrum* est assurée ; ou bien l'enkystement, puis la transformation scléreuse réalisent les formes
de guérison les plus communes. Les processus adventices,
spléno-pneumonie, pleurésie, congestion pulmonaire ou
bronchite, qui ont une si grande part dans la symptomatologie et dans le développement des tubercules, sont non
moins heureusement atténués, puis supprimés et le résultat
définitif est la guérison.

Que devient le parasite de la tuberculose au milieu de
cette évolution rétrograde et curative? Je l'ignore. Il disparaît par résorption, meurt sur place, ou vit inoffensif, peu
importe ; mais cette thérapeutique basée sur l'amendement
du terrain et sans souci du germe, aboutissant en fin de
compte à l'innocuité du parasite, ne prouve-t-elle pas que
dans la pathogénie de la phtisie pulmonaire, la préparation
du sol par la misère est la cause prépondérante ?

Messieurs, l'alimentation peut conduire à la guérison
complète quand elle est prolongée pendant plusieurs années;
quand elle s'adresse à des organismes encore vigoureux ;
quand la phtisie pulmonaire commence, quelle que soit la
forme de son début ; mais elle prolonge seulement la vie
des phtisiques gravement et anciennement atteints et nous
devons ici, puisque nous cherchons une formule s'appliquant
au plus grand nombre de malades, chercher les indications
et les contre-indications. Celles-ci n'existent que dans la
pratique, mais elles sont bien nombreuses.

Tous vos malades pauvres ou simplement obligés de
gagner leur vie de chaque jour, ne peuvent pratiquer la
suralimentation comme il convient : ils n'en ont ni le temps
ni les moyens; — et si ces phtisiques sont avancés, tous vos

efforts ne serviront qu'à les faire durer un peu plus, même
si la société vous met en mesure de les traiter par la suralimentation ! A quoi bon ? Et nous revenons ainsi à notre
classification des tuberculeux en deux groupes : ceux qui
sont candidats ou légèrement touchés; ceux qui sont frappés
grièvement. Autant il me paraît inutile de compromettre la
suralimentation pour les derniers, autant, pour les premiers,
cette méthode thérapeutique donnera toute sa mesure dans
les sanatoria.

J'espère, pour ma part, que beaucoup de phtisiques soignés comme il convient à la période de germination, soumis
à une alimentation thérapeutique, à une révulsion constante
au niveau des points malades, à quelques médicaments appropriés, reproduiront très facilement l'observation de
M. D... si rapidement, si complètement guéri par ce moyen.
Il est vrai que la dépense nécessaire serait assez forte et que
le prix de revient d'une journée de malade au sanatorium
serait double ou triple de celui d'une journée d'hôpital; mais
au moins l'argent dépensé le serait utilement et reviendrait
indirectement à la société par le seul fait de la conservation de nombreuses existences.

Je ne vous ai parlé jusqu'ici que de l'alimentation des
phtisiques et, si je l'ai fait avec une pareille insistance, c'est
que je suis convaincu que c'est la partie la plus importante
de cette méthode thérapeutique qui consiste, sinon à substituer le traitement hygiénique au traitement pharmaceutique,
du moins à ne plus regarder celui-ci que comme le complément de celui-là. Mais il va sans dire que, en même temps
que l'alimentation, vous devez assurer à vos malades l'ensemble des autres conditions qui concourront à former son
régime hygiénique : je fais allusion aux climats que vous
leur conseillerez de rechercher, à l'exposition et aux dimensions du logement qu'ils habiteront, à l'air qu'ils devront
respirer et à l'exercice qu'ils devront faire, aux vêtements
dont ils auront à se couvrir. Aucune de ces questions n'est

indifférente pour les phtisiques ; malheureusement chacune d'elles comporte une solution différente pour chaque cas. Suivant le degré de la maladie, suivant l'état des forces, suivant que les voies digestives fonctionnent bien ou mal, suivant que la phtisie revêt une forme éréthique ou torpide et que le sujet paraît plus ou moins prédisposé à la fièvre, aux hémoptysies, aux poussées congestives ou inflammatoires, vous devrez incessamment modifier vos prescriptions ; il n'est certainement pas de maladie qui, plus que la phtisie, exige, de la part du médecin, une étude approfondie des malades, un jugement sûr et un esprit fertile en ressources.

Je ne veux pas m'occuper en détail de toutes les questions dont je viens de vous parler, estimant qu'elles ont été supérieurement traitées par beaucoup d'auteurs et, notamment pour ce qui concerne les climats qui conviennent aux phtisiques, je vous renvoie au livre de M. Jaccoud où vous en trouverez une étude tracée de main de maître.

Je tiens seulement à insister sur un point. Je vous disais tout à l'heure que, pour habituer le malade à se nourrir et l'amener graduellement à la suralimentation qui est, comme le dit Debove, l'alimentation à dose thérapeutique, le médecin devait user en même temps d'autorité et de patience : il en sera exactement de même, quand il s'agira de l'air, de l'exercice, du vêtement. Chaque phtisique réclame, sur chacun de ces points, une prescription spéciale et personnelle ; il ne suffit pas de conseiller à un de ces malades de respirer un air pur, de marcher, de se couvrir chaudement, pas plus qu'il ne suffit, comme vous l'avez vu, de l'engager à manger ; ce qui est plus difficile, mais ce qui est indispensable, c'est de lui indiquer les heures où il peut sortir, et celles où il doit rentrer, la durée de son séjour à l'air, la quantité d'exercice à faire ; c'est, en un mot, de réglementer sa vie.

Vous pourrez objecter que des prescriptions aussi minutieuses courront le risque de ne pas être observées à la lettre et qu'elles nécessitent de la part du malade un esprit de docilité bien exceptionnel. Cela est parfaitement exact et je n'ignore aucune des difficultés que ce traitement soulève dans la pratique; mais je vous répondrai comme tout à l'heure qu'il y va du salut du malade et que vous aurez mis votre responsabilité à couvert quand vous lui aurez indiqué, d'une part le sort qui l'attend s'il laisse son mal livré à lui-même, d'autre part les grandes chances de salut qui lui restent s'il écoute vos conseils.

Le traitement hygiénique, ainsi compris et ainsi institué, est rendu encore plus difficile par ce fait qu'il doit être surveillé de très près, étant susceptible d'être modifié à chaque instant sur chacun de ses points. Or, vous n'ignorez pas que, si les phtisiques usent et abusent du médecin et de la médecine toutes les fois qu'un incident aigu vient leur rappeler l'existence de leur mal, ils n'ont en général qu'un désir, après que l'orage est calmé : c'est de reprendre leur liberté et d'en user à leur guise, comme si ce n'était pas précisément dans ces accalmies souvent fort longues que nous pourrions agir le plus et de la manière la plus efficace. Il serait à désirer que les phtisiques, mieux éclairés sur la nature de leur maladie et aussi sur la valeur des moyens que nous pouvons mettre en œuvre contre elle, comprissent la nécessité d'accepter absolument et pendant très longtemps la tutelle de leur médecin.

Ceci me conduit à vous parler des établissements fermés dans lesquels on a cherché à appliquer, d'une manière rigoureuse et continue, les principes de phtisiothérapie que je viens d'indiquer. J'ai le regret de dire que nous n'avons pas encore ces établissements en France; mais il en existe depuis plusieurs années à l'étranger, et le modèle du genre me paraît être celui que Dettweiler dirige à Falkenstein (1).

Cet établissement est situé au voisinage de Francfort-sur-le-Mein, c'est-à-dire dans un climat humide et froid, ne

Falkenstein.

(1) Voir *Revue de médecine* (septembre 1888).

présentant aucune des conditions que l'on considère généralement comme indispensables aux tuberculeux. Les malades y suivent une cure aussi prolongée que possible, consistant essentiellement dans l'usage réglementé et graduel de l'air, de l'aliment, de l'exercice.

La question de l'air a évidemment une grande importance, et personne ne songera à nier l'avantage qu'il y aurait à faire respirer nuit et jour aux phtisiques un air pur et constamment renouvelé. Encore faut-il s'entendre sur les moyens à mettre en œuvre pour cela et je me demande si, par trop de précipitation et faute de s'entourer de précautions suffisantes, on ne risque pas de compromettre l'avenir d'une méthode qui, en soi, est, de tous points, excellente. Nous voyons déjà se produire, dans le public médical, un courant d'idées en faveur du « traitement de la phtisie par les fenêtres ouvertes ». Les formules de ce genre ne sont pas sans danger, et je crains qu'un pareil traitement appliqué dans tous les cas, sans préparation suffisante, sans l'intervention du médecin ou, tout au moins, en dehors de sa surveillance immédiate et constante, ne présente plus d'inconvénients que d'avantages et soit pour les malades la source de beaucoup de déceptions. La cure par l'air doit être prudemment graduée, et on ne peut arriver à l'exposition permanente à l'air qu'après une série de tâtonnements destinés à produire, suivant les expressions de Dettweiler, l'*acclimatement* et l'*endurcissement* du malade. Aussi cette partie du traitement gagnera-t-elle à être faite ou, tout au moins, commencée dans un établissement fermé.

Pour Dettweiler, *le meilleur moyen d'habituer le malade à l'air est de l'y exposer étant couché*. A cet effet, le sanatorium de Falkenstein, exposé au midi, est muni de halles ouvertes sur le devant, de terrasses et de larges marquises ; les phtisiques sont transportés sous ces marquises et y restent à l'air libre, étendus sur des chaises longues. Cette exposition se fait par tous les temps, « malgré la pluie, les brouillards, les vents et la neige, malgré un froid dépassant parfois 12 degrés, très souvent sans soleil, » et elle dure de sept à dix heures par jour, quelquefois même onze heures. La chambre à coucher « est constamment aérée, les fenêtres en restent entr'ouvertes, même la nuit ».

Il va sans dire que ce traitement par le repos à l'air nécessite tout un ensemble de précautions secondaires destinées à prévenir les refroidissements : choix des vêtements, frictions sèches et humides, dans le détail desquelles je ne peux pas entrer.

La question de l'alimentation présente, pour Dettweiler comme pour moi, encore plus d'importance que celle du traitement à l'air libre ; lui aussi, il recommande d'entraîner graduellement l'estomac et de procéder par tâtonnements. « Il faut, dit-il, amener les malades, *par la persuasion ou la contrainte*, à manger souvent. » Et il leur fait faire chaque jour six repas dans lesquels les laits de vache, de chèvre et d'ânesse jouent, au moins au début, un rôle très important.

La gymnastique respiratoire, les exercices de marche et d'ascension ne devront pas non plus être livrés au bon plaisir des malades, sous peine de voir se produire *de véritables surmenages du cœur*. « Le malade débilité ne devra s'entraîner que graduellement, pour les promenades et les montées ; le surmenage, l'action violente du cœur et des poumons, les sueurs devant être évités, c'est progressivement qu'on allongera les promenades et qu'on permettra les ascensions plus difficiles... Mais ces promenades et ces ascensions ne doivent pas prendre un caractère sportique ; l'exagération, voilà le défaut qui compromet bien des traitements. »

Je passe sous silence les autres considérations d'importance secondaire développées par le médecin de Falkenstein, ayant hâte de vous donner les résultats obtenus par son traitement : sur 1 022 cas de phtisie pulmonaire avérée traités dans le sanatorium pendant dix années d'existence, de 1876 à 1886, 132 quittèrent l'établissement avec une guérison complète et 110 avec une guérison relative, soit un total de 24,2 pour 100. Le diagnostic de ces phtisies reposait, « avant la découverte du bacille, sur l'existence des signes physiques habituels et, depuis la découverte du bacille, à la fois sur l'existence des mêmes signes physiques et sur la *présence du bacille dans les crachats* ». Remarquez que ces derniers mots impliquent nécessairement qu'il s'agissait de phtisies arrivées à la période de ramollissement et d'élimination. Si le traitement donne de si beaux résultats dans d'aussi mauvaises conditions, que n'a-t-on pas le droit d'en attendre quand on l'appliquera tout à fait au début de la maladie?

Malheureusement, un pareil traitement ne peut s'appliquer encore aujourd'hui qu'aux gens riches ; mais il ne serait pas impossible que des moyens analogues fussent mis en œuvre contre la phtisie qui ravage la population misérable des grandes villes. « Il suffirait, comme le dit encore Dettweiler, de simples constructions avec tout le confort désirable pour la nuit, d'une bonne cuisine, de halles en bois largement ouvertes, de jardins boisés et du voisinage de la forêt. » Je vous parlais, dans la dernière leçon, du devoir qui s'impose à l'Assistance publique de créer un sanatorium pour le traitement des phtisiques curables et des divers malades qui peuvent être considérés comme des candidats à la tuberculose ; j'émets aujourd'hui le vœu que ce sanatorium soit construit suivant le type indiqué par Dettweiler, et que les malades puissent y trouver les ressources hygiéniques qui leur font absolument défaut dans nos hôpitaux et qui, seules, sont capables de les préserver ou de les guérir.

VINGT ET UNIÈME LEÇON.

SYMPHYSES PLEURO-VISCÉRALES.

Aspects divers des adhérences pleurales. — Elles sont générales ou partielles, minces ou épaisses, cellulaires ou fibreuses.

Adhérences *pleuro-viscérales* et *pleuro-pariétales*.

Anatomie normale et embryogénie des deux feuillets pleuraux. — Le lobule pulmonaire a d'étroites relations anatomiques et pathologiques avec la plèvre viscérale. — La plèvre pariétale appartient à la paroi thoracique.

Pathogénie des symphyses pleuro-viscérales par bronchites ou congestions chroniques. — La symphyse peut persister après la guérison du processus pulmonaire. — Symptômes de la symphyse pleuro-viscérale en voie de formation et après sa formation. — Douleurs, frottements, crépitations. — Respiration *discordante*.

Phtisie fibreuse réticulée. — Extension des adhérences au péricarde, au médiastin, au foie, à la rate et à l'intestin. — Symptômes complexes. — Observation.

Diagnostic de la symphyse pleuro-viscérale. — Emphysème pulmonaire. — Signes différentiels. — Tuberculose pulmonaire localisée. — Association de la tuberculose, de l'emphysème et de la symphyse pleuro-viscérale. — Oblitération des bronches par un bouchon muqueux. — Symphyse du poumon gauche et pneumonie droite. — Les phénomènes de la suppléance respiratoire masquent les signes de la symphyse. — Impossibilité du diagnostic.

Action de la symphyse sur les bruits pathologiques : souffle, etc., et sur la transmission de la voix. — Bronchophonie changée en égophonie. — Observation de Leroux.

Pronostic de la symphyse pleuro-viscérale, partielle ou généralisée. — Conséquences directes et indirectes de la symphyse généralisée. — Troubles circulatoires et respiratoires. — Crises dyspnéiques. — Symphyses partielles. — Leur influence sur la chronicité de la maladie sous-jacente.

Traitement préventif de la symphyse.

Messieurs,

Vous connaissez la fréquence des adhérences pleurales, car il est peu d'autopsies où nous n'en rencontrions, et vous savez qu'elles sont loin de présenter toujours les mêmes caractères. Tantôt elles consistent en une simple fusion, un accolement des deux surfaces séreuses, et la suppression de la cavité pleurale est réalisée par une soudure mince, partielle ou générale ; tantôt les végétations pleurales ont transformé les feuillets membraneux en lames scléreuses et le poumon est fixé à la paroi thoracique par des membranes qui peuvent atteindre un centimètre d'épaisseur. Dans ce cas, la plèvre pariétale est très adhérente à la face interne des côtes, s'en sépare difficilement, et la plèvre viscérale encapuchonne le poumon plus ou moins altéré.

Quelle est la cause de ces différences ? Faut-il la chercher dans la nouveauté ou l'ancienneté du processus inflammatoire de la plèvre ? Non, car les symphyses minces peuvent résulter de pleurésies chroniques, aussi bien que les symphyses épaisses. Toutefois, la durée de la maladie n'est pas sans influence sur la qualité des adhérences ; celles-ci sont d'autant plus solides que le début de la pleurésie est plus ancien, et le décollement des feuillets, facile quand la pleurésie sèche est récente, devient difficile plus tard.

Faut-il incriminer la quantité ou la qualité de l'épanchement pleural (car les symphyses ne sont pas toujours la conséquence d'une pleurésie sèche)? Généralement les exsudats purulents ou séro-purulents laissent après eux un épaississement notable des deux feuillets ; leur accolement par végétation donne ainsi naissance à une symphyse épaisse. Les épanchements séreux et abondants qui récidivent aboutissent souvent aux mêmes résultats.

La nature de la pleurésie, violente et suppurative ou chronique d'emblée, exerce donc une influence considérable sur la qualité des symphyses qui en sont la conséquence.

L'état du poumon, quand il est la cause première des adhérences pleurales, explique aussi quelquefois leur nature, et Grisolle a pu dire justement que, dans la phtisie, « les adhérences sont communément denses, serrées, difficiles à rompre, et sont en rapport, par leur nombre et leur résistance, avec l'altération du poumon et le degré auquel elle est parvenue (1) ». Grisolle parlait ici de la phtisie commune, où les symphyses du sommet sont souvent épaisses et dures, en même temps que le poumon est creusé de cavernes et sclérosé ; il en est autrement quand les tubercules sont encore discrets ou réunis en grappes et accompagnés de bronchite avec emphysème, comme il arrive dans certaines phtisies chroniques ; — la symphyse est alors généralisée et résistante, mais elle reste mince dans la plus grande partie de la surface pulmonaire et même jusqu'au sommet.

Mais la raison majeure de l'une et de l'autre variété de symphyse réside dans ce fait que, d'ordinaire, le processus de l'adhérence pleurale vient du poumon et frappe le feuillet viscéral qui fait presque tous les frais de la soudure, dans les symphyses *minces* qu'on pourrait nommer, pour ce motif, *pleuro-viscérales*, tandis que les pleurésies végétantes avec grand épanchement séreux ou séro-purulent atteignent de préférence le feuillet pariétal, dont les végétations conjonctives sont presque toujours alors plus nombreuses et plus persistantes que celles de la plèvre pulmonaire. La symphyse épaisse qui en résulte pourrait être appelée *pleuro-pariétale*. Ces deux dénominations sous-entendent ainsi deux variétés de pleurésie adhésive et deux pathogénies différentes, au moins dans la plupart des cas.

L'anatomie normale des deux feuillets pleuraux et leur embryogénie, tout autant que l'étude de leur pathologie, autorise et justifie cette division.

Vous savez que les deux feuillets de la plèvre n'ont pas tout à fait la même structure.

Le feuillet viscéral, fin et délicat, est formé d'un revêtement de cellules polygonales, où l'on voit çà et là des stomates ouverts très probablement dans les voies lymphatiques

---

(1) Grisolle, *Path. int.*, t. II, p. 253.

sous-pleurales. J'ai pu le constater de visu sur des poumons
d'enfant, et les injections de matière colorante faites dans la
plèvre des animaux fournissent une nouvelle preuve de leur
existence.

Cette couche de cellules endothéliales repose sur un lit
de faisceaux conjonctifs, de fibres élastiques étalées en membrane et où pénètrent les dernières ramifications vasculaires sanguines ; les espaces et conduits lymphatiques
occupent la couche sous-jacente qui se prolonge directement
dans les espaces interlobulaires, entre les capsules des deux
lobules voisins et jusqu'au pédicule du lobule où aboutissent
également les lymphatiques périvasculaires de l'artériole
interlobulaire et péribronchique.

Enfin les lobules pulmonaires sous-pleuraux, pourvus de
leur capsule fibreuse mince, conservent, au-dessous de ces
deux lames de la plèvre, chacun leur autonomie.

Le feuillet pariétal, au contraire, est dense, relativement
épais, couvert de minces cellules épithéliales polygonales
avec stomates, mais formé de faisceaux conjonctifs beaucoup
plus forts et fenestrés. Une couche de tissu cellulaire lâche
sépare cette membrane du périoste costal et de l'enveloppe
des muscles thoraciques ; elle se déchire assez facilement
par la traction et permet ainsi le décollement de la plèvre.

La nutrition de la plèvre pariétale est assurée par les
vaisseaux, branches de l'artère intercostale, et partage ainsi
la vascularisation et l'innervation des parois du thorax, tandis que les vaisseaux sanguins de la plèvre viscérale la rendent tributaire de la circulation bronchique et pulmonaire.

Le développement des deux feuillets accuse encore davantage leur indépendance réciproque et leur rôle différent.
Vous savez déjà comment l'épithélium se comporte sur la
somato-plèvre et sur la splanchno-plèvre ; nous reviendrons
utilement sur quelques-uns des points relatifs à l'embryogénie de ces organes.

Quand la gouttière vertébrale du feuillet externe est devenue le canal de la moelle, et que la gouttière digestive du feuillet interne est devenue la cavité pharyngienne, le mésoblaste contient déjà depuis longtemps la cavité pleuro-péritonéale. L'heure du clivage, c'est-à-dire du dédoublement du feuillet moyen en somato-plèvre et splanchno-plèvre, est la trentième après l'incubation dans l'embryon de poulet. Dans la cavité pleuro-péritonéale, on peut distinguer trois régions :

1° La surface pariétale ;

2° La surface viscéro-pariétale ;

3° La surface viscérale.

I. La surface pariétale est représentée dès l'origine par une seule couche de cellules plates qui conserveront indéfiniment ce caractère. Le tissu conjonctif sous-jacent est d'une origine incertaine. Dérive-t-il des proto-vertèbres comme les couches musculaires striées de la paroi thoracique, ou sa formation est-elle en rapport avec celle du feuillet vasculaire, comme le veut His ? C'est ce qu'il est encore difficile de décider.

II. La surface viscéro-pariétale est primitivement représentée par un épithélium plat qui, dans une région déterminée, devient plus tard épithélium germinatif, c'est-à-dire cylindrique et à plusieurs couches (région germinative). Cette transformation doit se faire sur l'embryon de poulet vers le quatrième jour. De cet épithélium germinatif naissent, d'une part, les glandes sexuelles, c'est-à-dire les tubes de Pflüger mâles et femelles, tubes séminipares et vésicules de Graaf; d'autre part, les canaux de Müller, c'est-à-dire les trompes de l'utérus.

Cette région germinative est éloignée de la cavité thoracique et n'a pas d'autre intérêt que celui d'une zone de transition entre les deux feuillets principaux.

III. La surface viscérale est formée, *dès le début*, d'un épithélium cylindrique à plusieurs couches, et les cellules profondes de cet épithélium sont peu distinctes des cellules sous-jacentes qui constituent le bourgeon bronchique. Rapidement, vers le cinquième jour, cet épithélium se différencie à son tour sous la forme d'une couche de cellules cubiques qui recouvrent le petit poumon.

Celui-ci se développe aux dépens d'un bourgeon impair et médian de la paroi antérieure de l'intestin antérieur. Ce bourgeon creux (cavité pharyngienne) pousse deux prolongements creux latéraux qui se détachent bientôt et deviennent des bourgeons bronchiques formés d'abord d'une seule cavité centrale, et bientôt de nombreux canaux alvéolaires qui se ramifient chaque jour davantage jusqu'aux culs-de-sac respiratoires.

Il est donc certain que la splanchno-plèvre n'a rien à voir avec les alvéoles pulmonaires; en revanche, il est probable que l'épithélium cylindrique prend part à la constitution du tissu interlobulaire. Nous avons vu, Messieurs, que la pathologie confirme cette manière de voir, et la pleurésie tuberculeuse de Lecl... (voir la leçon sur les pleurésies tuberculeuses, primitives et localisées) opéra cette différenciation. Les lobules pulmonaires ne contenaient aucun tubercule ; au contraire, la plèvre viscérale et les espaces interlobulaires en étaient remplis.

En outre, le tissu conjonctif interlobulaire projette dans le lobule des divisions secondaires, interacineuses et interalvéolaires ; il porte les vaisseaux sanguins et lymphatiques et pour ces raisons participe nécessairement à la pathologie du lobule, quand celle-ci ne se limite pas étroitement aux surfaces des canaux respiratoires. Or, dès que le tissu conjonctif est atteint dans le lobule, soit dans ses prolongements interlobulaires, soit même dans sa surface, la plèvre viscérale est compromise.

Toute lésion un peu profonde du lobule ou de la bronche suslobulaire a donc en définitive chance de retentir un jour ou l'autre sur la plèvre, non seulement par contiguïté, mais encore par continuité de tissu, les lymphatiques et le tissu conjonctif qui les porte étant communs.

La pathologie nous en fournit de nombreux exemples, et si les pleurésies peuvent envahir la trame même du poumon, les lésions pulmonaires et bronchiques retentissent encore bien plus souvent sur la plèvre viscérale.

On peut dire que toute inflammation corticale du parenchyme pulmonaire s'accompagne d'une pleurésie viscérale avec ou sans exsudat. Qu'il s'agisse d'une pneumonie aiguë, l'épanchement pleural peut être assez abondant pour justifier la pleuro-pneumonie d'Andral; car, sans atteindre jamais l'abondance des exsudats dus aux pleurésies vraies, il peut intervenir au moins dans la marche des signes physiques et en modifier légèrement le tableau.

Plus souvent l'exsudat séreux est faible et passager, ou même nul, ainsi qu'il arrive dans les pneumonies subaiguës, dans la spléno-pneumonie, les congestions pulmonaires ou les bronchites.

Alors, la plèvre viscérale se couvre de réseaux fibrineux et produit des bourgeons conjonctifs qui provoquent, par contact, sur la plèvre pariétale une inflammation de même nature. L'accolement, puis la soudure, la fusion des deux feuillets, c'est-à-dire la suppression, sur un point, de la cavité pleurale, sont la conséquence de ce processus commencé dans le poumon et propagé successivement aux deux plèvres.

Cette symphyse *pleuro-viscérale*, d'abord molle et facile à rompre, devient, avec le temps, résistante et ferme à ce point que les deux feuillets sont réellement confondus. Si l'inflammation première, source de tout le mal, disparaît, on conçoit que les mouvements physiologiques du poumon parviennent à rompre les jeunes adhérences et que la cavité pleurale puisse se reformer après une suppression temporaire.

Il en est tout autrement si la bronchite ou la congestion pulmonaire persistent ou récidivent. Alors se constitue peu à peu la symphyse définitive qui sera partielle ou étendue, unilatérale ou bilatérale, selon la localisation ou l'extension de l'inflammation originelle.

La symphyse peut survivre à l'affection pulmonaire initiale.

La pleurésie sèche et les adhérences qui la suivent obéissant ainsi rigoureusement à la pathologie pulmonaire, il vous sera facile de prévoir par induction l'état de la plèvre viscérale. Mais il arrive assez communément que la bronchite ou la congestion disparues, la symphyse reste comme la trace indestructible d'une maladie passagère, et que le diagnostic de la soudure des deux feuillets pleuraux dépende d'autres signes que de ceux de la lésion bronchique ou pulmonaire. Il convient donc de rechercher les moyens de la reconnaître par les symptômes qu'elle fournit directement.

On peut utilement décrire deux périodes dans la symptomatologie de la pleurésie sèche, l'une qui commence avec l'inflammation de la plèvre et s'achève quand la symphyse est réalisée ; l'autre qui s'applique à la symphyse même.

Cette division est d'autant plus nécessaire que les symptômes de la pleurésie adhésive, pris à tel ou tel moment de la maladie, diffèrent absolument, si bien que l'imperfection des descriptions symptomatologiques aboutit à la négation même de tout diagnostic.

Symptômes de la pleurésie adhésive.

Au début, la douleur est un des phénomènes les plus constants. Elle siège exactement au point lésé, s'irradiant quelquefois à distance, plus souvent circonscrite, pongitive, exaspérée par la toux et les mouvements ; l'intensité est très variable, depuis un sentiment de gêne jusqu'aux élancements violents. Le frottement ou frôlement est, avec la douleur, un des symptômes les plus fréquents ; à lui seul, il caractérise et définit le processus inflammatoire de la plèvre. Tous les auteurs font remarquer justement qu'on l'entend mal sous la clavicule, là où le poumon s'élève et s'abaisse presque sans glissement ; qu'au contraire le mouvement de locomotion des feuillets pleuraux atteint son maximum aux bords antérieur et inférieur du poumon, d'où la perception facile des frottements à ce niveau.

Le retrait des côtes inférieures dans l'inspiration indiqué par Duménil (1) comme symptôme caractéristique des adhérences pleuro-pulmonaires est loin d'être constant ; mais il a sa valeur, quoiqu'on puisse le rencontrer dans d'autres affections des voies respiratoires.

La respiration saccadée donnée par Colin (2) comme signe du début de la tuberculisation pulmonaire est une variété de frottement, et la respiration affaiblie est un signe indirect, dû le plus souvent à la douleur, dominé en tout cas par la présence du frottement.

A tous ces signes, il faut ajouter ceux qui, [nés dans le parenchyme pulmonaire, accompagnent ou précèdent les symptômes propres à la pleurésie. Telles sont les crépitations sous-pleurales, très fines et très égales, limitées aux derniers moments de l'inspiration ; tels sont les râles muqueux ou crépitants, gros, quelquefois si tenaces, si persistants au foyer même de la symphyse, témoins d'une congestion pulmonaire persistante.

Mais il arrive qu'avec le temps, tous ces symptômes s'effacent peu à peu. La douleur s'éteint, et, les frottements disparus, les crépitations et les râles s'en vont à leur tour.

Alors commence la seconde période, celle que la soudure des deux feuillets de la plèvre caractérise anatomiquement et dont la symptomatologie est, bien à tort, confondue avec la précédente. Symptômes propres à la symphyse.

La symphyse pleurale généralisée ou très étendue a pour effet immédiat de modifier les conditions physiques de la respiration. A l'état normal, le thorax, à chaque inspiration, se dilate et le poumon le suivant dans son mouvement d'ampliation, accroît tous ses diamètres : antéro-postérieur, transversal et vertical. Quand il existe une symphyse, les

____

(1) Congrès médico-chirurgical de Rouen (*Union médicale*, 1863, t. XX, p. 76).

(2) Colin, Société médicale des hôpitaux (Rapport de M. Roger, p. 100, 1861).

choses se passent autrement, ainsi que j'ai pu m'en assurer *de visu* et que le raisonnement l'indiquait *a priori*. Dans ces conditions nouvelles, chaque point de la surface du poumon étant soudé au point correspondant de la paroi thoracique, l'accroissement des diamètres latéral et antéro-postérieur est encore possible ; mais le diamètre vertical est invariable et le diaphragme ne s'abaisse que d'un mouvement insensible.

Respiration faible discordante.

Pour compenser dans la mesure du possible ce défaut d'expansion pulmonaire, le thorax se dilate à l'excès, et l'on observe alors le type de la respiration costale. Cependant, en dépit de ces efforts, l'inspiration reste très affaiblie, et il en résulte pour le médecin qui ausculte et dont la tête est soulevée avec énergie, la notion d'une disproportion remarquable entre l'étendue de l'incursion thoracique et la quantité du murmure vésiculaire. C'est à ce phénomène qu'on pourrait donner le nom de respiration faible *discordante*, et quand je le constate sans aucune modification pathologique du son ou des vibrations et sans pouvoir l'expliquer par une obstruction bronchique ou laryngée, je crois qu'on est autorisé à le rapporter à la *symphyse pleuroviscérale*.

Schème physique de la symphyse.

La respiration faible n'est donc pas à elle seule un signe d'adhérence pleurale ; il y faut certaines conditions qui deviennent le commentaire de cette faiblesse respiratoire et dont l'ensemble réalise le schème suivant :

Son =
Vibrations =
Respiration —
Incursion thoracique +

Vous remarquerez, Messieurs, que j'écarte à dessein de cette description les adhérences épaisses qui modifient le son ou les vibrations et déforment souvent la cage thoracique. Celles-ci, nous les retrouverons plus tard dans une description spéciale. Il ne s'agit ici que des symphyses minces qui ne sont suivies ni de rétraction des côtes, ni d'atrophie musculaire, ni d'abaissement du moignon de l'épaule. Le thorax ou le côté du thorax correspondant à la symphyse garde sa configuration normale, de même que le poumon conserve sa forme, son volume et ses rapports généraux. L'intégrité de la paroi thoracique d'une part, du poumon d'autre part, sont des éléments nécessaires et constants de cette variété de symphyse.

Ce signe, ou plutôt ce groupe de signes, ce schème physique se retrouve partout où la soudure des deux feuillets pleuraux existe sans végétations notables de la plèvre, partout où les deux feuillets accolés restent au-dessous ou un peu au-dessus d'un millimètre d'épaisseur. Dans les régions supérieures du poumon, sous la clavicule, par exemple, là où le mouvement de locomotion du poumon existe à peine, il semblerait que la respiration *discordante* ne devrait pas exister. Elle s'y rencontre toutefois, et, là aussi, la symphyse gêne l'ampliation pulmonaire, peut être en s'opposant au léger refoulement des espaces intercostaux qui, dans cette région, est physiologique dans les grandes inspirations.

J'ai supposé jusqu'ici que la lésion du poumon, cause initiale et majeure de la symphyse, avait disparu et la chose est fréquente pour les bronchites passagères, les pneumonies, les congestions... Mais, il arrive assez fréquemment que la maladie du parenchyme pulmonaire est essentiellement chronique, que son évolution lente et progressive provoque lentement et progressivement la fusion des deux feuillets pleuraux et persiste quand la symphyse est acquise. Il existe en effet certaines formes de tuberculisation chronique où les tubercules assez nombreux au centre même du poumon ou vers le sommet, se répandent discrètement çà et là dans quelques lobules de la masse du parenchyme et y subissent lentement la dernière transformation scléreuse. A l'autopsie, sur une section, ils apparaissent comme des

Phtisie
fibreuse
réticulée.

grains isolés, ou réunis en grappe; et leur ensemble figure assez bien une agglomération de vésicules herpétiques. Autour d'eux, des bandes de tissu fibreux, souvent très déliées, suivent le contour des lobules et des acini, dessinant un réticulum dont quelques nœuds sont occupés par un tubercule dur et ratatiné (sclérose réticulée de la phtisie chronique). Le tissu pulmonaire crépite et respire cependant, mais beaucoup d'alvéoles sont dilatés, partiellement détruits, emphysémateux.

Bref, des tubercules fibreux, semés discrètement, accompagnés de sclérose réticulée et d'emphysème, coïncident dans l'espèce avec une symphyse généralisée souvent double.

Voilà le fait capital; en outre, et communément il arrive que le péricarde et les gros vaisseaux sont englobés et immobilisés par le même travail adhésif qui a supprimé la cavité pleurale. Enfin, les surfaces du foie, de l'estomac, de l'intestin et de la rate sont partiellement accolées à la face inférieure du diaphragme par des néo-membranes denses et serrées.

On comprend quelles perturbations doit amener dans le fonctionnement de tous ces organes la suppression de leur mobilité naturelle, sans compter que les nerfs phrénique et pneumogastrique souvent comprimés deviennent la source d'irradiations douloureuses ou de crises dyspnéiques.

Les symptômes propres à la symphyse viscérale sont effacés et confondus au milieu des phénomènes variés que tant de lésions entraînent après elles; cependant le schème indiqué plus haut se retrouve assez facilement, en dehors des accès de suffocation, et le diagnostic n'est pas impossible.

Voici l'observation d'un malade où l'autopsie confirma pleinement le diagnostic porté pendant la vie.

OBSERVATION. — Host..., Valentin, cinquante-deux ans, teinturier, hôpital Laënnec, 17 février 1877. Son père fut asthmatique (?) et mourut subitement la nuit; sa mère et son frère sont bien portants. Cet homme prit en Crimée, pendant la

guerre (1856), une affection aiguë de poitrine qui le retint
un mois à l'hôpital. Il en sortit toussant un peu, mais encore
très vigoureux. Depuis cette époque, il s'enrhume facilement et, dans le cours de 1870-71, son état s'aggrava d'une
laryngite qui persiste encore aujourd'hui. Dans les années
qui suivirent, il fit plusieurs séjours successifs à l'hôpital.

Aujourd'hui (17 février 1877), il est en pleine cachexie
apyrétique, maigre et faible, crachant abondamment, respirant difficilement, presque aphone.

Dans toute l'étendue de la poitrine, qui n'est ni déformée,
ni globuleuse, j'ai constaté une expansion thoracique énorme
et un murmure vésiculaire très faible. On entend çà et là
des râles ronflants, et sous la clavicule gauche, des râles
sous-crépitants très abondants.

Devant ces signes généraux, rationnels et physiques, je
conclus à une tuberculisation chronique du poumon accompagnée d'emphysème et de symphyse généralisée.

La mort survint lentement et sans troubles circulatoires
ni pulmonaires autres que les précédents, et par une cachexie
sèche, apyrétique et progressive.

L'autopsie fit voir une symphyse pleuro-viscérale complète
des deux plèvres ; le tissu fibreux qui soudait les deux feuillets n'augmentait pas sensiblement leur épaisseur normale
et ne permettait pas leur décollement, car il fallut, pour
extraire les deux poumons, décoller la plèvre pariétale de
la paroi costale.

Les poumons congestionnés et pigmentés étaient semés
de tubercules fibreux, de sclérose réticulée et d'emphysème.

La muqueuse des bronches, de la trachée, du larynx,
était gonflée, rouge et dure, mais sans ulcération.

Sans doute, le fait même de l'existence d'une phtisie
chronique pouvait ici faire supposer *a priori* la symphyse
pleuro-viscérale ; en outre, l'état du larynx ou des bronches
ajouté à l'emphysème du poumon pouvait expliquer la gêne

respiratoire, l'ampliation thoracique exagérée et la faiblesse du murmure vésiculaire. Cependant le rôle principal devait être attribué, et le fut justement, à la symphyse des deux feuillets pleuraux.

Cette observation nous conduit au diagnostic de la symphyse pleuro-viscérale et nous commencerons par l'étude comparée des signes de l'emphysème et de la pleurésie adhésive.

Quoique, dans l'emphysème pulmonaire, le mouvement d'ampliation thoracique soit moins prononcé que dans la symphyse, l'expiration étant forcément limitée et le thorax restant toujours dilaté, cependant l'auscultation donne un peu la sensation discordante d'une large excursion thoracique pour une faible quantité de murmure vésiculaire. Établir un diagnostic différentiel sur le plus ou moins de cette sensation serait chose impossible. Mais d'autres signes se rencontrent dans l'emphysème qui manquent à la symphyse pleuro-viscérale.

Le son est légèrement exagéré, quelquefois même tympanique, et les vibrations vocales sont atténuées; enfin la région thoracique, siège de l'emphysème, est déformée.

Aucun de ces symptômes n'existe dans la soudure pleurale, et sauf la respiration faible, discordante, tout est physiologique.

Le siège spécial de l'emphysème, ou, du moins, le siège de son maximum aux régions supérieures et antérieures du poumon, sa bilatéralité, sa localisation même, sont autant de faits qui, dans chaque cas particulier, servent au diagnostic différentiel.

Ainsi, quand la symphyse est unilatérale comme il arrive fréquemment, la présence du schème qui lui appartient dans un seul côté du thorax éloigne aussitôt l'idée de l'emphysème pulmonaire; ou encore la symphyse est limitée à la partie postéro-inférieure des deux poumons, là où l'emphysème n'existe qu'à l'état d'élément de compensation et en conséquence de lésions évidentes des sommets.

Si l'emphysème est aigu et généralisé, comme il arrive quelquefois dans les accès d'asthme ou dans certaines bronchites suffocantes, le diagnostic se déduit des circonstances mêmes où s'est produite l'altération du murmure vésiculaire.

Dans la plupart des cas, le diagnostic sera donc assez facile, quoiqu'il puisse arriver que le doute soit permis et même nécessaire. La présence des tubercules pulmonaires affaiblit quelquefois la respiration, et il peut arriver, grâce à l'emphysème compensateur des lobules restés sains, que la sonorité et les vibrations n'aient pas subi de changement. Le diagnostic de la symphyse pleuro-viscérale sur ce point est alors très difficile. On peut la supposer si le diagnostic de tuberculose pulmonaire ressort des autres symptômes; en tout cas, la chose a bien peu d'intérêt. Mais le schème de la tuberculisation pulmonaire est bien rarement calqué sur celui des adhérences simples, et presque toujours le son est diminué et les vibrations sont accrues là où s'entend la respiration faible.

Vous voyez qu'ici je fais un assez bon marché de la respiration *discordante*, non pour en diminuer la valeur intrinsèque, mais parce que la perception du degré de discordance est chose toujours très délicate et que le diagnostic ne doit jamais reposer sur elle seule.

Dans la majorité des cas, le diagnostic ne se pose point entre ces trois termes : tuberculose, symphyse pleuro-viscérale, ou emphysème pulmonaire. Je reconnais cependant qu'il est des circonstances où le médecin doit résoudre ce problème, et, dans mon sentiment, l'affaiblissement du murmure inspiratoire, fait commun aux trois états pathologiques, prend sa signification des autres signes physiques qui l'entourent : submatité et augmentation du fremitus vocal pour la tuberculose; intégrité de la sonorité et des vibrations, discordance pour la symphyse; exagération du son et diminution du fremitus thoracique pour l'emphysème.

Quand l'un ou l'autre état pathologique existe à l'état de pureté, le diagnostic est donc possible ; mais s'il se rencontre sur le même point du poumon des tubercules, une symphyse pleuro-viscérale et de l'emphysème pulmonaire, le diagnostic séparé de chacune de ces lésions anatomiques deviendra fort difficile. Il est quelquefois possible cependant, et chez Host... par exemple, dont je vous ai résumé l'observation, une inspiration affaiblie et discordante étendue à toute la surface des deux poumons, dont la sonorité et les vibrations restaient normales, indiquait assez clairement la présence d'une symphyse ; les phénomènes généraux et rationnels imposaient le diagnostic de tuberculose et la longue durée (vingt ans) de la maladie permettait de conclure à la nature fibreuse des tubercules, à la sclérose et à l'emphysème concomitants.

Chacun des éléments de l'observation servit ainsi pour une part au diagnostic complet de la lésion.

Il peut arriver que l'oblitération par un bouchon muqueux d'un département bronchique diminue, sur les points correspondants, le murmure respiratoire et que les efforts d'inspiration achèvent de réaliser la respiration faible et *discordante*, les autres éléments du schème physique ne subissant aucune modification pathologique. L'erreur est ici presque nécessaire, à moins que des efforts de toux débarrassant la bronche du bouchon oblitérateur, la respiration reprenne aussitôt son ampleur momentanément altérée ; ce qui n'arrive point quand il s'agit d'une symphyse où la fixité du schème physique est un des éléments les plus précieux du diagnostic.

Quelque difficile que soit le diagnostic des symphyses pleuro-viscérales, il est donc possible que certaines conditions favorables se rencontrent; et la première c'est l'intégrité, sur le point même où existe la symphyse et à distance, du parenchyme pulmonaire. Quand, à la suite d'une bronchite par exemple, une pleurésie sèche est survenue et que la bronchite disparaît laissant la trace de son passage sous la forme d'une symphyse pleuro-viscérale, la constatation sur un point du schème indiqué plus haut suffit au diagnostic presque toujours.

Mais j'aborde une question difficile et je suppose qu'une symphyse mince existant depuis longtemps dans toute la moitié inférieure du poumon gauche, par exemple, une maladie du poumon droit survienne — une pneumonie si l'on veut, — le diagnostic de la symphyse est-il encore possible ? Que devient le schème physique qui la caractérise ?

Ici, Messieurs, et par le seul fait de la suppléance respiratoire imposée au poumon gauche, le schème de la symphyse disparaît et le murmure respiratoire cesse d'être faible et discordant. On peut dire, en principe, que la respiration supplémentaire n'atteint pas la même ampleur au niveau de la soudure des deux feuillets pleuraux que si cette soudure n'existait pas ; mais, en fait, elle cesse d'être une respiration affaiblie, et le diagnostic de la symphyse n'est plus possible. C'est ainsi qu'il m'est arrivé bien souvent dans mes recherches sur les pleurésies adhésives de méconnaître des adhérences que l'ampleur d'une respiration supplémentaire avait cachées et je puis vous citer, entre autres faits, celui d'un homme qui mourut salle Saint-Philippe, hôpital Laënnec, d'une pneumonie suppurée de la base du poumon gauche. Je cherchais à cette époque les adhérences pleuro-pulmonaires et je notais soigneusement, région par région, l'état du murmure respiratoire et des autres signes physiques.

Or, dans l'observation de ce malade, je constatais au sommet du poumon gauche et dans tout le poumon droit la présence d'une respiration supplémentaire, et je concluais qu'il n'existait aucune adhérence pleuro-pulmonaire. Je me trompais, car, trois jours après, l'autopsie me fit voir une symphyse complète et ancienne du poumon gauche et incomplète du poumon droit.

Une lésion grave ou étendue du poumon dans un point éloigné de la symphyse partielle et même dans l'autre côté suffit donc pour jeter la perturbation dans les signes de la symphyse et en rendre le diagnostic impossible.

Il en est de même et à plus forte raison quand la lésion pulmonaire siège au foyer même de la symphyse. Qu'une pneumonie, par exemple, se développe dans un lobe adhérent à la paroi thoracique par des néo-membranes minces et anciennes, on conçoit que le schème de la symphyse est immédiatement détruit et que les signes de la pneumonie couvrent ceux de l'adhérence pleuro-viscérale. En cas pareil, le diagnostic de la symphyse (diagnostic à peu près inutile du reste) ne peut se poser que par induction.

Cependant il convient ici de vous rappeler que si les symphyses pleuro-viscérales agissent en étouffant les bruits respiratoires physiologiques, elles ont la même action sur les bruits pathologiques et sur les souffles. Ceux-ci, par cela seul qu'il existe des adhérences pleuro-pulmonaires dans la section du parenchyme où ils se produisent, sont atténués surtout dans leur force et peut-être aussi dans leur timbre. Mais, comme d'autres raisons tirées soit de la quantité, soit de la qualité des exsudats, agissent de même sur les souffles pulmonaires, il est presque impossible, sur le vivant, de décider si un souffle doux de pneumonie est dû à la nature même de cette pneumonie, ou à des adhérences pleurales.

On ne pourrait *soupçonner* des adhérences pleuro-pulmonaires que si, tous les signes rationnels et généraux d'une pneumonie lobaire fibrineuse étant réunis, les souffles restaient en contradiction avec eux, c'est-à-dire doux, presque pleurétiques, au lieu d'être tubaires. Il serait légitime dans ce cas de supposer qu'une symphyse ancienne est la cause de cette irrégularité, de cette anomalie symptomatique ; mais de là à un diagnostic précis il y a loin.

Une autre conséquence de la symphyse c'est l'altération
des bruits de la voix et la modification de leur timbre. Là
où, par exemple, la bronchophonie la plus franche devrait
être entendue, l'oreille perçoit de la broncho-égophonie ou
de l'égophonie, de sorte que l'ankylose pleurale agit ici
comme une sourdine posée sur le chevalet d'un instrument à
cordes. Je pourrais vous en citer des exemples tirés de ma
pratique accompagnés par l'autopsie. J'aime mieux vous
rapporter l'observation suivante empruntée à Leroux (1).

« Louis Lefébure, âgé de vingt-quatre ans, entre au Val-
de-Grâce le 1er juin 1824, se déclarant malade depuis quatre
jours. Tous les symptômes d'une pneumonie aiguë lobaire
sont admis : point de côté violent, fièvre vive, crachats sanguinolents.

« A l'auscultation, la respiration s'entend à droite ; à
gauche, au contraire, et à la base, elle est nulle. En ces points,
vers les bords antérieurs de l'omoplate, à la hauteur qui sépare la septième de la huitième côte, on distingue une égophonie tellement bien caractérisée que le médecin engage
l'élève à l'écouter attentivement, afin d'avoir un type du
phénomène pathologique.

« Dans les deux jours suivants, les mêmes phénomènes
généraux et locaux persistent et l'égophonie reste bien évidente quoiqu'elle perdît un peu de son intensité. Cependant
le mouvement inflammatoire n'ayant cédé ni aux saignées
générales, ni aux sangsues, ni aux ventouses, le malade
mourut le 3 juin, le septième jour de sa maladie, ayant
offert jusqu'aux derniers moments de l'égophonie et une
absence complète de la respiration dans les parties inférieure et gauche de la poitrine.

« L'autopsie est pratiquée douze heures après la mort.—
« On s'attendait, d'après l'évidence de l'égophonie, à trou-

(1) Leroux, Thèse 1825 [(citée par Mara, Paris, 1874. Thèse inaugurale).

« ver un épanchement dans le côté gauche. Quel fut l'éton-
« nement des assistants à l'ouverture de cette cavité,
« lorsqu'on vit le poumon gauche *hépatisé* dans une grande
« partie de son étendue, remplissant toute la cavité thora-
« cique et présentant la plèvre qui l'entoure intimement
« adhérente à la plèvre costale par un tissu cellulaire serré
« qui ne laissait aucun intervalle entre le poumon et la
« paroi de la poitrine. Ce poumon était presque entièrement
« hépatisé dans son lobe inférieur, offrant à la coupe un
« *aspect granuleux*, une couleur rouge jaunâtre et laissant
« suinter à la surface une matière sanguinolente épaisse. »

Voilà certes un bel exemple, bien démonstratif, car il est
aussi simple que possible, de l'influence des symphyses
pleurales sur les signes physiques des maladies du poumon
sous-jacent.

Et cette action réciproque de la maladie du poumon sur
les signes de la symphyse pleuro-viscérale et de celle-ci
sur les signes des lésions pulmonaires nous permet de conclure à l'extrême difficulté, à l'impossibilité du diagnostic
des adhérences pleurales dans une foule de cas.

Celui-ci n'est possible que dans certaines circonstances,
en particulier lorsqu'il n'existe aucune altération sérieuse,
voisine ou lointaine du parenchyme pulmonaire.

La perturbation directe ou indirecte exercée sur les
signes de la symphyse aboutit à cette conséquence de fait :
la disparition des symptômes de l'adhérence pleuro-pulmonaire.

Il en est de même quand des ronchus ou des râles muqueux couvrent la respiration *discordante*.

Mais les difficultés de ce diagnostic ne s'arrêtent pas là,
et vous avez vu que l'emphysème pulmonaire, la tuberculose naissante, l'oblitération incomplète des bronches peuvent être facilement confondus avec la symphyse pleuro-
viscérale.

Le pronostic des symphyses pleuro-viscérales dépend

surtout de leur étendue. Il ne peut exister aucune comparaison entre les adhérences partielles des deux plèvres, limitées par exemple à un lobe ou à une partie d'un lobe et une adhérence généralisée à la surface des deux poumons.

Ce dernier cas, de beaucoup le plus rare, ne se rencontre guère que dans la bronchite chronique tuberculeuse, et le cas de Host est un type assez fréquemment réalisé dans la pratique. Quand la symphyse est totale, le fait même de la suppression d'une portion de la cavité pleuro-péritonéale a des conséquences directes et indirectes. Les premières sont relatives au rôle physiologique de cette cavité sur la lymphe qui baigne sa surface. Nous savons peu de choses sur ce point. Les secondes, d'ordre physique, sont beaucoup plus importantes et mieux connues.

Le poumon fixé à la paroi costale perd une partie de son activité physiologique proportionnée à la perte de sa faculté de locomotion et à la suppression du vide pleural. Nous étudierons dans la leçon prochaine les effets de cette nouvelle condition de fonctionnement. Qu'il vous suffise de savoir qu'ils portent sur l'abondance et la circulation de l'air intrapulmonaire, d'une part, sur la circulation sanguine et lymphatique, d'autre part. Dans les autopsies où se rencontrent les symphyses pleuro-viscérales complètes, les poumons sont généralement congestionnés et pigmentés, même si l'asystolie cardiaque n'a pas été la cause indirecte de la mort. On peut en conclure hardiment à un trouble permanent de la circulation bronchique et pulmonaire, conséquence indirecte de la symphyse.

La fixité du poumon aux côtes a encore une autre conséquence indirecte en diminuant l'élasticité du poumon chargé d'obéir désormais à l'élasticité des parois thoraciques au lieu de la conduire et de la solliciter, comme il arrive à chaque expiration, dans l'état physiologique. Les sécrétions bronchiques sont ainsi difficilement expulsées et tous les actes qui relèvent de l'effort plus ou moins paralysés.

Enfin la propagation de la sclérose pleurale au tissu cellulaire du médiastin peut immobiliser les grands vaisseaux, comprimer les nerfs si nombreux et si importants en cette région, et devenir ainsi la cause de crises douloureuses ou dyspnéiques.

Quand la symphyse pleuro-viscérale est limitée, ses conséquences pathologiques sont beaucoup moins sérieuses, car la gêne qu'elles apportent à un lobe ou à un fragment de lobe pulmonaire ne compromet sérieusement ni la circulation, ni la fonction de l'organe. C'est ainsi que la soudure des lobes pulmonaires entre eux, ou du bord inférieur du poumon au diaphragme, ou du sommet du poumon dans sa loge, passe souvent inaperçue et ne cause aucun dommage réel. Ces adhérences partielles peuvent, à l'occasion, rendre au poumon le service de le maintenir en contact avec la paroi thoracique ; mais abstraction faite de cette utilité problématique, elles n'ont pas de gravité.

Cependant j'ai pu constater souvent que si la surface d'un lobe est partiellement adhérente au thorax, cette partie du poumon reste plus sensible que toute autre à tous les troubles circulatoires. La congestion y est plus intense, les ecchymoses supplémentaires plus larges et plus nombreuses, etc. Nous pouvons rapprocher ce fait de la persistance bien connue des signes de la congestion ou de la bronchite derrière les adhérences pleurales et y voir au moins une cause adjuvante de la chronicité des râles ou autres bruits adventices.

Il convient peut-être, pour apprécier la valeur pronostique des symphyses partielles, de distinguer les cas où le poumon, revenu à l'état normal, fonctionne régulièrement, malgré les adhérences pleurales, de ceux où le parenchyme pulmonaire est resté congestionné ou enflammé. Nul doute que, dans cette dernière hypothèse, la symphyse pleuro-viscérale ne contribue à entretenir l'affection pulmonaire, à la transformer en une maladie chronique.

Votre devoir, Messieurs, est donc de prévenir de votre mieux, sinon la pleurésie sèche, du moins les symphyses étroites et serrées qui ne permettent aucun mouvement de glissement des faces et des bords du poumon.

Une fois réalisée, cette symphyse échappe à tous vos efforts ; mais vous savez qu'elle y met un certain temps, et que les adhérences sont d'abord molles et extensibles. Il est impossible, sans doute, de fixer la date, même approximative, où l'accolement fibreux et inextensible a remplacé les adhérences élastiques des premiers jours. Il suffit que vous sachiez que la symphyse pleurale est la conséquence presque obligée de toute pneumonie corticale, de toute congestion, de beaucoup de bronchites persistantes, pour que vous provoquiez de la part de vos malades convalescents une gymnastique pulmonaire active, seule capable d'empêcher la transformation fibreuse des néo-membranes végétantes.

Tous les exercices du corps modérés et rythmés, tous les grands mouvements d'ampliation thoracique, vous conduiront au but, et préviendront sinon sûrement, du moins dans la mesure du possible, les symphyses pleuro-viscérales.

VINGT-DEUXIÈME LEÇON.

SYMPHYSE PLEURO-PARIÉTALE.

MESSIEURS,

En regard des symphyses pleuro-viscérales, il convient de placer les symphyses pleuro-pariétales et d'en faire l'étude comparative.

Inflammation du feuillet pariétal de la plèvre.

Il est de règle que les premières succèdent à un état pathologique du poumon et surtout à la tuberculose commune ou chronique ; il est de règle que les secondes succèdent à une inflammation primitive de la plèvre avec

prédominance du processus dans le feuillet pariétal. La lecture des observations qui se rapportent au sujet qui nous
occupe fournit malheureusement peu de détails, car l'examen
du feuillet pariétal y est souvent omis; toutefois, quand cet
examen a été fait, l'épaississement des néo-membranes costales y est toujours noté comme très supérieur à celui des
néo-membranes viscérales.

Déjà, à propos des pleurésies tuberculeuses primitives, je
vous ai cité deux observations où le fait était hors de doute;
on peut en trouver çà et là quelques-unes aussi démons-
tratives. Si vous ouvrez la clinique d'Andral, vous y lirez
la relation de deux autopsies de pleurésies qui confirment
tout à fait mon opinion. — L'une est relative à un homme
de quarante-sept ans, atteint, dans le cours d'une grippe,
de pleurésie gauche qui devint rapidement purulente et fut
traitée par l'empyème. Le malade mourut sept mois après
le début des accidents et on trouva le poumon gauche
refoulé contre la colonne vertébrale, toute la surface des
plèvres tapissée de fausses membranes. Andral ajoute : « La
fausse membrane recouvrant le poumon avait manifestement moins d'épaisseur que celle de la plèvre pariétale, la
première offrant deux lignes au maximum et la seconde trois
ou quatre. » (Obs. II, p. 611.)

Dans l'autre fait, la pleurésie devint purulente après
l'empyème et entraîna la mort après deux mois de maladie.
Dans le détail de l'autopsie, Andral insiste sur les caractères
très différents des fausses membranes qui recouvrent les
deux feuillets ; en outre, la fausse membrane pariétale présentait, en certains points, une épaisseur de deux ou trois
lignes; au contraire, l'épaisseur de la fausse membrane viscérale était assez uniformément d'une ligne (1).

L'étude de chacun des deux feuillets dans le processus
pleurétique n'est pas toujours aisée ; lorsque, après la dispa-

(1) Andral, *Clinique médicale*, Obs. I, p. 583.

rition du liquide, la soudure est devenue complète et que la transformation scléreuse est très avancée, il devient assez difficile de faire la part de chacune des deux plèvres. Dans les deux observations que M. Rejimbeau a publiées dans sa thèse (1), l'adhérence des deux feuillets était si intime qu'il fallut enlever la plèvre pariétale avec le poumon et la description de la sclérose pleurale porte en bloc sur les deux feuillets. De même l'observation de M. Barth (2), sur une enfant de huit ans, observation relative à une pleurésie sèche tuberculeuse primitive, ne relate que l'épaississement extrême des adhérences, l'atrophie pulmonaire consécutive et la présence de tubercules pleuraux.

Des recherches ultérieures viendront sans doute confirmer le rôle prépondérant de la plèvre pariéto-costale, sinon dans toutes, au moins dans beaucoup de pleurésies chroniques ou purulentes, qui, après la thoracentèse ou l'empyème, guérissent lentement et par un processus de végétation néo-membraneuse.

Je voudrais surtout laisser dans vos esprits cette idée que les deux sortes de symphyses, *pleuro-viscérales* et *pleuro-pariétales*, n'ont pas, généralement au moins, la même origine ; que l'une dépend d'une lésion pulmonaire et l'autre d'une inflammation primitive de la plèvre ; mais j'accorde que certaines scléroses du poumon peuvent se compliquer à la longue de végétations néo-membraneuses épaisses, et certaines pleurésies passagères laisser des adhérences minces.

Ma proposition vise la généralité et non l'universalité des faits.

 Toute symphyse pleurale, quelles que soient son origine et sa nature, entraîne pour les fonctions et la circulation pulmonaire des conséquences d'une gravité proportionnelle à son

(1) Rejimbeau, Thèse de Paris, 1878.
(2) Barth, *France médicale*, 1879.

étendue. Quand la symphyse est partielle, son action nocive s'exerce directement sur le point qu'elle occupe et n'entrave pas sérieusement la mécanique respiratoire ni l'action chimique de l'hématose; il n'en est pas de même quand les adhérences sont généralisées, et surtout quand elles sont en même temps bilatérales.

Vous trouverez, messieurs, dans une thèse très bien faite que j'ai déjà citée, de M. Lalesque (1), l'histoire et la critique des opinions émises par les physiologistes sur le rôle de l'expansion pulmonaire dans la petite circulation, et vous me permettrez une courte analyse des meilleurs travaux sur ce sujet.

L'impulsion du ventricule droit étant, sans conteste, la cause première de la circulation sanguine dans les vaisseaux du poumon, quelle est la part d'action des mouvements d'inspiration et d'expiration ? Agissent-ils sur le cours du sang dans l'artère et les vaisseaux pulmonaires, et comment agissent-ils ?

Haller, Barry, Magendie, MM. d'Arsonval et Héger soutiennent que chaque mouvement d'inspiration produit à la fois dans le poumon un appel de l'air atmosphérique et du sang de l'artère pulmonaire, et chaque mouvement d'expiration l'action inverse.

Malheureusement Poizeuille, MM. Quincke et Pfeiffer, Funcke et Lotschenberger soutiennent exactement le contraire. Dans l'opinion de ces physiologistes, quand le poumon se dilate, les vaisseaux capillaires s'allongent et se rétrécissent; d'où le ralentissement du courant sanguin pendant l'inspiration et son accélération pendant l'expiration.

On pourrait opposer à cette affirmation un démenti fondé sur l'anatomie. Les poumons qu'on examine au microscope ont les capillaires extrêmement flexueux; l'inspiration les déploie sans les allonger ni les rétrécir; il n'en est pas de

____

(1) F. Lalesque, Thèse de Paris, 1881.

même de l'inspiration forcée ou permanente de l'emphysème. Ici, les surfaces respiratoires et vasculaires ne sont pas adaptées et les capillaires sont allongés et rétrécis.

M. Lalesque combat cette seconde opinion par d'autres arguments, et après avoir fait justement remarquer qu'il est difficile *a priori* d'accepter qu'au moment précis où l'air afflue dans le poumon, le sang qui doit se vivifier à son contact y soit réduit au minimum, il critique la méthode expérimentale employée par ces physiologistes qui paraissent avoir confondu l'insufflation du poumon, sorte de dilatation forcée, avec son ampliation physiologique.

Que les fragments des poumons de grenouille insufflés, sur lesquels Poizeuille fit des recherches, s'anémient pendant l'inspiration et se congestionnent pendant l'expiration, c'est possible; mais de là à conclure à ce qui se passe dans la respiration physiologique, il y a loin. De même, les animaux à thorax ouvert et soumis à la respiration artificielle, par Funcke et Lotschtenberger, se trouvent dans des conditions différentes, inverses même, de celles d'un animal respirant librement.

Chez celui-ci, l'inspiration thoracique, le mouvement d'expansion pulmonaire et l'air inspiré sont toujours dans la profondeur du poumon à une tension un peu inférieure à celle de l'air atmosphérique (1). L'existence de cette diminution de tension a une double conséquence : elle active le renouvellement de l'air intra-alvéolaire en l'attirant dans les bronches et favorise ainsi les échanges gazeux de l'air et du sang.

Au contraire, la circulation du poumon chez les animaux qu'on insuffle, au lieu de se faire dans un milieu de pression négative, se fait dans un milieu de pression égale ou supérieure à celle de l'air atmosphérique. L'une des forces de mouvement du sang, l'aspiration ou succion, se trouve ainsi

(1) P. Bert, *Leçons sur la physiologie comparée de la respiration,* 1870.

supprimée. D'où les résultats contradictoires des expériences.

M. d'Arsonval (1) reprit cette étude de la mécanique respiratoire en évitant ces causes d'erreur par un nouveau procédé. Il soumit, dans le thorax *fermé*, le poumon d'un chien à une circulation artificielle, établie de la veine cave inférieure à l'aorte, et en dilatant le poumon par des tractions sur le diaphragme, il vit que l'inspiration favorisait le passage du sang dans le poumon.

MM. P. Héger et Spehl (2) ont ingénieusement profité de la possibilité d'ouvrir le médiastin par l'incision longitudinale et l'ablation d'une partie du sternum, sans pénétrer dans la cavité pleurale, pour établir une fistule péricardique. A l'aide de cette fistule, ils jettent une ligature sur les gros vaisseaux de la base du cœur et s'en servent pour emprisonner le sang dans le poumon, soit dans l'inspiration, soit dans l'expiration.

La quantité du sang est ensuite appréciée par le procédé colorimétrique de Welcker.

Ils virent ainsi que, pendant l'inspiration naturelle, les poumons contiennent plus de sang que pendant l'expiration.

Enfin, messieurs, les expériences de M. Lalesque, dans lesquelles il avait pris soin de mettre sous *pression négative* le poumon en expérience, l'ont conduit aux mêmes conclusions qu'il formule ainsi : « Pendant les deux temps de la respiration, les vaisseaux pulmonaires reçoivent du sang ; mais l'inspiration favorise leur réplétion, tandis que l'expiration favorise leur évacuation. » (*Loc. cit.*, p. 70.)

Vous remarquerez, messieurs, que la raison de cette séparation des physiologistes en deux camps vient de ce que les uns ont ménagé et respecté le *vide pleural* dans leurs expériences, et que les autres l'ont négligé. Il n'en faut

(1) D'Arsonval, Thèse de Paris, 1877.

(2) P. Héger et Spehl, *Recherches sur la fistule péricardique chez le lapin* (Extrait des *Archives de biologie*, Belgique, vol. II, 1881. Cité par Lalesque).

28

pas davantage pour vous faire comprendre l'importance de cette condition physique qui gouverne et règle pour une part la circulation de tous les organes contenus dans le thorax, les gros vaisseaux, artères et veines, le cœur droit et le poumon. C'est le vide pleural qui provoque l'ampliation périphérique du poumon et l'afflux de l'air et du sang dans la périphérie des lobules, surtout dans les lobules sous-pleuraux.

Barry, Donders, Rosapelly (1) ont étudié et mesuré la pression négative qui règne dans toute la surface du poumon, quand le vide pleural physiologique existe, et l'ont évaluée à — 10, — 12 millimètres, à la fin de l'inspiration, et — 6,5 — 4,5, à la fin de l'expiration.

Cela étant, messieurs, supposons que, pour une raison d'ordre pathologique, le vide pleural soit détruit et vous voyez les conséquences directes ou indirectes qui en résultent. La fonction pulmonaire, au lieu de s'exercer sous pression négative, se fait sous pression égale ou supérieure à celle de l'atmosphère ; l'inspiration du liquide et des gaz est supprimée, et ce manque de l'une des forces qui président à la mécanique respiratoire aboutit à l'immobilité relative de l'air intra-alvéolaire et à la diminution du courant sanguin. Les combustions respiratoires ainsi amoindries sont la cause indirecte d'une anémie progressive, et la gêne de la circulation conduit peu à peu à la surcharge des vaisseaux pulmonaires et à l'asystolie. Le pneumothorax supprime le vide pleural. Si le poumon est libre d'adhérences, il s'affaisse ou mieux se rétracte, et sa fonction est brusquement supprimée. Ici, la destruction complète et brusque du vide pleural a pour conséquence immédiate l'affaissement de l'organe réduit à une respiration tout à fait rudimentaire, c'est-à-dire limitée aux canaux bronchiques, pourvus d'anneaux rigides.

Mais un pneumothorax partiel ou restreint par des adhé-

Action
du
pneumothorax
sur le vide
pleural.

(1) Rosapelly, Thèse de Paris, 1873.

rences disséminées, supprime le vide pleural sans détruire la fonction pulmonaire, et l'air et le sang continuent à circuler, quoique dans des conditions moins favorables à l'hématose et à la mécanique cardio-pulmonaire. Des troubles éloignés peuvent en être la conséquence ; le présent est sauvegardé.

Les pleurésies avec épanchement agissent de même et les recherches de Peyrot (1), Quincke (2), Leyden (3), Potain et Homolle (4) et Pitres (5), ont démontré que la présence d'un épanchement intra-pleural transforme la pression négative qui s'exerce à la surface du poumon normal, en une pression positive pouvant s'élever jusqu'à + 20 et + 30 millimètres d'une colonne mercurielle manométrique.

Pour comprendre la raison de ce phénomène, il faut se reporter aux causes de la pression négative, et se souvenir que cette pression est fournie par plusieurs facteurs : l'élasticité pulmonaire, la pression normale de l'air contenu dans les bronches et la résistance des parois thoraciques à la pression atmosphérique. En négligeant ce dernier facteur, le moins important de tous, et en associant les deux premiers dans l'acte respiratoire, nous sommes conduits à signaler l'influence extrême de l'étendue des mouvements d'inspiration et d'expiration sur la pression intra-thoracique.

Si dans l'inspiration normale, la pression négative atteint — 10 ou — 12 ; si, dans l'expiration ordinaire, cette pression reste encore à — 6,5 ou 4,5, telle inspiration exagérée peut élever la pression négative à — 30, — 50, — 54, et telle expiration forcée peut changer la pression négative de l'expiration en pression positive + 20, + 60,

----

(1) Peyrot, *Archives générales de médecine,* décembre 1876.
(2) Quincke, *Deutsch. Arch. für klin. Med.,* I, xxi, p. 264.
(3) Leyden, *Charité Annalen,* 23 jahrg, 1878. Berlin, p. 264.
(4) Homolle, *Revue mensuelle,* février 1879 ; *Revue des sciences médicales,* 1880.
(5) Pitres, *Journal de médecine de Bordeaux,* juin et juillet 1881.

+ 100 ! La *pression thoracique* est donc soumise à la puissance de l'acte respiratoire. Normalement, à la fin d'une expiration, cette force d'aspiration mesurée par la pression négative est encore de — 6,5 à — 4,5 ; mais on conçoit que la présence d'un épanchement puisse refouler le poumon au delà des limites physiologiques de l'expiration et que, la capacité du poumon ainsi diminuée, la pression négative y soit transformée en pression positive ; c'est ce qui arrive dans la très grande majorité des cas, et la quantité de pression positive dans la plèvre, et par conséquent dans le poumon, est généralement proportionnelle à la quantité de l'épanchement.

Quand on pratique la thoracentèse, la pression négative tend à reparaître à mesure que le liquide s'écoule, c'est-à-dire à mesure que la décompression pulmonaire se produit, et si le parenchyme pulmonaire n'est pas congestionné ou altéré, son ampliation revient bientôt à la normale ; à ce moment qui coïncide avec l'évacuation complète du liquide, la pression positive arrive à zéro.

Vous comprenez toute l'importance de ces faits. Si la pression est positive dans la plèvre, l'influence normale qui favorise la circulation pulmonaire (aspiration thoracique) est supprimée. Elle est remplacée par une influence inverse qui entrave le cours du sang et place le poumon malade dans les conditions mêmes de l'expérience de Funcke et Lotschenberger. Ajoutez à cette cause de congestion le fait de la compression des lobules, et vous comprendrez quelle perturbation peut apporter, dans la fonction du poumon sous-jacent, la présence d'un liquide abondant dans la cavité pleurale.

L'action indirecte s'exerce sur le poumon du côté sain soumis à une circulation et à une respiration supplémentaires qui peuvent conduire à une surcharge sanguine dans cet organe et dans le cœur droit.

Personne, que je sache, ne s'est posé la question de savoir quel changement une symphyse pleurale étendue ou généralisée peut apporter à la pression intra-thoracique, et je manque de documents précis et d'expériences (si les expériences sont possibles) pour répondre convenablement. Toutefois, les éléments qui sont en nos mains autorisent certaines inductions. On peut affirmer, il me semble, que toute symphyse, quelque mince qu'elle soit, par cela seul qu'elle immobilise le poumon, entrave son expansion et son retrait.

Cela posé, et l'aspiration thoracique variant avec la capacité élastique et réductible du poumon, on peut déduire qu'elle est diminuée en proportion directe de la gêne des mouvements de locomotion. Si, par le fait d'adhérences pleurales, le vide intra-thoracique ne disparaît pas complètement, si la périphérie du poumon reste encore sous pression négative, on peut cependant affirmer que la quantité de cette pression est diminuée. La réplétion des vaisseaux sanguins est donc moins parfaite pendant l'inspiration et leur déplétion moins complète pendant l'expiration.

Il en résulte une stase relative du sang dans le poumon, qui se traduit, à la longue, par la pigmentation de l'organe et qui peut facilement, si quelque cause seconde vient rompre cet équilibre instable, conduire à la surcharge du cœur droit et à l'asystolie.

Mais si la symphyse *pleuro-viscérale* cause de pareils dommages, la symphyse épaisse ou *pleuro-pariétale* peut en entraîner de plus grands encore. Non seulement elle limite l'expansion pulmonaire, mais elle comprime réellement le poumon, comme pourrait le faire un épanchement; elle restreint, en outre, l'élasticité thoracique, et par cette action combinée, peut aboutir à la suppression complète de la pression négative. Nous sommes au moins légitimement autorisés à le supposer par la persistance presque indéfinie des phénomènes congestifs et inflammatoires derrière les néo-membranes épaisses de la plèvre, et par la fréquence de l'asystolie terminale.

J'espère, messieurs, que cette digression un peu longue ne sera pas sans utilité pour vous, si vous retenez ceci, que toute symphyse diminue l'aspiration thoracique et entrave la circulation pulmonaire et que les symphyses épaisses sont encore plus nuisibles que les autres.

Il convient maintenant d'aborder l'étude des néo-membranes pleurales qui constituent la symphyse et les lésions du parenchyme pulmonaire sous-jacent.

Les néo-membranes peuvent se développer dans la plèvre dans deux circonstances ; ou bien par le fait d'une pleurésie chronique sèche et végétante — la chose est rare — ou bien dans le cours et à la suite d'une pleurésie avec épanchement — le fait est commun.

Symphyse
pleuro-
pariétale
tuberculeuse.

Comme exemple du premier groupe, je vous citerai de nouveau l'observation que M. Barth a publiée. Il s'agit d'un enfant de huit ans, chez lequel une pleurésie double des deux sommets fut prise pour une induration tuberculeuse des poumons. L'enfant mourut cachectique, et l'autopsie fit voir que les lobes supérieurs de chaque poumon étaient coiffés d'une coque membraneuse épaisse de 2 centimètres en moyenne et semée de tubercules. Le parenchyme pulmonaire était flasque, dense, très peu crépitant, non friable. Il ne contenait aucun tubercule.

Il s'agit donc d'une pleurésie tuberculeuse primitive, affection plus fréquente chez l'enfant que chez l'adulte.

Une tuberculisation pulmonaire localisée peut de même donner naissance à des coques néo-membraneuses très épaisses, tuberculeuses ou non et sans exsudat préalable ; mais ces cas exceptés, les symphyses épaisses succèdent toujours aux pleurésies chroniques exsudatrices.

Symphyses
consécutives
aux
pleurésies
purulentes.

Le plus souvent, l'épanchement est purulent d'emblée, ou devient purulent dans le cours de la maladie, quelquefois après la première ponction ; quelquefois l'épanchement reste séreux jusqu'à la fin. Dans les deux cas, les plèvres vivement enflammées se couvrent de stratifications fibrineuses sous lesquelles végètent des bourgeons conjonctifs qui s'uniront à de semblables bourgeons venus de la plèvre opposée, et réaliseront ainsi la soudure des deux plèvres. Pour que celle-ci soit possible, il faut naturellement que le liquide pleural se résorbe peu à peu, et que le rapprochement des deux feuillets de la plèvre soit rendu possible par l'expansion pulmonaire, d'une part, et le retrait de la paroi costale, d'autre part. Sinon, il arrive que les bourgeons de chaque partie de la plèvre s'étalent en membrane fibreuse, lisse ou villeuse, sèche ou sanguinolente, mais incapable, désormais, de s'unir avec la surface voisine.

Étant donné le cas le plus commun, celui d'une pleurésie chronique purulente, il peut arriver que le malade succombe avec un grand épanchement qui refoule en sens inverse le poumon et la paroi thoracique, ou que, malgré l'empyème, le kyste pleural sécrétant toujours un peu, il succombe à l'hecticité.

Dans ces deux circonstances, la soudure par végétation des deux feuillets pleuraux est impossible; mais il arrive aussi que, le liquide se résorbant peu à peu, le malade guérisse par ankylose pleurale.

Une fois établie, la symphyse *pleuro-pariétale* persiste indéfiniment; mais selon que le poumon a été plus ou moins compromis, l'avenir est différent.

L'étude des lésions pulmonaires concomitantes ou consécutives de la pleurésie sont ainsi du plus haut intérêt, car elles dictent souvent le pronostic immédiat et gouvernent toujours le pronostic éloigné.

État du poumon sous les fausses membranes.

Or, il s'en faut que l'état du poumon soit toujours semblable dans la période où l'épanchement le comprime et le refoule.

A ce moment, le parenchyme de l'organe subit les effets mécaniques de la compression. Ceux-ci peuvent être isolés et le poumon sain, quoique ratatiné, plissé, réduit à un moignon charnu, digne du mot que Laënnec a créé pour le caractériser : la carnification. Cet état peut persister pendant très longtemps, même si la plèvre viscérale étouffe le poumon dans une enveloppe épaisse.

Vous trouverez dans l'*Anatomie pathologique* de Cruveilhier, tome VI, la relation d'un fait qui témoigne de la résistance prolongée du tissu pulmonaire aux processus inflammatoires du voisinage.

« Un individu, affecté depuis *plusieurs mois* d'un hydrothorax à gauche, tellement considérable, que la matité était aussi complète au sommet qu'à la base et que les battements du cœur ne s'entendaient plus qu'à droite, s'éteignit par asphyxie lente. Or, le diaphragme avait été tellement refoulé qu'il était convexe en bas et concave en haut. Le médiastin, refoulé à droite, présentait dans ce sens une convexité qui rétrécissait la cage thoracique droite. Le poumon gauche, enveloppé d'une coque membraneuse fort dense, était appliqué contre le médiastin et la colonne vertébrale, et son volume n'égalait certainement pas celui du poing. La plèvre costale était également tapissée par une pseudo-membrane très dense. Je fais pratiquer l'insufflation par la trachée ; mais le poumon immobile résiste aux efforts les plus considérables. Alors, déchirant avec l'ongle l'écorce pseudo-membraneuse qui l'étreint, pendant que l'insufflation continuait, nous voyons successivement surgir sous forme de hernie les parties du poumon correspondantes ; l'insufflation révèle, en outre, la parfaite intégrité du tissu pulmonaire. »

Vous connaissez un autre fait du même genre et la femme Demange, dont je vous ai cité l'observation, avait aussi conservé, malgré une compression longtemps prolongée, un poumon sain, c'est-à-dire insufflable et dépourvu de toute altération grossière. Réduit à l'état de moignon ratatiné, le tissu pulmonaire était gris et mou, doux au toucher, non friable et non crépitant ; il ressemblait à de la chair macérée. En quelques points de la surface, les lobules

pulmonaires étaient encore visibles et paraissaient atrophiés. Partout ailleurs, ils étaient confondus.

L'examen histologique de ce poumon rapproché de celui
de plusieurs autres qui avaient également subi la compression par pneumothorax ou épanchement, mérite de nous
arrêter un peu, car les auteurs ne s'accordent guère ni sur le
nom à donner à cet état du poumon, ni sur le fond même
des lésions.

Tantôt on dit que le poumon est atélectasié ; tantôt on le
dit atrophié (Poulin) (1) ou réduit à l'état fœtal, ou carnifié.
Ces termes sont loin d'être synonymes. Cependant il y
aurait, il me semble, avantage à en choisir un et à s'y tenir.

L'atélectasie est une lésion causée par l'oblitération d'un Atélectasie.
système bronchique et caractérisée par l'affaissement des
alvéoles et la résorption de l'air qu'ils contiennent, mais
aussi par une congestion intense avec desquamation épithéliale, et souvent par un exsudat albumineux (Balzer).

L'état fœtal s'entend d'un poumon qui, n'ayant pas res- État fœtal.
piré, ne contient pas encore d'air, et dont les canaux respiratoires, sous forme de fentes, sont revêtus d'épithélium
cylindrique.

L'atrophie s'entend d'une dégénérescence avec ou sans Atrophie.
résorption du tissu d'un organe.

Or, le poumon comprimé par un épanchement n'est ni
atélectasié, ni fœtal, ni atrophié. Il a de commun avec ces
états pathologiques le défaut d'air atmosphérique, et c'est
tout. Il ressemble à de la chair macérée et on peut lui conserver le nom de Laënnec et l'appeler poumon carnifié, ou
mieux encore, peut-être, dire qu'il est en état de collapsus.

Le poumon comprimé ou collapsé n'est pas tout à fait Carnification
ou
sain, et l'examen histologique y révèle des lésions intéres- collapsus.
santes qui portent sur les cellules de revêtement, sur le
tissu conjonctif et sur les vaisseaux. Les cellules, sans

(1) Poulin, *Étude sur les atrophies viscérales* (Thèse de Paris, 1881).

revenir à l'état cubique, font une saillie anormale sur la section de l'avéole vue de profil. Elles apparaissent comme un revêtement endothélial gonflé. Beaucoup plus nombreuses que normalement sur le même champ microscopique, elles paraissent multipliées et proliférantes, mais il n'en est rien. Le tissu conjonctif de la paroi alvéolaire semble aussi plus épais, mais c'est encore un effet du tassement qu'ont subi tous les éléments constitutifs du poumon. Enfin la paroi des petits vaisseaux semble hypertrophiée, et leur lumière réduite à un orifice microscopique. Autour d'eux, dans leur gaîne ou dans les lymphatiques périphériques, s'accumulent souvent de nombreuses granulations pigmentaires.

On conçoit que les lésions réduites à un changement d'aspect puissent être rapidement effacées par le retour à la fonction, par la pénétration chaque jour plus profonde de l'air atmosphérique, par l'expansion pulmonaire.

Pneumonie chronique systématique. Il n'en est pas de même quand le tissu conjonctif du poumon a subi de bonne heure une altération véritable liée à l'inflammation de la plèvre. Laënnec, Andral, etc., ont décrit ces poumons durs et fibreux, de teinte ardoisée et racornis sous une coque pleurale ; mais c'est le degré extrême de la lésion que M. Brouardel a saisie sur le vif à son début, dans une observation d'autant plus curieuse qu'il s'agissait d'une pleurésie récente (treize jours) et que déjà cependant le tissu cellulaire interlobulaire était manifestement hypertrophié. Voici le texte de la communication de M. Brouardel à la Société médicale des hôpitaux (1872) :

« Il me paraît que ce travail inflammatoire du poumon naît dès les premiers jours.

« Ainsi j'ai fait, en 1870, à l'hôpital de la rue de Sèvres, l'autopsie d'un rhumatisant âgé de vingt-deux ans, mort de péricardite au trente-cinquième jour de son rhumastisme et au douzième ou treizième jour d'une double pleurésie. A ce moment, les lobes inférieurs des poumons étaient incapables de reprendre, par l'insufflation, leur volume normal. Les lobules atélectasiés, pâles après insufflation, étaient séparés par des cloisons dures, tranchant par leur rougeur sur le fond pâle du tissu pulmonaire affaissé. Il y a donc, à une période peu avancée de la pleurésie, hyperplasie du tissu cellulaire du poumon. »

Il existe donc certaines pleurésies qui s'accompagnent de très bonne heure, peut-être à l'origine même, d'une inflammation conjonctive interlobulaire, d'une de ces sortes de pneumonies que M. Charcot a décrites sous le nom de pneumonies pleurogènes.

Elles sont l'une des deux variétés de pneumonies chroniques systématiques admises par M. Charcot, la seconde ayant son point de départ dans le tissu conjonctif péribronchique et s'accompagnant toujours, avec le temps, de dilatations bronchiques secondaires ; au contraire, les pneumonies pleurogènes sont surtout corticales, elles suivent la voie des lymphatiques interlobulaires en continuité directe, comme vous le savez, avec le tissu sous-pleural et les lymphatiques si nombreux de cette région.

Parties de la couche profonde de la plèvre, les néo-membranes se développent sous la forme de lames coniques à base périphérique, à sommet tourné vers le hile, entre les lobules dont le tissu reste relativement sain. On voit alors, sur une section, partir de la face profonde de la plèvre des aiguilles de tissu fibreux qui s'enfoncent entre les capsules inter-lobulaires et s'effacent insensiblement vers le sommet des lobules à 1 ou 2 centimètres de l'écorce du poumon. Plus tard, elles végéteront plus profondément et aussi dans les espaces interacineux et interalvéolaires et, se reliant les uns aux autres, constitueront une pneumonie systématique à début cortical.

Vous trouverez, messieurs, dans la thèse de M. Poulin (1),

____

(1) Poulin, *Loc. cit.*

deux observations empruntées à M. Tapret où ce mode anatomique de la pneumonie chronique pleurogène est parfaitement indiqué. Et si vous voulez bien vous reporter aux
figures 12 et 13 dessinées sur des poumons de fœtus de
quatre et six mois, vous comprendrez mieux encore la description de M. Charcot. Il vous sera facile, en effet, de
constater que la trame conjonctive du poumon vient de
deux sources : l'une, péri-bronchique, part du hile ; les faisceaux paraissent déjà bien constitués et se prolongent assez
loin dans la périphérie. L'autre vient de la face profonde
de la plèvre, avec laquelle elle se continue ; elle recouvre
toute la région corticale et se confond peu à peu avec la première dans la profondeur de l'organe.

On comprend facilement que l'une ou l'autre de ces zones conjonctives puisse devenir le point de départ d'une
sclérose corticale périlobulaire.

Les lésions de compression décrites plus haut, c'est-à-
dire l'hypertrophie par tassement des éléments histologiques : cellules, fibres conjonctives et élastiques, ainsi que
l'épaississement des parois vasculaires et la pigmentation,
se retrouvent ici à un degré beaucoup plus marqué. Elles
s'accompagnent souvent de congestion permanente avec ou
sans exsudats alvéolaires.

 Quelle est la cause de ces différences si marquées dans
les processus pulmonaires concomitants de la pleurésie ?
Pourquoi, dans certains cas, le tissu conjonctif inter-lobulaire est-il épargné, même si les néo-membranes de la
plèvre viscérale sont épaisses, et pourquoi, dans d'autres cas,
la participation du poumon est-elle si importante et si précoce ?

 La durée de la pleurésie ne saurait être invoquée ; les
faits comparés de Cruveilhier et de M. Brouardel le démontrent suffisamment. Dans la première observation, une pleurésie avec grand épanchement datant de plusieurs mois comprime le poumon qui reste intact, quoique collapsé dans

une coque membraneuse. Dans la seconde, une pleurésie double, de douze ou treize jours, s'accompagne déjà de lésions suffisantes pour empêcher l'insufflation.

Peut-on invoquer avec plus de raison la nature de l'épanchement? Il est fréquent, en effet, de voir succéder aux pleurésies purulentes des adhérences épaisses qui restent indélébiles, s'accompagnent de sclérose pulmonaire, et plus tard conduisent à l'asystolie. Il est légitime de conclure de cette succession de faits à l'intervention personnelle du poumon dans la maladie. Mais, d'autre part, il arrive assez fréquemment que les déformations thoraciques et les autres signes physiques des symphyses épaisses disparaissent peu à peu, et que le poumon, d'abord soumis à une forte compression, reprenne avec le temps toute sa force d'expansion (Moutard-Martin) (1).

Qualité de l'épanchement

Nous ne sommes donc pas autorisés à déduire la sclérose pulmonaire de la purulence de l'épanchement pleural, quoique les deux faits pathologiques coïncident assez fréquemment.

M. Charcot voit surtout dans cette association de pleurésies chroniques et de sclérose pulmonaire la propagation d'un processus de mauvaise nature par les voies lymphatiques. De fait, certaines pleurésies purulentes d'origine puerpérale, certaines pleurésies tuberculeuses ou cancéreuses s'accompagnent facilement d'une lymphangite souspleurale et pulmonaire de même nature.

Nature du processus. Pleuro-pneumonies infectieuses.

Ce qui s'applique aux lymphangites secondaires peut s'appliquer également aux scléroses interlobulaires; lymphangites et scléroses occupant la même région anatomique, reliée, comme vous le savez, dès la formation même de l'organe, par ses vaisseaux et son tissu conjonctif, à la face profonde de la plèvre.

Il est donc probable que la nature même du processus

(1) Moutard-Martin, *la Pleurésie purulente*. Paris, 1872.

diffère dans les deux cas, et que la participation du poumon qui ne relève ni de l'abondance de l'épanchement, ni de sa qualité, ni de sa durée, dépend de la nature de la pleurésie qui mériterait mieux le nom de pleuro-pneumonie. De nouvelles recherches dans ce sens sont nécessaires, car il serait très utile de reconnaître dès l'origine si le tissu cellulaire du poumon participe ou non à l'inflammation de la plèvre, et nous n'avons aujourd'hui rien qui mette sur la voie d'un pareil diagnostic.

Symptômes. Les symptômes de la symphyse néo-membraneuse épaisse ont été décrits magistralement par Laënnec. « Il est des pleurésies dans lesquelles le côté affecté ne devient jamais sonore quoique la maladie se soit bien terminée et que l'épanchement ait été complètement absorbé... Les sujets qui présentent cette absence de son sont très reconnaissables même à leur conformation extérieure et à leur démarche. Ils ont l'air d'être penchés sur le côté affecté, alors même qu'ils cherchent à se tenir droits. La poitrine est manifestement plus étroite de ce côté, et si on la mesure avec un cordon, on trouve souvent plus d'un pouce de différence entre son contour et celui du côté sain. Son étendue en longueur est également diminuée; les côtes sont plus rapprochées les unes des autres ; l'épaule est plus basse que du côté opposé ; les muscles, et particulièrement le grand pectoral, présentent un volume de moitié moindre que ceux du côté opposé. La différence des deux côtés est si frappante qu'au premier coup d'œil on la croirait beaucoup plus considérable qu'on ne la trouve en mesurant. La colonne vertébrale conserve ordinairement sa rectitude ; cependant elle fléchit quelquefois à la longue par l'habitude que prend le malade de se pencher toujours du côté affecté. Cette habitude donne à sa démarche quelque chose d'analogue à la claudication. »

Et plus loin : « Le rétrécissement de la poitrine, lorsqu'il est très marqué, coïncide toujours avec la formation des

membranes accidentelles fibro-cartilagineuses que nous
avons décrites. »

Le mécanisme de cette déformation thoracique est indiqué
comme il suit : « Plus le poumon a été comprimé, et moins
il conserve de l'élasticité nécessaire pour revenir à son premier état. Il en est, dans ce cas, du poumon comme de tous
les autres organes et comme des muscles mêmes, lorsqu'ils
ont été soumis pendant longtemps à une compression forte,
à celle d'un bandage, par exemple. La cage osseuse de la
poitrine revient sur elle-même et se resserre à mesure que
l'épanchement diminue ; cet effet est physiquement nécessaire parce que le vide ne peut exister dans l'économie ani-
male, et il faut que la poitrine se rétrécisse de tout ce que
le poumon ne peut se dilater. »

Je vous ferai remarquer que les causes qui s'opposent à la
dilatation pulmonaire ne sont pas tout à fait celles que donne
Laënnec. Le poumon peut être comprimé longtemps et
garder malgré tout son élasticité ; témoin celui de la femme
Demange qui respirait amplement après chaque ponction,
plusieurs mois après le début de la pleurésie. L'autopsie
nous en donne la raison. La plèvre viscérale était restée
presque intacte et souple. Au contraire, dans l'observation
de Cruveilhier, le poumon était enserré dans une coque
inextensible et toute ampliation était désormais impossible ;
mais la symphyse pleurale ne l'était pas moins, la rétraction
des côtes ne pouvant jamais combler tout le vide qui sépa-
rait la paroi thoracique du poumon ratatiné.

Donc, toutes les fois qu'une symphyse se produit, cela
indique que le poumon a conservé une part de son élasticité
naturelle, et quand la déformation thoracique persiste, cela
prouve que cette élasticité est restreinte par la sclérose du
tissu pulmonaire.

Sinon, le jeu naturel de l'organe efface peu à peu les
signes physiques, y compris le resserrement costal, et les

néo-membranes s'amincissent par résorption et même disparaissent.

De sorte que nous pouvons conclure en disant que l'état du poumon gouverne le présent et l'avenir des symphyses néo-membraneuses. Celles-ci ne s'établissent qu'avec son consentement et elles persistent ou s'effacent en raison directe de la sclérose ou de l'intégrité du parenchyme pulmonaire.

Le rôle prépondérant du poumon étant ainsi bien dégagé, nous pouvons achever le tableau symptomatique.

Le murmure respiratoire est naturellement affaibli proportionnellement à l'épaisseur de la symphyse. Nul quelquefois pendant un an ou deux, il reparaît peu à peu et souvent avec toute son ampleur dans les régions supérieures du thorax, restant toujours faible et lointain à la base.

Il est souvent mélangé de bruits adventices persistants, râles et crépitations, qui peuvent même, avec ou sans souffle concomitant, le remplacer tout à fait.

La présence du souffle est chose rare ; il existe toutefois et vous en trouverez la preuve dans l'observation II de M. Tapret (*in* Thèse de Rejimbeau). Hirtz (1) avait nié que les néo-membranes pussent être un bon conducteur du souffle, et Beau (2) avait émis la même opinion ; mais dans les deux autopsies relatées par Beau, « la fausse membrane était molle, de nature gélatineuse et épaisse de deux centimètres ». Il est possible que l'hépatisation sous-jacente à une néo-membrane de cette espèce ne donne pas de souffle ; encore faudrait-il connaître l'état des canaux bronchiques dans cette induration, et Beau n'en parle pas.

Mais quand il arrive, la sclérose pulmonaire s'étant étendue aux acini, aux alvéoles et aux bronches, que celles-ci sont dilatées comme dans un cas de Deffau, analysé par

(1) Hirtz, *Archives de médecine*, 1837, 2ᵉ série, t. XIII, p. 184.
(2) Beau, *Traité expérimental et clinique d'auscultation*. Paris, 1856, p. 189.

Vulpian (1), le souffle doit se produire si l'expansion pulmonaire reste encore possible ; et il doit être perçu si la néo-membrane est dense.

Il en est à peu près de même des vibrations vocales généralement diminuées, mais qui peuvent aussi être accrues si les canaux bronchiques sont béants ou dilatés dans un parenchyme scléreux, et si l'ankylose pleurale est fibreuse.

Le plus souvent, en somme, le schème de la symphyse épaisse peut être ainsi figuré : Schème physique.

> Son —
> Vibrations —
> Respiration —
> Déformation thoracique.

Comparez, messieurs, les signes de cette variété d'ankylose pleurale avec ceux de la symphyse mince ou pleuroviscérale et vous reconnaîtrez que cette différence dans les symptômes suffit pour légitimer une description séparée des deux états morbides qui s'écartent l'un de l'autre par tant d'autres points.

Le diagnostic de la symphyse pleuro-pariétale est ordinairement très facile. La déformation du thorax si caractéristique est presque suffisante, et si vous y ajoutez les phénomènes physiques relatés plus haut, le doute n'est plus permis. L'histoire du malade vient confirmer même la nature du mal présent. Plusieurs mois ou plusieurs années avant, le patient a subi une maladie grave de la poitrine, indéterminée ou plus souvent classée dans les pleurésies. De sorte que la présence des néo-membranes pleurales peut être affirmée sans hésitation. Diagnostic.

L'état du parenchyme pulmonaire est plus difficile à fixer. Nous avons vu cependant que toute déformation longtemps persistante témoignait non seulement en faveur de la symphyse, mais aussi en faveur de la sclérose pulmonaire *atro-* État du poumon.

(1) Société anatomique, janvier 1868, p. 69.

phique. Quand les accidents aigus de la pleurésie sont récents, et que le rétrécissement du thorax date seulement de quelques semaines, un pareil diagnostic risquerait fort d'être erroné. A cette époque, il est permis tout au plus de dire que le poumon n'a pas repris son volume normal, soit parce que les effets mécaniques de la pression qu'il a subie persistent encore, soit parce que la sclérose corticale existe. Mais il n'est pas démontré que celle-ci, même très évidente, ne puisse, avec le temps, rétrocéder et disparaître, tout comme les néo-membranes pleurétiques elles-mêmes.

Si l'individu est jeune, si la puissance élastique du thorax et du poumon, naturellement si développée dans l'enfance, est entretenue et développée par une bonne gymnastique respiratoire, il est possible que la sclérose commune du poumon et de la plèvre rétrograde.

J'ai observé récemment une jeune fille, que l'extrême gravité d'une pleurésie purulente ponctionnée plusieurs fois et compliquée de phénomènes pulmonaires semblait mener à une rétraction thoracique avec sclérose incurable, et tel était l'avis du médecin qui l'avait admirablement soignée du reste.

Quand je la vis deux mois après la formation de la symphyse pleurale, la matité dans tout le côté gauche était absolue, la respiration et les vibrations nulles, la déformation thoracique considérable. Eh bien, six mois après, les choses avaient changé au bénéfice de la malade au point qu'elle était méconnaissable. Je ne parle ni des forces, ni de la mine entièrement revenues, mais la respiration s'entendait assez bien de haut en bas et pure, la matité avait fait place à une submatité légère, et la déformation costo-vertébrale avait presque disparu.

Chez un adulte, la réparation du dommage aurait été beaucoup plus lente et moins complète.

Le diagnostic de la symphyse est donc facile, mais celui de la sclérose pulmonaire et surtout du sens dans lequel

évoluera cette sclérose est chose très difficile, impossible
sans une observation prolongée pendant plusieurs mois.

Le sens de cette évolution, régressive ou formative et Pronostic.
atrophique, dicte cependant le pronostic. Bénin dans le premier cas, celui-ci devient grave dans le second ; car non
seulement la fonction de l'hématose est compromise, mais
l'intégrité relative du poumon malade est toujours menacée.
Cette lésion première et la symphyse sont un appel constant
à de nouveaux états morbides : congestions, pneumonies,
tubercules même. Vous en trouverez des exemples dans la
thèse excellente du regretté Poulin, dont je partage tout à
fait le sentiment.

Vous savez enfin que l'asystolie par surcharge du cœur
droit et insuffisance tricuspide guette ces malades et les tue
fréquemment.

Le traitement direct de la symphyse pleuro-pariétale Traitement
préventif.
n'existe pas ; mais nous pouvons la prévenir dans une certaine mesure, ou du moins modérer ce qu'elle peut avoir
d'excessif dans sa formation et ses résultats.

Quand M. Brouardel préconise la thoracentèse précoce,
ou quand, éclairés sur la purulence d'un épanchement
pleural, nous pratiquons de bonne heure l'empyème, il
propose et nous faisons la thérapeutique indirecte de la
pleurésie néo-membraneuse.

Quand l'épanchement est séreux, les considérations d'ordre physiologique et anatomique que je vous ai soumises
nous engagent à remettre aussi vite que possible le poumon
dans les conditions de son fonctionnement normal et à le
soustraire à la compression. Si l'épanchement est purulent,
les mêmes raisons existent multipliées par la nature et la
violence de l'inflammation pleurale qui permettent de prévoir ou de redouter la participation du parenchyme pulmonaire à la phlegmasie de la plèvre.

Divisons les végétations des feuillets viscéral et costal,
favorisons leur rapprochement en facilitant l'ampliation pul-

monaire, provoquons par conséquent une symphyse précoce, et par cela même, modérons l'épaisseur des adhérences et la compression du parenchyme pulmonaire.

L'ankylose pleurale étant un mode de guérison pour ces pleurésies graves, suppurées ou non, notre devoir est d'aider à sa prompte réalisation. La gymnastique de l'appareil respiratoire et le temps feront le reste, mais une part de l'avenir nous échappe, et la plus importante, à savoir la marche ultérieure de la sclérose pulmonaire, quand elle existe. A moins d'indications formelles tirées soit des signes d'une congestion parenchymateuse, soit de la douleur, la révulsion cutanée sur le foyer même de la lésion aura bien peu d'utilité.

VINGT-TROISIÈME LEÇON.

TUBERCULOSE ET MARIAGE.

MESSIEURS,

La tuberculose est héréditaire. Cette proposition est inattaquable, si la formule en reste générale et vague ; elle devient au contraire la source de discussions interminables si l'on veut préciser dans quelle mesure et dans quelles circonstances s'exerce l'hérédité morbide.

Les botanistes reconnaissent que tout végétal obéit à trois influences qui peuvent s'associer ou se combattre : l'atavisme ou hérédité éloignée, hérédité des aïeux, qui fixe le carac-

Hérédité
de la
tuberculose.

tère de l'espèce et s'exerce sur la descendance pour la ramener aù type primitif, si des influences contraires tendent à l'en éloigner; l'hérédité paternelle et maternelle, plus directe, plus active, qui se fait sentir plus complètement sur l'individu, mais est plus passagère. Enfin, tout individu, outre les caractères qu'il tient de ses ascendants éloignés et directs, a des caractères propres qui disparaissent avec lui, s'ils ne sont cultivés et développés par la culture. C'est l'étude de ces caractères individuels et des moyens de les conserver et de les perpétuer en les accroissant, qui permet aux botanistes, aux agriculteurs de créer des variétés à caractère fixe et héréditaire pour le grand bénéfice de l'hu-, manité.

Or, les lois de l'hérédité, dans l'espèce humaine, ne diffèrent pas de celles de végétaux, et dans tout homme vivant se retrouve cette triple influence de l'atavisme, du père et de la mère, de l'individu. Il est évident que l'influence de l'atavisme échappe entièrement à nos moyens d'information, en ce qui concerne l'espèce humaine. En revanche, nous pouvons apprécier l'action de l'hérédité directe et des deux ou trois générations qui la précèdent, et aussi ce qui est relatif à l'individu, ses qualités innées et les influences du milieu extérieur qu'il subit. Cela semble suffisant du reste pour l'étude d'une maladie qui ne saurait jamais être regardée comme un caractère de l'espèce, mais bien comme un accident plus ou moins passager dans la série des générations. Eh bien, avec les documents que nous possédons, pouvons-nous porter un pronostic d'hérédité, c'est-à-dire affirmer que par le fait d'une phtisie présente chez les ascendants, père ou mère, ou grands parents, ou collatéraux, les descendants hériteront de leur état pathologique, dans l'espèce, de la tuberculose? Non. L'hérédité de la phtisie se rencontre dans les circonstances les plus variées et les plus mobiles sans que rien permette au médecin de dire *a priori* que les enfants de tel père et de telle mère,

que les enfants de telle famille seront tuberculeux ou non,
et que parmi les enfants tel échappera à la loi d'hérédité et
tel lui payera son tribut.

Je ne connais rien de plus éloquent à cet égard que les
tableaux que le regretté professeur Leudet, de Rouen, aidé
de la pratique de son père, a relevés. Ces tableaux ont servi
à Leudet à faire, à l'Académie de médecine, une importante
communication sur l'hérédité, le 14 avril 1885. Je ne peux
vous donner les douze conclusions de ce travail. Il vous
suffira de savoir que Leudet admet que la tuberculose est
héréditaire dans plus de la moitié des cas ; que la transmission héréditaire est plus fréquente dans la ligne maternelle
que dans la ligne paternelle ; que l'hérédité tuberculeuse
des deux ascendants augmente les chances de transmission
chez le descendant ; que la tuberculose héréditaire constitue
quelquefois une sélection morbide qui frappe de mort des
familles dégénérées.

Ces conclusions sont conformes à l'opinion médicale
moyenne qui, sans spécifier davantage, accepte que la
tuberculose est la conséquence de l'hérédité dans la moitié
des cas environ, et que, dans l'autre moitié, elle survient par
le fait de la contagion ; que la tuberculose se transmet plus
souvent par hérédité *directe* que par hérédité *collatérale ;*
que les chances de phtisie augmentent chez le descendant
par le fait de la tuberculose des deux ascendants, père et
mère ; que l'hérédité maternelle, surtout si la maladie évolue pendant la grossesse, est plus commune que l'hérédité
paternelle.

Je n'ai pas d'autre document personnel sur la question
qui nous occupe que le relevé de cent observations d'enfants
tuberculeux pris au hasard dans mon service, et pour lesquels l'hérédité a été recherchée avec le plus grand soin,
et trouvée dans un peu plus du tiers des cas, trente-sept
fois sur cent. Mais, à l'hôpital, ce genre d'enquête est toujours imparfait, et beaucoup de tubercules nous échappent

chez les ascendants. En outre, l'hérédité ne s'exerce pas seulement dans l'enfance ; au contraire, elle paraît plus fréquente à l'âge moyen de la vie. Il faut donc grossir sensiblement, au bénéfice de l'hérédité, le chiffre que je viens de donner, et nous arrivons ainsi à la formule de Leudet : que la tuberculose est héréditaire dans un peu plus de la moitié des cas.

Mais de toutes les statistiques qu'on invoque pour aboutir à cette conclusion, en est-il une seule qui donne la *preuve irréfragable* de l'hérédité ? J'ose dire que non. Elles constatent simplement que, dans la moitié des cas de phtisie, on trouve la même maladie chez les ascendants directs ou collatéraux, rien de plus. Mais où est la preuve que cette phtisie d'un jeune homme issu d'une souche tuberculeuse est bien la conséquence de l'hérédité et non celle de la contagion ? Cette preuve ne pourrait être fournie *indirectement* que s'il était possible de démontrer que le jeune homme actuellement phtisique a échappé dès sa naissance à toute source de contagion ; or cette preuve est impossible à faire dans notre état social, de sorte que ces phtisiques issus de souche tuberculeuse, et qui vivent en somme de la même vie sociale que les phtisiques issus de parents sains, peuvent relever de la contagion tout autant que de l'hérédité, puisqu'ils ont subi les mêmes contacts dangereux que nous subissons tous ; que dis-je, les contacts suspects sont pour eux bien plus certains que pour le commun des mortels, puisque la tuberculose est installée à leur foyer de famille. Il ne faut donc pas se hâter de dire d'une tuberculose qu'elle est héréditaire, par cela seul qu'elle survient dans la descendance d'un tuberculeux, car la statistique semble bien prouver que la moitié des phtisies est due à la contagion ; mais elle ne donne pas la preuve que l'autre moitié est due à l'hérédité, puisque cette seconde moitié a subi autant de risques de contagion que la première.

Une autre preuve de l'hérédité, preuve *directe*, serait

donnée par l'extinction radicale de familles issues d'un père et d'une mère tuberculeux. Si ce fait était la règle, si toute famille dont la double souche est tuberculeuse aboutissait après deux, trois, quatre générations à la disparition, le rôle sélecteur de l'hérédité serait établi sans contestation possible.

Mais il n'en est rien, et vous pouvez vous en convaincre en jetant un coup d'œil sur les tables dressées par Leudet pour sa lecture à l'Académie. Ces tables, que Leudet a bien voulu me communiquer, et qui sont dressées d'après la notation de Langerhans, génération par génération, sont très instructives; on y voit toutes les combinaisons possibles, et rien ne permet de prévoir, par l'étude d'une génération, le sort des générations suivantes.

Voici d'abord la légende, puis les tableaux numérotés. On

y voit une première et une seconde génération indemne de tuberculose, tandis que, dans la troisième, sur six enfants, trois sont tuberculeux (tableau I); ou encore la tuberculose apparaît dans la seconde génération, mais les enfants issus de la lignée tuberculeuse restent sains, tandis que la lignée voisine, saine, donne, à la troisième génération, un ou deux enfants tuberculeux (tableau II). Et ceux-ci, à leur tour,

tantôt auront des enfants tuberculeux, et tantôt des enfants
sains. Quelquefois un père et une mère sains ont deux

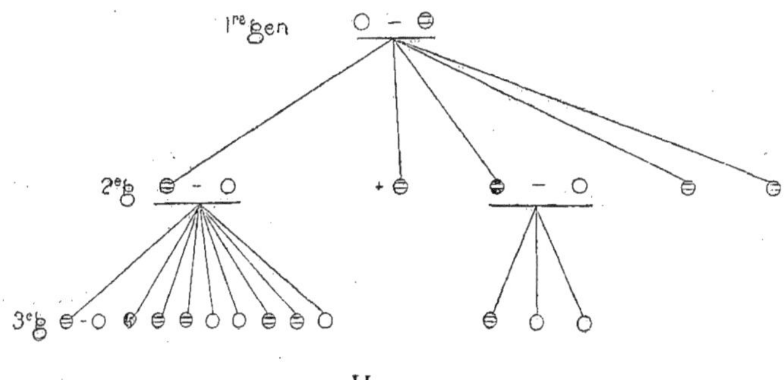

n° II

enfants, tous deux tuberculeux, et cette lignée s'éteint (ta-

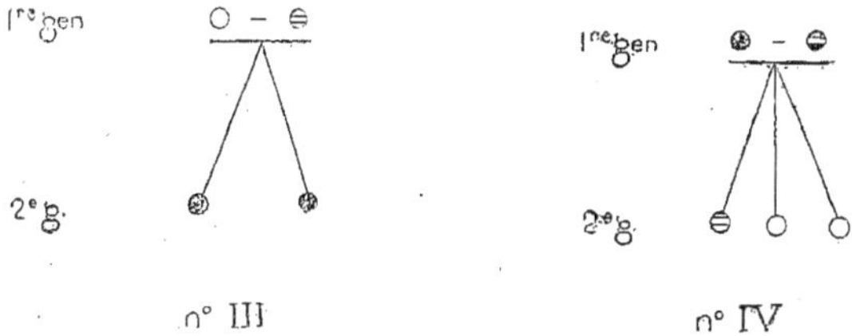

n° III   n° IV

bleau III). Au contraire, une génération entièrement saine
peut sortir d'une génération entachée de tuberculose chez

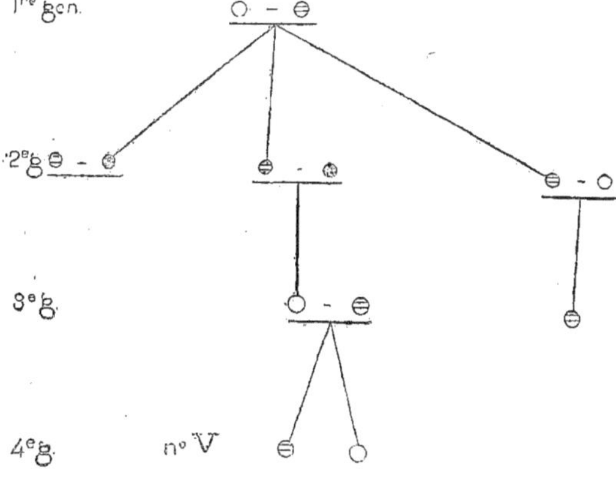

n° V

le père et la mère (tableaux IV et V). Assez souvent, le plus
souvent même, la tuberculose, présente à toutes les géné-

rations, frappe çà ou là et comme au hasard, des coups disséminés. Mais la famille résiste et va se multipliant et s'ac

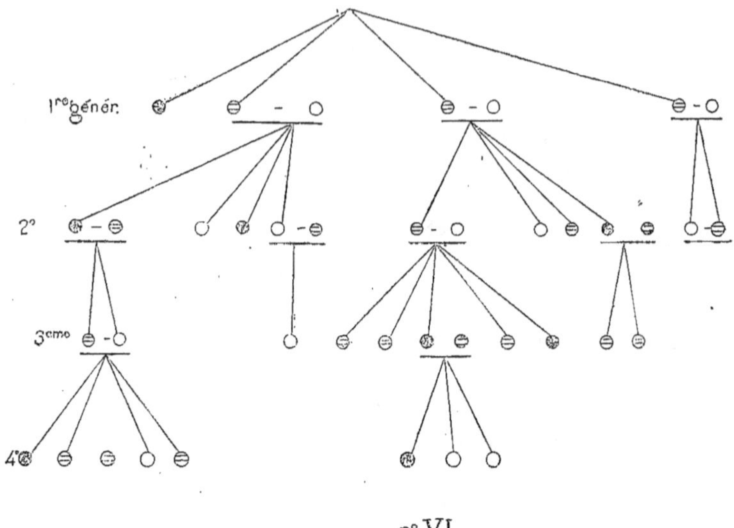

n° VI

croissant malgré la tare bacillaire (tableaux VI et VII). Il
n'est pas rare enfin de voir la tuberculose, présente à la
première et à la seconde génération, disparaître à la troi

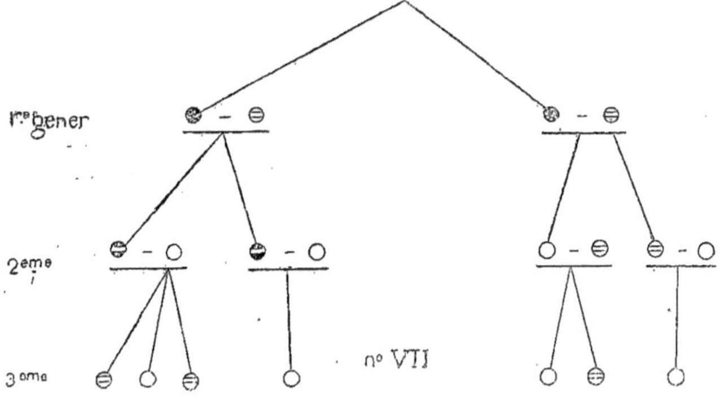

n° VII

sième, et la vitalité de l'espèce sortir victorieuse et comme
débarrassée de son ennemi (tableau VIII); ou, au contraire,
la première génération est entachée de tuberculose, la se

conde est saine, mais la maladie reparaît dans la troisième (tableau IX).

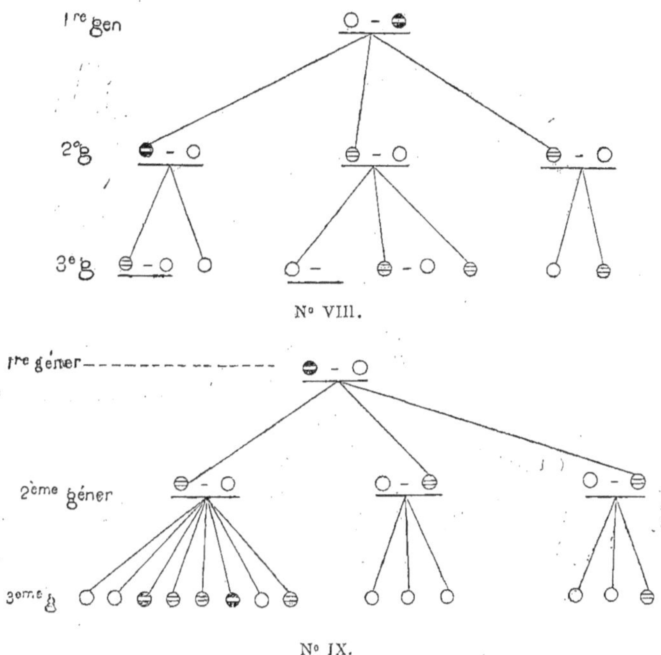

N° VIII.

N° IX.

En somme, la physionomie de toutes ces familles plus ou moins tuberculeuses est si variable dans leurs générations successives, que les lois de l'hérédité y sont comme effacées par des causes secondes qui semblent, au suprême degré, capricieuses et mobiles, et qui nous échappent. Il n'est pas défendu toutefois d'invoquer ici la part de la contagion ou des conditions sociales individuelles, capables de créer ou de favoriser l'aptitude morbide à la tuberculose.

Le plus grand enseignement qui ressort de l'ensemble des tableaux dressés par Leudet c'est, à mon sens, que la tuberculose n'aboutit pas nécessairement, tant s'en faut, à la destruction des familles qu'elle a touchées. Celles-ci peuvent se défendre et se défendent souvent avec succès, en subissant, mais en combattant la tuberculose à chaque génération nouvelle.

Si les observations cliniques de la médecine traditionnelle, accumulées depuis des siècles, nous éclairent si peu et si mal sur les lois de l'hérédité de la tuberculose; si nous en sommes encore réduits à discuter sur la fréquence de cette hérédité, loin de connaître les circonstances qui la favorisent ou l'entravent, l'expérimentation, devenue facile et claire par la connaissance du bacille tuberculeux, nous donne-t-elle plus de lumière ? Il m'eût été facile de relever les contradictions des statistiques médicales qui, sur le seul fait de la fréquence de l'hérédité, varient à ce point que, tandis que Rilliet et Barthez n'acceptent l'hérédité tuberculeuse que dans un septième des cas, Rufs croit qu'elle existe dans les cinq sixièmes des phtisies. Il me serait non moins facile d'opposer expérience à expérience, expérimentateur à expérimentateur. Tandis que Landouzy et Martin croient avoir prouvé le passage direct du bacille de la mère au fœtus, en provoquant des tuberculoses expérimentales par l'inoculation des tissus d'un fœtus humain issu de mère tuberculeuse, Sanchez Toledo, qui a fait sur ce sujet des recherches très bien conduites, n'a jamais réussi à trouver la tuberculose du fœtus des cobayes issus de mères rendues tuberculeuses pendant la gestation. D'autres expérimentateurs, et je suis du nombre, n'ont abouti, de même, qu'à des résultats négatifs, de sorte qu'il semble au moins prouvé que le passage du bacille tuberculeux à travers le placenta est chose rare et difficile ; on sait qu'il n'en est pas de même pour le charbon. Mais, tandis que la bactéridie charbonneuse vit dans le sang des animaux, il est certain que le bacille tuberculeux ne s'y plaît pas, car, si l'on injecte dans la veine de l'oreille d'un cobaye ou d'un lapin une dose massive de culture bacillaire, et qu'on recherche d'heure en heure les bacilles dans le sang, on les voit disparaître rapidement en quarante-huit heures environ. Certains organes, le foie et la rate en particulier, les retiennent dans leurs capillaires où ils provoquent autour d'eux, en quelques jours, la réaction cellulaire caractéristique de la tuberculose.

Cependant les faits de tuberculose fœtale, ou des nouveau-nés, commencent à être assez nombreux depuis qu'on les recherche avec soin, et ils prouvent, à leur manière, l'hérédité du germe. Du reste, chez les animaux et aussi dans l'espèce humaine, on aurait tort apparemment de croire à une immunité particulière des jeunes tissus contre la tuberculose. Celle-ci se développe fort bien à tout âge et partout où le bacille existe. Ce bacille passe donc quelquefois à travers le placenta, mais il passe très rarement et nous ne savons pas pourquoi. Voilà ce que nous a donné jusqu'ici l'expérimentation. L'hérédité par transport du germe de la mère au fœtus semble donc tout à fait exceptionnelle.

Hérédité
de l'aptitude
morbide. Reste l'hérédité de l'aptitude morbide, que tout le monde, à commencer par Villemin et Koch, accepte sans hésitation. Celle-ci, n'est pas facile à prouver, mais elle est logiquement déduite de ce que nous savons sur les lois générales de l'hérédité, et elle a, par surcroît, la bonne fortune de nous tirer d'embarras, en nous aidant à expliquer et à comprendre l'hérédité tuberculeuse que nous acceptons comme vérité démontrée, sans pouvoir la démontrer.

Nous acceptons l'hérédité tuberculeuse et nous la redoutons parce que chacun de nous a par devers lui le souvenir d'une ou plusieurs familles où, dans deux, trois générations successives, la phtisie a exercé ses ravages, et que nous avons gardé l'impression d'une maladie transmissible. Mais, d'autre part, que de fois sommes-nous en présence de cas isolés ou peu nombreux dans une famille saine ? Que de fois entendons-nous dire, dans l'interrogatoire de nos malades, que le père et la mère sont sains et vivants, mais qu'un oncle est mort d'une bronchite négligée, par accident ! Et ces cas sont peut-être les plus nombreux, au moins dans la clientèle civile.

Je n'en veux pas tirer cette conclusion que la tuberculose n'est pas héréditaire et que nous pouvons la traiter de quantité négligeable quand nous sommes consultés sur l'opportunité d'un mariage ; mais je voudrais que nous prissions l'habitude de compter surtout avec les faits certains, en nous dégageant de plus en plus des faits obscurs ou incertains. Or, en matière de tuberculose, la contagion est un fait certain, d'une démonstration facile et journalière, tant dans le domaine de l'observation clinique que dans celui de l'expérimentation. Au contraire, l'hérédité est beaucoup plus difficile à prouver. Expérimentalement, les faits les plus nombreux sont négatifs ; cliniquement, il est difficile, impossible même, de faire la part équitable de la contagion dans la statistique dressée en faveur de l'hérédité. Restent en faveur de l'hérédité les faits de tuberculose fœtale, de tuberculose des nouveau-nés et, par-dessus tout, la tradition.

Le moins qu'on puisse conclure de ces réflexions, que je vous soumets, c'est que le médecin, quand il est consulté sur la question de savoir si le mariage est permis à un jeune homme, à une jeune fille, atteints ou soupçonnés atteints de tuberculose, doit réfléchir longuement avant de prononcer son *veto*.

Si, hanté par la menace de l'hérédité tuberculeuse, il prohibe le mariage, *a priori*, et sans peser les chances bonnes et mauvaises, il risque fort de donner un mauvais conseil. Sans doute, il vaudrait mieux, et pour la famille, et pour l'espèce, que les alliances ne se fissent qu'entre jeunes gens issus de souche irréprochable. Sans doute, le chef de famille a le devoir strict d'écarter, le plus possible, tout danger de contagion et d'hérédité pour ses descendants ; mais vous ne serez pas consulté sur cette question de principe et les faits se présenteront à vous beaucoup plus compliqués et beaucoup plus obscurs. Vous devez donc les étudier, les peser un à un et conformer votre opinion et votre avis, à ce que vous savez de précis dans cette épineuse question.

Je suppose que vous soyiez consulté sur la possibilité, pour M. X..., de contracter mariage, et j'écarte au préalable toute considération relative au secret médical, en supposant que la personne qui vous consulte est votre client. Plusieurs circonstances peuvent se présenter qui modifieront radicalement votre réponse. Le cas le plus simple et où la réponse est facile est celui d'une tuberculose en cours d'évolution avec fièvre légère, amaigrissement, toux et expectoration, etc... Ici, le doute n'est pas possible et vous devez déconseiller le mariage pour toutes sortes de motifs. De même, et à plus forte raison, s'il s'agit d'une jeune fille se trouvant dans le même cas. Mais vous serez rarement consulté dans les circonstances que j'imagine ; le bon sens des familles et des malades suffisant, d'ordinaire, à écarter toute idée de mariage quand l'un des futurs époux est atteint d'une tuberculose *en voie d'évolution.*

Il en est tout autrement si la tuberculose semble arrêtée ou guérie, dans une de ces accalmies qui se présentent si communément, surtout au début de la phtisie lente. Il est quelquefois si difficile de se prononcer, que tout médecin a vu, comme moi, sans doute, les événements donner tort à son pronostic. Une fois entre autres, mon client renonça à mon autorisation et se maria. Il y a de cela dix ans et je l'ai revu, il y a quelques mois, jouissant d'une santé superbe et père de trois beaux enfants. Ce jeune homme est le M. D..., dont je vous ai conté l'histoire dans une précédente leçon. Atteint de tuberculose pulmonaire classique, puis de pleurésie avec toutes les manifestations de l'état général propre à la phtisie, il se soigna si bien par une alimentation copieuse, l'exercice au grand air et les révulsifs, que, six mois après ces graves accidents, sa santé était déjà assez bonne pour qu'il me parlât mariage. Je m'opposai formellement à ce projet et je fus obéi. Mais six mois après, fort de l'assurance que je lui donnais que ses lésions pulmonaires avaient à peu près disparu, M. D... dont l'apparence était d'ailleurs

excellente, et qui se sentait très vigoureux et très amoureux,
voulut de nouveau se marier.

De nouveau je défendis le mariage et, pour couper court à
toute nouvelle sollicitation, je déclarai qu'il fallait encore au
moins deux ans de bonne santé continue avant d'y songer.
M. D... m'écouta en silence, fort contristé, et céda. Mais
je ne le revis plus, et, un peu moins d'un an après ma
dernière visite, il se maria. Le mariage lui a réussi à merveille, du reste, et quand je le revis, il y a quelques mois,
en état de santé florissante, il se fit un malin plaisir de me
rappeler ma sévérité excessive et me reprocha, en riant, de
lui avoir volé un an de bonheur.

Ainsi M. D... s'est marié, malgré mon conseil, et il paraît avoir eu raison de ne pas m'obéir, puisque depuis dix
ans sa santé n'a jamais fléchi, et que sa femme et ses enfants se portent à merveille. Il est vrai qu'il n'a jamais cessé
de se soigner minutieusement, et que sa fortune et son caractère de bourgeois paisible et méthodique lui ont rendu la
guérison relativement facile.

Mlle X... vint me consulter avec son père, en 1880, pour
une phtisie au début diagnostiquée par plusieurs de mes
confrères. Je constatai, comme eux, une tuberculose non
douteuse du sommet gauche, avec tous les signes physiques
classiques et tous les signes fonctionnels généraux. Cette
jeune fille se soumit à mes prescriptions, dont la base invariable est : une bonne alimentation, une bonne aération,
avec quelques révulsifs aux points touchés. Elle alla bientôt
beaucoup mieux, et je l'envoyai aux Eaux-Bonnes. Puis, en
novembre, elle partit pour son pays natal, l'île de Cuba.
Mais, sur mon conseil, elle revint l'année suivante, et je la
trouvai très engraissée, très fortifiée, bien réglée et très
désireuse de se marier. Je m'y opposai formellement ; mais,
après une nouvelle saison aux Eaux-Bonnes et de retour
dans son pays, Mlle X... se maria en janvier 1882. Je la vis
en 1883, dans un voyage que je fis à la Havane ; elle était

très bien portante, et aujourd'hui, ses enfants, son mari et elle-même jouissent de la meilleure santé.

Je pourrais vous citer de nombreux exemples de mariages contractés dans des conditions semblables, c'est-à-dire un an ou deux après le relèvement des forces et l'arrêt de la maladie, et vous verriez que beaucoup d'entre eux ont bien tourné. Mais j'ai choisi à dessein le cas de M. D... et celui de Mlle X..., parce que déjà dix ans et sept ans se sont écoulés depuis leur union, sans aucun dommage pour leur famille ou pour eux-mêmes.

Les autres faits sont de date plus récente et manquent de la sanction du temps. Mais ils ont été assez nombreux et assez typiques pour modifier quelque peu ma conduite dans cette question si délicate : le mariage des tuberculeux.

Jeune médecin, j'avais sur ce point une opinion radicale et intransigeante, et je croyais que le mariage était défendu à un tuberculeux, quels que fussent le degré et l'ancienneté de sa maladie.

Raisons qui peuvent conduire à autoriser le mariage. — Je suis devenu plus tolérant et je pense aujourd'hui que si le médecin a la conviction que la phtisie pulmonaire, que je suppose toujours n'avoir pas dépassé le premier degré classique, est arrêtée dans son développement depuis deux ou trois ans ; si, d'autre part, chose non moins importante, il sait que le malade continue à prendre de sa santé un soin rigoureux, il peut permettre le mariage, en prévenant toutefois l'intéressé des périls qu'il court et que sa femme et ses enfants partageront.

Curabilité du tubercule. — Cette pratique plus modérée et plus humaine m'a été imposée peu à peu par l'observation des faits, d'une part, et aussi par l'étude plus complète de l'évolution naturelle des processus tuberculeux. J'ai beaucoup insisté sur ce point dans les leçons consacrées à l'anatomie pathologique du tubercule. Vous connaissez la formule que j'emploie volontiers quand je parle de la *tendance naturelle* à la guérison du tubercule.

Cette tendance est prouvée non seulement par l'étude anatomique des réactions cellulaires autour des bacilles spécifiques, mais encore par les faits d'autopsies si nombreux où nous rencontrons chez un adulte ou un vieillard des tubercules guéris, crétacés et remontant à l'enfance ou à l'adolescence. Elle est prouvée de même par l'observation journalière des tuberculeux qui nous entourent, dont la santé résiste aux fatigues de la vie commune et qui ont été touchés cependant par les bacilles. Ce sont des gens qui nous racontent qu'il y a longtemps, dix ans, vingt ans et plus, ils ont toussé, craché le sang et maigri ; que les médecins les ont jugés poitrinaires et les ont condamnés. Ils vivent cependant, et guéris ! Il va de soi qu'ils accusent la médecine d'erreur grossière à leur endroit, et qu'ils se défendent d'avoir jamais été menacés ou même suspects de phtisie. Un simple rhume, voilà tout. Eh bien, je crois plus volontiers, dans la plupart des cas, à une erreur de pronostic qu'à une faute de diagnostic. Les médecins dés générations qui ont précédé la nôtre savaient tout aussi bien que nous, mieux même, reconnaître la phtisie pulmonaire au début. Plus près que nous de Laënnec, ils auscultaient beaucoup mieux que la plupart des jeunes médecins de cette génération qui comptent, bien à tort, sur la présence ou l'absence du bacille dans les crachats. Vous savez ce que je pense de cette détestable habitude qui recule le diagnostic de la phtisie à la période d'ulcération et d'élimination.

En revanche, nos prédécesseurs, imbus de l'enseignement de Laënnec et de ses élèves croyaient à l'incurabilité absolue du tubercule, et leur pronostic s'en ressentait. Nous sommes devenus moins pessimistes et, en conséquence, plus tolérants.

Remarquez bien toutefois que je ne dis pas qu'un père de famille doive se désintéresser de la question et qu'il ne puisse pas choisir pour gendre mieux qu'un tuberculeux guéri. Assurément toute atteinte bacillaire, quelque légère qu'elle

ait été, est une tare qui assombrit l'avenir du malade et de
sa famille ; elle doit compter contre lui. Mais d'autres circonstances, et qui sont plus fortes que la crainte, quelque
légitime qu'elle soit, d'une tuberculose ultérieure, font souvent pencher la balance en faveur du mariage, avec ou sans
l'assentiment du médecin.

J'ai reçu, il y a deux ans, la visite d'un jeune homme qui
me demandait mon avis sur un projet de mariage ; il me priait
de lui donner mon conseil en toute sincérité, en toute loyauté.
M. X... avait, quelques années auparavant, souffert de plusieurs hémoptysies et d'une pleurésie gauche, et il accordait
très volontiers que la tuberculose était certaine. Elle avait été
du reste diagnostiquée à l'époque par plusieurs médecins ;
mais le malade, averti, s'était traité en conséquence, et sa
santé, grâce aux soins prolongés et minutieux qu'il avait pris,
était devenue parfaite. Il avait engraissé, et sa physionomie
robuste et vive n'aurait jamais fait soupçonner son histoire
pathologique. Je l'auscultai et je constatai que, sauf un affaiblissement assez étendu du murmure vésiculaire du côté de
l'ancienne pleurésie, tout était parfait, et je lui dis que, sans
doute, il connaissait la possibilité des rechutes et les dangers
de contagion ou d'hérédité, mais que, prévenu de ces périls,
il avait chance de les conjurer en continuant à veiller sur sa
santé ; que, dans ces conditions, et dans l'état où je le trouvais et après de longues années écoulées depuis la maladie,
je le considérais comme parfaitement mariable.

Quelques semaines après cette consultation, je reçus de ce
client une lettre [me priant d'écrire l'avis que j'avais formulé de vive voix ; ce que je fis. Mais le père de la jeune fille
résistait toujours et je le vis bientôt apparaître dans mon
cabinet, m'apportant une lettre de son gendre prétendu qui
me déliait du secret médical. « Ce qui m'attriste le plus, me
disait ce monsieur, c'est que j'ai toujours laissé ma fille
unique, qui est riche, jolie, libre de me donner le gendre
qu'elle voudrait, à la condition toutefois de choisir un homme

bien portant. Et voilà qu'elle tombe amoureuse d'un phtisique! » Quoique je ne fusse pas chargé de plaider la cause
de mon client, je dis à mon interlocuteur quelle différence
sépare un phtisique d'un tuberculeux guéri. J'ajoutai que,
assurément, mieux vaudrait une santé irréprochable chez
les deux époux, mais que peu de familles pouvaient se
vanter de ne compter ni tuberculeux, ni cancéreux, ni né-
vropathes..... et je lui demandai si, dans la sienne propre,
on ne trouverait pas quelque tache pathologique. M. X...
resta soucieux et m'avoua qu'un de ses frères avait souffert
d'une « maladie nerveuse » et était mort dans une maison
d'aliénés ; puis il prit congé. J'ignore comment les choses
se sont arrangées et si notre jeune homme s'est marié ou
non.

Je viens, messieurs, de vous présenter des exemples favorables au mariage d'un tuberculeux. Parmi les raisons qui
pourront vous incliner à permettre l'union projetée, les plus
puissantes relèvent assurément du mal lui-même. Elles
sont intrinsèques, si je puis dire, et étroitement liées à la
forme de la maladie, à son degré, à son ancienneté, à son
évolution surtout. Celle-ci est-elle suspendue ou arrêtée
depuis longtemps? Vous serez naturellement enclins à permettre ou, si vous aimez mieux, à ne pas défendre formellement le mariage.

Mais vous devrez aussi tenir compte de l'état social du
malade qui vous consulte, de son caractère, de ses habitudes de vie. S'il est riche ou du moins aisé, s'il peut, s'il
veut et s'il sait se soigner, vous mettrez dans le plateau de
la balance toutes ces circonstances favorables à votre acquies-
cement. Si, au contraire, votre malade est astreint à une
profession pénible qui ne lui permet aucun loisir, aucun
repos; si, d'autre part, il est léger et peu soucieux de sa
santé, vous devrez vous montrer beaucoup plus sévères,
même pour une toute petite lésion, en vertu de ces motifs
extrinsèques, mais tout-puissants. *Le pronostic de la phtisie*

Raisons tirées
de la forme
et du degré
de la
maladie.

Raisons tirées
de
l'état social
et des
habitudes
du malade.

pulmonaire commune dépend en effet du malade autant et plus que de la maladie.

 Il va de soi que vous vous montrerez beaucoup plus exigeants pour une jeune fille que pour un jeune homme. Celle-là subira, en effet, les fatigues d'une grossesse qui, si souvent, déterminent l'éclosion ou la marche rapide d'une tuberculose jusque-là silencieuse ou immobile. En outre, les risques de contagion et d'hérédité sont plus grands pour les enfants.

Et si vous avez quelque raison de soupçonner que l'alliance projetée va réunir deux familles entachées ou suspectes de tuberculose, vous devrez vous montrer encore plus récalcitrants, car les risques d'hérédité augmentent singulièrement quand les deux époux sont tuberculeux. C'est du moins ce que disent tous les auteurs. Ont-ils, pour soutenir cette opinion, des faits bien probants, et ces faits sont-ils à l'abri de toutes critiques ? A-t-on fait toujours la part convenable à la contagion dans l'histoire de ces familles décimées par la phtisie ? Était-il même possible de la faire ? Voilà, messieurs, bien des points d'interrogation qui resteront sans réponse.

Mais peu importe ; vous devez régler votre conduite sur l'opinion moyenne, et toutes ces circonstances que je viens d'énumérer rendront votre attitude plus prudente, plus réservée, plus défiante, plus hostile même au mariage ; car elles sont, pour un avenir immédiat ou lointain, défavorables.

Au contraire, les tuberculoses locales, cutanées, ganglionnaires ou articulaires, qui remontent à l'enfance et qui sont guéries sans que l'examen le plus attentif des antécédents et de l'état du malade au moment où il vous consulte, fasse soupçonner que la plèvre ou le poumon ait jamais participé à la maladie, vous trouveront plus indulgents. Si j'ai vu des pleurétiques ou même des broncho-pneumoniques tuberculeux guérir, se marier et fournir une carrière fort convenable de père et d'époux, combien plus nombreux sont ceux qui, touchés par la scrofule, c'est-à-dire par une tuberculose locale ou atténuée, ont vécu longtemps de la vie commune et ont procréé une famille exempte de tuberculose... ou à peu près! Cette restriction est nécessaire; car, je ne crois pas qu'il existe beaucoup de familles nombreuses où, dans trois générations successives, la phtisie n'ait fait quelque victime. Si donc quelqu'un des membres de la descendance d'un scrofuleux meurt de tuberculose, et reste une exception au milieu de parents sains, vous n'êtes pas autorisés à incriminer un vice héréditaire et à condamner l'union d'où cette famille est sortie ; car, je le répète, la contagion qui menace et frappe au hasard ne vous permet pas d'accuser ici l'hérédité ou, si vous aimez mieux, de faire la preuve de l'hérédité.

J'ai maintenant le devoir de vous redire qu'il faut être impitoyables quand l'étude attentive et suivie d'un malade vous conduit à penser que la tuberculose continue sa marche régulière ou intermittente. Vous n'ignorez pas que des semaines, des mois même séparent souvent les attaques successives de la maladie. Pour conclure à l'arrêt des processus tuberculeux, il ne suffit donc pas d'une accalmie ; il faut qu'un long temps, deux ou trois ans au moins, se soit écoulé sans la plus légère reprise, avec un état de santé général excellent, avec un état local progressivement meilleur.

Dans les conditions inverses, vous devez, dans l'intérêt même de votre client, lui défendre le mariage. Et vous pouvez le faire sans dureté, sans cruauté, en lui demandant, à chaque instance nouvelle, un nouveau délai de quelques mois. La marche naturelle des choses, c'est-à-dire l'aggravation progressive du mal, ne tardera pas à venir à votre aide, en écartant tout projet d'union.

Je me suis ainsi défendu contre les prières et les supplications d'une mère et d'une fille, qui, l'une et l'autre, désiraient ardemment une union projetée entre cousins. La fille, tuberculeuse au deuxième degré, avec des lésions pulmonaires bilatérales, un estomac mauvais, etc., était irrévocablement perdue. Mais elle s'autorisait de quelque amélioration à la suite du traitement prescrit par moi ; elle s'autorisait surtout de l'assurance que je lui donnais souvent de sa guérison prochaine, assurance mensongère, pour m'arracher une autorisation de mariage que la famille du jeune homme exigeait. La mère, par tendresse naturelle, et espérant que la satisfaction du cœur aiderait à la guérison de sa fille, pesait aussi de tout son poids pour entraîner ma résolution. Elle m'écrivit lettres sur lettres et me fit écrire par le cousin fort amoureux de sa cousine qui me demandait simplement de vouloir bien lui écrire ce que je disais à la malade, à chacune de ses visites, c'est-à-dire que la guérison était prochaine et assurée. Il se faisait fort, me disait-il, avec une seule lettre de moi, d'obtenir l'adhésion de ses parents et du médecin de sa famille. Je résistai, temporisant toujours, et moins d'un an après, Mlle X... succombait à sa phtisie.

Des cas où l'on doit dire la vérité et de ceux où il faut mentir. Il ne faut donc pas craindre de mentir effrontément au malade en lui promettant la guérison certaine et radicale ; mais il faut écarter résolument tout projet de mariage, quand vous n'avez pas de raisons sérieuses de penser que la tuberculose est enrayée. Ces cas seront, hélas, bien fréquents, et, bien souvent, vous vous sentirez émus par ce drame poignant où votre devoir, ne pouvant pas guérir, sera de rassurer, de consoler et de résister en même temps aux sollicitations les plus vives, les plus touchantes.

Car il est des phtisiques à qui il faut dire la vérité, toute la vérité, et d'autres à qui il faut mentir.

Que de fois j'ai troublé profondément des malades venant me consulter pour un simple rhume, disaient-ils, et chez lesquels je constatais une tuberculose évidente à l'un des sommets, en leur disant toute ma pensée sur la gravité de leur mal. Il va de soi qu'un langage sincère n'est permis que si, de par l'interrogatoire, on s'est assuré, au préalable, que le consultant pourra se soigner comme il convient pour conjurer le péril ; sinon, à quoi bon détruire des espérances fallacieuses, mais douces ? Mais si le malade, désireux de se bien soigner, n'est que légèrement atteint, et peut entamer la lutte avec succès, si vous jugez que l'ignorance de la nature vraie de son mal risque de l'aggraver, ce qui est très fréquent, soyez francs, brutaux même et ne craignez pas de produire une vive impression en parlant de tuberculose, et en menaçant de phtisie.

Combien de gens que j'avais terrifiés le premier jour, sont venus plus tard me remercier de leur avoir ouvert les yeux !

Vous agirez tout autrement avec les tuberculeux inguérissables dont vous entretiendrez les illusions jusqu'à la dernière heure.

Pour clore cette leçon, messieurs, je vous dirai : le pronostic immédiat et éloigné de la phtisie, le pronostic de l'hérédité tuberculeuse surtout est chose obscure et incertaine. Ne vous laissez lier par aucun principe absolu, dans les conseils que vous serez appelés à donner, mais étudiez et pesez chaque cas particulier ; car, pour la phtisie, le pronostic dépend autant du malade que de la maladie.

Si l'on vous consulte pour obtenir l'autorisation du mariage, ne soyez pas intransigeants, mais soyez prudents et dans vos paroles, dans vos consultations écrites surtout, ne formulez que ce que vous croyez être rigoureusement scientifique.

A cette question : M. X... est-il guéri ? Peut-il se marier ? Répondez : Je constate que M. X... est guéri de sa pleurésie, de sa bronchite ; l'avenir dépend surtout des soins qu'il prendra de sa santé. Laissez ensuite les intéressés conclure en faveur du mariage ou le rejeter.

VINGT-QUATRIÈME LEÇON.

TUBERCULOSE ET CONTAGION.

La tuberculose est une maladie contagieuse. — Historique abrégé des
opinions médicales sur la contagion de la phtisie. — Louis, Laënnec,
Andral. — Rôle capital de la médecine expérimentale : Villemin, Pasteur, Koch.
Enquêtes médicales. — Preuves cliniques de la contagion. — Modes divers
de contagion. — Virulence des crachats. — Tuberculisation par les voies
digestives. — Nombreuses inconnues du problème. — Bollinger et
Guebhardt. — Fréquence de la pommelière chez les bovidés. — Nocuité
du lait qu'il faut toujours faire bouillir.
Danger de la viande tuberculeuse. — Discussion en congrès des vétéri-
naires : opinions de Nocard, Arloing, Perroncito.
Pénétration des bacilles tuberculeux par la peau et les muqueuses. — Les
humeurs sont-elles virulentes ?
Instructions au public par le congrès de la tuberculose.
Commission académique. — Discussion. — Nouvelles instructions. —
Quelle est la voie de contagion la plus commune ? — La voie pulmo-
naire ou digestive ? — Opinions diverses. — Nouvelles expériences né-
cessaires. — Désinfection des crachoirs, des vêtements, de la literie, des
murs.
Destruction des viandes suspectes. — Leur vente après cuisson.
Conclusion.

MESSIEURS,

Contagiosité de la phtisie. Partout on vous enseigne que la tuberculose est une maladie virulente, transmissible par hérédité et contagieuse ;
partout on s'occupe de trouver : ici un microbicide, là un
mode de vaccination, ailleurs des moyens prophylactiques
à opposer à ce fléau qui décime l'espèce humaine ; et je ne
crois pas qu'il existe un seul laboratoire où la tuberculose
ne soit étudiée par quelques-uns des aspects si divers qu'elle
offre à nos méditations et à nos recherches.

Il n'en a pas toujours été ainsi ; et parmi les médecins
illustres de la génération précédente, le plus illustre peut-
être, Louis, ne croyait pas à la contagion de la phtisie. Cependant Laënnec acceptait timidement, mais acceptait,
l'idée de contagion et recommandait de prendre contre la
phtisie des précautions individuelles. Après avoir dit que la
tuberculose ne lui a pas semblé contagieuse dans les coha-
bitations si étroites des petits ménages où vit un phtisique
et où cependant on ne prend aucune mesure de défense
contre la contagion, il ajoute : « La prudence et la propreté
demanderaient qu'on prît plus de précautions à cet égard.
Beaucoup de faits, d'ailleurs, prouvent qu'une maladie qui
n'est pas habituellement contagieuse, peut le devenir dans
certaines circonstances. » Andral, commentant ce passage
de Laënnec, insiste davantage sur le danger possible de la
contagion. Il dit « avoir été plus d'une fois frappé de voir
des femmes présenter les premiers symptômes d'une phtisie
pulmonaire peu de temps après que leur mari, dont elles
avaient pratiqué la couche jusqu'au dernier moment, avait
succombé ». Et il ajoute que ces faits suffisent pour engager
à prendre quelques précautions « les personnes qui ont des
rapports journaliers avec les phtisiques, surtout dans les
derniers temps de leur maladie ».

Nous sommes loin, vous le voyez, de cette universelle
préoccupation qui touche à la terreur, à l'affolement chez
quelques-uns, qui, chez les plus sages, reste une crainte
fort légitime, de la tuberculose et de sa contagion, élevée à
la hauteur d'un péril social qu'il faut combattre par toutes
les armes en nos mains.

Ce revirement si brusque dans nos opinions et notre con-
duite est dû à l'introduction, dans les sciences médicales,
de la pathologie expérimentale. Villemin fit voir que la tuberculose est transmissible par inoculation d'animal à animal, et Pasteur démontra que le charbon, maladie virulente
par excellence, est le fait de la bactéridie charbonneuse ;

que toutes les maladies virulentes sont la conséquence de la reproduction d'un être vivant, d'un microbe. R. Koch découvrit enfin le bacille tuberculeux et prouva que sa culture peut reproduire à volonté la tuberculose.

Toutes ces découvertes, dont les plus anciennes datent de vingt ans, ont radicalement transformé nos idées sur la nature des maladies contagieuses et sur les moyens de les combattre. Elles ont, en effet, apporté à la clinique, à l'observation pure et simple des faits journaliers, ce qui lui manque si souvent : *la preuve*.

Pour apprécier les relations de deux faits connexes, pour décider s'il y a ou non rapport de cause à effet dans telles circonstances, l'observation, toute seule, est souvent impuissante, désarmée. En matière de phtisie, il n'est pas facile de trouver des observations irréprochables, où la contagion seule puisse être invoquée. Le plus souvent, l'hérédité, ou la misère et le surmenage, ou l'action du froid, semblaient aux médecins des raisons suffisantes. Mais quand il fut démontré qu'il n'y a pas de phtisie sans bacille, que celui-ci, hors de l'économie, résiste à la destruction et peut infecter l'atmosphère, subitement les esprits s'orientèrent dans une autre direction et les mêmes faits, éclairés d'une autre lumière, prirent une autre couleur à nos yeux. Il suffit de croire à la contagion pour la voir un peu partout, et cette cause, hier encore niée, délaissée, est devenue la cause principale, presque unique, celle qui doit provoquer toute notre sollicitude.

Enquêtes
médicales. A côté de la preuve expérimentale sont venues les preuves cliniques fournies par les enquêtes médicales de l'Angleterre, de l'Allemagne, de la France, de l'Italie, et mieux encore par certaines épidémies de maisons où toutes les conditions se réunissent en faveur de la contagion : simplicité des faits observés dans un milieu réduit, hérédité tuberculeuse absente et santé parfaite de toute la famille avant le premier cas de phtisie ; contagion successive de plusieurs ou de tous les membres de la famille qui succombent à la maladie avec une incubation courte et une marche rapide des accidents.

Eh bien, toutes ces conditions, qui rendent une observation convaincante, existent dans quelques faits cités par tous les auteurs qui ont écrit sur la tuberculose depuis ces dix dernières années. Mais le plus souvent, la contagion ne revêt pas des caractères aussi probants ; elle frappe la femme ou le mari et souvent à longue échéance, de sorte que les relations de la cause et de l'effet restent obscures.

Mais, si nous acceptons la contagion, si, sur ce point capital, notre conviction est inébranlable, nous connaissons assez mal les divers modes de cette contagion, et nous sommes loin d'être d'accord sur les mesures de prophylaxie individuelle et sociale à édicter. Nous savons cependant que le bacille tuberculeux réside dans les crachats dès que le ramollissement commence ; que ces bacilles résistent à la dessiccation ; qu'ils flottent dans l'atmosphère avec les poussières ; qu'ils sont, par la voie pulmonaire, un agent de la phtisie, et que la destruction par la chaleur (une température de 100 degrés suffit) de tous crachats suspects est la première mesure, la mesure indispensable et relativement facile, que nous devons préconiser contre la propagation du mal.

Sur ces points, tout le monde est d'accord ; mais les divergences commencent presque aussitôt. Il est cependant démontré, depuis les belles recherches de Chauveau, que la tuberculisation peut se faire par les voies digestives ; mais, dans quelles conditions ? Et quels aliments faut-il proscrire ; ou quelle préparation faut-il leur faire subir pour les rendre inoffensifs ? A tous ces points d'interrogation, la réponse est fort diverse. Vous comprenez cependant combien l'accord entre médecins serait nécessaire pour obtenir des pouvoirs publics les mesures de prophylaxie administrative qui doivent préserver nos populations. Celles-ci sont naturellement réfractaires à toute gêne, à

tout changement dans leurs habitudes, à tout dommage
de leurs intérêts. Pour obtenir leur obéissance, il faut faire
leur conviction ; et comment y arriverons-nous si nous
sommes divisés d'opinion ? Prenons le lait. Faut-il accepter
le dire de Bollinger et de Gebhardt, d'après lesquels 55
pour 100 des vaches tuberculeuses fournissent un lait infectieux, même si la mamelle est saine ? Jusqu'ici nous avions
cru, sur la foi de nombreux observateurs, que le lait n'était
contagifère que si la mamelle contenait des tubercules ma-
croscopiques ou microscopiques. Ces tubercules ramollis
mêlaient à la sécrétion glandulaire leurs bacilles et le lait
était ainsi contaminé par le tubercule même. Mais s'il faut
accepter que, chez une vache tuberculeuse, le pis étant sain,
le lait peut être infecté « par une émulsion de cellules migratrices plus ou moins bacillifères » (1), nous sommes conduits à prendre des mesures défensives contre toute espèce
de lait, quelque belle que soit l'apparence de la vache laitière.

Car il est très difficile de reconnaître la pommelière
chez les bovidés, puisque tel bœuf, couronné dans les co-
mices, s'est montré, après le sacrifice de l'animal à l'abattoir, farci de tubercules. D'autre part, nous savons que
rien n'est plus commun que la pommelière chez les vaches.
Au dernier congrès vétérinaire, les appréciations sur ce
point ont beaucoup varié, et tandis que tel estime que
la proportion des vaches perlières est de 2 à 3 pour 100
(Vincent), tel autre pense que ce chiffre est beaucoup trop
faible et qu'il faut élever à 5 pour 100 (Berdez) et même à
25,50 pour 100 (Listard) le nombre des vaches tuberculeuses (2).

Bollinger a ait une autre remarque qui conduit à des conclusions paradoxales, ou du moins tout opposées à celles que
nous aurions formulées hier. D'après lui et Gebhardt, le lait

(1) Bollinger, Assemblée des naturalistes et médecins allemands.
Heidelberg, 1889.
(2) Congrès international de médecine vétérinaire (septembre 1889).

dilué peut contenir des bacilles en assez faible quantité pour devenir inoffensif, tandis que ce même lait contaminé, s'il est consommé sans mélange d'eau ou d'autre lait, confère la tuberculose aux animaux. De sorte que, et c'est la conclusion de Bollinger, le lait de nos grandes laiteries des villes serait en somme moins dangereux que le lait d'une seule vache, ou d'une petite laiterie de campagne. Fort heureusement, il est un point sur lequel Bollinger se rencontre avec nous, et c'est un point de pratique capital. Il conseille de ne consommer que du lait bouilli — quelle que soit sa provenance — et nous tombons d'accord avec lui, même en n'acceptant pas toutes les conclusions du travail de M. H. Martin, qui a trouvé que, une fois sur trois, le lait vendu sous les portes cochères à Paris, lait de provenances diverses, était contagifère et rendait les animaux tuberculeux.

A côté du lait se placent toutes les parties du corps d'un animal tuberculeux livrées à la consommation : chair musculaire, foie, thymus, reins, etc. A supposer que le bœuf, ou la vache, conduit à l'abattoir, soit tuberculeux, ou mieux soit atteint de tuberculose pulmonaire avec adhérences costales, etc..., que faut-il faire ? Prohiber sa chair et tous ses tissus et les détruire ; ou les livrer à la consommation, ou encore les soumettre sur place à la cuisson complète et ne les vendre qu'à l'état de bouilli. La prohibition absolue de la chair de tout animal chez lequel le sacrificateur a constaté la plus petite adhérence pleuro-pulmonaire est la pratique constante des boucheries juives, et, s'il est vrai que la race des Israélites paye un tribut beaucoup moins élevé à la tuberculose que le reste de la population, cela tient peut-être à ces rigoureuses mesures de prophylaxie. Nos lois, beaucoup moins sévères que celles de Moïse, autorisent en effet nos inspecteurs à laisser venir au marché la chair musculaire et les organes de vaches ou de bœufs atteints de pommelière, pourvu que leur chair et leurs organes aient un aspect normal, sain. Cette pratique est fondée sur l'opinion, commune jusqu'ici, de l'extrême rareté des tubercules dans le muscle d'un animal tuberculeux. Les expériences négatives de Nocard et de quelques autres expérimentateurs, dont je suis, semblaient légitimer cette conduite. Mais des expériences positives fort nombreuses ont prouvé que cette innocuité du muscle n'était pas constante et que le suc musculaire et le sang des animaux contenaient souvent assez de bacilles pour conférer la maladie aux cobayes par inoculation et même par ingestion.

Arloing s'est fait le champion fort autorisé de cette opinion, et a demandé les mesures prohibitives les plus sévères : destruction de la chair et de tous les organes des animaux tuberculeux, avec indemnité aux propriétaires. Nocard propose un moyen terme, et pour ne pas perdre cette énorme quantité de viande à peine suspecte à ses yeux, pour ne pas obérer nos finances par le chiffre très élevé des indemnités à accorder (il s'agirait au moins de 10 millions à inscrire annuellement au budget), il demande que, par les soins des inspecteurs de la boucherie, cette viande soit rendue inoffensive par la salaison préalable et soit ensuite vendue. M. Thomassen ayant fait observer que la salaison serait insuffisante, le chlorure de sodium ne tuant pas le bacille tuberculeux et l'habitude de manger la viande salée crue étant répandue en Hollande, M. Perroncito a proposé de traiter, dans l'abattoir même et par les soins des inspecteurs, la viande suspecte par l'ébullition qui la rendrait inoffensive.

Le congrès vétérinaire ne s'est pas rallié à cette [opinion et a voté les conclusions beaucoup plus radicales de M. Arloing : saisie et destruction des viandes suspectes, indemnité aux propriétaires.

On peut affirmer dès aujourd'hui que si ces deux sources de tuberculose : inhalation pulmonaire de poussières virulentes, ingestion de lait ou de chair tuberculeux, étaient taries par des règlements édictés et respectés et par l'hygiène individuelle, le chiffre de la mortalité par phtisie ne tarderait pas à décroître.

Mais n'existe-t-il pas d'autres sources de contagion ? Assurément. Les bacilles peuvent pénétrer par la peau excoriée et les muqueuses même saines, si le contact est prolongé, (Cornet), et les crachats ne seront pas la seule humeur virulente, avec le sang et le lait, s'il est un jour démontré que l'effraction des tissus par ramollissement du tubercule n'est pas nécessaire ; mais que dans une poussée congestive, les cellules migratrices peuvent entraîner dans les conduits glandulaires les bacilles tuberculeux ou leurs spores. La sueur, l'urine, la salive, etc., seront reconnues bacillifères. Conformément aux expériences de Villemin, nous [avons toujours cru jusqu'ici que ces humeurs, même chez un phtisique très avancé, étaient inoffensives ; il n'en sera peut-être pas toujours ainsi, si les assertions de Bollinger touchant le lait se vérifient.

Seul l'air expiré de la poitrine d'un phtisique restera sans danger alors que tous ses organes et ses humeurs seront infectieux, car les expériences de Giboux qui avait cru voir que l'air expiré contient le bacille n'ont été confirmées par aucun des expérimentateurs qui ont étudié la question, et ils sont déjà nombreux. J'ai, pour ma part, fait avec M. de Gennes, mon ancien interne en 1883-1884, des expériences très nombreuses, qui toutes ont été négatives (1).

Vous voyez, messieurs, que malgré tous les efforts, tous les travaux accumulés, les divers modes de contagion de la phtisie ne nous sont pas encore parfaitement connus. Les crachats sont bacillifères et l'air atmosphérique ne l'est pas ; telles sont les deux propositions fermes que nous pouvons considérer comme acquises irrévocablement. Le lait, la viande, et les organes d'un animal tuberculeux peuvent être bacilli-

(1) Société de médecine publique et d'hygiène professionnelle (*Revue d'hygiène*, 1887).

fères dans certaines circonstances encore assez mal définies. Les humeurs diverses : salive, sueur, urines.... sont-elles toujours inoffensives? C'est un point qui, à mon sens, appelle de nouvelles recherches.

Congrès
de la
tuberculose. Mais le danger est si grand, mais la phtisie fait de si nombreuses victimes dans l'espèce humaine, que la plupart des médecins pensent aujourd'hui qu'il ne faut pas tarder plus longtemps à la combattre par une prophylaxie rigoureuse. C'est dans ce sentiment que la commission permanente du congrès de la tuberculose a rédigé, à l'usage du public, une instruction que je vous donne ici presque textuellement à cause de l'importance des questions soulevées et des objections qui lui ont été faites tout récemment au sein de l'Académie.

Elle est intitulée : *Instructions au public pour qu'il sache et puisse se défendre contre la tuberculose :*

Le paragraphe premier rappelle la fréquence de la tuberculose, et le paragraphe 2 dit que la tuberculose est une maladie parasitaire et contagieuse.

Paragraphe 3 : « Le parasite de la tuberculose peut se rencontrer dans le lait, les muscles, le sang des animaux qui servent à l'alimentation de l'homme (bœuf, vache surtout, lapin, volailles).

« La viande crue, la viande peu cuite, le sang, pouvant contenir le germe vivant de la tuberculose, doivent être prohibés. Le lait, pour les mêmes raisons, ne doit être consommé que bouilli. »

Le paragraphe 4 conseille l'allaitement des bébés à la campagne, par une femme saine, et dit que la mère tuberculeuse ne doit pas nourrir son enfant. Si la nourriture est faite au biberon, le lait doit toujours être bouilli.

Le paragraphe 5 dit que le public a tout intérêt à s'assurer que l'inspection des viandes, exigée par la loi, est convenablement exercée, et il continue :

« Le seul moyen absolument sûr d'éviter les dangers de

la viande des animaux tuberculeux est de la soumettre à
une cuisson suffisante pour atteindre sa profondeur aussi
bien que sa surface ; les viandes complètement rôties,
bouillies ou braisées sont seules inoffensives. »

Le paragraphe 6 est subdivisé en six instructions : les
deux premières visent le danger des mouchoirs, linges ou
parquets souillés par les crachats et conseillent l'usage de
crachoirs et leur désinfection par l'eau bouillante. Les quatre dernières visent surtout les périls de la cohabitation et
demandent que « tout objet ayant servi à un phtisique soit
désinfecté et que les chambres d'hôtel, maisons garnies,
chalets ou villas occupées par les phtisiques dans les villes
d'eau ou stations hivernales soient meublées et tapissées de
telle manière que la désinfection y soit facilement et complètement réalisée après le départ de chaque malade. Le
mieux serait que les chambres n'eussent ni rideaux, ni tapis,
ni tentures, qu'elles fussent peintes à la chaux, et que le
parquet fût recouvert de linoléum ».

Ces instructions ont soulevé immédiatement des objections. M. Dujardin-Beaumetz leur reproche de mettre au
premier rang la contagion par l'alimentation qu'il regarde
comme exceptionnelle ; d'accuser le lait de trop de mé-
faits, le nombre de vaches tuberculeuses étant très restreint et la mammite tuberculeuse étant nécessaire pour
souiller le lait ; de supprimer de l'alimentation les viandes
saignantes, un des plus vifs attraits de la cuisine, et de la
thérapeutique les viandes crues, pour un danger peut-être
imaginaire.

M. Germain Sée partant de cette idée que le bacille tuberculeux ne peut ni naître, ni se multiplier hors de l'organisme humain ou animal, trouve qu'on exagère les dangers
de la contagion par l'air atmosphérique et qu'on provoque
ainsi l'abandon des malheureux phtisiques, en brisant autour
d'eux les liens de la famille. Il rejette, pour les mêmes motifs, les instructions concernant la cuisson des viandes et la

prohibition de la viande crue lui semble un crime de lèse-thérapeutique. En revanche, il accepte les conseils de faire bouillir le lait et d'user de crachoirs humides désinfectés par l'ébullition. Et il termine ainsi :

« Notre premier devoir est de nous taire sur la contagion ; un autre devoir sera de veiller rigoureusement aux règles de la propreté expérimentale dans les chambres de malades et aux règles d'une cuisine physiologique pour tout le monde. »

M. Daremberg, préoccupé surtout du danger de la contagion par les crachats desséchés, dit : « Le phtisique ne devra jamais cracher sur le sol des rues, le plancher des lieux publics et privés, sur les linges, tapis, etc. Chez lui il devra recevoir ses crachats dans un vase contenant de l'eau ; dehors, il devra les introduire dans une bouteille contenant de l'eau. Pour le nettoyage, crachoirs et bouteilles devront être introduits pleins dans un bain-marie, portés à l'ébullition avant d'être vidés. »

M. Lancereaux, enfin, étend sa sollicitude sur les conditions de réceptivité morbide créées en faveur de la tuberculose par l'alcoolisme et l'encombrement ; il demande que la commission modifie quelque peu ses instructions, qu'il approuve dans leur ensemble, et y ajoute la prohibition de l'alcoolisme et des logements trop étroits dans l'atelier, l'école, la caserne, la prison.

Commission académique. Ces critiques et ces divergences ont eu pour résultat la nomination d'une commission académique chargée de rédiger de nouvelles instructions ou de modifier les premières. Cette commission, composée de MM. Verneuil, Villemin, G. Sée, Dujardin-Beaumetz et Cornil, a rédigé de nouvelles conclusions qui, pour le fond, ne s'écartent pas sensiblement de celles du congrès de la tuberculose.

Avant qu'elle eût rédigé son travail, M. Villemin avait répondu à quelques-unes des objections faites à la commission de permanence de la tuberculose : que le danger de la viande et du lait des animaux tuberculeux est certain et doit être combattu par l'hygiène privée et l'hygiène publique ; que le danger d'un air souillé par la poussière de crachats tuberculeux est non moins certain, quoique la contamination de l'air soit *indirecte;* personne, dans la commission, n'ayant admis que l'air aspiré par les phtisiques contînt le bacille tuberculeux.

Et nous ajouterons, avec M. Verneuil, que loin de se taire sur le danger de la contagion, il faut le proclamer bien haut, et souvent, et toujours, car nous sommes loin du but à atteindre ; les mesures prises jusqu'ici pour combattre la contagion de la tuberculose étant à peu près nulles.

Nous sommes ainsi de ceux qui pensent qu'on ne saurait trop redouter la contagion, et qu'on ne prendra jamais assez de précautions pour l'éviter. La commission permanente de la tuberculose a pensé de même et a demandé au public, dans ses conclusions, un maximum de mesures préventives, persuadée sans doute qu'elle obtiendrait toujours bien peu, bien moins qu'il ne faudrait. Au contraire, et pour cette raison que le public est naturellement indifférent, ou indocile, ou réfractaire aux avis qu'on lui donne, on pourrait soutenir que le mieux est de lui demander le minimum, le strict nécessaire, si l'on veut être obéi. Mais l'opinion inverse se soutient également, et c'est elle qui a prévalu dans la commission qui a estimé que la lumière ne serait jamais assez grande, que le péril ne serait jamais assez dénoncé.

Ce point de départ une fois admis, il n'est pas difficile de démontrer que les instructions données au public ne dépassent en rien la mesure permise ; chacune d'elles s'appuyant sur des faits scientifiques certains ou au moins probables. Or, quand on s'adresse à tout le monde, on ne risque guère de voir des conseils gênants ou incommodes trop fidèlement suivis ; le contraire est, hélas, beaucoup plus certain.

Le devoir de la commission permanente eût été tout autre si, au lieu de s'adresser au public, elle eût parlé au législateur en lui demandant des règlements nouveaux de police sanitaire sur l'inspection des laiteries et des viandes de boucherie ; ou encore si la commission, parlant à l'Assistance publique, eût réclamé certaine hospitalisation des phtisiques plus en rapport avec les idées modernes. Quand une proposition a chance de devenir un règlement de police ou une formule administrative faits pour être obéis, elle doit être appuyée sur des preuves scientifiques assez nombreuses et assez indiscutables pour s'imposer à tous, sans contestation possible. Il n'en est pas de même du conseil, de l'avis, de l'instruction qui peuvent très légitimement s'appuyer sur la probabilité, et n'exigent pas la certitude absolue.

Mais l'Académie dont on sollicite l'approbation semi-officielle a le droit de se montrer plus sévère que la commission et d'exiger la preuve du fait scientifique sur lequel s'appuie telle ou telle proposition. Sur ce terrain, la commission académique sera, je crois, assez embarrassée, car si les documents existent, ils sont souvent contradictoires.

Divergences d'opinions. Sur la virulence des crachats desséchés et du lait contaminé par un pis tuberculeux, nous sommes tous d'accord. Mais c'est à peu près tout. Quel est le degré de nocuité de la chair et du sang d'un animal tuberculeux ? Personne ne peut, à l'heure actuelle, répondre à cette question, car les expériences sont les unes négatives, les autres positives, et celles-ci ne sont pas assez nombreuses et assez précises pour permettre une réponse à la question posée.

De même, quel est le mode le plus fréquent de transmission de la tuberculose : voie digestive par les aliments, ou voie pulmonaire par la respiration ? M. Butel, pense que l'aliment souillé par les bacilles spécifiques est la cause la plus commune de la contagion ; mais il ne fait pas la preuve ou ne donne, à mon avis, que des preuves insuffisantes, quand il rappelle l'histoire de deux veaux qui sont devenus

tuberculeux au contact de la mangeoire de vaches tuber-
culisées par M. Chauveau dans une de ses expériences.
M. Butel, préoccupé de cette objection que la tuberculose intestinale ou mésentérique primitive est chose rare,
rarissime même, tandis que la tuberculose pulmonaire est
la règle, preuve indirecte du mode de contagion par l'inhalation de poussières virulentes, répond que ces deux
jeunes veaux sont morts de lésions pulmonaires et ont pris
cependant le germe de la tuberculose par l'intestin. C'est
cette dernière proposition qui ne me paraît pas certaine.
M. Butel rappelle que le typhus, la morve, le charbon, la
vaccine, la clavelée, se transmettent facilement par les voies
digestives ; il invoque l'opinion de Cohnhein et de Vallin
qui rangent les « phtisies mésentériques » et les adéno-
pathies scrofuleuses du cou dans les infections, par l'aliment,
des muqueuses pharyngées et intestinales et il ajoute que :
« même lorsqu'il n'existe pas de lésions dans le tube digestif, la phtisie peut néanmoins avoir été introduite dans l'organisme par les aliments (1) ». Eh bien, la preuve qu'il
donne de cette assertion me semble insuffisante et nous
manquons sur ce point d'expériences probantes.

Je suis donc fort enclin à penser avec M. Beaumetz que la
contagion par l'atmosphère est plus fréquente que la contagion par l'aliment ; que le crachat desséché est plus dangereux que le lait ou la viande des animaux tuberculeux, et
que les instructions au public doivent viser d'abord, avant
tout, la désinfection du crachat.

Or, l'ébullition, c'est-à-dire l'action d'une température de
100 degrés centigrades, même courte, une minute, suffit
amplement à obtenir ce résultat (2).

Les crachats des tuberculeux doivent être reçus dans un

____

(1) *Congrès pour l'étude de la tuberculose*, 1888, 1ᵉʳ fascicule.
(2) Grancher et De Gennes, Société de médecine publique et d'hygiène professionnelle, 1887.

crachoir humide, et celui-ci plongé avec tout son contenu dans l'eau bouillante. Cela suffit. Si l'on ajoute à cette eau un peu de carbonate de soude, la température de l'ébullition atteint 102 à 103 degrés centigrades, et c'est mieux, car le crachoir est ainsi lessivé, et la désinfection encore plus certaine.

M. le directeur de l'Assistance publique a mis à profit les indications fournies par notre mémoire lu à la Société de médecine publique et par la discussion qui suivit cette lecture, pour installer, à Lariboisière, un service de désinfection des crachoirs. Ceux-ci, recueillis dans les divers services, sont plongés dans des cuves où l'eau carbonatée est rapidement portée à l'ébullition par un jet de vapeur. Il ne reste plus qu'à appliquer le même procédé à tous nos hôpitaux. Puis il faudra remplacer les crachoirs secs pleins de sciure de bois par des crachoirs humides ; il faudra obtenir des malades qu'ils renoncent au mouchoir de poche et qu'ils cessent de cracher par terre ou sur les planchers. Ce sera plus difficile ; mais avec une surveillance rigoureuse, avec la menace de quelque peine disciplinaire, l'expulsion au besoin, avec du temps, on obtiendra, j'en suis convaincu, des résultats très heureux.

Il sera plus difficile de convaincre isolément chaque malade de la nécessité absolue de prendre toutes ces précautions, s'il veut préserver sa famille de la contagion. Il sera surtout difficile d'obtenir la suppression du mouchoir, qui sera toujours nécessaire, ne fut-ce que pour s'essuyer la bouche après l'expectoration, et qui sera toujours plus commode qu'un flacon *ad hoc*. Mais la désinfection d'un mouchoir est encore plus facile que la désinfection d'une fiole ou d'un crachoir, puisqu'il suffit de le plonger dans l'eau bouillante carbonatée avant dessiccation des crachats. On risque malheureusement ici de se heurter à l'insouciance et à l'égoïsme individuels, et, pour ce motif, le médecin a le devoir strict de parler, de prévenir le malade des dangers qu'il sème autour de lui, et d'exiger de la famille des mesures si simples et si faciles de prophylaxie. Ainsi, loin de terroriser le malade et de faire le vide autour de lui, on multipliera les soins affectueux dont il a besoin en assurant la sécurité de ceux qui lui donnent ces soins.

Revenons maintenant aux moyens prophylactiques à employer contre l'aliment dangereux. Pour le lait, la chose est simple et, quelle que soit sa provenance, il ne doit être consommé qu'après ébullition. Ne suffit-il pas, en effet, que le danger soit possible? Et puisque nous ne pouvons discerner les cas, ne faut-il pas appliquer la même mesure indistinctement et systématiquement à tous? Du reste, le lait ne contient pas seulement le germe de la tuberculose; il est le plus souvent dangereux par d'autres souillures. Le pis de la vache, la main qui trait, le récipient, l'eau qu'on ajoute le plus souvent, sont autant de sources d'infection du lait, autant de causes de maladies plus nombreuses et plus graves que nous le croyons.

Désinfection des aliments.

Si l'ébullition à l'air libre lui enlève quelques-unes de ses qualités alibiles, il est aisé d'obvier à cet inconvénient, qui n'est un peu sérieux que pour les enfants en nourrice, par l'ébullition en vase clos, dans la marmite « américaine ».

Restent les viandes suspectes? Faut-il continuer les errements actuels, permettre la consommation de la chair d'un animal tuberculeux si la tuberculose est locale, et la prohiber si la tuberculose est générale? A mon avis, non. Toute chair suspecte doit être rejetée ou rendue inoffensive, et les règlements de police sanitaire devront être impitoyables, sauf à indemniser comme il convient le propriétaire et à utiliser les viandes saisies. Pourquoi ne pas les cuire, les bouillir à l'abattoir même, les vendre ensuite comme le propose M. Perroncito? On dit : personne n'en voudra; nous verrons bien. Je crois, au contraire, que ces viandes débitées à moitié prix seront fort recherchées le jour où le service d'inspection les déclarera inoffensives.

En tout cas, c'est le seul remède à opposer à la propagation de la tuberculose par cette voie, et il est illusoire de compter sur la cuisinière pour écarter du morceau vendu à la boucherie le ganglion suspect ou pour atteindre les 100 degrés de cuisson nécessaire à la destruction du bacille. La protection est plus facile ici par mesures administratives que par précautions individuelles. Ainsi la cuisine gardera l'attrait de ses viandes saignantes, et la thérapeutique sa viande crue.

Désinfection des locaux. Quant à la désinfection des locaux précédemment occupés par un phtisique, elle sera d'autant plus facile assurément que la chambre suspecte sera moins meublée. Les rideaux du lit et des fenêtres, les tapis, les tentures et les objets inutiles qui l'encombrent ne font que compliquer le problème ; mais ils sont devenus si nécessaires à l'existence de chacun de nous, et surtout à l'existence confinée d'un malade, qu'il me semble bien inutile de conseiller leur suppression. Nous ne serons pas obéi, et les malades qui ne se croient pas phtisiques, le plus souvent, et qu'on entretient dans cette erreur, choisiront de préférence une chambre confortablement meublée à une cellule monacale aux murs blanchis à la chaux. Or, il suffit de faire passer à l'étuve à vapeur sous pression toutes les étoffes et tous les meubles, de laver à grande eau chargée de sublimé le parquet et les murs, pour protéger le nouveau venu dans les chambres d'hôtel. Mais qui veillera à l'application rigoureuse de ces mesures, sinon un service public ? Et qui nous assurera que la chambre traversée par un phtisique n'est pas infectée ? Elle peut l'être autant et plus que celle habitée longtemps par un autre phtisique. Il faudrait donc désinfecter au passage de chaque voyageur suspect. Nous nous heurtons ici à l'impossible, parce que la vie sociale comporte un certain nombre de périls nécessaires que nous ne pourrons jamais éviter.

Mais il faut faire quelque chose, car il ne suffit pas d'inscrire la tuberculose parmi les maladies contagieuses, dans nos lois : il faut la combattre, par la police sanitaire, aux abattoirs ; par des règlements et des actes d'assistance publique, à l'hôpital ; par des habitudes nouvelles de propreté et de désinfection dans la famille, l'école, la caserne, la prison. Et quoi que nous fassions, nous ne ferons jamais trop.

VINGT-CINQUIÈME LEÇON.

DE LA SPLÉNO-PNEUMONIE.

Les états pathologiques désignés sous les noms de pneumonie, de bronchite, de pleurésie peuvent être considérés comme des groupes morbides se subdivisant en un grand nombre de variétés : broncho-pneumonies et pleuro-pneumonies. — Fluxion, stase sanguine, atélectasie. — Congestion pulmonaire simple de Woillez. — Pleuro-congestion de Potain. — Spléno-pneumonie.

Première observation de spléno-pneumonie communiquée à la Société médicale des hôpitaux, 1883. — Nouvelles observations. — Recherches de Queyrat, 1885-1886. — Thèse de Bourdel, 1886.

Symptômes fonctionnels et généraux du début. — Signes physiques; suppression des vibrations vocales, matité, souffle expiratoire à tonalité aiguë; égophonie et pectoriloquie aphone.

Ces signes physiques sont ceux d'une pleurésie avec épanchement moyen ; il en est souvent d'autres qui rendent le diagnostic possible : conservation de l'espace de Traube ; possibilité de percevoir quelques râles sous-crépitants superficiels ; les vibrations au lieu de se montrer exagérées immédiatement au-dessus du foyer de la matité ne reparaissent que par transition insensible ; le souffle est moins aigu et l'égophonie moins nette ; signe du cordeau ; résultat des ponctions capillaires avec la seringue de Pravaz.

Caractères de la fièvre. — Marche et durée de la maladie. — Pronostic immédiat et pronostic éloigné.

Étiologie : froid. — Rhumatisme, albuminurie, diabète. — Influence du sexe masculin. — Relations entre la spléno-pneumonie et la tuberculose.

Diagnostic : pleurésie. — Pleuro-congestion. — Congestion pulmonaire simple.

Anatomie pathologique : les autopsies font défaut. — C'est une pneumonie épithéliale avec formation d'un exsudat séro-albumineux et inflammation oblitérante des bronches.

MESSIEURS,

Les bronches, le poumon et la plèvre composent l'appareil respiratoire et chacune de ces parties a sa pathologie propre, classée en nosologie sous les dénominations génériques de bronchite, pneumonie, pleurésie. Il va de soi qu'il existe de nombreuses variétés dans chacun de ces groupes morbides.

Mais ce n'est pas tout ; fréquemment les bronchites et les pneumonies s'associent, ou encore les pneumonies et les pleurésies ; d'où les types secondaires : broncho-pneumonies et pleuro-pneumonies. Enfin, les pneumopathies ne sont pas seulement des pneumonies, c'est-à-dire des maladies inflammatoires et microbiennes, à type cyclique ; la congestion, la fluxion, l'hyperémie, la stase sanguine, l'atélectasie, sont autant de processus pathologiques très voisins les uns des autres et très rapprochés des phlegmasies aiguës ou subaiguës du parenchyme pulmonaire ; de sorte que rien n'est plus difficile que de marquer en nosologie les frontières de chacun de ces états morbides, d'autant que les signes cliniques sont souvent communs, la marche de la maladie assez semblable, et les lésions anatomiques identiques ou très voisines les unes des autres.

La notion de *causalité* ou de *nature* qui suffirait, si nous la possédions, à différencier tous ces types morbides, nous échappe le plus souvent, et nous en sommes réduits à laisser sous la même étiquette des faits assurément fort dissemblables, mais que la quasi-identité des symptômes rapproche malgré nous.

La « congestion pulmonaire » est le type de ces rubriques provisoires, beaucoup trop compréhensives, et par cela même obscures et confuses où chacun entend à peu près ce qu'il veut. Mais peu à peu, ce groupement irrationnel de maladies diverses tend à se dissiper par l'étude plus approfondie des symptômes et des lésions.

Déjà, Woillez a décrit, sous le nom de *congestion pulmonaire simple,* une maladie aiguë, fébrile et rapide, d'une durée moyenne de trois ou quatre jours, ou quelquefois de vingt-quatre ou quarante heures seulement, qui se distingue des autres congestions pulmonaires par l'ensemble de sa physionomie Elle débute par un refroidissement, par un point de côté avec fièvre vive, s'accompagne de toux et de crachats, avec submatité, souffle doux, crépitations humides, et disparaît sans laisser de traces, en un temps très court. Cette *évolution rapide* d'un processus fluxionnaire et inflammatoire en même temps semble même le caractère principal de la *congestion simple*. Tel qu'il a été décrit par Woillez et Bourgeois, ce type doit rester.

Pleuro-congestion de Potain.

M. Potain, au congrès du Havre, en 1878, et son élève, M. Serrand, dans sa thèse inaugurale, la même année, nous ont fait connaître une autre association morbide qui est fréquente, plus fréquente même qu'on ne le croit, et qui se compose de deux facteurs : congestion pulmonaire et pleurésie. Un épanchement en lame, peu abondant mais très étendu en surface et remontant très haut, jusqu'au voisinage du sommet, s'accompagne d'une congestion pulmonaire avec condensation du poumon qui plonge dans l'épanchement, fait remonter d'autant le niveau du liquide et modifie assez les signes physiques, pour que le diagnostic de cette *pleuro-congestion* soit possible ; ces signes sont les suivants :

Expectoration gommeuse, submatité diffuse et très étendue ; souffle bronchique, bronchophonie, atténuation des vibrations vocales. La marche de la maladie confirme cette opinion que la congestion pulmonaire non seulement est associée dès l'origine à l'épanchement pleural, mais qu'elle le domine et le règle. Elle survit d'ordinaire, et assez longtemps, à l'épanchement pleural dont la résorption est, le plus souvent, rapide.

Spléno-pneumonie.

De mon côté, j'ai présenté, le 10 août 1883, à la Société médicale des hôpitaux, un mémoire intitulé : la *Splénopneumonie*, dans lequel j'étudiais, sous ce nom, une maladie distincte de la *congestion simple* de Woillez et de la *pleuro-congestion* de Potain. Je disais : Entre la congestion pulmonaire et la pneumonie lobaire franche, à côté de la bronchopneumonie, *il existe un état morbide du poumon, sorte de*

pneumonie subaiguë, qui simule une pleurésie avec épan-
chement moyen et qui mérite une description et une déno-
mination propres. Après avoir, dans ces termes, indiqué
ce que j'entendais par spléno-pneumonie, j'en donnais les
symptômes et le diagnostic différentiel.

En 1886, M. Bourdel, ancien interne des hôpitaux, ayant
choisi pour sujet de sa thèse inaugurale la spléno-pneumonie, rappelle cette phrase de ma communication et la fait
suivre des réflexions suivantes : « Malgré les faits typiques
et concluants rapportés à l'appui de cette assertion, cette
communication fut, comme toutes les choses nouvelles,
accueillie avec froideur et réserve par quelques-uns, sans
enthousiasme par le plus grand nombre. On ne change
jamais, en effet, aisément, le courant établi, ni les saintes
classifications consacrées par l'usage; peut-être aussi, pour
ce cas particulier, la relation de ponctions négatives avait-
elle le tort d'évoquer, chez certains esprits, quelque fâcheux
souvenir d'une méprise inattendue et restée sans explication,
sur laquelle l'amour-propre n'aimait guère à revenir. »

La froideur et la réserve, quels qu'en soient les motifs,
dont parle M. Bourdel, ont fait place à une appréciation plus
exacte des faits, car la spléno-pneumonie est assez fréquente
chez l'adulte et chez l'enfant, pour que tous les médecins
qui regardent leurs malades de près en voient chaque année
passer quelques cas sous leurs yeux. Déjà M. Bourdel en a
donné douze observations concluantes, et combien d'autres
auraient pu être recueillies et publiées ? La spléno-pneumonie n'est donc pas niable; elle existe, elle est même assez
commune, quoiqu'il soit difficile de dire quel est son degré
de fréquence par rapport aux autres maladies de l'appareil
respiratoire.

On peut objecter, il est vrai, que la lésion précise du
poumon que je crois être une pneumonie subaiguë, avec
splénisation, dans le sens classique de ce mot, n'est pas encore connue. C'est une lacune, en effet, dans l'histoire de

cette maladie qui, jusqu'ici, s'est toujours montrée bénigne. Mais cette lacune ne saurait empêcher l'adoption du type clinique que j'ai décrit, si l'on songe que d'autres maladies n'ont pas encore de lésions connues ou spécifiées, et sont cependant acceptées comme entités morbides.

On peut objecter encore que la spléno-pneumonie n'a aucun caractère propre, personnel, aucun signe distinctif, ni physique ni fonctionnel. Cela est vrai, et cela explique qu'elle ait été si longtemps méconnue ; mais cela aussi constitue son originalité. Laënnec, et tous les médecins de son école ont vécu sur cette idée du signe pathognomonique, du râle crépitant pour la pneumonie, de l'égophonie pour la pleurésie... et malgré les réserves expresses des classiques plus rapprochés de nous, Barth et Roger par exemple, il est d'usage vulgaire, en auscultation, de chercher le signe pathognomonique ou prédominant et de s'y fier. C'est ainsi que l'égophonie est restée, en dépit de tout, le phénomène physique indicateur de la pleurésie.

Mon idée directrice a été tout autre. L'association des signes physiques, leur mode de groupement, leur hiérarchie m'a semblé nécessaire, indispensable au diagnostic de l'état physique des organes contenus dans la cage thoracique. Ainsi pratiqué, l'examen est plus complexe assurément et plus difficile, mais il est plus sûr, et nous permet de réaliser un progrès, de connaître plus exactement l'état du poumon, de la plèvre et des bronches.

Eh bien, l'examen superficiel d'un cas de spléno-pneumonie ne révèle que les signes de la pleurésie : matité, vibrations abolies, égophonie. Il faut une recherche minutieuse des nuances pour soupçonner et, plus rarement, pour affirmer la spléno-pneumonie. Alors, les crépitations humides et discrètes, le mode de transition des vibrations aux diverses zones pulmonaires, la qualité de l'égophonie, la conservation de l'espace de Traube, etc., éveillent dans l'esprit ce soupçon que tous ces signes qui, au premier abord,

semblent appartenir à la plèvre, appartiennent en réalité
au poumon. Et c'est le côté curieux de cette maladie, qu'elle
puisse, par une certaine condensation d'un *solide*, le tissu
pulmonaire, simuler si parfaitement la présence d'un *liquide*, épanchement pleural, que tous les médecins s'y sont
trompés longtemps, et moi tout le premier, car j'ai fait,
comme tout le monde, des ponctions blanches. Cette confusion si facile de deux états morbides, de deux maladies si différentes, appartenant l'une à la plèvre, l'autre au poumon,
est la justification de ma description et de la dénomination
que j'ai choisie.

On propose en effet de désigner sous le nom de congestion pulmonaire à type pleurétique, ou pseudo-pleurétique,
la spléno-pneumonie. Je n'y vois aucun avantage, au contraire. Il est vrai que cette dénomination rappelle l'erreur
qu'on pourrait commettre, mais c'est tout; elle a, à mon avis,
le tort de compliquer encore l'histoire des congestions déjà
si obscure, et de prêter à confusion avec la pleuro-congestion de M. Potain qui est voisine de la spléno-pneumonie,
assurément, mais qui est autre chose. Mais, après tout, le
mot importe peu. Ce qu'il faut savoir, c'est qu'il existe une
maladie du poumon qui, sans aucun épanchement intra-
pleural, simule une pleurésie.

Or, cette maladie a toutes les allures d'une maladie inflammatoire subaiguë, le début, la marche, la courbe thermique ; voici l'observation qui m'a servi de prototype dans
ma communication à la Société médicale des hôpitaux.

R. E... est un jeune homme de vingt-quatre ans sans aucun antécédent pathologique héréditaire ou personnel.

Il y a trois mois, il se plaignit de souffrir d'un point de
côté à gauche et vint à la consultation de Necker où des ventouses scarifiées furent prescrites et appliquées. La douleur
se calma et R... reprit son travail ; mais, de temps en temps,
quand il faisait un effort ou une grande inspiration, la douleur
reparaissait vers la sixième côte. Pas de toux ni de crachats.

Première
observation.

32

Le 12 juillet, six jours avant son entrée à l'hôpital, il reçut une ondée et, le soir même de ce jour, un point de côté violent se fit sentir toujours à gauche ; en même temps, survinrent un gros frisson et de la dyspnée. Dans les jours suivants, R... fut forcé de garder la chambre, frissonnant et toussant un peu. Il vint à l'hôpital dans cet état, et, le soir de son entrée, le thermomètre marquait 38°,5.

L'examen de la poitrine fit voir qu'il existait dans toute la partie inférieure du côté gauche, depuis l'angle de l'omoplate jusqu'en bas, tout le groupe des signes physiques de la pleurésie : matité avec affaiblissement considérable des vibrations, souffle aigu, broncho-égophonie, pectoriloquie aphone.

Le diagnostic des élèves fut : Pleurésie.

Cependant, malgré la constatation formelle des signes qui précèdent, je gardai par devers moi cette opinion que la plèvre était saine et qu'un état pathologique du poumon était la cause de tous les symptômes. Mais, doutant encore de mon diagnostic, je priai mon collègue et ami M. Rigal de vouloir bien me donner son avis. M. Rigal pensa qu'il existait, avec une congestion pulmonaire, un léger épanchement *pleural*, et, pour lever toute incertitude, il fit, séance tenante, avec la seringue de Pravaz, une ponction exploratrice dans le point où l'égophonie lui parut le plus manifeste.

Cette ponction ne donna que quelques bulles d'air et une gouttelette de sérosité sanguinolente ; l'aiguille était entrée immédiatement dans le poumon (1) :

(1) Il est bon de dire que cette exploration et celles qui suivirent furent tout à fait inoffensives. Pour se mettre à l'abri des accidents, il suffit de désinfecter la seringue en la lavant à l'eau bouillante et en changeant les rondelles du piston. Mais ce mode de désinfection est inapplicable à la seringue de Pravaz ordinaire, car l'eau bouillante dissout l'agglutinatif du cylindre de verre et de l'armature métallique, et l'instrument est perdu. Il faut user d'une seringue dont toutes les pièces, aiguille, corps de pompe, armature, piston, peuvent se séparer pour la désinfection et se rajuster ensuite. L'eau

Le lendemain et les jours suivants, la fièvre fut nulle, mais les mêmes signes physiques persistèrent, le malade ne toussant pas, sauf quand il se mouvait; il était pris alors d'une petite toux sans expectoration.

Le 20 et le 21 juillet, je fis deux nouvelles explorations et je pus constater que la seringue contenait des bulles d'air et un peu de sang dès que la pointe de l'aiguille avait pénétré à 8 ou 9 millimètres de profondeur; ce qui revient à dire, étant donné l'embonpoint moyen du sujet, que la plèvre n'avait subi aucun épaississement et que le poumon était appliqué contre la paroi thoracique. J'ai fait sur le cadavre, avec une aiguille ordinaire, des ponctions ayant pour but de mesurer l'épaisseur de la peau, du tissu cellulaire, des muscles et de la plèvre costale dans le sixième et le septième espace intercostal, à l'angle postérieur des côtes, et j'ai trouvé une épaisseur moyenne de 8 à 10 millimètres.

Le 22 juillet, je priai M. le professeur Potain de voir le malade, et je le mis au courant des incidents que je viens de raconter. M. Potain reconnut que les signes plaidaient en faveur d'une congestion pulmonaire avec épanchement, et me dit que, si la preuve de la non-existence de cet épan-

bouillante altère les cuirs du piston, qui devront être changés chaque fois ainsi que les rondelles placées au fond de l'armature. Il faut donc se munir d'une douzaine de ces rondelles de rechange et du petit cylindre conique en métal nécessaire pour modeler les cuirs du piston avant de les introduire dans le corps de pompe.

Je ne crains pas d'entrer dans ces détails, parce que les gaines de cette seringue ne contenant pas de place pour le cylindre à mouler, celui-ci ne se trouve pas dans la boîte que vendent les fabricants. Or, on ne peut guère, sans lui, changer les rondelles du piston. Il est bon de savoir enfin qu'il faut avoir, pour le rechange, des rondelles de piston et des rondelles d'armature, ces dernières étant quelquefois oubliées.

Quand on se sert de la seringue ordinaire, il faut laver l'aiguille à l'eau bouillante et nettoyer, avec une solution phéniquée au centième ou une solution de sublimé au millième, le corps de pompe et le piston; puis on flambe légèrement l'aiguille avant d'opérer.

chement n'avait pas été faite, il n'eût pas hésité à admettre la présence d'une petite couche de liquide.

J'ai, depuis ce jour, soumis ce malade à l'examen de deux de mes collègues, MM. R. Moutard-Martin et Tapret, de quelques-uns de nos confrères estimés, MM. Gimbert, Roustan, Daremberg, Mahé, et de plusieurs internes qui, tous, dans l'ignorance de mes explorations, conclurent à l'existence d'une pleurésie. En effet, non seulement les signes de la pleurésie étaient réalisés, mais encore toute l'évolution de la maladie, son début, sa marche, sa localisation, etc..., de sorte que l'idée d'un épanchement pleural s'imposait à un examen un peu sommaire. Il fallait, pour conclure comme MM. Potain et Rigal à la présence d'une congestion pulmonaire avec un peu de pleurésie, tenir grand compte de *la qualité* du souffle et de l'égophonie.

Pour toutes ces raisons, très fortes, comme on le voit, notre collègue M. Blachez, à qui je montrai le malade, persista à penser qu'il existait une pleurésie gélatineuse, sinon une pleurésie avec épanchement. Il me semble toutefois difficile de faire cadrer cette opinion avec la preuve fournie par l'aiguille capillaire, que le poumon est à 8 ou 9 millimètres de la surface de la peau. Comment expliquer dans ces conditions que la matité, la diminution des vibrations, le souffle, etc., soient dus à un état pathologique de la plèvre? MM. Potain et Rigal n'ont pas hésité à admettre avec moi que le poumon était, dans ce cas, et au moment de leur examen, seul responsable de tous les symptômes sans participation sérieuse de son enveloppe.

La suite de l'observation est intéressante.

Une amélioration sensible commençait à se produire, le souffle était plus circonscrit, la broncho-égophonie plus faible, les vibrations reparaissaient et la douleur du côté diminuait, quand R... descendit au jardin sans permission. Il ne dit pas avoir éprouvé une sensation de froid ; cependant, le soir même, la douleur revint plus intense, quoique sans fièvre, sans frisson et sans toux (26 juillet).

Le 27 juillet, nous constatons que l'état physique a reparu à peu près tel que le premier jour. Il semble donc que la rechute ait été la conséquence de la promenade au jardin. État stationnaire jusqu'au 8 août.

A partir de cette date jusqu'au 29 août, l'amélioration fut lente, progressive et régulière. La sonorité reparut peu à peu avec les vibrations pendant que le souffle, la pectoriloquie aphone, les crépitations et l'égophonie disparurent. A aucun moment de cette longue période de convalescence, on ne put entendre le moindre frottement pleurétique.

L'apyrexie fut complète depuis le lendemain de son entrée à l'hôpital (19 juillet), malgré la rechute à laquelle nous avions assisté. L'appétit s'était maintenu bon, la digestion satisfaisante.

R... quitta mon service le 29 août, guéri sans aucune intervention thérapeutique. Cependant il existait encore, au niveau de la lésion pulmonaire, une respiration, inspiration surtout, rude et granuleuse; ce même caractère de la respiration se retrouvait un peu partout, même au sommet du poumon gauche.

C'est la trace persistante d'une congestion diffuse que nous avions notée dès l'origine sous la clavicule où le schème II : son +, vibrations +, respiration — un peu rude, s'est rencontré pendant tout le cours de la maladie.

J'ai revu ce malade deux fois, un et deux mois après sa sortie de l'hôpital, et les signes physiques d'une congestion diffuse et générale du poumon gauche persistaient, ce qui ne laisse pas de me préoccuper pour l'avenir.

Tel est, sans plus de commentaires, le fait autour duquel il est facile de grouper des faits analogues ou voisins.

M. le docteur Queyrat, interne du service de M. Blachez, en 1883, à l'époque où je faisais mes recherches sur ce sujet, a publié, en 1885 et en 1886, plusieurs observations de spléno-pneumonie dans la *Revue de médecine*, et il a étudié avec un soin particulier l'état du cœur souvent dévié ou refoulé, comme il arrive dans les épanchements, si bien qu'il est difficile, impossible même, de sentir battre sa pointe, et que le diagnostic avec la pleurésie en devient plus délicat. En outre, appliquant à ce diagnostic différentiel la déviation latérale du thorax dont M. Peyrot a si bien étudié le mécanisme, et qu'on peut mesurer par la méthode dite *du cordeau*, que nous devons à M. Pitres, M. Queyrat a signalé l'absence ordinaire de déviation dans la spléno-pneumonie, ce qui contraste avec la déviation communément très apparente dans les épanchements intra-pleuraux.

Mais M. Pitres a cité un fait où quatre ponctions négatives, faites en divers points du thorax, permettaient d'affirmer la spléno-pneumonie et où le cordeau révélait cependant une déviation sternale de 1 centimètre, et M. Bourdel a publié un fait analogue. On ne peut donc considérer ce signe comme ayant une valeur absolue, mais il est loin d'être sans importance et M. Queyrat a eu le mérite de l'ajouter à ceux que j'avais donnés déjà et qu'il a contrôlés et retrouvés conformes à ma description. Celle-ci a été reprise avec un soin très minutieux par M. Bourdel dont la thèse contient toutes les observations de spléno-pneumonie connues à cette époque et quelques-unes personnelles à l'auteur. Ce travail est le document le plus complet que nous ayons jusqu'ici sur la spléno-pneumonie.

 La spléno-pneumonie débute d'ordinaire à la suite d'un refroidissement. L'invasion est brusque, marquée par des frissons répétés, en même temps qu'apparaît un point de côté parfois très vif et très intense et une dyspnée plus ou moins accusée, pouvant aller jusqu'à l'orthopnée. Le malade tousse, d'une toux pénible, quinteuse, et, au bout de quelques jours, la toux s'accompagne, le plus souvent, d'une

expectoration blanchâtre, visqueuse, rappelant l'aspect d'une
solution de gomme.

Le pouls est fréquent, la fièvre vive, atteignant au début
39 ou 40 degrés centigrades. L'examen du thorax fournit les
renseignements suivants : du côté malade, et c'est d'ordinaire le côté gauche, l'ampliation costale, dans les mouvements respiratoires, est très limitée, et la cage thoracique
est sensiblement agrandie. Cette dilatation, due au refoulement excentrique des côtes par le poumon, est sensible au
palper et donne souvent au ruban métrique une différence
de 2 centimètres entre les deux demi-périmètres droit et
gauche.

D'autre part, dans le tiers ou les deux tiers inférieurs,
en arrière, les vibrations vocales ont disparu, la percussion
donne une matité absolue et l'auscultation fait entendre un
souffle surtout expiratoire à tonalité aiguë, véritable souffle
pleurétique, et, en même temps, l'égophonie et la pectoriloquie aphone. Bref, nous trouvons, au complet, d'une part,
les commémoratifs et le mode de début, d'autre part, les
signes objectifs et subjectifs qui ont caractérisé jusqu'à ce
jour l'épanchement pleurétique. On peut même, dans certains cas, constater la disparition du choc cardiaque ; l'œil ne
saisit aucun mouvement, la main ne sent aucune impulsion
dans la région du cœur et, à l'auscultation, le maximum du
bruit s'entend au niveau de la quatrième et de la cinquième
articulation chondro-sternale gauche.

Signes
physiques.

J'estime qu'il est superflu d'insister sur la similitude de
ces caractères et de ceux de la pleurésie. J'aime mieux rechercher maintenant les signes différentiels. Il en existe,
et quoique aucun d'entre eux n'ait un caractère de certitude,
leur ensemble cependant permet une forte présomption en
faveur de la spléno-pneumonie. Le premier par ordre d'importance est la conservation de l'espace de Traube ; vous
connaissez cette région sonore qui correspond à la grosse
tubérosité de l'estomac derrière les fausses côtes gauches,

et vous savez que Traube, en Allemagne, puis M. Jaccoud, en France, ont étudié avec grand soin la valeur de la conservation ou de la disparition de l'espace de Traube dans les épanchements pleuraux. Pour peu que le liquide soit abondant dans la plèvre, il refoule le diaphragme et l'estomac de sorte que la sonorité physiologique, en ce point, est remplacée par de la matité. Mais ce signe n'a pas, tant s'en faut, une valeur absolue et telle pleurésie, limitée par des adhérences à la région sus-mamelonnaire, laisse intact l'espace de Traube. Cependant, dans la règle, sa persistance est un excellent indice de spléno-pneumonie.

Le plus souvent, une auscultation attentive et répétée vous permettra de percevoir, au foyer même de la matité, des râles sous-crépitants, discrets et superficiels. Ils sont fugitifs, il est vrai, mais leur présence a une grande valeur quoiqu'ils puissent être perçus à travers un épanchement lamelliforme.

Une étude attentive des vibrations vous fournira, de son côté, des indications précieuses. Dans la pleurésie, les vibrations manquent au foyer de l'épanchement ; mais immédiatement au-dessus, et brusquement, elles reparaissent exagérées. Dans la spléno-pneumonie, les vibrations absentes au foyer de la matité reparaissent graduellement et par transition insensible, sans exagération par rapport à l'état physiologique.

L'auscultation vous révèle encore, si vous la pratiquez attentivement, que l'égophonie est moins franche, moins nette, dans la spléno-pneumonie que dans la pleurésie, que le souffle est moins aigu. Ce sont des nuances, mais précieuses à noter.

Enfin, si vous mesurez les mouvements du thorax au cordeau, vous constatez le plus souvent que cette déformation avec rotation, qui, dans la pleurésie, entraîne le sternum du côté sain vers le côté malade, manque dans la spléno-pneumonie.

Mais le véritable critérium est donné par la ponction capillaire pratiquée avec la seringue de Pravaz. Ces ponctions sont inoffensives lorsqu'elles sont faites avec les précautions antiseptiques de rigueur. Jamais elles n'occasionnent le moindre trouble sérieux, la moindre lésion ; elles ont même quelquefois une influence heureuse, en diminuant le point de côté dont se plaignent les malades. C'est vous dire que, s'il ne faut pas en abuser, il ne faut pas craindre de les pratiquer toutes les fois que le diagnostic peut en tirer un grand profit. Vous les ferez de préférence au foyer même du souffle, de la matité et de l'égophonie.

Il ne suffit pas que la ponction soit négative, il faut encore, il faut surtout que l'aiguille, méthodiquement et lentement enfoncée dans les tissus, rencontre à 7, 8, 10 millimètres de profondeur le tissu pulmonaire. Vous vous en assurez en faisant le vide dans la seringue, quand vous croyez avoir traversé toute la paroi costale dont l'épaisseur moyenne est de 8 millimètres ; dès que le poumon est atteint, quelques bulles d'air et quelques gouttes de sérosité sanguinolente apparaissent dans le corps de pompe ; c'est là la preuve irréfutable que vous avez traversé la plèvre et pénétré dans le poumon. Vous retirez vivement l'aiguille et l'opération est achevée.

La spléno-pneumonie est une maladie inflammatoire subaiguë, comme le prouvent les courbes thermiques relevées par divers auteurs. Dès le premier jour, la température peut atteindre et dépasser 40 degrés centigrades. Dans les jours suivants, elle oscille d'ordinaire entre 39 et 40 degrés avec des différences de 1 degré et plus quelquefois entre le soir et le matin. Cela dure quatre, cinq ou six jours, puis la moyenne thermique s'abaisse vers 38 degrés avec de grandes oscillations de 1°,5 à 2 degrés entre les chiffres du matin et du soir. Après un septenaire, il se fait une nouvelle chute de la colonne mercurielle qui descend le matin à 37 degrés ou au-dessous et touche à 38 degrés, le soir ;

enfin la fièvre tombe tout à fait. Voici un tracé emprunté à l'un des malades qui a servi à ma première description. Mais le type fébrile n'est pas toujours aussi régulier, et la spléno-pneumonie n'a pas un cycle constant. Toutefois, la rémittence avec oscillations journalières importantes semble un caractère fondamental du type fébrile ; de même, on constate une élévation brusque au début et une défervescence graduelle vers la convalescence. Ce triple caractère de la fièvre se rencontre dans toutes les observations.

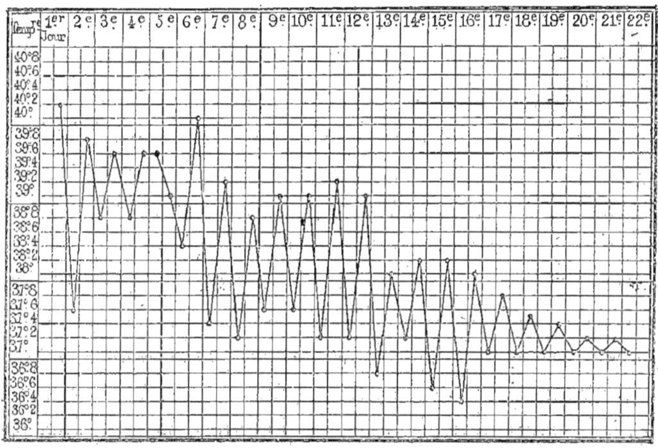

La maladie dure quatre ou cinq semaines, et quelquefois un peu moins, surtout chez les enfants, où elle revêt sensiblement les mêmes caractères, mais où le diagnostic est rendu plus difficile encore, par la difficulté plus grande de l'examen et par l'absence de vibrations vocales dont l'exploration méthodique est si précieuse chez les adultes.

Pronostic. Elle est bénigne au moins dans son pronostic immédiat, car je ne connais encore aucune autopsie, tous les malades observés ayant guéri, quoique le plus souvent on puisse constater sous la clavicule, au moins pendant quelques jours, le schème II : son +, vibration +, respiration —, ou schème de congestion. Ces phénomènes disparaissent ordinaire-

ment pendant la convalescence ; mais ils peuvent persister en
même temps que d'autres signes de congestion chronique :
respiration rude ou affaiblie, légère submatité plus ou moins
étendue à la surface du poumon. Dans ces cas, il est légitime,
il est prudent de faire pour l'avenir quelques réserves.

Les causes de la spléno-pneumonie, en dehors du refroi- *Étiologie.*
dissement sont peu connues, et nous ignorons si le froid
joue le rôle de cause secondaire, ou s'il suffit pour créer la
maladie de toutes pièces. Le rhumatisme, l'albuminurie, le
diabète, se sont rencontrés chez quelques malades, et ont
eu vraisemblablement une part d'action dans la détermination morbide sur le poumon et dans la physionomie qu'elle
a revêtue. Le sexe, à en juger par les observations publiées
jusqu'ici, aurait une certaine influence. On ne l'a rencontrée
que chez des hommes. Cependant je l'ai observée plusieurs
fois chez des fillettes de douze à quatorze ans. Mais ces faits
sont encore trop peu nombreux pour dresser une statistique
utile.

Quelles sont les relations de la spléno-pneumonie et de
la tuberculose ? C'est chose bien difficile à dire. Il semble
cependant que cette inflammation épithéliale et subaiguë du
poumon puisse, au moins dans quelques cas, être la première
manifestation d'une tuberculose jusque là restée latente ; je
vous en ai cité quelques exemples dans une précédente
leçon, et je vous ai fait voir aussi que la spléno-pneumonie
pouvait se montrer à titre d'incident aigu ou subaigu, dans
le cours d'une tuberculose chronique. Ceci revient à dire que
les questions qui se posent à propos de l'avenir d'une pneumonie ou d'une pleurésie, doivent se poser également à
propos d'une spléno-pneumonie, et qu'après avoir reconnu
l'affection, vous devrez vous préoccuper d'en déterminer la
nature.

Le diagnostic de la spléno-pneumonie est toujours chose *Diagnostic.*
délicate, et quelquefois même il est impossible sans la
ponction capillaire exploratrice. La pleurésie ressemble trait

pour trait à la spléno-pneumonie dans ses signes fondamentaux, mais vous savez déjà, par l'exposé des symptômes,
que certains phénomènes se rencontrent dans la spléno-
pneumonie, qui manquent dans la pleurésie simple. Ce sont
l'expectoration gommeuse, les crépitations, la réapparition
progressive des vibrations, la conservation de l'espace de
Traube. Au contraire, la déviation du sternum est beaucoup
plus constante et plus marquée dans la pleurésie, ainsi que
le refoulement du cœur. Vous pourrez donc, le plus souvent,
par un examen attentif, atteindre la probabilité, presque la
certitude du diagnostic. Celle-ci vous sera fournie par la
ponction à l'aide de la seringue de Pravaz stérilisée.

La pleuro-congestion de M. Potain est encore plus difficile à différencier de la spléno-pneumonie, d'autant plus
que, dans le cours de celle-ci, il peut se produire à la surface
du poumon un épanchement léger et temporaire qui tend
à assimiler, à confondre même les deux maladies. En fait,
elles sont très voisines, et souvent leurs frontières restent
très indécises. M. Serrand énumérant les signes distinctifs
de la pleuro-congestion, cite : l'expectoration gommeuse, la
submatité diffuse, le souffle bronchique, la bronchophonie
coïncidant avec une atténuation des vibrations vocales.
L'auscultation pour le moins donne donc des résultats sensiblement différents. Mais le souffle bronchique et la bronchophonie dont parle M. Serrand ne s'entendent qu'à la
racine des bronches et au-dessus de l'épanchement ; ils deviennent broncho-égophones au foyer principal de la matité
et de la diminution des vibrations ; d'autre part, l'égophonie,
dans la spléno-pneumonie, n'a pas toujours, tant s'en faut,
le timbre très aigu de l'égophonie pleurétique, et se rapproche assez souvent de la broncho-égophonie, de sorte que
la similitude des signes physiques est souvent telle, que
le médecin le plus exercé est fatalement conduit à les confondre. Là encore, la ponction capillaire est seule capable
de lever tous les doutes.

Il peut même arriver que le poumon refoulé par une hydropisie abondante de la séreuse pleurale donne l'illusion de la spléno-pneumonie. J'ai, du moins, commis une fois cette erreur dans un cas où j'entendais des râles sous-crépitants assez nombreux au foyer de la matité. L'autopsie fit voir que le poumon était sain, mais comprimé par un hydrothorax.

Quant à la congestion pulmonaire simple de Woillez, pour peu qu'elle ait les caractères qui lui ont été assignés par ce médecin, elle sera toujours facile à distinguer de la spléno-pneumonie qui n'a ni sa variabilité de signes, ni sa marche rapide, au contraire.

L'anatomie pathologique de la spléno-pneumonie n'est pas encore faite, les autopsies faisant défaut, et nous ne sommes pas plus avancés sur ce point que nous ne l'étions à l'époque où je publiai mon mémoire, en 1883. Voici comment je m'exprimais sur ce sujet : la splénisation est surtout une *pneumonie épithéliale*. Le gonflement des cellules de revêtement alvéolaire et leur desquamation, accompagnés d'un exsudat séro-albumineux abondant, telle est la lésion principale. Il y faut ajouter l'oblitération des bronchioles par des sécrétions muqueuses ou muco-purulentes et l'infiltration œdémateuse du tissu conjonctif périlobulaire.

Pour M. Charcot, *l'inflammation oblitérante* des bronches serait la lésion primordiale cause d'atélectasie et de splénisation pour les lobules qu'elle alimente, et les choses se passeraient dans le poumon, comme dans le foie après la ligature du canal cholédoque, infailliblement suivie de néoformations épithéliales et d'épaississement conjonctif.

Il s'agirait donc, en résumé, d'une inflammation épithéliale avec exsudat séro-albumineux.

L'aspect macroscopique rappelle assez celui des congestions passives dans lesquelles le poumon est lisse et rouge, crépite peu, et surnage ; mais le poumon splénisé est plus compact, il cède moins à la pression du doigt, laisse écouler moins de sérosité, et plonge à demi ; enfin, l'examen histologique lève tous les doutes. Dans le poumon congestionné, les alvéoles sont à peu près libres d'exsudat, la coupe microscopique paraît largement aérée ; au contraire, elle est à peu près opaque, les alvéoles étant pleins de cellules épithéliales et de sérosité albumineuse dans la splénisation.

Cette différence est beaucoup plus apparente sur les coupes microscopiques qu'à l'examen comparatif à l'œil nu des deux poumons.

On pourrait peut-être, ces notions aujourd'hui classiques sur la spléno-pneumonie étant admises, tenter une explication des signes physiques, et en particulier de la diminution des vibrations vocales, source première des erreurs de diagnostic, en réfléchissant à la manière dont les vibrations se forment. Elles *naissent* dans le larynx, se *propagent* dans les tuyaux bronchiques et se *transmettent* par le parenchyme pulmonaire à la main appliquée sur le thorax.

Dans l'espèce, l'absence des signes ordinaires de l'inflammation bronchique, expectoration et râles, ne permet guère de rapporter la diminution du *fremitus* thoracique à un défaut de propagation dans les canaux bronchiques. Mais si la transmission par le poumon change avec les modifications de densité qu'il a subies, on conçoit que les alvéoles à demi pleins d'un exsudat séro-albumineux mêlé de cellules épithéliales se rapprochent plutôt de la densité des liquides que de celle des solides. Dans ces conditions, la masse pulmonaire doit opposer aux vibrations vocales à peu près le même obstacle qu'une couche de liquide intra-pleural. De fait, les ponctions capillaires ont fourni une goutte de liquide séro-sanguinolent où les globules rouges sont peu nombreux.

A l'appui de cette explication, je pourrais citer plusieurs

autopsies, une entre autres que je fis le 14 avril 1878, à
l'Hôpital temporaire, avec M. Havage, mon interne. Il s'a-
gissait, croyions-nous, d'une pleuro-pneumonie, car l'égophonie et la diminution des vibrations vocales furent notées
jusqu'au dernier jour. Or, nous trouvâmes à l'autopsie une
pneumonie suppurée sans trace de liquide dans la plèvre,
et sans qu'il fût possible d'admettre qu'il y en eût jamais
eu, car les deux feuillets pleuraux étaient intimement unis
par une symphyse mince mais organisée, ferme et ancienne.

Le poumon était donc seul responsable de la transformation des signes ordinaires de la pneumonie ; or, son
tissu était gris, lisse et beaucoup moins compact qu'au
deuxième degré de la pneumonie.

Du reste, il est classique d'attribuer à certaines congestions pulmonaires et à certains œdèmes cette même diminution du *fremitus* vocal, et cette atténuation du souffle
qu'on rencontre aussi dans la broncho-pneumonie commune
et dans la spléno-pneumonie.

EXPLICATION DES PLANCHES

PLANCHE I.

Fig. 1. — Lobe supérieur d'un poumon d'enfant, dont une partie des vaisseaux lymphatiques est injectée en bleu. — A. Réseaux périlobulaires injectés seuls. — B. Réseaux périlobulaires injectés. Ils forment des espaces polygonaux contenant d'autres espaces plus petits également injectés : réseaux périacineux et périalvéolaires.

Fig. 2. — Vue, à la loupe, d'un des réseaux B de la figure 1. A, B. C, D, circonscrivent un lobule ; l'intérieur du polygone irrégulier est divisé en espaces plus ou moins subdivisés eux-mêmes : réseaux périacineux et périalvéolaires.

Cette figure montre la forme très irrégulière, indescriptible des vaisseaux lymphatiques injectés.

Fig. 3. — Coupe faite au travers du tissu du poumon et montrant, çà et là, les vaisseaux injectés en rouge, et, autour d'eux, les lymphatiques injectés en bleu.

PLANCHE II.

Fig. 4 et 5. — Les vaisseaux ou espaces lymphatiques sont injectés en bleu et forment un réseau très irrégulier autour d'un vaisseau sanguin injecté en rouge.

Fig. 6. — Cette figure montre les rapports d'une artère et d'une bronche accolées (A, artère ; B, bronche) avec les vaisseaux lymphatiques qui les entourent.

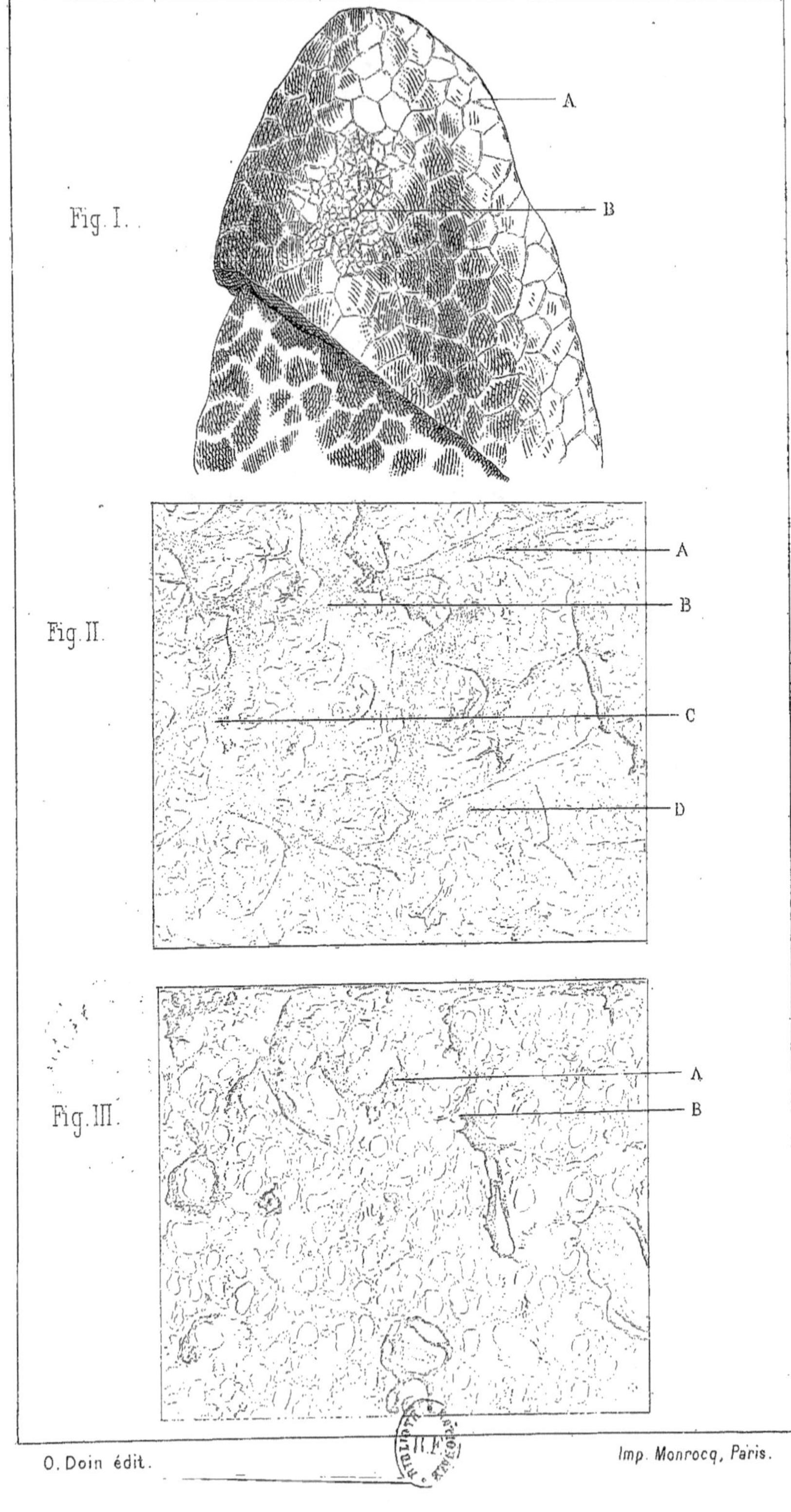
Fig. I.
A
B
Fig. II.
A
B
C
D
Fig. III.
A
B

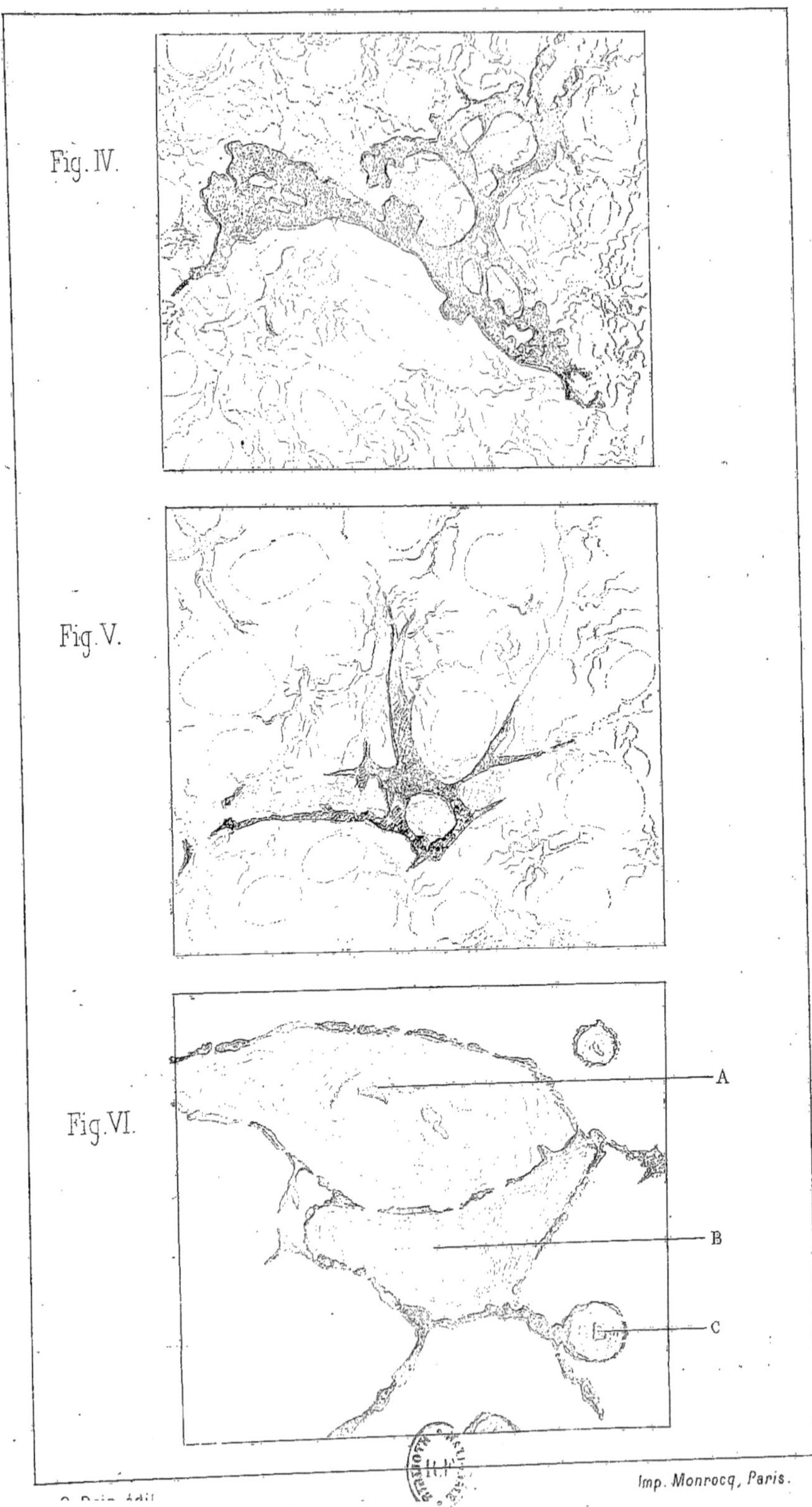

Fig. IV.
Fig. V.
Fig. VI.
A
B
C

TABLE DES MATIÈRES

PREMIÈRE LEÇON.

STRUCTURE DU POUMON.

DEUXIÈME LEÇON.

STRUCTURE DU POUMON (SUITE).

CINQUIÈME LEÇON.

RESPIRATIONS ANOMALES.

SIXIÈME LEÇON.

BRUITS ADVENTICES ET SOUFFLES.

NEUVIÈME LEÇON.

DIAGNOSTIC PRÉCOCE DE LA TUBERCULISATION PULMONAIRE COMMUNE.

DIXIÈME LEÇON.

DIAGNOSTIC PRÉCOCE DES FORMES RARES
DE LA TUBERCULISATION PULMONAIRE.

ONZIÈME LEÇON.

TRANSFORMATION DES SIGNES PHYSIQUES
DANS LE COURS DE LA TUBERCULOSE PULMONAIRE.

DOUZIÈME LEÇON.

DISTRIBUTION GÉOGRAPHIQUE DES LÉSIONS
DANS LA TUBERCULOSE PULMONAIRE.

TREIZIÈME LEÇON.

ANATOMIE PATHOLOGIQUE GÉNÉRALE DU TUBERCULE.

QUATORZIÉME LEÇON.

DE LA PNEUMONIE TUBERCULEUSE.

QUINZIÈME LEÇON.

SPLÉNO-PNEUMONIE TUBERCULEUSE.

SEIZIÈME LEÇON.

TUBERCULOSE PLEURO-PULMONAIRE.

DIX-NEUVIÈME LEÇON.

TRAITEMENT DE LA PHTISIE DANS LES HOPITAUX.

VINGTIÈME LEÇON.

TRAITEMENT DE LA PHTISIE PAR LA SURALIMENTATION.

VINGT ET UNIÈME LEÇON.

SYMPHYSES PLEURO-VISCÉRALES.

VINGT-DEUXIÈME LEÇON.

SYMPHYSES PLEURO-PARIÉTALES.

Symphyses pleuro-pariétales. — Elles succèdent, dans la règle, à une inflammation du feuillet pariétal de la plèvre. — Observations d'Andral. — Influences pathologiques exercées par les symphyses sur les fonctions pulmonaires. — Expériences contradictoires des physiologistes. — Influence prépondérante du vide pleural. — Action du pneumothorax et des pleurésies à épanchement sur le vide pleural. — Action parallèle des adhérences qui diminuent l'aspiration thoracique et entravent la circulation pulmonaire. — Symphyse pleuro-pariétale tuberculeuse. — Symphyses consécutives à la pleurésie purulente. — État du poumon sous les fausses membranes. — Carnification. — État fœtal. — Atélectasie. — Atrophie du poumon. — Pneumonies systématiques de Charcot. — Lésions de compression. — Lésions d'inflammation. — Celle-ci est un phénomène de propagation plus fréquent dans les maladies infectieuses. — Symptômes de la symphyse pleuro-pariétale. — Description de Laënnec. — Le

VINGT-TROISIÈME LEÇON.

TUBERCULOSE ET MARIAGE.

VINGT-QUATRIÈME LEÇON.

TUBERCULOSE ET CONTAGION.

VINGT-CINQUIÈME LEÇON.

DE LA SPLÉNO-PNEUMONIE.